"十二五"职业教育国家规划教材
经全国职业教育教材审定委员会审定
供药剂、医学检验、康复技术、中医、中药、中药制药及相关专业使用

解剖生理学基础

（第二版）

主　编　覃庆河
副主编　朱　刚　罗　岷　荆正生
编　者　（按姓氏汉语拼音排序）
韩　磊（山东省青岛卫生学校）
胡晓玲（新疆巴州卫生学校）
荆正生（阳泉市卫生学校）
罗　岷（四川省宜宾卫生学校）
覃庆河（桂东卫生学校）
汪　川（湖北省职业技术学院医学分院）
颜意峰（桂东卫生学校）
张丽娟（阳泉市卫生学校）
朱　刚（湖北省职业技术学院医学分院）

科学出版社
北　京

内 容 简 介

本教材为“十二五”职业教育国家规划教材之一。内容包括人体解剖学、组织学、胚胎学及生理学等学科，编写力求体现中等卫生职业教育的特色，添加了前言、链接、小结和自测题等，并配有丰富的彩色插图、简洁的表格，语言生动，版式新颖，符合中等卫生职业学校药剂专业及相关医学专业人才的教育培养要求，适合目前中职实际教学的需要。通过本教材的学习，使学生掌握本学科的基本理论、基本知识和基本技能，为学习后继课程奠定所必需的基础知识。

图书在版编目(CIP)数据

解剖生理学基础 / 覃庆河主编 .—2 版 .—北京:科学出版社,2015. 12

“十二五”职业教育国家规划教材

ISBN 978-7-03-046540-5

Ⅰ. 解… Ⅱ. 覃… Ⅲ. 人体组织学-人体生理学-中等专业学校-教材 Ⅳ. R324

中国版本图书馆 CIP 数据核字(2015)第 288279 号

责任编辑:丁海燕 / 责任校对:邹慧卿

责任印制:赵 博 / 封面设计:金舵手世纪

科学出版社 出版

北京东黄城根北街 16 号

邮政编码:100717

http://www.sciencep.com

北京利丰雅高长城印刷有限公司 印刷

科学出版社发行 各地新华书店经销

*

2010 年 6 月第 一 版 开本:787×1092 1/16

2015 年 12 月第 二 版 印张:18

2018 年 1 月第十二次印刷 字数:427 000

定价:69.80 元

(如有印装质量问题,我社负责调换)

前　言

《解剖生理学基础》于2010年7月出版以来，通过5年的教学实践，获得一线教师一致好评。该书深、广度基本适宜，结构合理，学生易学，教师易教。但部分内容已陈旧，错漏之处需要修改、增补。根据2014年教育部办公厅公布的《中等职业学校专业教学标准（试行）医药卫生类》（教职成厅函〔2014〕11号）为依据，在全国中职药剂专业"十二五"规划立项教材课题组的指导下，召集长期在教学一线工作的解剖学、生理学教师，根据教学实际体会进行《解剖生理学基础》第二版的修订和编写工作。

本教材编写的指导思想是，在保留上版教材特色的基础上，进一步提升教材的思想性、科学性、先进性、启发性和适用性。修订后的《解剖生理学基础》第二版教材，将更进一步贴近学生对未来职业岗位知识、理论和技能的需求，以实现高素质应用型药学技术人才培养的目标。

全书按90学时编写，共分13章。为了便于教学，在内容编排上有所改变，除绪论外，先编写解剖结构，后编写生理功能。解剖结构内容按九大系统编写，组织学单独章节。

《解剖生理学基础》第二版是在上版的基础上进行的，在编写过程中各位编者秉承严肃认真的科学态度，在保证教材思想性和科学性的基础上，注重了适用性和实用性，精选教材内容，坚持理论知识"必须、够用"的原则，突出知识的应用，强化职业技能，加强与临床学科联系和结合，穿插知识拓展链接，编写力求精炼，通俗易懂。

由于编写时间仓促，特别是编者的水平和经验有限，教材中难免存在不足之处，殷切期望广大师生提出批评和改进意见。

编　者

2015年2月

全书按90学时编写，共分16章。为了便于教学，在内容编排上打破解剖学与生理学的界限，先描述解剖结构，后介绍生理功能。前置结构与功能相互联系，组织教学和课程安排。

2015年12月

目　录

第1章 绪　论

引言：解剖生理学基础是医学生的一门重要的医学基础课。早在150多年前，法国著名生理学家伯尔纳曾指出“医学是关于疾病的科学，而生理学则是生命的科学，所以后者比前者更有普遍性”。恩格斯也说过“没有解剖学，就没有医学”。这两个都精辟地论述了解剖学和生理学在医学中的重要地位。

当你步入神圣的医学殿堂，首先接触的便是《解剖生理学基础》这门新奇而神秘的学科；当你翻开书本的扉页，你会发现，人体充满着无穷的奥秘：人体的骨骼出生时有350块，成人后变成206块；人的一生唾液量达28 000L，约2个游泳池；人的喜泪量大、味道很淡，而悲泪、怒泪则水分不多、味道很咸，原因在于受刺激的是交感神经还是副交感神经，因此，在悲伤时，不妨流出泪水，有益健康。一个喷嚏时速达320km，打喷嚏可止呃逆，当你打呃时，拿鸡毛拨弄一下鼻孔，止呃的效果马上就出来了……老师的精彩讲解和自己努力的学习，将为您打开人体神秘的面纱。

第1节　概　　述

一、解剖生理学基础的定义、分科及研究任务

解剖生理学基础是研究正常人体形态结构和功能的科学，它包括传统的系统解剖学、组织学、胚胎学及生理学。系统解剖学是一门古老的学科，是用肉眼观察的方法来研究正常人体形态与结构的科学；组织学是借助于显微镜观察的方法来研究正常人体微细构造的科学；胚胎学是研究人体在发生、发育和生长过程中形态结构变化的科学；生理学是研究人体生命活动规律的科学。

解剖生理学基础的研究任务是：阐明人体各器官形态、位置、结构之间的共同性和特殊性，阐明人体各系统、器官、组织、细胞在正常状态下所呈现的生命活动，从而揭示人体正常生命活动的客观规律，为临床学科及其他相关学科奠定必需的理论知识。

解剖生理学基础是一门重要的基础学科，只有掌握人体正常形态结构及其生理功能，才能进一步认识机体的病理改变及其发生发展和转归的规律。不掌握正常人体的结构与功能，就无法认识其病理变化，无法对异常进行判断，更不能对疾病提出有效的防治措施。

二、人体的组成和分部

（一）人体的组成

人体由细胞、组织、器官和系统构成。**细胞**是构成人体结构和功能的基本单位，是一切生物体新陈代谢、生长发育、繁殖分化的形态学基础。由许多形态相似、功能相同或相近的细胞群，借细胞外基质结合在一起，形成具有一定形态结构和功能的**组织**。人体有4种基本组织，即上皮组织、结缔组织、肌组织和神经组织。几种不同的组织相互结合在一起，构成具有一定形态和功能的**器官**，如心、肺、肝、脾、肾等。许多功能相关的器官连接

在一起，共同完成某一方面功能而构成**系统**。人体有运动系统、消化系统、呼吸系统、泌尿系统、生殖系统、循环系统、感觉器官、神经系统和内分泌系统九大系统。其中消化、呼吸、泌尿和生殖四个系统的大部分器官都位于胸腔、腹腔和盆腔内，并借孔道与外界相通，总称为内脏。人体的器官和系统虽然都各有各独特的结构和功能，但它们在神经系统和内分泌系统的调节下，相互联系，形成了一个高度完整、统一的整体。

（二）人体的分部

按照人体的形态，可将人体分为头、颈、躯干和四肢四部分。**头**的前部称为面，**颈**的后部称为项。**躯干**的前面分为胸部、腹部、盆部和会阴；躯干的后面为背，背的下部又称为腰。**四肢**分为上肢和下肢，上肢分为肩、臂、前臂和手，下肢分为臀、股(大腿)、小腿和足。

三、解剖学姿势和常用方位术语

为了便于学习和描述人体各个系统、器官的形态结构与位置，国际上规定了标准的解剖学姿势，并确定了常用的方位术语。

（一）人体解剖学姿势

人体解剖学姿势又称**标准姿势**，即身体直立，两眼向前平视，上肢下垂于躯干两侧，掌心向前，下肢并拢，足尖向前。无论人体处于何种姿势，在描述人体结构方位术语时，均要以解剖学姿势为标准。

（二）常用方位术语

为了正确地描述解剖学姿势下人体各器官或结构的方位及相互关系，又规定了一些相应的方位术语。

1. 上和下 近头者为上，近足者为下。

2. 前和后 近胸、腹侧面者为前，近腰、背侧面者为后。

3. 内侧和外侧 以身体正中面为准，近正中线者为内侧，远离正中线者为外侧。

4. 内和外 适用于空腔器官，近内腔者为内，远离内腔者为外。

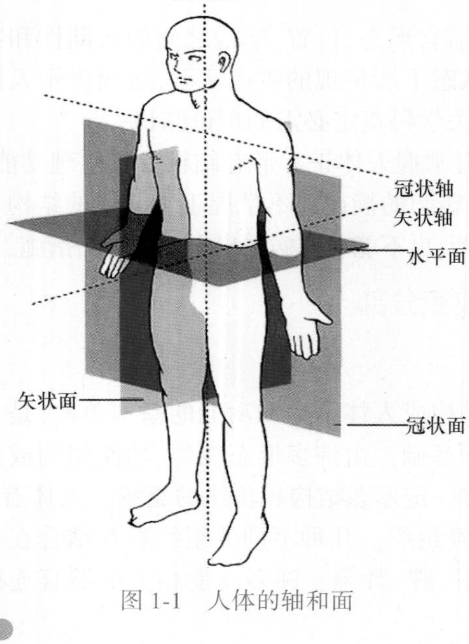

图 1-1 人体的轴和面

5. 浅和深 是描述与皮肤表面相对距离关系的术语，接近皮肤表面者为浅，远离皮肤表面者为深。

6. 近侧和远侧 是描述四肢部位间位置关系的术语，距离肢体根部近者为近侧，远者为远侧。

（三）轴和面

1. 轴 为了准确描述关节的运动形式，根据解剖学姿势，在人体做出了互相垂直的3个轴。

（1）**垂直轴**：是与人体长轴平行，且与水平线相垂直的线。

（2）**矢状轴**：呈前后方向，是与人体长轴和冠状轴都互相垂直的水平线。

（3）**冠状轴**：呈左右方向，是与人体的长轴和矢状轴都互相垂直的水平线(图 1-1)。

2. 面 为了便于对人体内部结构进行

描述，在解剖学姿势下设置了3种相互垂直的面，分别称为矢状面、冠状面和水平面（图1-1）。

（1）**矢状面**：从前后方向将人体纵切为左、右两部分的切面。其中，将人体分为左、右基本对称两部分的切面，称为正中矢状面。

（2）**冠状面**：又称额状面，从左右方向将人体纵切为前、后两部分的切面。

（3）**水平面**（横切面）：是与人体长轴垂直，将人体分为上、下两部分的面。

在描述器官的切面时，一般以器官本身的长轴为依据，凡与器官长轴平行的切面称纵切面，与长轴垂直的切面称横切面。

第2节　生命活动的基本特征

人类在生命活动过程中，与各种生物体一样，有许多种生命现象，通过科学家的观察与研究，发现生命现象至少存在着新陈代谢和兴奋性两种基本活动形式。新陈代谢贯穿于生物体整个生命过程的各种生命活动之中，而兴奋性是一切生物体对环境变化发生反应的基本能力。因此，新陈代谢和兴奋性是生命活动的基本特征。

一、新陈代谢

机体与环境之间进行的物质交换和能量转换的自我更新的过程，称为**新陈代谢**。它包括同化作用（合成代谢）和异化作用（分解代谢）两个方面。机体不断地从外界摄取营养物质来合成自身成分，并储存能量的过程，称**同化作用**。机体不断地分解自身成分，释放能量提供机体生命活动的需要，并将代谢终产物排出体外的过程，称**异化作用**。物质的合成和分解，称为**物质代谢**；伴随物质代谢而产生的能量储存、转化、释放和利用的过程，称为**能量代谢**。物质代谢和能量代谢是不可分割的两个过程。

机体在新陈代谢的基础上表现出生长、发育、生殖、运动等一切生命活动。新陈代谢一旦停止，机体与环境之间的物质交换与能量转换的过程停止，自我更新不能进行，能量供应断绝，人的生命活动也就终止。因此，新陈代谢是生命活动的最基本特征。

二、兴奋性

（一）兴奋性的概念及其表现形式

1. 兴奋性的概念　机体或组织对刺激发生反应的能力或特性，称为**兴奋性**。能引起机体或组织发生反应的各种环境变化，称为**刺激**；机体或组织受刺激后所出现的理化过程和生理功能的变化，称为**反应**。

刺激的种类很多，按其性质可分为：①物理性刺激，如声音、灯光、电流、射线、温度等；②化学性刺激，如强酸、强碱、药物、毒物等；③生物性刺激，如细菌、病毒等；④社会心理性刺激，如语言、文字等。在所有的刺激中，电刺激广泛应用于医学实验研究和医疗实践中。

2. 反应的基本形式　组织对刺激的反应有两种基本形式，即兴奋与抑制。当组织接受刺激后，由静止状态变为活动状态，或弱的活动变为强的活动的过程，称**兴奋**，如使用肾上腺素后，心跳加快，心排血量增多，血压升高。当组织接受刺激后，由活动状态转为静止状态，或强的活动变为弱的活动的过程，称为**抑制**，如使用乙酰胆碱后，心跳减慢，心排血量减少，血压降低。尽管反应的基本形式为兴奋和抑制，但是，机体的细胞、组织对刺激反应的表现却是多种多样的。例如，神经组织的反应表现是生物电的产生和传导；腺组织的反应表现为分泌；肌组织的反应则表现为收缩或舒张。

刺激引起机体组织发生兴奋或抑制，取决于刺激的性质、强度和机体的功能状态。同类刺激，由于强度不同，反应可以不同，如疼痛刺激可有心跳加强、血压升高等兴奋的表现；但剧烈的疼痛刺激则会引起心跳减弱、呼吸变慢、血压下降等抑制的表现。

（二）刺激引起兴奋的条件

实验表明，刺激要引起组织发生反应，必须具备一定的刺激强度、一定的持续时间和一定的强度变化速度（强度变率）。在刺激的作用时间和刺激强度足够时，能引起组织发生反应的最小刺激强度，称为**阈强度**或**阈值**。阈强度可反映组织兴奋性的高低，是衡量组织兴奋性的最佳指标，两者呈反变关系。阈强度越小，说明组织的兴奋性越高；反之，兴奋性越低。强度等于阈值的刺激，称**阈刺激**；强度小于阈值的刺激，称**阈下刺激**；强度大于阈值的刺激，称**阈上刺激**。

在人体的组织中，神经、肌肉和腺体的兴奋性最高，它们反应迅速、易于观察，这些组织被称为"**可兴奋组织**"。

链 接

高频电热疗

高频电热疗即应用高频电的热作用治疗恶性肿瘤的电疗法。虽然高频电电压很高，甚至达到上千伏，但因刺激的持续时间很短，电流通过神经肌肉时不能产生兴奋效应，不引起触电的感觉，只能在组织内产生热，因此具有理疗效果，广泛用于治疗恶性肿瘤。

第3节 机体功能的调节

一、机体的内环境与稳态

机体的功能活动与环境的变化密切相关，机体的一切生命活动都是在一定环境中进行的。对于人体，环境可分为内环境和外环境。

1. 内环境 人体的基本结构单位和功能单位是细胞，人体绝大部分细胞不与外环境直接接触，而是生活在体内的液体环境中。**体液**是人体内液体的总称，在成人占体重的60%。其中约2/3存在于细胞内，称**细胞内液**；约1/3分布于细胞外，称**细胞外液**，包括组织液、血浆、淋巴液、脑脊液和房水等。细胞代谢所需的O_2和营养物质只能从细胞外液中摄取，而细胞产生的代谢产物，也只能首先排到细胞外液中，最后才能排出体外。因此，细胞外液是细胞直接生活的体内环境，称为机体的**内环境**。

2. 稳态 机体内环境的化学成分、理化因素，如温度、酸碱度、渗透压等，在正常情况下，波动范围很小，保持着相对的恒定。这种内环境的理化特性保持相对稳定的状态，称**稳态**。例如，周围环境温度不断变化，但是人体的体温可以通过体温调节保持相对恒定，腋下温度为36.0~37.4℃；人体每天都产生大量的酸，但是正常人血液的pH始终保持在7.35~7.45。

稳态具有重要的生理意义，它是细胞进行生命活动和新陈代谢的必需条件，如果内环境的稳态遭到破坏，机体就会发生疾病，甚至危及生命。

二、 机体功能的调节方式

人体对各种功能活动的调节方式主要有 3 种，即神经调节、体液调节和自身调节。

（一）神经调节

神经调节是指通过神经系统的活动对人体功能进行的调节，它在人体功能的调节中起主导作用。神经调节基本方式是**反射**。**反射**是指在中枢神经系统的参与下，人体对刺激产生的规律性反应。

完成反射的结构基础是**反射弧**，它由感受器、传入神经、反射中枢、传出神经和效应器五个部分组成（图 1-2）。反射的完成有赖于反射弧结构的完整与功能的正常，如果反射弧五个部分的任何一个部分受到损伤或功能发生障碍，都会导致相应的反射消失。临床上常用各种反射来检查患者的病情，为疾病的诊断提供依据。反射的种类很多，概括起来可分为非条件反射和条件反射两大类。

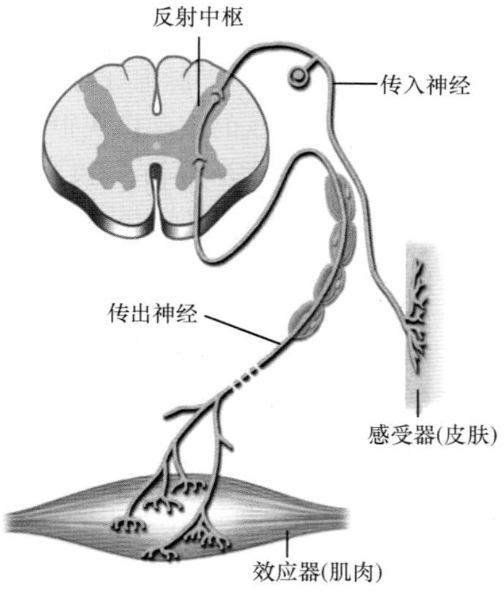

图 1-2 反射弧模式图

1. 非条件反射 是先天遗传的反射，是人类和动物共有的维持生命的本能活动；如吸吮反射、角膜反射、食物刺激口腔引起的唾液分泌、手触电或触及火焰时会迅速回缩等。

2. 条件反射 是通过后天训练、学习获得的反射，如“望梅止渴”、“谈虎色变”、“杯弓蛇影”等，是在人的生活过程中，在一定条件下建立起来的反射活动。它能使人体对环境的适应更加机动灵活，具有预见性，大大地提高了人体适应环境的能力。

神经调节的特点是：作用迅速、部位精确、时间短暂。

（二）体液调节

体液调节是指激素等生物活性物质通过体液的运输，对人体功能进行的调节作用。在体液调节中生物活性物质的递送方式有很多，经血液循环运至远处的组织器官，并影响多种组织器官的活动，称为**全身性体液调节**，是体液调节的主要方式。某些组织细胞产生的一些生物活性物质，借细胞外液扩散，调节邻近细胞的活动，称为**局部性的体液调节**，是体液调节的辅助方式。

体液调节的特点是：作用缓慢、范围广泛、时间持久。

在完整机体内，神经系统与全身器官有着广泛的联系，人体多数内分泌细胞也直接或间接受神经系统的调节，神经调节和体液调节并不是截然分开的，所以，体液调节常作为反射弧传出途径中的一个中间环节而发挥作用，形成**神经-体液调节**(图 1-3)。

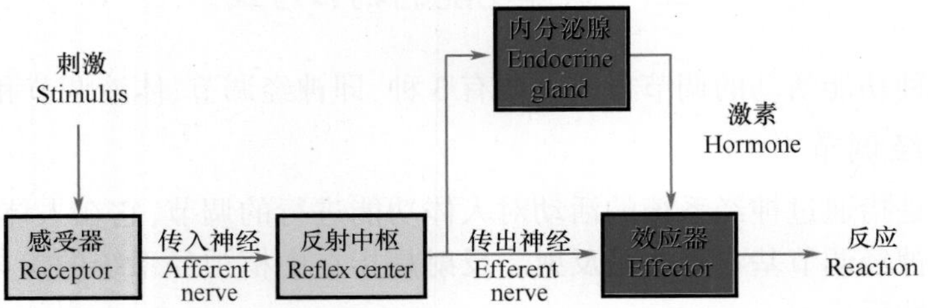

图 1-3 神经-体液调节示意图

(三) 自身调节

自身调节是指细胞、组织或器官不依赖神经和体液因素作用，自身对刺激产生的一种适应性反应。例如，动脉血压在一定范围(80~180mmHg)内波动时，脑血流量及肾血流量不会随动脉血压的波动出现很大变化，而是始终保持相对恒定。

自身调节的特点是：调节幅度小、范围局限、敏感度较低。

三、人体功能调节的反馈作用

人体功能的各种调节机构多属于自动控制系统，其基本特点是控制部分(如反射中枢)与受控部分(如效应器)之间存在着双向联系(图 1-4)。由控制部分发出的调节受控部分活动的信息，称为**控制信息**。由受控部分发送回受控制部分的信息，称为**反馈信息**。由受控部分通过反馈信息影响控制部分活动的过程，称为**反馈**。反馈又分为负反馈和正反馈。

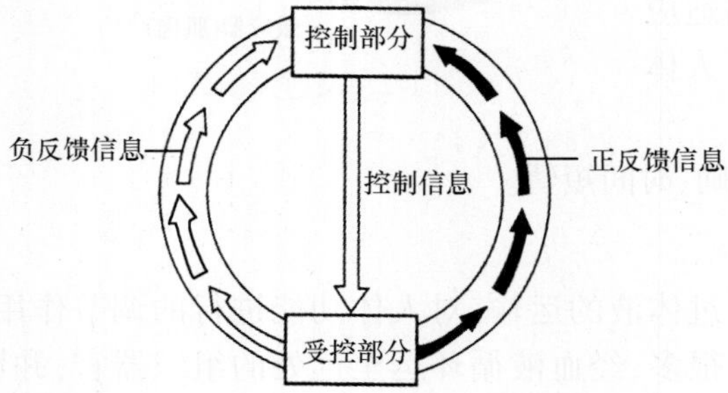

图 1-4 反馈示意图

负反馈是指反馈作用与原作用相反的反馈。例如，减压反射，人受到刺激后血压升高，通过反馈回路将血压升高的信息传到心血管中枢(控制部分)，再由中枢发出指令到心脏和血管(受控制部分)，调整它们的功能状态，使心跳减慢减弱、血管舒张、血压降低。负反馈作用广泛存在于机体各种生理活动中，在机体内环境的稳态中起到重要的作用。

正反馈是指反馈作用与原作用相同的反馈。例如，血液凝固、排尿反射、分娩等过程，其生理意义在于促进机体某些生理活动快速完成，这类反馈在人体内为数不多。

小结

解剖生理学基础是研究正常人体形态结构和功能的科学。它包括传统的系统解剖学、组织学、胚胎学及生理学等。

人体是由细胞、组织、器官和系统组成。人体结构和功能单位是细胞，细胞与细胞间质构成组织。构成人体最基本的组织有四种：上皮组织、结缔组织、肌组织和神经组织。几种不同的组织可以构成器官，器官可以组合成系统，人体有九大系统，即运动系统、消化系统、呼吸系统、泌尿系统、生殖系统、循环系统、感觉器官、内分泌系统和神经系统。消化、呼吸、泌尿和生殖系统的器官大部分位于体腔内，称为内脏。人体结构可分为头、颈、躯干和四肢四部分。学习解剖生理学基础要以解剖学姿势为标准，灵活运用轴、面和方位术语等。

生命活动的基本特征是新陈代谢和兴奋性。生命活动的生存环境分为内、外环境，内环境主要是细胞外液。细胞生存在体液的环境中，其理化性质和化学成分保持相对稳定的状态，即稳态。内环境稳态是生命进行正常活动的必要条件。

内环境稳态的维持是通过人体功能活动的调节来实现的，人体功能调节包括神经调节、体液调节和自身调节。神经调节的基本方式是反射。反射可分为条件反射和非条件反射。

自测题

一、单项选择题

1. 以体表为准的方位术语是(　　)
   A. 内、外　　B. 前、后
   C. 上、下　　D. 浅、深
   E. 近侧、远侧
2. 可将人分为左右对称的两部分的切面(　　)
   A. 水平面　　B. 矢状面
   C. 正中矢状面　　D. 冠状面
   E. 纵切面
3. 解剖生理学是研究机体的(　　)
   A. 新陈代谢　　B. 结构和功能
   C. 神经和体液调节　　D. 生命活动规律
   E. 正反馈与负反馈
4. 生命活动最基本特征是(　　)
   A. 有心跳、呼吸功能　　B. 能量的转换
   C. 新陈代谢　　D. 神经传导
   E. 外环境适应
5. 衡量组织兴奋性高低的最佳指标是(　　)
   A. 动作电位的幅度　　B. 肌肉收缩的强度
   C. 腺体分泌激素的量　　D. 阈强度
   E. 阈电位
6. 机体的内环境是指(　　)
   A. 细胞内液　　B. 细胞外液
   C. 体液　　D. 血液
   E. 人体内的液体
7. 神经调节的基本方式是(　　)
   A. 反应　　B. 反射
   C. 反馈　　D. 负反馈
   E. 正反馈
8. 实现反射活动必须有(　　)
   A. 完整的反射弧　　B. 中枢神经系统参与
   C. 很强的刺激　　D. 激素的参与
   E. 大脑的参与

二、简答题

1. 人体的组成有哪些？具体有哪几个系统？
2. 何谓内环境？稳态有何生理意义？
3. 人体生理功能调节方式有哪些？各有何特点？

（覃庆河）

第 2 章 细 胞

引言：房子是由一砖一瓦建成的，人体也是由数以亿计的细胞按照一定的规律组合而成的，细胞是构成人体结构和功能的基本单位。正常情况下人体内所有的生理功能和生化反应，都是在细胞及其产物的基础上进行的。人体的疾病和功能障碍就是细胞的形态结构、功能和代谢的发生改变。药物治疗的机制就是来改善和调整细胞的形态结构、功能和代谢，从而起到预防、治疗、康复的作用。所以，掌握细胞的基本结构和功能，有助于我们深入认识、理解机体各系统、器官的生命活动规律，为掌握医学专业知识打下扎实的基础。

案例

鳞状上皮细胞癌

患者王某，女性，60 岁，因咳嗽、咯血伴消瘦 2 周而就诊。该患者 2 周以来出现无明显诱因的刺激性干咳，消炎治疗无效，并反复出现痰中带血。该患者有 40 余年的重度吸烟史。胸部 X 线和 CT 检查均显示右肺门部有较大的结节状病灶。行纤维支气管镜加活组织病理检查，确诊为右肺中央型鳞状上皮细胞癌。

第 1 节 细胞的基本结构和功能

一、细胞的形态

组成人体的细胞数量众多，大小悬殊，形态不同，结构复杂，功能各异。而细胞的形态、结构与执行的功能和所处的部位相适应，有些细胞可随功能状态不同而发生相应的变化。例如，排列紧密的上皮细胞呈扁平形、立方形和柱状等；巨噬细胞一般情况下呈圆形或椭圆形；具有收缩功能的肌细胞呈细长形；饱食和饥饿时肝细胞中糖原颗粒的多少和分布不同；神经细胞内有丰富的粗面内质网和发达的高尔基复合体，其蛋白质合成必定旺盛；凡具有较强吞噬功能的细胞，必然含有较多的溶酶体，以消化吞噬物。细胞的多样性都是为了适应人体各种特定功能而逐渐演化成的（图 2-1）。

二、细胞的结构

虽然细胞的形态和结构千差万别，但它们在显微镜下具有相同的基本结构，典型的细胞由细胞膜、细胞质和细胞核三部分组成（图 2-2）。

（一）细胞膜的结构

细胞膜是包裹于细胞外表面的一层薄膜，故又称**单位膜**或**质膜**。细胞膜的主要化学成分为脂类、蛋白质和糖类三种物质。目前公认的"液态镶嵌模型"阐明了细胞膜的基本结构，它是以液态脂质（磷脂）双分子层为基本骨架，其中镶嵌具有不同生理功能的蛋白质分子，含糖类较少，主要以糖链的形式分别与膜上的蛋白质或类脂结合成糖蛋白或糖脂。由于细胞膜的脂质分子基架呈流体状态,故细胞膜具有流动性(图 2-3)。

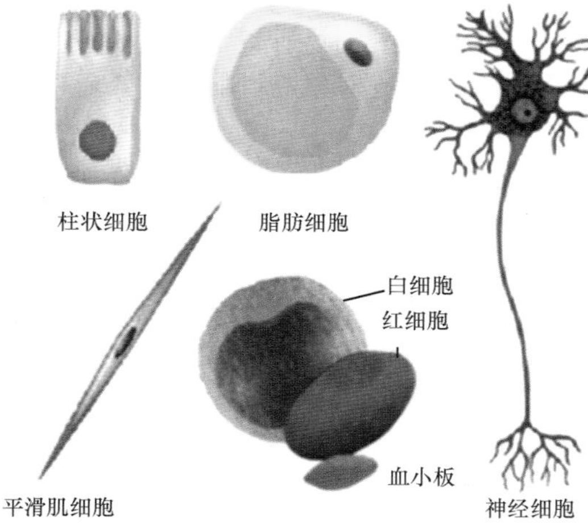

图 2-1 细胞的形态

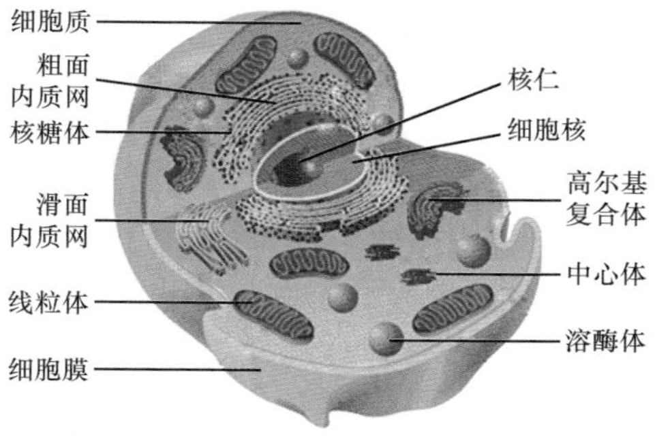

图 2-2 细胞结构模式图

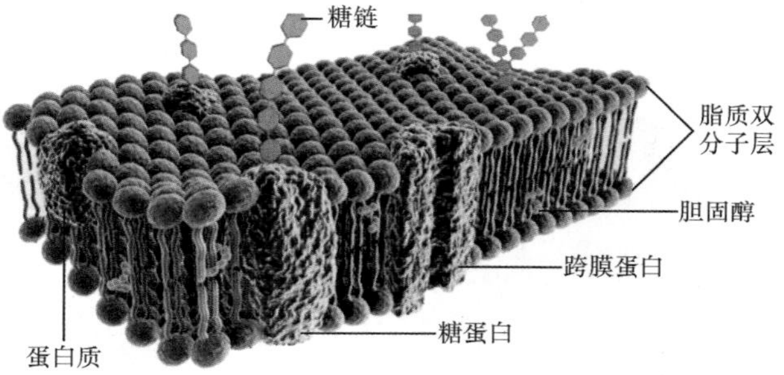

图 2-3 细胞膜结构模式图

(二)细胞质的结构

细胞质是位于细胞膜和细胞核之间的部分,包括细胞液、细胞器、包含物和细胞骨架,是细胞完成多种生命活动的场所。

1. 细胞液 又称**细胞基质**,是填充于细胞质有形结构之间的无定形透明胶质物,生活状态下呈液体状,是细胞进行多种物质代谢的重要场所。

2. 细胞器 是细胞质内具有特定形态结构和生理功能的"小器官",包括线粒体、核糖体、内质网、高尔基复合体、溶酶体、过氧化物酶体(微体)和中心体(图 2-2)。细胞内部就像一个复杂而繁忙的工厂,细胞器就是忙碌不停的"加工车间",它们承载着细胞的生长、修复和控制等复杂功能。

(1)线粒体:为双层单位膜套叠形成的椭圆形小体,可对物质进行氧化磷酸化,合成三磷酸腺苷(ATP),是细胞生命活动提供能量的场所。

(2)核糖体(核蛋白体):是由核糖核酸(RNA)和蛋白质组成的颗粒状小体,是蛋白质合成的场所。

(3)内质网:是由单位膜围成的扁平或管泡状结构,以分支相互吻合成网。粗面内质网是合成和分泌蛋白质的场所,滑面内质网是合成类固醇激素、参与解毒功能、储存和

释放 Ca^{2+} 等的场所。

(4) 高尔基复合体:是由数层重叠的扁平囊和大、小泡构成的复合体,是对分泌蛋白质进行加工、修饰、浓缩和包装,形成分泌颗粒并分泌到细胞外的场所。

(5) 溶酶体:是由单位膜包裹的内含多种酸性水解酶的圆形或椭圆形小体,是细胞内完成消化作用的场所。

(6) 过氧化物酶体(微体):是由单位膜包裹形成的圆形或椭圆形小体,可通过过氧化氢酶的功能,破坏对细胞有毒性的过氧化氢,起解毒作用。

(7) 中心体:多位于细胞核附近,与细胞分裂时纺锤体的形成及染色体的移动有关。

3. 包含物 是细胞质中具有一定形态(细胞器除外)的各种代谢产物和储存物质的总称。

4. 细胞骨架 是指细胞质内的立体网架结构,由微管、微丝、中间丝及更细的微梁网络系统等构成。细胞骨架构成细胞内支架,在维持细胞形态、参与细胞活动和细胞内物质输送(微管)、分泌等发挥重要作用。

(三) 细胞核的结构

细胞核是细胞内的主要结构之一。其在形态上是核物质的集中区域,在功能上是遗传信息传递的中枢和细胞内合成蛋白质的控制台。因此,细胞核是细胞遗传、代谢、分化、生长及繁殖的控制中心。细胞核由核膜、核仁、染色体和核基质四部分组成(图 2-4)。

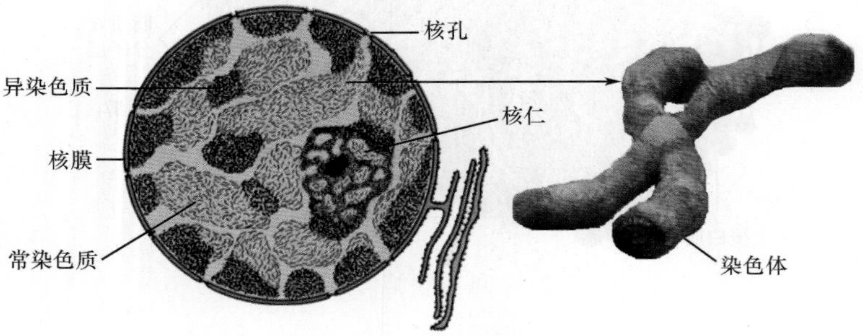

图 2-4 细胞核结构模式图

1. 核膜 位于细胞核外表面,是细胞核与细胞质之间的界膜,由内、外两层单位膜构成,对核内物质起保护作用。核膜上有许多核孔,是细胞核与细胞质之间进行物质交换的通道。

2. 核仁 是细胞核内的一个圆形小体。多数细胞可有 1~4 个核仁,在蛋白质合成旺盛的细胞,核仁大而多。核仁的主要化学成分是 RNA 和蛋白质,是合成核糖体的场所。

3. 染色体和染色质 是遗传物质在细胞中的储存形式,由脱氧核糖核酸(DNA)和相关的蛋白质组装而成。染色体和染色质是同一物质在细胞分裂不同时期的两种表现形式。染色质常出现于细胞分裂间期,在细胞分裂期的染色质高度螺旋化形成棒针或杆状的染色体。染色体和染色质中的 DNA 是生物遗传的物质基础,为遗传信息的载体。

人类体细胞的染色体为二倍体,有 46 条,其中 44 条是常染色体;2 条是性染色体,它决定人类的性别。体细胞核型在男性是 46,XY;在女性是 46,XX。在生殖细胞染色体为单倍体,23 条。生殖细胞核型在男性是 23,X 或 Y;在女性是 23,X。

4. 核基质 由核液和细胞核骨架组成。核液含水、离子和酶等无定形成分,为核内代谢活动提供适宜的环境。细胞核骨架是由多种蛋白质形成的三维网络结构,作用是维持细胞核的形状。

三、细胞增殖

细胞增殖是指细胞通过分裂使细胞数目增加，使子细胞获得和母细胞相同遗传特性的过程，它是个体生长发育和生命延续的基本保证。

人体细胞分裂方式有 3 种：①**无丝分裂**，又称直接分裂，是一种直接进行细胞核与细胞质分裂的方式。在人体中很少见。②**有丝分裂**，又称间接分裂，分裂的结果是将遗传物质平均分配到两个子细胞中去，从而保证了细胞在遗传上的稳定性。有丝分裂是细胞分裂的主要方式，是人体细胞的增殖方式。③**减数分裂**，又称成熟分裂，是一种特殊的单细胞分裂方式，只发生在生殖细胞形成过程中的某个阶段。

细胞从上一次细胞分裂结束到下一次细胞分裂结束所经历的过程，称为细胞周期。根据形态变化分为分裂间期和分裂期（M 期）。分裂间期又分为 DNA 合成前期（G_1期）、DNA 合成期（S 期）、DNA 合成后期（G_2期）。分裂间期是细胞分裂周期中细胞生长、新陈代谢和 DNA、mRNA 与蛋白质合成最活跃的时期。而分裂期发生细胞核与细胞质的分裂，将已经复制好的遗传物质均等地分配给两个子细胞，来维持遗传的稳定性。

第 2 节　细胞的基本功能

一、细胞膜的物质转运功能

体内所有的生理功能都是在细胞的基础上进行的。细胞在新陈代谢过程中所需的营养物质及细胞产生的代谢产物，均必须通过细胞膜的物质转运，跨越膜这一屏障才能转运到相应的部位。细胞膜常见的物质转运方式有以下 4 种。

（一）单纯扩散

单纯扩散是指脂溶性小分子物质顺浓度差（由膜的高浓度一侧向低浓度一侧）跨膜转运的过程。这是一种单纯的物理扩散过程。以这种方式进出细胞膜的物质很少，主要有 O_2、CO_2、NH_3等。

影响扩散的因素有以下两个。①膜两侧该物质的浓度差：一般情况下，物质扩散量与膜两侧的浓度差成正比。②膜对该物质的通透性：通透性是指某种物质通过细胞膜的难易程度，物质扩散量与通透性成正比。

（二）易化扩散

易化扩散是指水溶性小分子物质在膜蛋白的帮助下顺浓度差或电位差跨膜转运的过程。它是细胞膜主要的一种转运方式。参加帮助转运物质的膜蛋白有载体蛋白和通道蛋白，易化扩散分为**载体转运**和**通道转运**两种类型。

1. 载体转运　指载体与被转运物质结合后，通过本身构型的改变顺浓度差跨膜转运的过程。载体就像一条渡船，并可反复循环使用。转运物质有葡萄糖、氨基酸等，如葡萄糖载体、氨基酸载体（图 2-5）。

载体转运有三个特点：①特异性，一种载体一般只能选择性地转运某种特定结构的物质。②饱和性，指膜两侧浓度差增加到一定程度后，载体转运量则不随浓度差增加而增加的现象。这是由于转运每种物质的载体数量有限所致。③竞争性抑制，如果某一载体可以同时转运两种物质，增加其中一种物质的浓度，该载体对另一种物质的转运量就会减少。

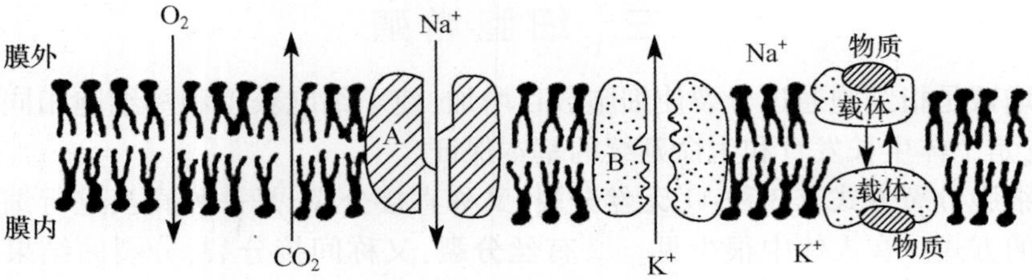

图 2-5　载体转运示意图

2. 通道转运　通道通过内部形成孔道使离子顺浓度差跨膜转运的过程。通道就像带闸门的管道，有开、闭两种状态（图 2-6）。开放时物质顺浓度差转运，关闭时转运停止。通道转运的主要特点是门控性，如电压门控通道，由膜两侧电位差改变来控制通道的开或关。转运物质有 Na^+、K^+、Ca^{2+}等，如 Na^+通道等，它们是可兴奋细胞产生生物电的基础。

单纯扩散和易化扩散都是顺浓度差转运，不消耗能量，统称为**被动转运**。

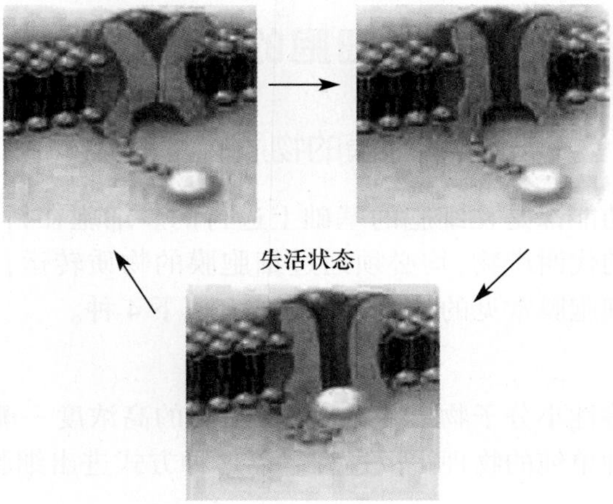

图 2-6　通道转运示意图

（三）主动转运

主动转运是指某些小分子物质在膜蛋白质的帮助下，逆浓度差、耗能的跨膜转运过程。它是细胞膜重要的一种转运方式。主动转运就像水泵消耗电能抽水上山一样，又称为**生物泵**，如钠-钾泵、钙泵等，分别转运 Na^+、K^+、Ca^{2+}等，目前研究较清楚的是钠-钾泵，它也是最重要的一种生物泵。

钠-钾泵，简称为**钠泵**（图 2-7），其本质是 Na^+－K^+依赖式 ATP 酶。正常情况下，钠泵的作用是保持细胞外高 Na^+、细胞内高 K^+的状态。当膜内 Na^+浓度升高和膜外 K^+浓度升高时可激活钠泵，分解 ATP 获得能量，将 Na^+从膜内泵到膜外，同时将 K^+从膜外泵到膜内。钠泵每分解一分子 ATP 可转运 3 个 Na^+和 2 个 K^+。钠泵经过不停地逆浓度差耗能转运，维持了细胞外高 Na^+、细胞内高 K^+的不均衡分布状态，这是可兴奋细胞产生生物电的基础。

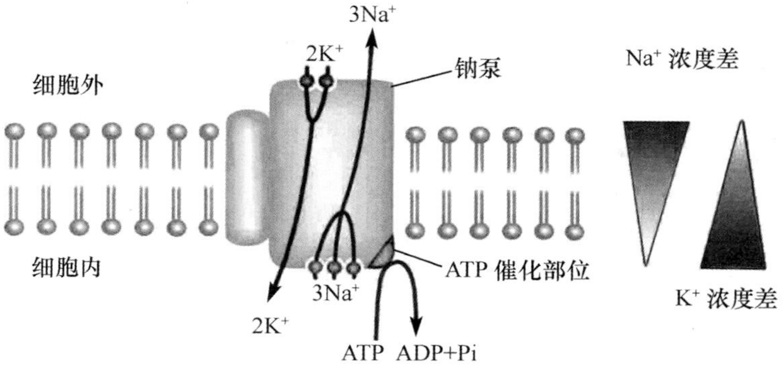

图 2-7　钠泵转运示意图

细胞外高 Na^+浓度的维持，也为膜上转运体蛋白完成某些物质的主动转运间接提供了能量来源。例如，葡萄糖转运体逆浓度差转运葡萄糖，是间接利用钠泵活动所形成的细胞外 Na^+的高势能。因此，把间接利用 ATP 获得能量的转运方式，称为继发性主动转运。而钠泵等直接利用 ATP 获得能量的转运方式，称为原发性主动转运。

以上三种转运方式的共同特点都是转运小分子或离子，而易化扩散和主动转运的相同点是需要膜上蛋白质的帮助。但是，大分子物质的转运则依赖细胞膜的出胞和入胞作用。

（四）出胞与入胞

大分子或团块状物质通过细胞膜的运动出或入细胞的过程，称为**出胞**或**入胞**。这些过程需要消耗能量（图 2-8）。

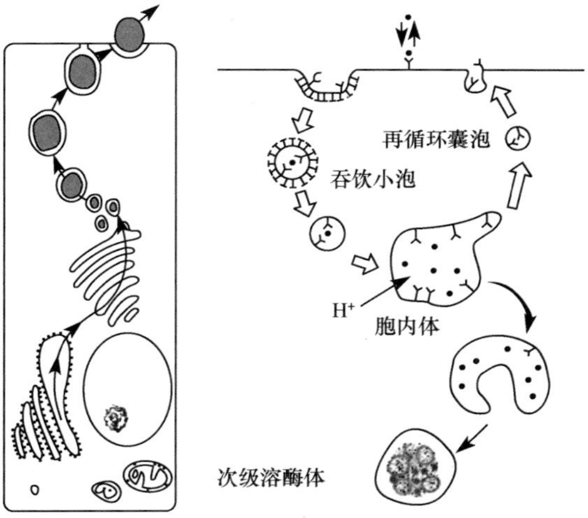

图 2-8　出胞与入胞示意图

1. 出胞　大分子或团块状物质从细胞内排放到细胞外的过程，又称**胞吐**，如内分泌腺细胞分泌激素、消化腺细胞分泌消化酶、神经轴突末梢释放递质等。

2. 入胞　大分子或团块状物质由细胞外进入细胞内的过程，又称**胞吞**，如果进入的是固体则称为**吞噬**，如白细胞吞噬细菌；若进入的是液体则称为**吞饮**，如小肠上皮细胞对营养物质的吸收过程。细胞膜的物质转运形式及特点总结见表 2-1。

表 2-1 细胞膜的物质转运形式及特点

	单纯扩散	易化扩散		主动转运		入胞	出胞
		载体转运	通道转运	原发性	继发性		
转运蛋白	不需	载体	通道	生物泵	转运体	受体	
转运方向	高浓度 → 低浓度			低浓度 →高浓度		膜外→内	膜内→外
消耗能量	不需要(被动转运)			需要	间接需要	需要	
转运物质	O2 CO2	葡萄糖 氨基酸	离子	离子	葡萄糖 氨基酸	大分子物质 团块物质	

二、细胞膜的受体功能

受体是指存在于细胞膜或细胞内,能与配体特异性结合而转发信息并产生一定生理效应的特殊蛋白质。按其所在的位置不同,分为膜受体、胞质受体和核受体,其中以膜受体数量最多、最重要,一般说的受体是指膜受体。

凡能与受体相结合并产生生理效应的化学物质统称为**配体**(信号分子),包括神经递质、激素和某些药物等。

受体的功能:①识别功能,能识别配体并与之特异性结合;②转发信息,受体一旦与配体结合便能引发细胞内产生一定的生理效应。

链 接

药物作用与受体

同一种化学物质作用于不同的受体,产生不同的生理效应。例如,去甲肾上腺素与血管平滑肌上的 α 受体结合,使血管平滑肌收缩;而与支气管平滑肌上的 β_2 受体结合,可使支气管平滑肌舒张。此外,不同的化学物质作用于同一受体,可能产生不同的影响。例如,与受体结合后产生生理效应的物质称为该受体的激动剂,不能产生生理效应的物质称为该受体的阻断剂。一些药物、神经递质、激素正是通过与受体结合才发挥生理效应的。临床上使用受体激动剂或阻断剂可人为地调控细胞的某些生理过程,从而达到治疗疾病的目的。

第 3 节 细胞的生物电现象

细胞在生命活动过程中伴随的电现象,称为生物电现象。人体许多生理活动都与生物电的变化有着密切的关系,对细胞生物电的研究有助于我们认识生命活动的本质和规律,如通过心电图记录可了解心肌细胞的生物电变化。

生物电有两种形式,一种是所有活细胞在安静时存在的静息电位;另一种是可兴奋细胞受刺激时所产生的动作电位。现以单个神经细胞为例加以阐述。

一、 静息电位及其产生机制

(一) 静息电位的概念

细胞在安静时存在于细胞膜两侧的电位差,称为**静息电位**。静息电位可用微电极测量,示波器进行观察(图 2-9)。实验证实,正常细胞膜内电位较膜外低,膜内、外存在着电位差,这个电位差就是静息电位。如果以膜外电位为零,则膜内电位为负值,即“内负外正”,一般以膜内的电位值表示静息电位。体内大多数细胞静息电位为-100~-50mV,例如,神经细胞为-70mV,心室肌细胞为-90mV。

安静时膜两侧的电位差保持内负外正的状态,称为**极化**,即静息电位。膜内电位的负值增大,称为**超极化**,即静息电位增大。膜内电位的负值减小,称为**除极**,即静息电位减小。膜电位发生除极后又恢复到极化状态,称为**复极化**。极化与静息电位都是细胞处于安静状态的标志。细胞的兴奋和抑制都是以极化为基础,除极时表现为兴奋,超级化时表现为抑制。

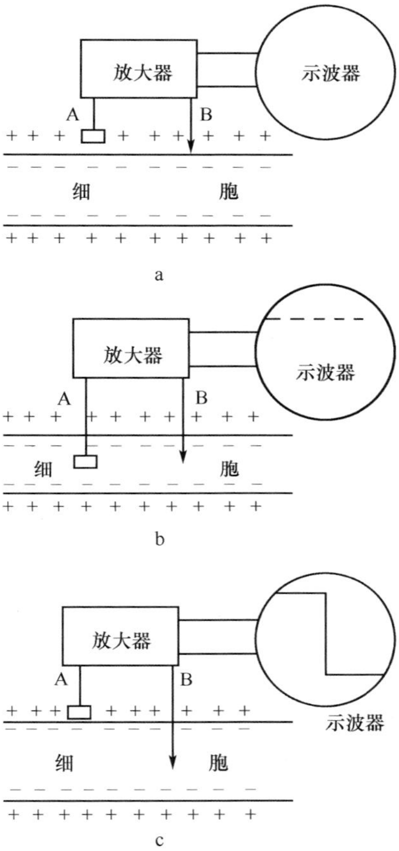

图 2-9　静息电位测量示意图

a. A、B 电极均放置于细胞外;b. A、B 电极均放置于细胞内;c. A 电极放置于细胞外,B 电极放置于细胞内

(二) 静息电位的产生机制

关于静息电位的产生机制,通常采用“离子流学说”。该学说认为,任何生物电的产生必须具备两个条件:①细胞膜内外离子分布不均匀;②细胞膜在不同情况下对离子的通透性不同。安静时细胞膜主要对 K^+ 有通透性,而静息时膜内 K^+ 浓度比膜外高(表 2-2),于是细胞内的 K^+ 顺浓度差向细胞外扩散,细胞内带负电荷的蛋白质(A^-)有随同 K^+ 外流的倾向,但因膜对 A^- 无通透性而被阻隔在膜的内侧面。由于 K^+ 带正电荷,K^+ 的外流使膜外正电荷逐渐增多而变为正电位,而膜内剩余的负电荷也逐渐增多变为负电位,这样细胞膜两侧出现了一个内负外正的电位差。此电位差的存在对 K^+ 继续外流起到阻止作用。随着 K^+ 外流的增多,电位差增大,对 K^+ 外流的阻力也增大,最后当促使 K^+ 外流的浓度差(动力)与阻止 K^+ 外流的电位差(阻力)两种力量相互拮抗达到平衡时,K^+ 停止外流。此时,由 K^+ 外流所形成的膜电位差便相对稳定于某一数值,即为静息电位。简而言之,静息电位是 K^+ 外流形成的**电-化学平衡电位**。

表 2-2　细胞静息时膜内外主要离子分布及膜对离子的通透性

主要离子	膜内浓度(mmol/L)	膜外浓度(mmol/L)	膜内外浓度比	膜对离子通透性
K^+	155	4	39 ∶ 1	大
Na^+	12	145	1 ∶ 12	很小
Cl^-	3. 8	120	1 ∶ 32	次之
A^-	60	15	4 ∶ 1	无

链 接

生物电与离子浓度变化的关系

生理学家是通过改变细胞外液离子的浓度来证明静息电位和动作电位产生机制的。例如，升高细胞外液 K^+浓度，可使细胞内外 K^+浓度差减小，观察到静息电位值减小，这说明静息电位是由 K^+外流形成的；再如降低细胞外液 Na^+浓度，可使细胞内外 Na^+浓度差减小，观察到动作电位的幅值减小，而静息电位没有受到影响，说明动作电位是由 Na^+内流形成的。此外，使用膜通道阻断的办法，如使用四乙基胺阻断 K^+通道，使静息电位发生变化；而使用河豚毒素阻断 Na^+通道时，使动作电位不能形成，但静息电位未受到影响。这些也进一步说明了静息电位和动作电位的产生机制。

二、动作电位及形成机制

（一）动作电位的概念

可兴奋细胞受到有效刺激后，在静息电位的基础上发生一次快速、可扩布的电位变化，称为**动作电位**。在静息电位的基础上，给神经纤维一个有效刺激，能够在示波器上观察到一个动作电位（图 2-10）。

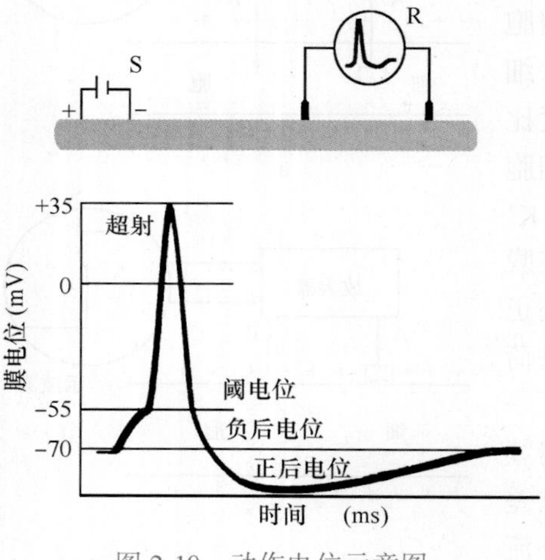

图 2-10 动作电位示意图

可见，细胞内电位由 –70mV（即静息电位）迅速上升到 +35mV 左右，细胞内电位由负变正，出现极化状态的反转，构成动作电位的**上升支**（除极），上升支超过 0mV 的变正部分（内正外负）称为超射（反极化）。当上升支达到顶峰值后，电位迅速下降至静息电位水平，构成动作电位的**下降支**（复极化）。除极和复极化合称为**锋电位**。在下降相恢复至静息电位水平之前，经历的一段小而缓慢的电位变化称为**后电位**。因此，动作电位可分为上升支、下降支和后电位三部分。动作电位是细胞兴奋的标志，故动作电位和兴奋是同义词。

（二）动作电位产生的机制

动作电位产生的机制与静息电位基本相似，均与细胞膜的通透性及离子转运有关。当可兴奋细胞受到有效刺激时，受刺激部位膜上的 Na^+通道激活而开放，细胞膜对 Na^+通透性迅速增大。由于细胞外 Na^+的浓度比细胞内高、膜两侧存在着内负外正的电位差（动力），Na^+顺浓度差与电位差由细胞外向细胞内快速扩散。Na^+带正电荷，Na^+的内流使细胞内的负电位迅速减少，转而出现正电位，形成动作电位上升支。Na^+内流所造成的内正外负电位差（阻力），对 Na^+的继续内流起到阻力作用。随着 Na^+内流的增加而阻力不断增大，当两种力量拮抗达到平衡时，Na^+净内流停止，膜两侧电位差达到一个新的平衡点。因此，动作电位的上升支是由 Na^+内流引起的，动作电位的峰值就是 Na^+的平衡电位。

Na^+通道的开放时间很短，很快失活关闭，使 Na^+内流停止。与此同时，K^+通道激活而开放，膜对 K^+的通透性增大，于是 K^+借助 K^+的浓度差与内正外负的电位差（动力）快速外流，使膜内电位迅速下降至零点位，然后在浓度差的推动下，继续外流直至恢复到静息电位水平。因此，动作电位下降支是 K^+外流引起的。

动作电位之后，膜电位虽然恢复到静息电位水平，但细胞内 Na^+浓度略有增加，而细胞外 K^+浓度也有增加，这种细胞内外离子浓度的改变激活钠泵。钠泵耗能主动转运，将上升支进入细胞内的 Na^+泵出膜外，下降支扩散到细胞外的 K^+泵入膜内，从而使细胞内外离子浓度与分布得以恢复正常，静息电位保持稳定，为下一次的细胞兴奋做好准备。因此，后电位是钠泵转运形成的。

三、动作电位的传导

（一）动作电位引起

当细胞受到有效刺激时，首先使细胞膜上少量 Na^+通道开放，少量 Na^+顺浓度差内流，使静息电位减小，又使更多的 Na^+通道开放，这是一个局部正反馈过程。当静息电位减小到一定数值时，膜上大量 Na^+通道开放，大量 Na^+内流从而爆发动作电位。这个使膜上 Na^+通道突然大量开放的临界膜电位值，称为**阈电位**。

链 接

局部电位

局部电位指阈下刺激作用于细胞膜时，虽不能引发动作电位，但使膜局部产生低于阈电位的轻度除极，也称为局部兴奋、局部反应。其特点是：①不是“全或无”的，即局部除极程度可随阈下刺激强度的增加而增强。②不能远传，这是由于局部轻度除极产生的局部电流太小，在扩布时由于膜电阻的作用，局部电流逐渐减小以至消失。这种扩布称为电紧张扩布。③可以总和，连续多个阈下刺激产生的局部除极可叠加，一旦达到阈电位，也能够爆发一次动作电位。若几个局部电位在空间上可以整合的话，若到达阈电位，则也可产生动作电位。

（二）动作电位传导

动作电位一旦在细胞膜上某一点产生，就会沿细胞膜向周围扩布，直到整个细胞膜都经历一次动作电位为止。动作电位在同一细胞上的扩布称为传导，动作电位在神经纤维上的传导称为神经冲动。现以神经纤维为例加以解释。

1. 动作电位传导机制 现以无髓神经纤维为例，说明动作电位传导机制。目前多采用“局部电流学说”来解释，即细胞在安静时细胞膜处于稳定的极化状态，当细胞膜上某一处受到刺激而兴奋时，兴奋部位的膜电位发生除极（内正外负）；而邻近膜电位仍处于静息状态（内负外正）。这样兴奋部位与邻近未兴奋部位膜之间就产生了局部电位差，因而出现电荷移动，形成了**局部电流**。于是发生正离子在膜外由未兴奋部位（正电位）流向兴奋部位（负电位），膜内由兴奋部位（正电位）流向未兴奋部位（负电位），形成局部电流环路。这种局部电流的作用是使邻近未兴奋部位膜外电位降低、膜内电位升高，产生局部除极，这是一个非常有效的刺激，当除极达到阈电位水平时爆发动作电位，这个过程延续下去就使动作电位传遍整个细胞膜，即动作电位的传导（图 2-11）。

兴奋在有髓神经纤维上的传导与无髓神经纤维机制相同，但也有所不同。有髓神经纤维外包有一层厚的髓鞘，不允许离子通过，具有绝缘性。可有髓神经纤维每隔一定距

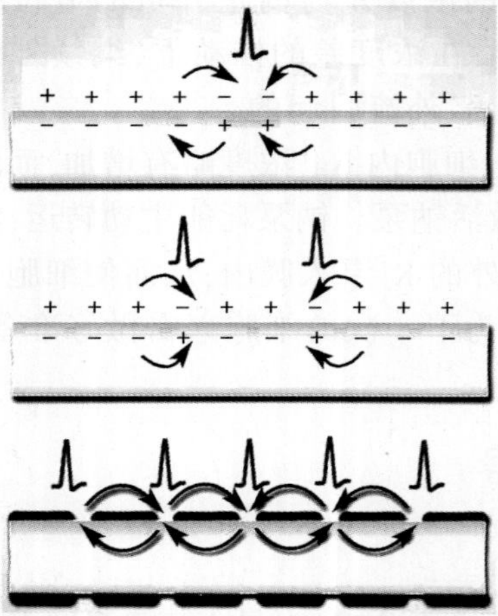

图 2-11　动作电位在神经纤维上的传导示意图

离就失去髓鞘，称为郎飞结。在郎飞结处的轴突膜允许离子跨膜转运。所以，有髓神经纤维在受到刺激时，动作电位只能在郎飞结处产生，兴奋传导时的局部电流也只能在两个相邻的郎飞结之间进行，即兴奋由一个郎飞结跳到下一个郎飞结，称为跳跃式传导。所以，有髓神经纤维的传导速率比无髓神经纤维快。

2. 动作电位传导特点

(1) “全或无”现象：刺激达不到阈强度就不会产生动作电位（无），动作电位一旦产生就会达到最大值（全），幅度不会随着刺激强度的增大而增大。

(2) 不衰减性传导：动作电位的幅度不会因传导距离的增加而减小。

(3) 双向性传导：动作电位可沿神经纤维细胞膜向两端传导。

小结

细胞是组成人体结构和功能的基本单位。细胞由细胞膜、细胞质和细胞核三部分组成。细胞膜以液态脂质（磷脂）双分子层为基本骨架，其中镶嵌具有不同功能的蛋白质。细胞质是细胞完成多种生命活动的场所。细胞核是细胞遗传、代谢、分化、生长及繁殖的控制中心。细胞增殖方式有无丝分裂、有丝分裂和减数分裂三种。

细胞膜物质转运方式有单纯扩散、易化扩散、主动转运和出胞与入胞。单纯扩散和易化扩散都是顺浓度差转运，不消耗能量，为被动转运；而主动转运和出胞与入胞需要消耗能量。易化扩散和主动转运都需要膜蛋白的帮助，是细胞膜物质转运的主要形式。细胞膜上的受体有识别功能和转发信息功能。

生物电现象有两种形式。静息电位是细胞在安静时存在于膜两侧的电位差，是由 K^+ 外流引起的。动作电位是可兴奋细胞受到有效刺激后，在静息电位的基础上发生一次快速、可扩布的电位变化。上升支为 Na^+ 内流引起，下降支为 K^+ 外流引起。动作电位传导特点有“全或无”现象、不衰减性和双向性传导。

自 测 题

一、名词解释

1. 细胞增殖　2. 易化扩散　3. 钠泵
4. 受体　5. 静息电位　6. 动作电位

二、单项选择题

A 型题

1. 构成人体的基本结构和功能单位是（　　）
   A. 细胞器　B. 细胞　C. 组织
   D. 器官　E. 系统
2. 不属于细胞器的结构是（　　）
   A. 线粒体　B. 微体　C. 溶酶体
   D. 糖原颗粒　E. 内质网
3. 为细胞直接提供能量的细胞器是（　　）
   A. 高尔基复合体　B. 线粒体
   C. 中心粒　D. 溶酶体
   E. 粗面内质网
4. 遗传物质存在于下列哪一种结构中（　　）
   A. 核仁和核膜　B. 核膜和核液
   C. 染色质和染色体　D. 核仁和核液

E. 核仁和染色体

5. 参与细胞分裂活动的细胞器是(　　)
A. 高尔基复合体　　B. 线粒体
C. 溶酶体　　D. 中心粒
E. 过氧化物酶体

6. 单纯扩散的说明,正确的是(　　)
A. 转运脂溶性物质
B. 转运水溶性物质
C. 逆浓度差转运　　D. 由 ATP 供能
E. 需膜蛋白参加

7. 非脂溶性物质顺浓度差转运主要依靠(　　)
A. 单纯扩散　B. 易化扩散　C. 主动转运
D. 出胞　E. 入胞

8. 不属于出胞作用的是(　　)
A. 内分泌细胞分泌激素
B. 神经末梢释放递质
C. 消化腺分泌消化酶
D. 汗腺分泌汗液
E. 细胞内 CO_2 排出

9. 单纯扩散、易化扩散和主动转运的共同点是(　　)
A. 细胞本身耗能
B. 顺电-化学梯度转运
C. 逆电-化学梯度转运
D. 需膜蛋白参与
E. 转运离子和小分子物质

10. 静息电位的形成主要是(　　)
A. Na^+内流的电-化学平衡电位
B. K^+内流的电-化学平衡电位
C. Na^+外流的电-化学平衡电位
D. K^+外流的电-化学平衡电位
E. K^+外流,Na^+内流的结果

11. 下述与载体转运不符的是(　　)
A. 逆浓度差转运　　B. 有特异性
C. 有竞争性抑制　　D. 有饱和现象
E. 需膜蛋白参与

12. 下述与主动转运不符的叙述是(　　)
A. 需泵蛋白参与
B. 逆浓度差或电位差
C. 消耗 ATP
D. 转运脂溶性物质
E. 缺氧时影响转运

13. 有关钠泵的叙述,正确的是(　　)
A. 细胞内 K^+和细胞外 Na^+浓度升高时被激活
B. 顺浓度差转运
C. 将 K^+转出细胞,将 Na^+转入细胞
D. 不需消耗能量
E. 维持细胞膜两侧 Na^+、K^+的不均匀分布

14. 与被动转运的根本区别是主动转运(　　)
A. 顺浓度差转运
B. 需借助"载体"或"通道"
C. 要消耗能量
D. 转运小分子物质
E. 转运离子

15. 可兴奋细胞兴奋的标志是(　　)
A. 腺体分泌　　B. 动作电位
C. 肌肉收缩　　D. 局部电位
E. 以上均不是

16. 动作电位的除极相(上升支)产生是由于(　　)
A. Na^+内流　　B. K^+内流
C. Na^+外流　　D. K^+外流
E. K^+外流、Na^+外流

B 型题

(第 17、18 题共用选项)
A. 单纯扩散　B. 易化扩散　C. 主动转运
D. 出胞　E. 入胞

17. 动作电位除极、复极过程的离子转运方式是(　　)

18. 中性粒细胞吞噬细菌的过程是(　　)

(第 19、20 题共用选项)
A. 极化　　B. 除极
C. 超极化　　D. 复极化
E. 反极化

19. 膜内电位向负值增大的方向变化过程称(　　)

20. 安静时细胞膜内外成比较稳定的内负外正的状态称(　　)

三、简答题

1. 简述细胞的组成。
2. 简述细胞膜物质转运的方式及特点。
3. 说出细胞膜受体的概念和功能。
4. 说出静息电位和动作电位的概念和产生机制。

(荆正生)

第3章 基本组织

引言：大千世界，芸芸众生，物以类聚，人以群分。构成人体结构和功能基本单位的细胞也一样，形态相同或相近的细胞借细胞外基质结合在一起，形成具有一定结构和功能的基本组织，几种不同的组织相互结合成具有一定形态、完成一定功能的器官，功能相关的器官按顺序连在一起构成系统。那么，基本组织有哪些种类？它们分布在哪些器官？各具有哪些功能呢？我们将通过本章的学习，去寻求满意的答案。

案例

鳞状上皮化生

患者，男性，68岁。吸烟史30余年，20年前发现慢性支气管炎，初期每年冬季出现咳嗽、咳少量灰白色黏液性痰，以后转变为终年持续性症状，咳嗽、咳痰症状加重。近10年来呼吸功能下降，出现夜间不能平卧、气喘。1个月前又因肺部感染，经治疗无效死亡。

病理检查示各级支气管均受累，主要变化是黏膜上皮细胞变性、坏死，纤毛倒伏、脱落，部分黏膜上皮被鳞状上皮替代；黏液腺数量增多，且细胞体积增大，分泌功能明显；管壁平滑肌细胞数量减少，纤维结缔组织增多。

患者有慢性支气管炎病史，在长期的病因刺激下，支气管黏膜上皮反复的损伤和修复，部分正常上皮（假复层纤毛柱状上皮）被鳞状上皮替代，称为支气管黏膜鳞状上皮化生。

组织是由众多细胞和细胞间质组合在一起构成的细胞群体。细胞是组织的结构和功能单位。人体的细胞有成百上千种类型，各种细胞都具有一定的形态结构特点，能合成与功能相关的蛋白质，表现某种代谢特点和功能活动等。细胞间质是由细胞产生的非细胞物质，包括纤维、基质和不断流动的体液（血浆、淋巴、组织液等），它们参与构成细胞生存的微环境，起支持、联系、营养和保护细胞的作用，对细胞的分化、运动、信息沟通也有重要影响。组织微环境的稳定是保持细胞正常增殖、分化、代谢和功能活动的重要条件，微环境成分的异常变动可使细胞发生病理变化。

组织有多种类型，每种组织都具有某些共同的形态结构特点和相关的功能。一般传统地将组织分为4种，即上皮组织、结缔组织、肌组织和神经组织，称为基本组织。几种组织相互结合，便组成具有各种生理功能的器官和系统。

第1节 上皮组织

上皮组织简称上皮，由大量而密集的细胞和极少量细胞间质相互结合在一起组成，具有保护、分泌、吸收和排泄等功能。根据分布和功能的不同，可将上皮组织分为被覆上皮和腺上皮等。

一、被覆上皮

被覆上皮覆盖于身体表面或衬贴在空腔器官的内表面，其特点是：①细胞多、间质少，排列紧密；一般呈膜状。②上皮细胞具有极性，朝向体表或腔面的一面称游离面；相对的另一面附着于基膜上，称基底面。③无血管、淋巴管，须经深部结缔组织内的血管透过基膜获得营养。④有丰富的神经末梢。

(一) 被覆上皮的类型及分布

根据细胞的排列层次和形态，被覆上皮可分为如下几类(表 3-1)。

表 3-1 被覆上皮的分类及分布

种类	主要分布
单层上皮	
单层扁平上皮	内皮：心、血管、淋巴管
	间皮：胸膜、腹膜、心包膜
单层立方上皮	肾小管、甲状腺滤泡等
单层柱状上皮	胃肠、胆囊、子宫内膜等
假复层纤毛柱状上皮	呼吸管道
复层上皮	
复层扁平上皮	角化型：皮肤表皮
	非角化型：口腔、食管、阴道
变移上皮	肾盏、肾盂、输尿管、膀胱

1. 单层扁平上皮 由一层极薄的扁平细胞组成，表面看细胞呈多边形，边缘呈锯齿状，细胞核圆形位于细胞中央。侧面看细胞核扁，胞质较薄(图 3-1)。

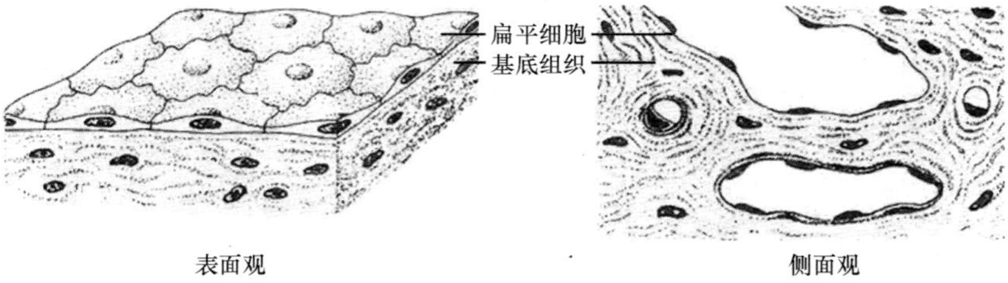

图 3-1 单层扁平上皮模式图

分布于心血管、淋巴管内表面的单层扁平上皮称内皮。内皮游离面光滑，有利于血液和淋巴液的流动及物质交换。分布于胸膜、腹膜和心包膜等处表面的单层扁平上皮称间皮。间皮能分泌浆液，减少器官间的摩擦，有利于器官的活动。

2. 单层立方上皮 由一层近似立方形的细胞组成。单层立方上皮主要分布于甲状腺、肝的小叶间胆管和肾小管等处，具有分泌和吸收的功能(图 3-2)。

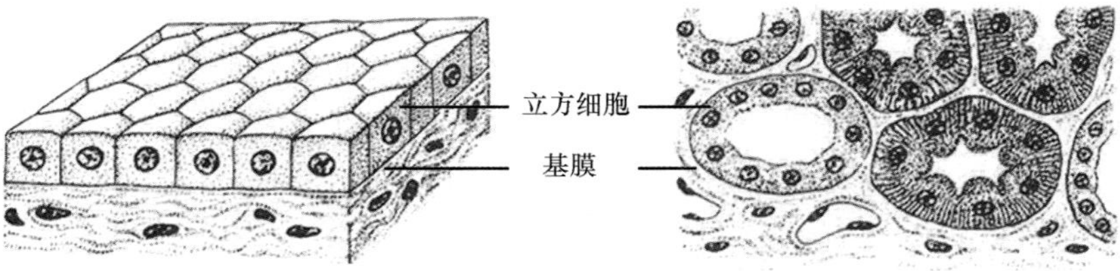

图 3-2 单层立方上皮模式图

3. 单层柱状上皮 主要由柱状细胞组成，但某些单层柱状上皮的细胞之间有许多散在的形似高脚杯的杯状细胞。单层柱状上皮分布于胃、肠、子宫和输卵管等处，具有保护、分泌和吸收功能（图 3-3）。

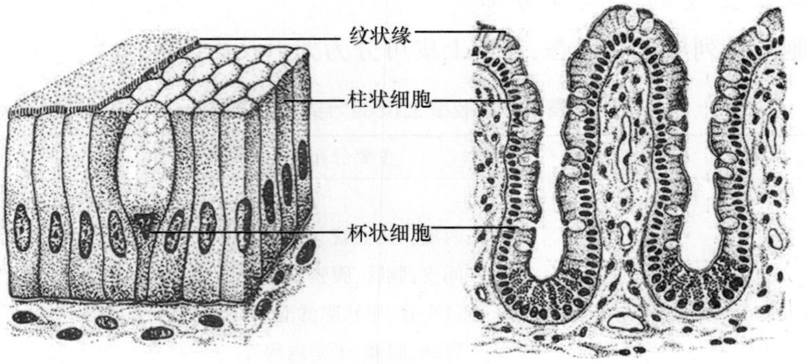

图 3-3 单层柱状上皮模式图

4. 假复层纤毛柱状上皮 由柱状细胞、梭形细胞、杯状细胞和锥状细胞组成。细胞高矮不等，细胞核的位置参差不齐，好似有多层，但每个细胞的基底部都附于基膜上，所以称"假复层"。柱状细胞和杯状细胞可达游离面，在柱状细胞的游离面附有能摆动的纤毛，故这种上皮称假复层纤毛柱状上皮。主要分布在呼吸道内表面，对呼吸道有湿润和清洁、保护作用（图 3-4）。

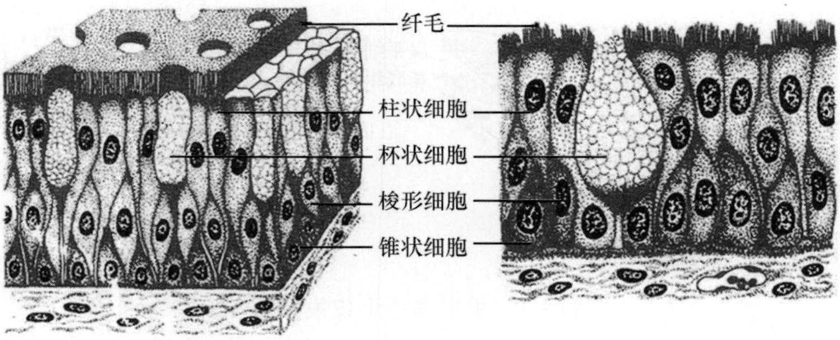

图 3-4 假复层纤毛柱状上皮模式图

5. 复层扁平上皮 又称复层鳞状上皮。由多层不同形态的细胞组成。在上皮的垂直切面上看：其浅层为数层扁平状细胞，中层为数层多边形细胞，基底层为立方或矮柱状细胞。基底层细胞具有分裂增殖能力，新生的细胞不断向中层、浅层推移，以补充衰老、脱落的表层细胞。根据浅层细胞质中角质蛋白的多少，可分为角化型和非角化型，均具有很强的机械性保护作用（图 3-5）。

6. 变移上皮 又称移行上皮。由多层大小不等的细胞组成，细胞的形态和层数随器官容积的改变而发生相应的改变，故称变移上皮。例如，膀胱空虚时，上皮变厚，细胞层数变多，细胞体积变大；膀胱充盈扩张时，上皮变薄，细胞层数减少，细胞形状变扁。变移上皮分布于肾盏、肾盂、输尿管和膀胱等处的黏膜，具有保护功能（图 3-6）。

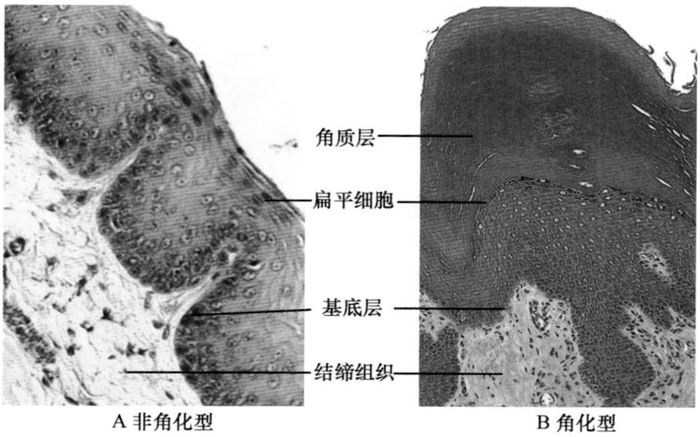

图 3-5　复层扁平上皮

（二）上皮组织的特殊结构

1. 游离面

（1）微绒毛：由细胞膜和细胞质向表面共同形成细小的指状突起，只有在电镜下才能清晰可见。光镜下可见细胞游离面呈纵纹状，又称纹状缘或刷状缘。微绒毛显著地扩大细胞表面积，有利于细胞的吸收功能，主要分布于小肠和肾小管黏膜。

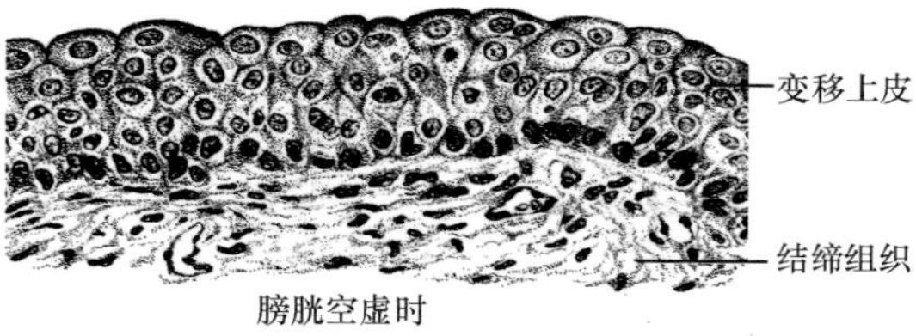

图 3-6　变移上皮模式图

（2）纤毛：由细胞膜和细胞质向表面共同形成较长的指状突起，比微绒毛粗而长，在光镜下可看见。纤毛能定向地进行有节律性的摆动，使附着于表面的分泌物和异物定向推送，从而清除异物，对机体起保护作用。

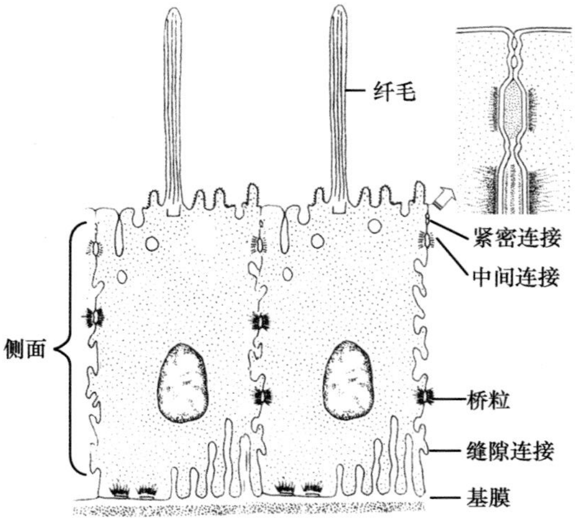

图 3-7　上皮细胞间的连接

2. 基底面　在上皮的基底面与结缔组织之间有一层半透明膜状结构称基膜。它对上皮起连接和支持作用，并通过基膜与结缔组织之间进行物质交换。

3. 侧面　上皮细胞之间相邻面有多种连接结构。常见的连接有紧密连接、中间连接、桥粒和缝隙连接。这些细胞间的连接既有利于防止细菌及其大分子物质侵入细胞间隙，同时也能在相邻细胞间进行物质交换和信息传递（图 3-7）。

二、腺和腺上皮

专门行使分泌功能的上皮称为腺上皮。以腺上皮为主要成分构成的器官，称腺或腺体。

腺是在胚胎时期，由上皮细胞下陷到结缔组织中分化而成的。腺形成后，留有导管的腺称外分泌腺，如肝、唾液腺和汗腺等。无导管的腺称内分泌腺，如甲状腺、肾上腺和垂体等。外分泌腺由分泌部和导管两部分组成(图 3-8)。

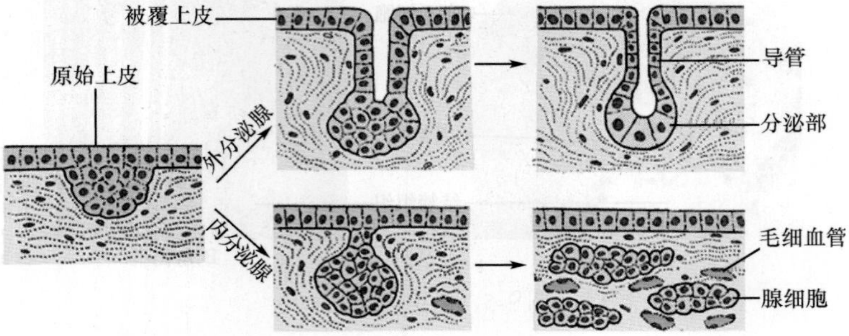

图 3-8　腺的发生及分类

第 2 节　结 缔 组 织

结缔组织由少量的细胞和大量的细胞间质组成。细胞数量少而种类多，散布于细胞间质中；细胞间质多，由基质和纤维构成，基质可呈液体状、胶体状或固体状。结缔组织主要起连接、支持、营养和保护等作用；分布广泛，形态多样，有固有结缔组织、软骨组织、骨组织、血液和淋巴(表 3-2)。

表 3-2　结缔组织分类及分布

类型	基质状态	分类	分布
固有结缔组织	胶状物	疏松结缔组织	细胞、组织和器官之间
		致密结缔组织	组织真皮、肌腱和韧带
		脂肪组织	皮下组织和器官之间
		网状组织	淋巴器官和骨髓
软骨组织	固体状		气管、肋软骨和会厌软骨等
骨组织	固体状		骨
血液	液体状		心及血管
淋巴	液体状		淋巴结和淋巴管道

一、固有结缔组织

固有结缔组织按其结构和功能不同分为疏松结缔组织、致密结缔组织、脂肪组织和网状组织。

(一) 疏松结缔组织

疏松结缔组织又称蜂窝组织，其结构特点是细胞种类较多而数量少，细胞间质中的基质多而纤维少，且排列疏松而不规则。疏松结缔组织广泛分布于器官之间、组织之间和细胞之间，起连接、支持、营养、防御、保护和修复等功能(图 3-9)。

1. 细胞

（1）成纤维细胞：是疏松结缔组织中的主要细胞成分。细胞扁平有突起呈星状，细胞质丰富呈弱嗜碱性。细胞核大呈椭圆形，染色浅。成纤维细胞能合成纤维和基质，在创伤愈合中起重要作用。

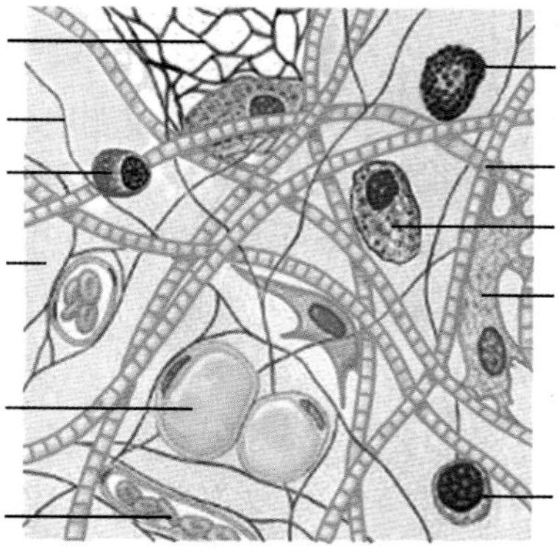

图 3-9 疏松结缔组织模式图

链 接

伤口是如何愈合的？

各种创伤均会造成不同程度的细胞变性、坏死和组织缺损，必须通过细胞增生和细胞间基质的形成来进行组织修复。在此修复过程中，成纤维细胞起着十分重要的作用。以伤口愈合过程为例，成纤维细胞通过有丝分裂大量增殖，并从4~5天开始合成和分泌大量的胶原纤维和基质成分，与新生毛细血管等共同形成肉芽组织，填补伤口组织缺损，为表皮细胞的覆盖创造条件。创伤愈合过程中伤处聚集的大量成纤维细胞，一方面是由成纤维细胞通过分裂增殖而来；另一方面，更多的是由邻近的间充质细胞、纤维细胞和毛细血管周细胞等演变或游走到伤处。

（2）巨噬细胞：来源于血液的单核细胞。细胞呈圆形或椭圆形并有较小的突起。细胞质内含有丰富的溶酶体、吞饮小泡和吞噬体。细胞核小呈圆形，染色深。巨噬细胞有重要的防御功能，具有变形运动和很强的吞噬能力，能吞噬和清除异物、细菌和衰老死亡的细胞；还能分泌多种生物活性物质，参与机体免疫。

（3）肥大细胞：起源于骨髓的多能干细胞。细胞较大呈圆形或卵圆形，核小而圆，多位于中央，细胞质内充满粗大颗粒，颗粒中含有肝素、组胺和慢反应物质等。肝素有抗凝血作用，组胺和慢反应物质参与免疫应答，与过敏反应有关。

（4）浆细胞：来源于血液中的B淋巴细胞。细胞呈圆形或卵圆形，细胞质嗜碱性，细胞核为圆形，常偏于一侧，染色质粗大从核中心向核膜呈辐射状排列，故核形似车轮状。体液免疫是抗原刺激机体后，由浆细胞产生的具有免疫功能的球蛋白，与相应抗原结合发生反应。浆细胞具有合成、储存和分泌免疫球蛋白（即抗体）的功能，参与体液免疫。

（5）脂肪细胞：单个或成群存在。细胞体积大，呈卵圆形或圆形，常因细胞质内充满脂滴，细胞核被挤向一边。脂肪细胞具有合成和储存脂肪的功能，参与脂类代谢。

（6）未分化的间充质细胞：是胚胎时期留下来的分化程度较低的一种细胞。多分布于小血管周围，其形态似纤维细胞，在HE染色标本上不易辨认。在炎症及创伤修复时可增殖分化为成纤维细胞、内皮细胞和平滑肌纤维等。

2. 纤维

（1）胶原纤维：是疏松结缔组织中数量最多的纤维成分。胶原纤维由很细的胶原原纤维构成，新鲜时呈白色，故称白纤维。胶原纤维成束状排列，呈波浪状，互相交织。胶原纤维的韧性大，抗拉力强。

（2）弹性纤维：比胶原纤维细，新鲜时呈黄色，故称为黄纤维。弹性纤维较细，直行有分支而且断端常卷曲。弹性纤维富有弹性，但韧性差。

(3) 网状纤维：在疏松结缔组织中含量很少。纤维细短，多分支，交织成网。HE 染色不着色，用硝酸银染色呈黑色，故称嗜银纤维。它主要分布在结缔组织与其他组织交界处。

3. 基质 是一种无定形的胶状物质，有一定黏性，填充在细胞和纤维之间，其生物大分子主要为蛋白多糖和纤维粘连蛋白。蛋白多糖的分子排列较紧密，能阻止细菌、异物的通过，起到屏障作用。基质中含有从毛细血管渗出的液体称组织液。组织液始终不断地循环更新，有利于血液与细胞间的物质交换，成为组织和细胞赖以生存的内环境。

（二）致密结缔组织

致密结缔组织以纤维为主要成分，纤维粗大，排列致密，细胞和基质成分很少。细胞主要是成纤维细胞，基质中有大量的胶原纤维。按纤维的性质和排列方式不同，可将致密结缔组织分为不规则致密结缔组织、规则致密结缔组织和弹性组织。致密结缔组织主要分布在皮肤的真皮、肌腱、韧带和骨膜等处，有保护、支持和连接等功能（图 3-10）。

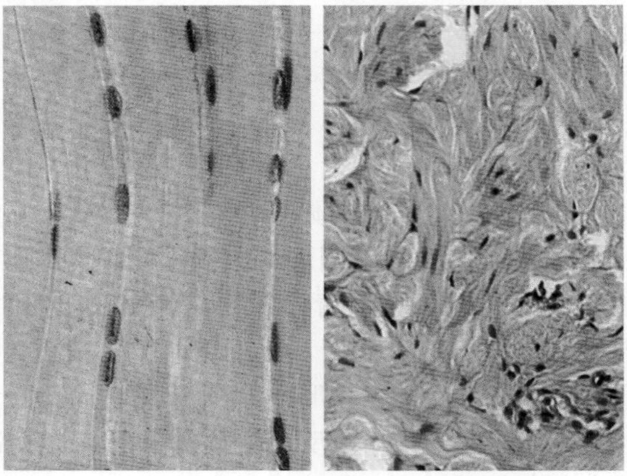

A　　B

图 3-10　致密结缔组织

A. 规则的致密结缔组织；B. 不规则的致密结缔组织

（三）脂肪组织

脂肪组织由大量群集的脂肪细胞聚集而成，常被疏松结缔组织分隔成许多小叶。其主要分布于皮下组织、网膜、肠系膜和肾周围等处，具有储存脂肪、缓冲压力和维持体温等功能。

（四）网状组织

网状组织由网状细胞、网状纤维和基质构成。网状细胞是一种多突起的细胞，突起彼此相互连接。网状纤维沿网状细胞分布，彼此交织成网。网状组织主要分布于骨髓、脾和淋巴结等处，参与构成这些器官的支架，为血细胞的发生和淋巴细胞发育提供适宜的微环境。

二、软骨组织和软骨

（一）软骨组织

软骨组织是固态的结缔组织，由软骨细胞、纤维和基质构成。软骨细胞由软骨膜内的骨祖细胞分化而来，位于软骨陷窝内，软骨细胞的大小、形态和分布具有一定的规律。在软骨周围的软骨陷窝较小，陷窝内是幼稚的细胞，越向软骨中央软骨陷窝越大，而每个陷窝内可有 2 至数个软骨细胞，为同源细胞。基质呈凝胶状，主要由软骨蛋白和水构成。纤维包埋于基质中，基质中有软骨陷窝。软骨组织内无血管、淋巴管和神经。

（二）软骨

软骨由软骨组织及周围的软骨膜构成。软骨膜为致密结缔组织，内含血管、神经和软骨细胞,对软骨的生长发育及创伤修复有重要作用。根据软骨组织中纤维种类及数量的不同,软骨可分为 3 种。

1. 透明软骨 内含有少量胶原纤维,新鲜时呈半透明状,较脆,易折断。主要分布于喉、气管、支气管、肋软骨和关节面等处(图 3-11B)。

2. 弹性软骨 间质内含有大量交织成网的弹性纤维,其弹性和韧性较强。主要分布于耳郭及会厌等处(图 3-11A)。

3. 纤维软骨 间质内含有大量平行或交叉排列的胶原纤维束。主要分布于耻骨联合和椎间盘等处。

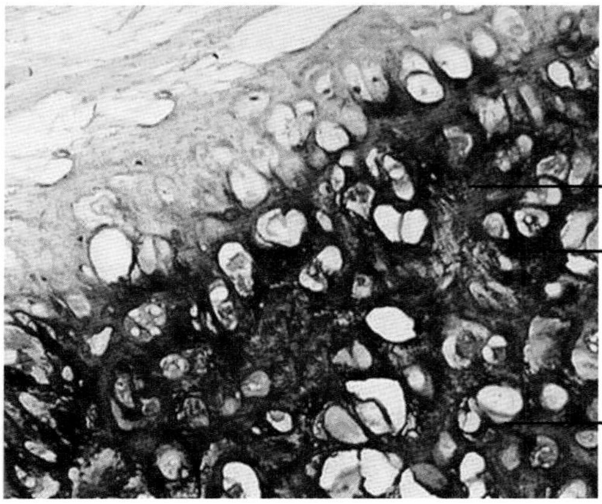

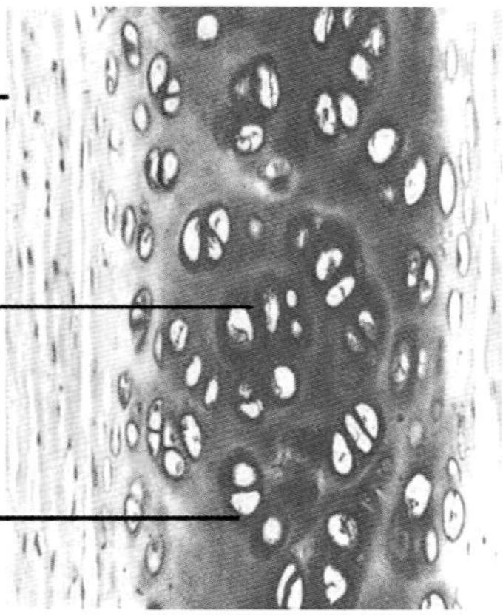

图 3-11 软骨组织切片

A. 弹性软骨;B. 透明软骨

三、骨 组 织

骨组织由骨细胞和钙化的骨基质构成,机体内 90% 的钙盐存在于骨组织中,因而骨是人体最大的钙库。

1. 骨组织的结构

(1) 骨基质:即骨质,由有机质和无机质组成,有机质为胶原纤维,无机质为钙盐。骨胶原纤维被黏合在一起并在钙盐中沉积形成骨板,骨板内或骨板之间有许多小腔称骨陷窝。骨陷窝向周围呈放射状伸出的许多小管称骨小管。相邻的骨陷窝借骨小管互相连通。

(2) 细胞:骨组织的细胞成分包括骨原细胞、成骨细胞、骨细胞和破骨细胞。骨细胞存在于成熟骨组织内,其余 3 种细胞均位于骨组织的边缘。骨细胞是一种扁椭圆形多突起细胞,胞体位于骨陷窝内,其突起伸入骨小管而与相邻的骨细胞互相连接(图 3-12)。

2. 骨的结构

(1) 骨密质:分布于长骨骨干和骨的表面,结构致密,由 3 种骨板构成。①环骨板:包括内环骨板和外环骨板,构成骨密质的内、外层。②骨单位:又称哈弗斯系统,由 10~20 层同心圆排列的骨板构成,呈长筒状,位于内、外环骨板之间,中央有一条纵行的管道,称中央管或哈弗斯管,管内有血管和神经穿行。骨单位是骨密质的主要结构单位。③间骨板:是一类外形不规则的骨板,位于骨单位之间(图 3-13)。

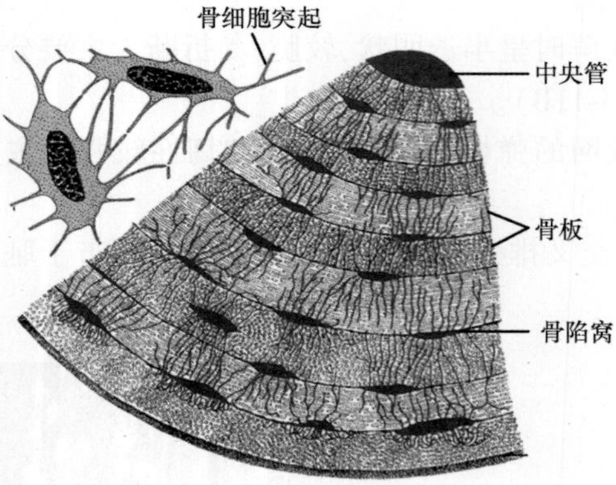

图 3-12　骨细胞与骨板模式图

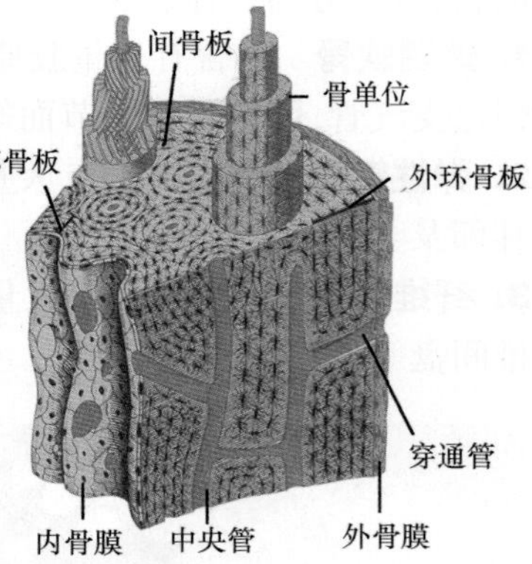

图 3-13　长骨骨干结构模式图

(2) 骨松质:分布于骨的内部,呈海绵状,由骨小梁连接而成。骨小梁呈细小的片状或针状,由平行排列的骨板和骨细胞构成。

四、血　　液

血液是流动于心血管系统中的一种红色、液态的结缔组织,具有物质运输、调节和防御等功能,对体内各器官、系统活动和人体健康十分重要。

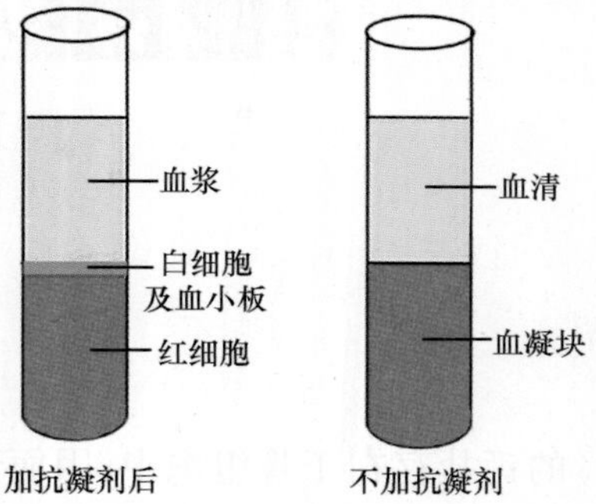

图 3-14　血液的组成

(一) 血液的组成、血量、理化特性

1. 血液的组成　血液由血浆和血细胞构成。血浆相当于细胞间质。血细胞分为红细胞、白细胞和血小板。从血管取少量血液加入适量抗凝剂(如枸橼酸钠),经离心沉淀后,可分出两层:上层为淡黄色的液体,称**血浆**;下层红色的为血细胞(图 3-14)。血浆相当于结缔组织的细胞外基质,占血液容积的 40%～50%,其中 90% 是水,其余为血浆蛋白(清蛋白、球蛋白、纤维蛋白原等)、脂蛋白、无机盐、酶、激素和各种代谢产物。血细胞在血液中所占容积百分比,称为**血细胞比容**,男性为 40%～50%,女性为 37%～48%。临床上测定血细胞比容的意义在于反映红细胞数量和血浆含量的相对值。

2. 血量　是指全身血液的总量。正常成人占体重的 7%～8%。机体安静时,大部分血液在心血管内循环流动,称循环血量;还有一部分滞留于肝、脾、肺及皮下静脉丛等处,流动缓慢,称储存血量。维持血量的相对恒定,对维持机体正常生理功能和内环境的稳定起到十分重要的作用,若血量不足就会引起器官代谢障碍和功能障碍。

链　接

失血量的估计

失血量少,在 400ml 以下时,血容量轻度减少(< 10%),可由组织液及脾储存血补偿,循环血量在 1h 内即得到改善,故可无自觉症状。当出现头晕、心慌、冷汗、乏力、口干等症状时,

表示急性失血在400ml以上；如果有晕厥、四肢冰凉、尿少、烦躁不安时，表示出血量大，失血在1200ml以上；若出血仍然继续，除晕厥外，尚有气短、无尿，此时急性失血已达2000ml以上。

3. 血液的理化特性

（1）颜色：血液因红细胞内含血红蛋白而呈红色。动脉血中的血红蛋白含O_2量丰富，呈鲜红色；静脉血中的血红蛋白含O_2量较少，呈暗红色。血浆因含微量血红蛋白的分解产物胆色素，故呈淡黄色。

（2）比重：正常全血的比重为1.050～1.060，血浆的比重为1.025～1.030，血液比重的大小主要取决于红细胞数量和血浆蛋白的含量。

（3）黏滞性：来源于液体分子内部和颗粒分子之间的摩擦力。血液黏滞性是水的4～5倍。

（4）酸碱度：血液呈弱碱性。正常人血浆的pH为7.35～7.45，主要由血液中各种缓冲物质来维持。pH的正常对于维持正常代谢和功能活动十分重要。如血浆pH低于7.35时，为酸中毒；高于7.45时，则为碱中毒。

（5）渗透压：人体内血浆渗透压约为5790mmHg（770kPa）。

（二）血浆

1. 血浆的成分及其作用 血浆是血细胞的细胞外液，是机体内环境的重要组成部分。它由水和溶解于水中的溶质组成。

（1）水：血浆中水占91%～92%。水能运输营养物质和代谢产物，还能运输热量，参与体温调节。

（2）血浆蛋白：是血浆中各种蛋白质的总称，主要包括白蛋白、球蛋白和纤维蛋白原等。它们的正常含量及主要生理作用见表3-3。

表3-3 正常成人血浆蛋白含量及主要生理作用

蛋白名称	正常含量(g/L)	主要生理作用
白蛋白(A)	40～48	形成血浆胶体渗透压，保持机体水平衡
球蛋白(G)	15～30	免疫、防御，物质运输
纤维蛋白原	2～4	参与血液凝固

（3）无机盐：血浆中无机盐占血浆总量的0.9%，主要以离子形式存在。其中阳离子有Na^+、K^+、Ca^{2+}、Mg^{2+}等；阴离子有Cl^-、HPO_4^{2-}、HCO_3^-、SO_4^{2-}等。无机盐的主要作用是形成血浆晶体渗透压，维持酸碱平衡和神经肌肉的兴奋性。

（4）非蛋白含氮化合物：是血浆中除蛋白质以外含氮化合物的总称。包括尿素、尿酸、肌酸、氨基酸、氨和胆红素等。

（5）其他成分：血浆中还含有葡萄糖、多种脂类（如三酰甘油、胆固醇、磷脂）、酮体、乳酸等。此外还有酶、激素、维生素、O_2和CO_2等。

2. 血浆渗透压 渗透压是一切溶液所固有的特性，它是指由溶液中溶质分子所形成的吸引水分子透过半透膜的力量。其大小取决于单位体积溶液中溶质颗粒的数量。溶质颗粒数量越多，渗透压越大（图3-15）。

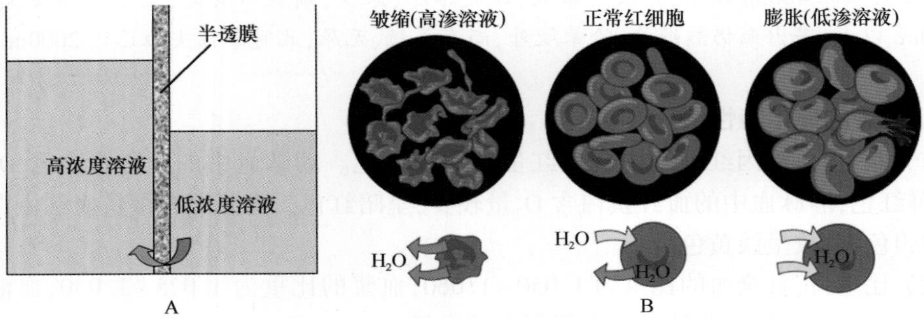

图 3-15　渗透压的作用

A. 溶液渗透压的作用；B. 血浆晶体渗透压对红细胞的作用

(1) 血浆渗透压的形成和正常值：血浆渗透压正常值约为 5790mmHg，它包括两部分，一部分是由血浆中的离子和小分子晶体物质（如电解质、葡萄糖和尿素等）形成的血浆晶体渗透压；另一部分是由血浆蛋白等大分子物质（主要是白蛋白）形成的胶体渗透压。由于血浆中晶体物质颗粒非常多，因此，血浆渗透压主要是晶体渗透压。血浆胶体渗透压较小，仅为 25mmHg 左右。

链　接

等渗溶液、高渗溶液、低渗溶液

临床和生理实验中使用的各种溶液中，其渗透压与血浆渗透压相等或相近的溶液称等渗溶液，如 5% 葡萄糖溶液和 0.9% NaCl 溶液。渗透压高于血浆渗透压的溶液为高渗溶液，渗透压低于血浆渗透压的溶液为低渗溶液。

(2) 血浆渗透压的生理作用：血浆渗透压具有吸引水通过生物半透膜的能力。由于细胞膜和毛细血管壁这两种生物半透膜对不同溶质的通透性不同，使血浆晶体渗透压和胶体渗透压表现出不同的生理作用。

1) 血浆晶体渗透压的生理作用：细胞膜允许水分子通过，不允许蛋白质通过，对绝大部分晶体物质如 Na^+、Ca^{2+}、Mg^{2+} 等也有严格限制，不易通过。这就造成了细胞膜内外的渗透压梯度，从而导致渗透现象的产生。因此，血浆晶体渗透压的相对稳定，对保持细胞内外的平衡、维持红细胞的形态具有重要作用。

链　接

给患者大量输液时，为什么不能用蒸馏水？

正常情况下，红细胞内外的渗透压保持平衡。当血浆晶体渗透压降低时（如大量输入蒸馏水），进入红细胞内的水分增多，导致红细胞膨胀、甚至破裂，使血红蛋白逸出称溶血；而当血浆晶体渗透压增高时，如腹泻、呕吐等严重脱水时，红细胞中水分渗出，可使红细胞皱缩（图 3-15B）。

2) 血浆胶体渗透压的生理作用：由于毛细血管壁允许水分子和晶体物质通过，但不允许血浆蛋白通过，因血浆中蛋白质的浓度高于组织液中蛋白质的浓度，故血浆胶体渗透压高于组织液的胶体渗透压。其生理作用在于使血管外组织液中的水分不断渗入毛细血管内，以维持血容量及调节血管内外水分的交换。

（三）血细胞

血细胞包括红细胞、白细胞和血小板（图 3-16）。各类血细胞均起源于造血器官内的造血干细胞。造血干细胞能增殖分化为各种定向干细胞，各种定向干细胞再增殖分化，形成各种成熟的血细胞。但机体的造血中心，随个体的发育时期而异，在胚胎早期由卵黄囊造血；卵黄囊退化后，先后由肝、脾和骨髓等造血。婴儿出生后，主要由骨髓造血；到18 岁左右时，长骨骨髓腔被脂肪细胞所填充，只有椎骨、髂骨、肋骨、胸骨、颅骨和长骨两端骨骺处才有造血的红骨髓，但这已足够进行正常造血。

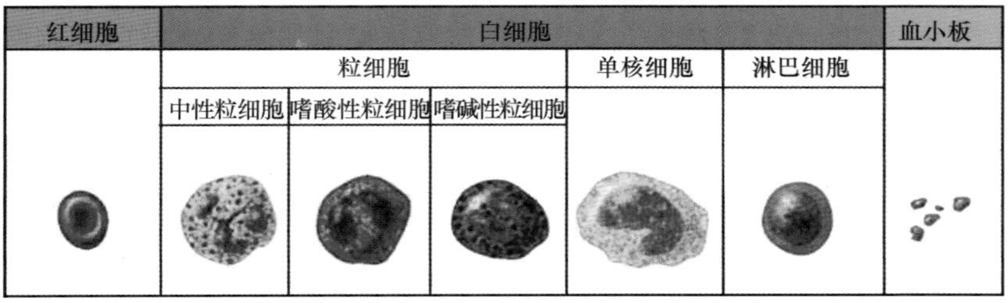

红细胞
白细胞
血小板
粒细胞
单核细胞
淋巴细胞
中性粒细胞
嗜酸性粒细胞
嗜碱性粒细胞

图 3-16　血细胞

1. 红细胞　在血液中数量最多，正常成年男性红细胞为 $4.0\times10^{12}\sim5.5\times10^{12}/L$，女性为 $3.5\times10^{12}\sim5.0\times10^{12}/L$。红细胞内含有大量的血红蛋白，其正常含量为成年男性 120～160g/L，女性 110～150g/L。血液中红细胞的数量低于正常值或血红蛋白的含量低于正常值称**贫血**。

（1）红细胞的形态和功能：成熟的红细胞无核，呈双凹圆盘形，直径 7～8μm，细胞质中充满血红蛋白。红细胞的生理功能主要是运输 O_2 和 CO_2，并缓冲血液的酸碱变化。这两种功能都是由血红蛋白来完成的，一旦红细胞破裂、血红蛋白逸出（即溶血），就丧失了运输 O_2 和 CO_2 的功能。

（2）红细胞的生理特性

1）悬浮稳定性：指红细胞稳定地悬浮在血浆中而不易下沉的特性。在临床上常用1h 末红细胞下沉的毫米数来表示红细胞下沉的速率，称为红细胞沉降率（简称血沉）。正常成年男性第 1h 末为 0～15mm，女性为 0～20mm。女性月经期、妊娠期、风湿热及活动性结核病等血沉加快。

2）渗透脆性：指红细胞在低渗溶液中膨胀破裂的特性，其大小常用红细胞对低渗溶液的抵抗力大小来表示。抵抗力大则脆性小，反之脆性大。

（3）红细胞的生成与破坏：红细胞的平均寿命为 120 天。红骨髓是生成的场所，若红骨髓的造血功能受到破坏（如受放射线、某些药物或化学物质等的影响）会引起**再生障碍性贫血**。铁和蛋白质是红细胞生成的主要原料，若铁摄入不足，可导致**缺铁性贫血**（小细胞低色素性贫血）。维生素 B_{12} 和叶酸是促使红细胞成熟的因子，缺乏时可产生**巨幼红细胞性贫血**。当红细胞衰老时，脆性增大，容易破裂，在流经肝和脾时可被吞噬和破坏。若脾功能亢进时，可使红细胞破坏增多，引起**脾性贫血**。

（4）红细胞生成的调节

1）促红细胞生成素：由肾脏合成，是调节红细胞生成的主要因素。当组织缺氧时，肾可释放促红细胞生成素，刺激红骨髓造血，并促进红细胞入血。例如，高原地区的人血中红细胞增多。当红细胞增多时,缺氧缓解,肾释放的促红细胞生成素较少,通过负反馈调节使红细胞数量稳定。临床上,双肾实质严重损坏的晚期肾病患者常因促红细胞生成素的减少而引起**肾性贫血**。

2）雄激素:可直接刺激红骨髓造血,它也可促进肾合成和释放促红细胞生成素。因此,男性红细胞数量和血红蛋白含量高于女性。

2. 白细胞

（1）白细胞的形态、分类和数量:白细胞无色、有核,体积比红细胞大,在血液中一般呈球形。正常成人白细胞总数为 $4.0\times10^9\sim10.0\times10^9$/L,男女无明显差别,婴幼儿稍高于成人。根据细胞质内有无特殊颗粒,白细胞可分为有粒白细胞和无粒白细胞两类。白细胞的分类、形态特点及各类百分比见表 3-4。

表 3-4　白细胞的分类、形态特点及各类百分比

分类	百分比	形态特点
有粒白细胞		
中性粒细胞	50%～70%	直径 10～12μm,细胞质内颗粒染成淡紫红色,细小均匀。细胞核分叶,常为 2～3 叶,也有少数呈腊肠形,称杆状核。细胞核分叶越多,细胞越衰老
嗜酸性粒细胞	0.5%～5%	直径 12～14μm,细胞质内颗粒染成红色,粗大均匀。细胞核常分为 2 叶
嗜碱性粒细胞	0～1%	直径 10～12μm,细胞质内颗粒染成紫蓝色,大小分布不均。细胞核形状多不规则
无粒白细胞		
淋巴细胞	20%～40%	直径 5～20μm,大小不等,细胞核呈圆形染成深紫蓝色,细胞质少染成浅蓝色
单核细胞	3%～8%	直径 15～18μm,体积较大,细胞核为肾形或马蹄形染成深蓝色,细胞质多染成浅蓝色

（2）白细胞的功能

1）中性粒细胞:具有变形运动和吞噬异物的能力,在体内起到非特异性免疫的重要防御作用。当细菌侵入机体某一部位时,大量的中性粒细胞变形运动,穿出毛细血管聚集在细菌的周围和病灶部位,吞噬细菌和异物,并进行分解,随后自身解体,释放出溶酶体酶溶解周围组织形成脓液。机体有急性化脓性细菌感染时,血中白细胞总数和中性粒细胞百分比增高。

2）嗜酸性粒细胞:能抑制嗜碱性粒细胞、肥大细胞合成和释放生物活性物质,而减轻过敏反应;还能附着在蠕虫体上,释放一些酶损伤虫体。在患过敏性疾病及寄生虫感染时,血中嗜酸性粒细胞增多。

3）嗜碱性粒细胞:能释放肝素、组胺等物质,其功能与肥大细胞相似,参与过敏反应。

4）淋巴细胞:主要参与机体的特异性免疫应答。淋巴细胞根据其生长发育过程、细胞表面标志和功能不同,分为 T 淋巴细胞和 B 淋巴细胞两大类。T 淋巴细胞主要参与细胞免疫,B 淋巴细胞主要参与体液免疫。

5）单核细胞:具有吞噬能力,从血液进入组织后,即转变成吞噬能力比中性粒细胞更强的巨噬细胞。能吞噬进入机体的细菌、衰老受损的细胞,还能诱导和调节特异性免疫应答。

3. 血小板 由骨髓中巨核细胞脱落的细胞质碎片形成。体积小，呈双面微凸圆盘状，直径 2～3μm。健康成人血液中血小板正常值为 100×10^9～300×10^9/L。由于血小板有黏附、聚集、释放、吸附和收缩的特性，故血小板的主要功能有两个方面。

（1）维持毛细血管内皮的完整性：血小板对毛细血管内皮细胞有支持和营养作用，并能填补血管壁内皮细胞脱落后的间隙并融合入血管内皮中，从而维持毛细血管壁的完整性。当血小板数量减少至 50×10^9/L 以下时，患者毛细血管通透性和脆性增大，引起皮肤和黏膜下出现出血点或大片瘀斑，临床上称为**血小板减少性紫癜**。

（2）参与生理性止血：小血管损伤后血液从血管内流出，数分钟后出血可自行停止的现象，称生理性止血。其基本过程如下。

1）血管收缩：血管损伤后，损伤刺激引起局部血管反射和黏附于损伤处的血小板释放的缩血管物质共同作用，使受损血管收缩，局部血流减少。

2）血小板激活：血管损伤后，血管内皮下胶原纤维暴露，血小板被激活而发生黏附、聚集等反应，形成松软的血小板止血栓堵塞小的出血口，实现初步止血。

3）血液凝固：血管损伤也可激活凝血系统，在局部迅速出现血液凝固。随后血小板收缩形成坚实的止血栓，达到有效的生理性止血。

（四）血液凝固与纤维蛋白溶解

1. 血液凝固 是指血液由流动的液体状态变成不能流动的凝胶状态的过程，简称**凝血**。其实质就是血浆中的可溶性纤维蛋白原转变成不溶性的纤维蛋白的过程。纤维蛋白呈丝状，互相交织成网，把血细胞和血液的其他成分网罗在内，从而形成血凝块。它是一系列复杂的酶促反应过程，需要多种凝血因子和血小板的参与。

（1）凝血因子：血浆与组织中直接参与凝血的物质称凝血因子。国际公认的凝血因子有 12 种，用罗马数字编号（表 3-5），即凝血因子Ⅰ～XIII（其中因子Ⅵ就是活化的因子Ⅴ）。这些因子中，因子Ⅲ存在于组织中，其他均在血浆中；除因子Ⅳ是 Ca^{2+} 外，其余都属于蛋白质；通常因子Ⅱ、Ⅶ、Ⅸ、Ⅹ、Ⅺ、Ⅻ是无活性的酶原，需经激活后才有活性，习惯上在其代号右下角加“a”表示“活化型”因子；大部分凝血因子在肝脏合成，其中因子Ⅱ、Ⅶ、Ⅸ、Ⅹ的合成需要维生素 K 的参与，所以当维生素 K 缺乏或肝病的患者，常出现凝血障碍。

此外，还有前激肽释放酶、高分子激肽原、血小板磷脂（PF_3）等物质也参与凝血过程。

表 3-5 国际命名编号的凝血因子

凝血因子	名称	凝血因子	名称
Ⅰ	纤维蛋白原	Ⅷ	抗血友病因子
Ⅱ	凝血酶原	Ⅸ	血浆凝血激酶
Ⅲ	组织因子	Ⅹ	斯多特-伯劳因子
Ⅳ	Ca^{2+}	Ⅺ	血浆凝血活酶前质
Ⅴ	前加速素	Ⅻ	接触因子
Ⅶ	前转变素	XIII	纤维蛋白稳定因子

（2）血液凝固过程：血液凝固基本过程分三个步骤，即凝血酶原激活物形成、凝血酶

的形成和纤维蛋白的形成(图 3-17)。

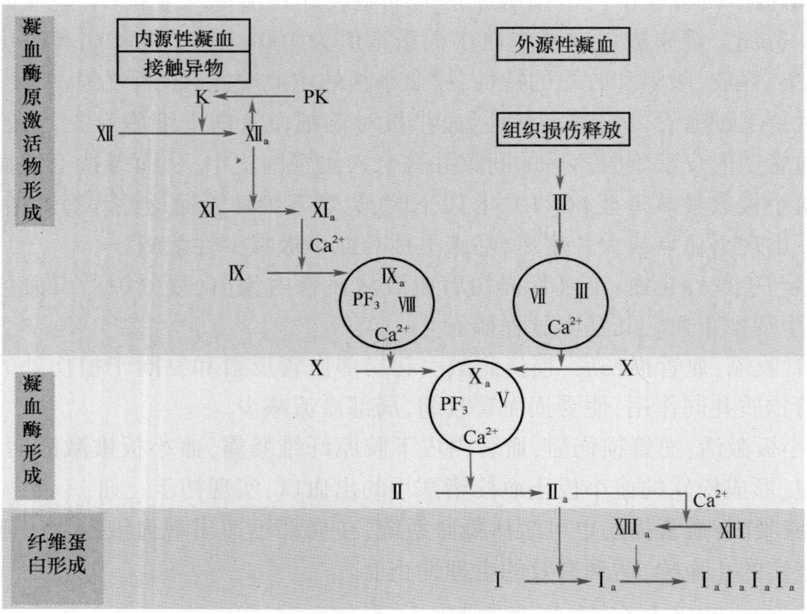

图 3-17　血液凝固过程示意图

1）凝血酶原激活物形成：凝血酶原激活物是因子Ⅹ$_a$、Ⅴ、Ca^{2+}和 PF_3形成的复合物。此复合物形成的关键是因子Ⅹ的激活过程，可按其启动和参与凝血因子的不同分为内源性凝血和外源性凝血两条途径。

A. 内源性凝血途径：指完全依靠血浆内的凝血因子，从激活因子Ⅻ开始，到激活因子Ⅹ为止的过程。当血管内膜受损时，胶原纤维暴露或有异物附着时，血浆中因子Ⅻ与之接触并被激活成Ⅻ$_a$。Ⅻ$_a$激活后，在 Ca^{2+}参与下，可使Ⅺ激活成Ⅺ$_a$，Ⅺ$_a$与因子Ⅷ、Ca^{2+}、PF_3组成因子Ⅷ的复合物，该复合物共同激活因子Ⅹ成Ⅹ$_a$。

B. 外源性凝血途径：指在组织损伤，血管破裂的情况下，由血管外组织释放因子Ⅲ，与血浆中的因子Ⅶ、Ca^{2+}形成复合物，该复合物激活因子Ⅹ成Ⅹ$_a$。

2）凝血酶的形成：由因子Ⅹ$_a$与Ⅴ、Ca^{2+}和 PF_3所构成的凝血酶原激活物一旦形成，可迅速地将血浆中的凝血酶原激活成凝血酶，凝血酶主要分解纤维蛋白原，并激活多种凝血因子，不断加速凝血过程。

3）纤维蛋白的形成：凝血酶将可溶性的纤维蛋白原转变成纤维蛋白单体，在ⅩⅢ$_a$参与下，纤维蛋白单体相互聚合形成稳固的不溶于水的纤维蛋白多聚体。纤维蛋白多聚体呈丝状，互相交织成网，网罗血细胞形成血凝块。

血液凝固一段时间后，血凝块可逐渐回缩，析出的淡黄色透明液体称**血清**。它与血浆的主要区别在于血清中缺乏凝血过程中被消耗的一些凝血因子，主要是缺少纤维蛋白原。

（3）抗凝系统：正常情况下，血液中虽含有多种凝血物质，但血管中的血液一般不会发生凝固。其原因在于：①正常的血管内膜光滑完整，对因子Ⅻ无激活作用，因子Ⅲ也不易进入血管内；②血流速度快，不利于凝血因子聚集；③即使血管损伤，启动凝血过程，也只限于局部，多余的凝血因子会被血流带走，并在肝、脾处被吞噬破坏；④正常血液中还有抗凝物质和纤维蛋白溶解系统的存在。总的来说，正常情况下，机体内的抗凝因素占优势，故血液能保持流动状态。

血浆中抗凝物质主要是抗凝血酶Ⅲ和肝素。抗凝血酶Ⅲ由肝细胞合成，它能与凝血酶及多种活化的凝血因子结合并使其失去活性，从而产生抗凝作用。肝素主要由肥大细胞和嗜碱性粒细胞产生，它主要通过增强抗凝血酶Ⅲ的活性而发挥抗凝作用，是一种作用强大的抗凝物质。

2. 纤维蛋白溶解 纤维蛋白被分解液化的过程称纤维蛋白溶解，简称纤溶。纤溶也是一系列酶促反应的过程。纤溶系统主要包括纤维蛋白溶解酶原（纤溶酶原）、纤维蛋白溶解酶（纤溶酶）、纤溶激活物和抑制物。纤溶的生理意义在于使血液保持液态，血流通畅。纤溶的基本过程可分为纤溶酶原的激活和纤维蛋白的降解两个阶段（图 3-18）。

（1）纤溶酶原的激活：纤溶酶原是血浆中的一种无活性的物质，在各种纤溶酶原激活物的作用下转变成有活性的纤溶酶。纤溶酶原激活物包括组织激活物、血浆激活物和激肽释放酶。其中以组织激活物和血浆激活物最为重要，它们主要由血管内皮细胞和肾小管、集合管上皮细胞产生。激肽释放酶则由凝血因子$Ⅻ_a$激活血浆中无活性的前激肽释放酶而形成。

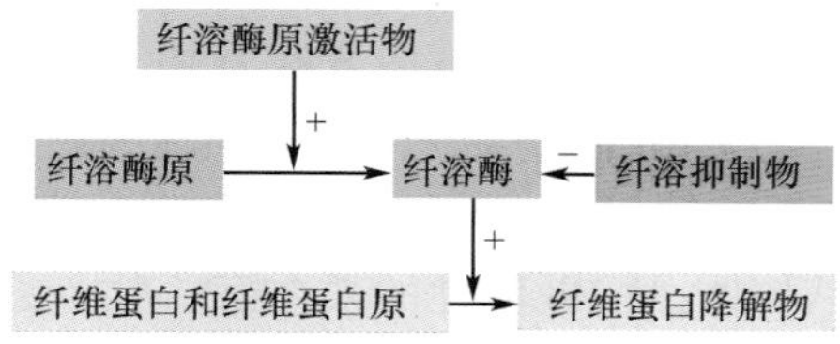

图 3-18 纤维蛋白溶解系统示意图

（2）纤维蛋白的降解：纤溶酶可使纤维蛋白和纤维蛋白原水解成多种可溶性降解物，使血凝块液化。

（3）纤溶抑制物：血浆中纤溶的抑制物主要是纤溶酶原激活物抑制剂和抗纤溶酶，通过与纤溶酶原激活物或纤溶酶结合而使其失去活性，从而对抗纤维蛋白溶解。

总之，凝血系统与纤溶系统是机体内两个重要的防御系统，也是既对立又统一的功能系统。它们之间保持动态平衡，使机体在出血时既能有效地止血，又能防止血凝块堵塞血管。如果凝血作用大于纤溶，就会发生血栓，反之又会造成出血倾向。

（五）血型与输血

在临床上，当抢救急性大出血和治疗某些血液疾病（如严重贫血或严重感染）时，输血是一种有效的措施。但不是任何人的血液都可以相互输受，输血要受到血型的限制。血型是指血细胞膜上存在的特异性抗原类型，它包括红细胞血型、白细胞血型和血小板血型等。通常所说的血型是指红细胞血型。至 2011 年底，国际输血协会承认的红细胞血型系统已有 30 种，本节只介绍与临床输血关系密切的 ABO 血型系统和 Rh 血型系统。

1. ABO 血型系统

（1）分型依据：ABO 血型根据红细胞膜上是否含有 A 抗原（A 凝集原）和 B 抗原（B 凝集原）来分型。例如，红细胞膜上只含 A 抗原者为 A 型；只含 B 抗原者为 B 型；若 A、B 两种抗原都有为 AB 型；若 A、B 两种抗原都没有为 O 型。不同血型的人在血清中含有不同的天然抗体（凝集素），但不会含有与自身红细胞抗原相对应的抗体。在 A 型血者的血清中只含有抗 B 抗体；B 型血者的血清中含有抗 A 抗体；AB 型血者的血清中没有抗 A 和抗 B 抗体；O 型血者的血清中则含有抗 A 和抗 B 两种抗体（表 3-6）。

表 3-6　ABO 血型系统的分型

血型	红细胞膜上的抗原	血清中的抗体
A 型	A	抗 B
B 型	B	抗 A
AB 型	A 和 B	无
O 型	无	抗 A 和抗 B

(2) 红细胞凝集反应：当红细胞膜上的某种抗原与其血浆中相对应的抗体相遇，如红细胞膜上的 A 抗原与血浆中的抗 A 抗体相遇或 B 抗原与抗 B 抗体相遇时，会发生一种抗原-抗体免疫反应，称为红细胞凝集反应，使红细胞凝集成团，最后破裂溶血。当给人体输入血型不相合的血液时，即可在血管内发生红细胞凝集和溶血，严重时可危及生命。

2. Rh 血型系统

(1) Rh 血型系统的分型：Rh 血型系统是人类红细胞血型中最复杂的一个系统。在红细胞膜上已发现 Rh 抗原四十多种，与临床关系密切的是 D、C、E、c、e 五种。其中以 D 抗原的抗原性最强，临床意义最为重要。医学上将红细胞膜上有 D 抗原者称为 Rh 阳性；而红细胞膜上无 D 抗原者称为 Rh 阴性。

(2) Rh 血型系统的特点和临床意义

1) 输血溶血反应：Rh 血型系统的特点是无论 Rh 阳性还是阴性，血清中均无抗 D 的天然抗体，故 Rh 阴性的人在第一次接受 Rh 阳性血液的输血时一般不会产生明显的输血反应。但 Rh 阴性的人接受 Rh 阳性的血液后，可通过机体的体液性免疫产生免疫性抗 D 抗体，故当第 2 次或多次再输入 Rh 阳性血液时，就会发生红细胞凝集反应致输入的 Rh 阳性红细胞被破坏而溶血。

2) 新生儿溶血反应：Rh 阴性的母亲孕育了 Rh 阳性的胎儿时，由于某种原因(如胎盘绒毛脱落)胎儿的红细胞进入母体血液循环中，刺激母体产生免疫性抗 D 抗体。这种抗体相对分子质量较小，可透过胎盘进入胎儿血液而使胎儿的红细胞发生溶血，造成新生儿溶血，严重时可导致胎儿死亡。由于一般只有在妊娠末期或分娩时才有足量的胎儿红细胞进入母体，故 Rh 阴性的母亲孕育第一胎 Rh 阳性的胎儿时，很少发生新生儿溶血现象，但若再次妊娠仍为 Rh 阳性胎儿时，则母体的抗 D 抗体可通过胎盘进入胎儿体内而引起新生儿溶血。

3. 输血原则　输血在临床上应用较为广泛，但也有很多弊端，如果不按严格的程序操作，将会引起严重的后果。

在准备输血时，首先必须进行血型鉴定，保证供血者与受血者的 ABO 血型相合，对于生育年龄妇女和需要反复输血的患者，还必须使供血者与受血者的 Rh 血型相合，原则上要求同型血相输；在紧急时找不到同型血状况下，由于 O 型血液的红细胞无 A、B 凝集原，可输给其他血型的受血者，而 AB 型血液的血清中无凝集素，可接受其他型的血液，但必须少量(300ml 以内)、缓慢输入，并在输血过程中密切观察，一旦发生输血反应，必须立即停止输血。

其次，在输血前必须进行交叉配血试验，即便是在 ABO 血型相同的人之间进行输血，在输血前也必须进行此试验。交叉配血试验是把供血者的红细胞与受血者的血清相混合进行配合试验(称主侧)，再将受血者的红细胞与供血者的血清相混合做配合试验(称次侧)。当主侧与次侧配血均无凝集反应时，方可输血(图 3-19)。

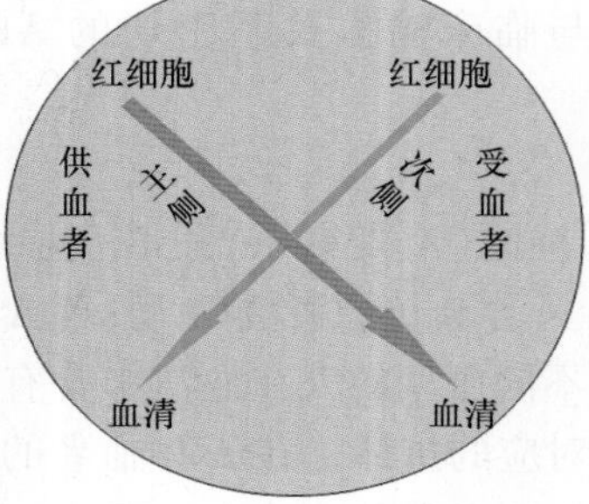

图 3-19　交叉配血试验示意图

第3节 肌 组 织

肌组织主要由肌细胞构成，其间有少量结缔组织、血管、淋巴管和神经。肌细胞细而长，呈纤维状，因此又称肌纤维。细胞膜称肌膜，细胞质称肌质，肌质内有许多丝状的肌原纤维。根据肌组织的形态结构和功能特点，可分为骨骼肌、心肌和平滑肌。

一、骨 骼 肌

骨骼肌由平行排列的骨骼肌纤维构成，分布于头、颈、躯干和四肢，它收缩快速有力且受意识支配，是随意肌。骨骼肌表面有结缔组织膜包绕，含有丰富的血管和神经，对肌组织起支持、营养和保护作用。

（一）骨骼肌纤维的一般结构

骨骼肌纤维呈细长圆柱状，长短不一。细胞核呈扁椭圆形，数量可多达数十个，紧贴于肌膜的内侧面。肌质中有大量平行排列的肌原纤维，呈细丝状，每条肌原纤维有许多明暗相间的带，肌原纤维的所有明带和暗带相互对齐，排列在同一平面上，因而肌纤维呈现出明暗相间的横纹(图 3-20)。

肌原纤维暗带的中间部有一浅色的窄带称 H 带；在 H 带的中央有一薄膜称 M 膜或 M 线。明带的中央有一薄膜称 Z 膜或 Z 线。相邻两个 Z 膜之间的一段肌原纤维称肌节(图 3-21)。

（二）骨骼肌纤维的超微结构

1. 肌节 是肌原纤维的结构和功能单位，由许多粗肌丝和细肌丝构成。

(1) 粗肌丝：由肌球蛋白(也称肌凝蛋白)分子组成，位于暗带中，中点固定于 M 膜上，两端部分有伸向周围的小突起称横桥。

(2) 细肌丝：由肌动蛋白(也称肌纤蛋白)、原肌球蛋白和肌钙蛋白组成，位于 Z 膜两侧，一端固定于 Z 膜上，另一端伸入粗肌丝之间，达 H 带边缘。

2. 横小管 是肌膜向肌质内凹陷而形成的横行小管，位于明带和暗带交界处，并围绕在每条肌原纤维的周围，是兴奋从肌膜传入肌纤维内部的通道(图 3-22)。

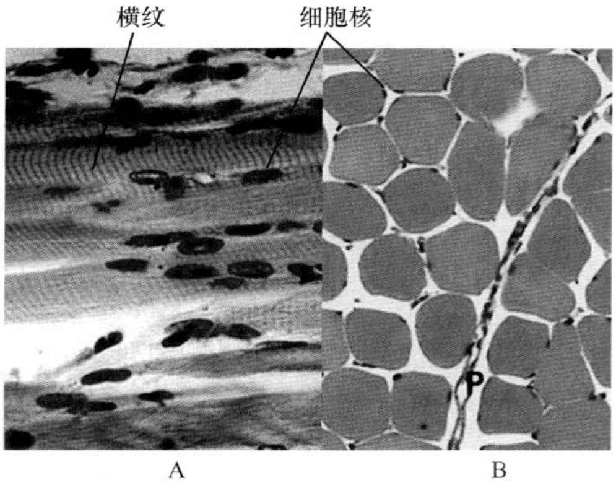

图 3-20 骨骼肌纵横切

A. 纵切面；B. 横切面

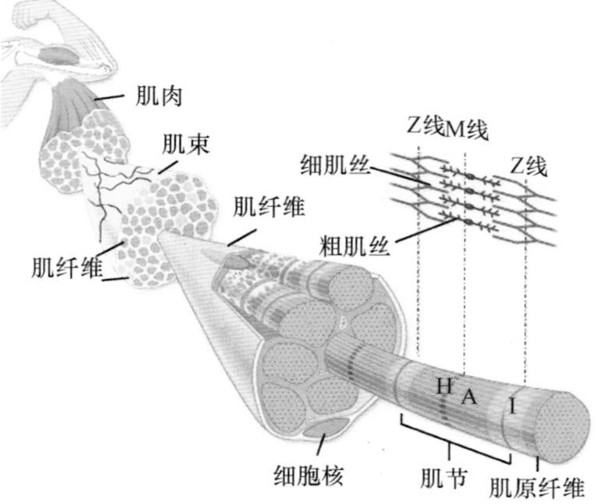

图 3-21 骨骼肌逐级放大示意图

3. 肌质网 位于肌原纤维周围相邻的两条横小管之间，呈纵行排列，彼此吻合。肌质网在靠近横小管处管腔膨大并彼此吻合与横小管平行的管状结构称终池。横小管和它两端的终池合称三联体。终池内可储存大量 Ca^{2+}，并可调节肌质中 Ca^{2+} 浓度。

二、心　肌

心肌主要由心肌纤维构成，分布于心壁。心肌能发生有节律的收缩，不易疲劳，但不受意识支配，是不随意肌。

（一）心肌纤维的一般结构

心肌纤维呈短圆柱状并有分支。细胞核呈椭圆形，一般是一个，位于肌纤维中央。心肌的横纹不如骨骼肌明显。心肌纤维之间借闰盘连为一整体，闰盘呈染色较深的横行阶梯状粗线，能传递冲动，使心肌产生同步收缩（图 3-23）。

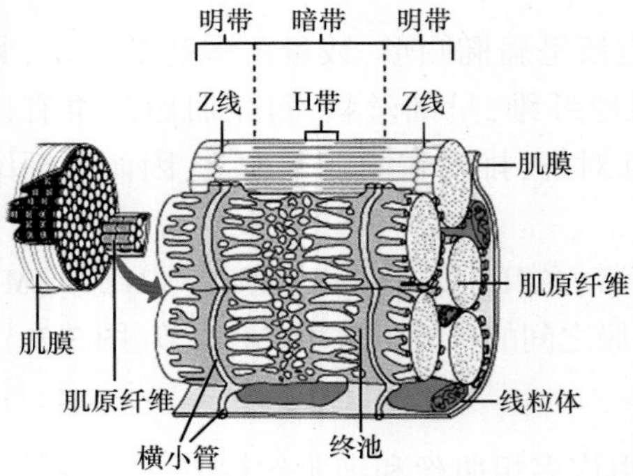

图 3-22　肌纤维放大模式图

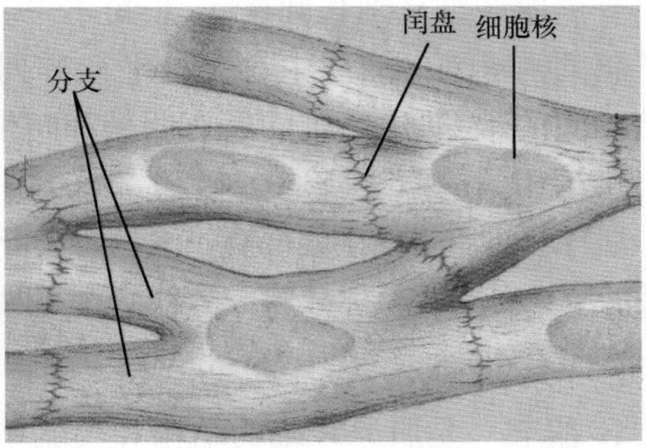

图 3-23　心肌结构示意图

（二）心肌纤维的超微结构

心肌横纹不明显，是因心肌的肌原纤维粗细差异很大，同时粗、细肌原纤维相移行。心肌纤维与骨骼肌纤维相似，也有粗肌丝和细肌丝。心肌纤维的超微结构有下列特点：①肌原纤维不如骨骼肌纤维那样规则，以致横纹不如骨骼肌明显；②横小管较粗，位于 Z 膜水平；③肌质网不发达，终池小甚至没有，多见横小管与一侧的终池形成二联体；④闰盘位于 Z 膜水平，由相邻两个肌纤维的分支处伸出许多短突相互嵌合而成。

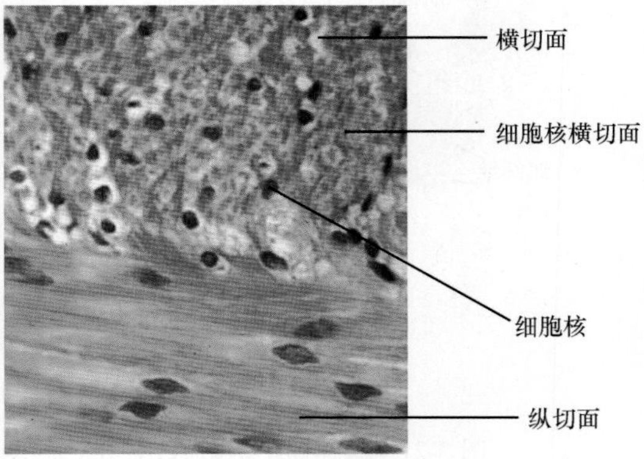

图 3-24　平滑肌

三、平 滑 肌

平滑肌主要由平滑肌纤维构成，分布于内脏器官和血管壁等处。它收缩缓慢而持久，同样不受意识支配，是不随意肌。

平滑肌纤维呈长梭形，细胞核呈椭圆形位于中央。细胞排列成层，细胞之间有少量结缔组织（图 3-24）。

第4节 神经组织

神经组织由神经细胞和神经胶质细胞构成。神经细胞和神经胶质细胞都是高度分化且多突起的细胞。神经细胞又称神经元，具有感受刺激、传导冲动和整合信息的功能，是神经系统结构和功能的基本单位。神经胶质细胞具有支持、营养、保护和绝缘的功能。

一、神经元

神经元是神经系统结构和功能的基本单位，人体内约有 10^{12} 个神经元。神经元最重要的功能是接受刺激、整合信息，并将信息传导到其他神经元或效应器。

（一）神经元的形态结构

神经元的形态多样，大小不一，但基本形态包括胞体和突起两部分。

1. 胞体 是神经元功能活动中心，形态各异，有圆形、梭形、星形和锥体形等。细胞核大而圆位于中央，核仁大而明显。细胞质内含有多种细胞器，其中特殊的结构如下。

（1）尼氏体：又称嗜染质，呈颗粒或小块状。由粗面内质网和核糖体构成，其功能是合成蛋白质和神经递质。

（2）神经原纤维：呈细丝状，交织成网并伸入突起内，贯穿突起全长。神经原纤维除有支持作用外，还与营养物质、神经递质和离子的运输有关。

2. 突起 由神经元的细胞膜和细胞质向表面突起而成。依形态和功能不同分为树突和轴突两类。

（1）树突：每个神经元有一个或多个树突。树突较短呈树枝状，表面的颗粒状突起称树突棘，可扩大神经元的接受面积。树突的主要功能是接受刺激并将冲动传向胞体。

（2）轴突：每个神经元只有一个轴突。轴突细而长，表面光滑分支较少。轴突起始部无尼氏体，形成圆锥形隆起称轴丘。轴突的主要功能是传导冲动到其他神经元或非神经元细胞（图 3-25）。

（二）神经元的分类

1. 根据神经元的形态分类 按神经元突起的数目可分为以下 3 种（图 3-26）。

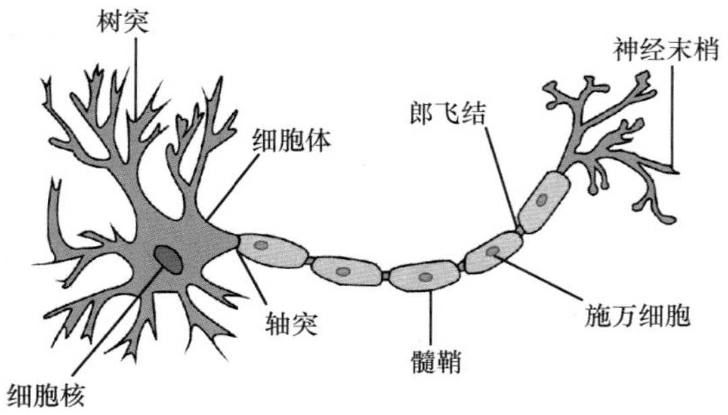

图 3-25 神经元模式图

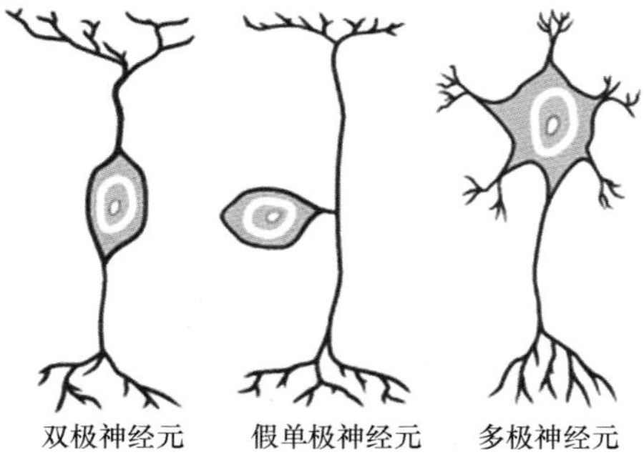

图 3-26 神经元分类

（1）多极神经元：从胞体发出多个突起，一个轴突，多个树突。

（2）双极神经元：从胞体发出两个突起，一个轴突，一个树突。

(3) 假单极神经元:从胞体发出一个突起,在离胞体不远处,立即分两支:一支伸向中枢称中枢突(相当于轴突);另一支伸向周围组织和器官称周围突(相当于树突)。

2. 根据神经元的功能分类 可分为以下3种。

(1) 运动神经元:又称传出神经元。它能将中枢发出的冲动传至肌肉和腺体。

(2) 联络神经元:又称中间神经元。它介于感觉和运动神经元之间,起联络作用。

(3) 感觉神经元:又称传入神经元。它能将体内、外刺激转化成神经冲动传向中枢。

3. 根据神经元释放神经递质的性质分类 可分为以下3种。

(1) 胆碱能神经元:释放乙酰胆碱。

(2) 肾上腺素能神经元:释放单胺类物质,如去甲肾上腺素、多巴胺和5-羟色胺等。

(3) 肽能神经元:释放生物活性肽,如甘氨酸、谷氨酸和脑啡肽等。

(三) 突触

突触是神经元之间或神经元与非神经元(肌细胞、腺细胞)之间相接触处所形成的特殊结构,它是兴奋传递的重要部位。突触的种类很多,根据神经元之间接触部位不同,可有轴-体、轴-树、轴-轴三种突触。按功能不同可将突触分为兴奋性突触和抑制性突触。按神经元之间传递的物质不同,又可分为化学性突触和电突触(图3-27)。

二、神经胶质细胞

神经胶质细胞散在于神经元之间,是神经元数量的10~50倍,且种类较多,形态、功能各不相同,主要对神经元起支持、营养、保护和绝缘等作用。根据其存在的部位可分为中枢和周围两类。

1. 中枢神经系统中的胶质细胞 主要有4种类型。①星形胶质细胞:突起较多,有些突起附在毛细血管壁上并形成胶质膜,在神经元与血液的物质交换中起媒介作用,参与血-脑屏障的组成。②少突胶质细胞:突起末端扩展成扁平薄膜,包裹神经元的轴突形成髓鞘。③小胶质细胞:来源于血液中的单核细胞,具有吞噬作用。④室管膜细胞:呈扁平状细胞,分布在脑室及脊髓中央管的腔面,形成单层上皮(图3-28)。

2. 周围神经系统中的神经胶质细胞 主要是神经膜细胞,又称施万细胞,它在周围神经系统内形成神经纤维的髓鞘和神经膜。

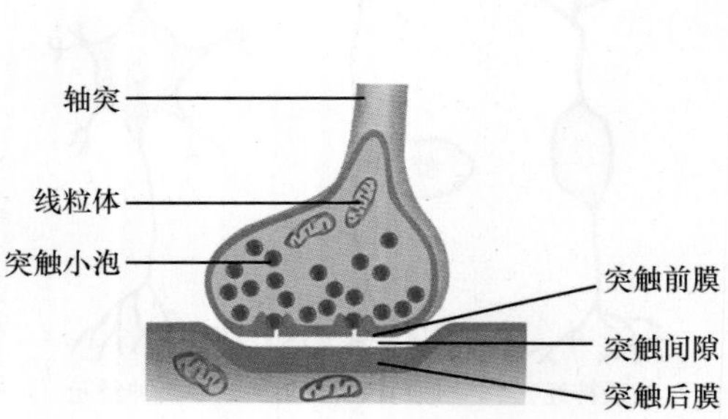

图3-27 化学性突触结构示意图

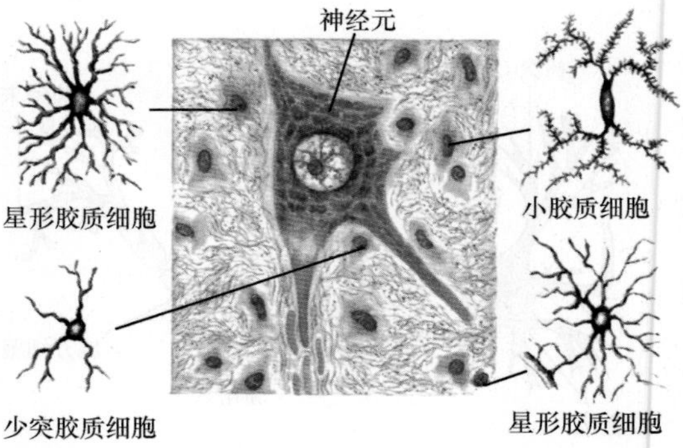

图3-28 神经胶质细胞

三、神经纤维与神经末梢

（一）神经纤维

神经纤维由神经元的长突起及其周围的神经胶质细胞构成。根据包裹轴突的神经胶质细胞是否形成完整的髓鞘可分为如下2种。

1. 有髓神经纤维 周围神经系统的有髓神经纤维由轴突及其外面包绕的施万细胞形成的髓鞘构成。髓鞘呈节段性，每一节有一个施万细胞，该段神经纤维称为节间段。相邻节段间的缩窄处无髓鞘，称郎飞结。髓鞘有绝缘作用，节间段离子不能通过，故神经冲动传导是从一个郎飞结跳到另一个郎飞结，呈跳跃式，传导速度快(图3-25、图3-29)。中枢神经系统的有髓神经纤维由轴突及其外面包绕的少突胶质细胞形成的髓鞘构成。

2. 无髓神经纤维 由较细的轴突和包在它外面的神经膜组成。因为无髓鞘和郎飞结，故传导速度慢且弥散。

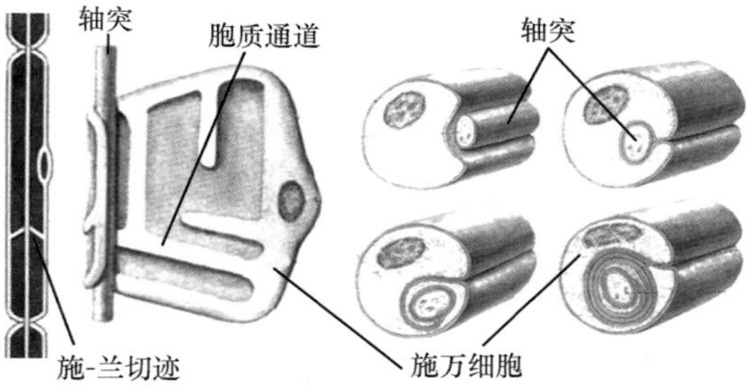

图3-29 施万细胞与髓鞘的形成

（二）神经末梢

神经末梢是周围神经纤维终止于其他组织或器官所形成的特殊结构。按功能分为2类。

1. 感觉神经末梢 是感觉神经元(假单极神经元)周围突的终末部分，该部分与周围组织(皮肤、肌肉、内脏器官和血管等)共同组成感受器。它能感受刺激，并将其转变成神经冲动传至中枢，产生感觉。依据形态分2种。

(1) 游离神经末梢：感觉神经纤维终末部分脱去髓鞘，形成树枝状，伸入上皮和结缔组织中，能感受冷、热和痛觉刺激。

(2) 有被囊的神经末梢：在神经纤维末端有结缔组织被囊包绕。分3种形式。①触觉小体：呈椭圆形，分布于皮肤真皮的乳头层，以手指掌侧和足底皮肤最丰富，能感受触觉。②环层小体：呈卵圆形或圆形，分布于真皮深层、胸膜和腹膜等处，能感受压觉和振动觉。③肌梭：呈梭形，分布于骨骼肌内，能感受肌的张力变化和运动的刺激(图3-30)。

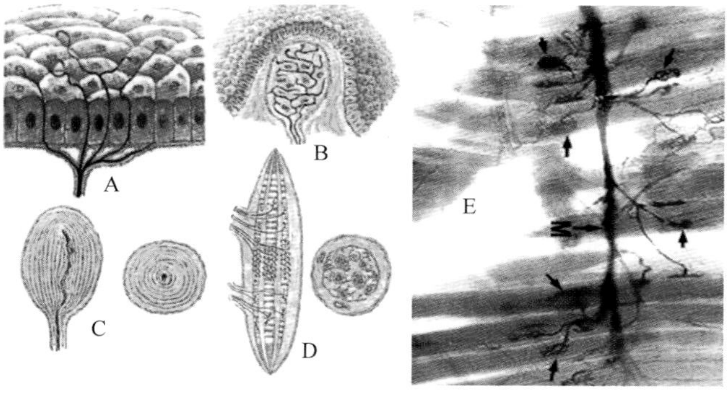

图3-30 感觉神经末梢和运动终板

A. 游离末梢；B. 触觉小体；C. 环层小体；D. 肌梭；E. 运动终板

2. 运动神经末梢 是运动神经元轴突分布于肌组织和腺体内所形成的末端结构，为效应器的一部分。它支配肌的收缩和腺体的分泌，其中分布于骨骼肌的运动神经末梢也称运动终板(图 3-30)。

第 5 节 骨骼肌的收缩功能

一、骨骼肌纤维的收缩原理

（一）肌丝滑行的过程

目前普遍认为骨骼肌的收缩是以"肌丝滑行"原理进行收缩的，是细肌丝在粗肌丝横桥的牵动下，向 M 线方向滑行，导致肌节缩短的结果。

骨骼肌收缩受躯体运动神经支配。当神经冲动传递到运动终板(又称神经肌突触)时，引起肌膜的动作电位迅速传至三联体，使终池的膜 Ca^{2+} 通道迅速开放，储存在终池内的大量 Ca^{2+} 顺浓度梯度向肌质中扩散，从而使肌质中 Ca^{2+} 浓度迅速升高，到达一定浓度时，Ca^{2+} 与肌钙蛋白结合，引起肌钙蛋白构型变化，从而牵动原肌球蛋白移位，使肌动蛋白得以与粗肌丝的横桥结合，并激活横桥的 ATP 酶，加速分解与它结合的 ATP，释放能量，使横桥摆动，并牵拉细肌丝向 M 线方向滑动，使肌节缩短。

当神经冲动停止时，随着肌膜和横小管的电位复原，终池膜 Ca^{2+} 通道关闭，肌质中的 Ca^{2+} 被终池膜上的钙泵重新转运回终池，肌质中 Ca^{2+} 浓度降低，引起肌钙蛋白与 Ca^{2+} 分离，使肌钙蛋白恢复原来构型。原肌球蛋白回到原来位置，横桥与细肌丝分开，被拉进的粗肌丝自动滑出，肌节恢复原来长度，使肌纤维进入舒张状态。

（二）兴奋-收缩耦联

肌纤维在静息状态下，粗肌丝的横桥不能与细肌丝的肌动蛋白结合，这是因为有原肌球蛋白把它们隔开。将肌细胞膜产生动作电位(即兴奋)和肌纤维收缩的机械性收缩联系起来的中介过程，称**兴奋-收缩耦联**。其结构基础是三联体，它能把传至横小管的动作电位与引起终池内 Ca^{2+} 释放过程联系起来，完成横小管与肌质网的信息传递，在全过程中起了关键性的作用。

二、骨骼肌的收缩形式

1. 等长收缩和等张收缩 等长收缩是指肌肉收缩时，只是张力增加，而长度不变。而等张收缩是指肌肉收缩时长度缩短，张力不变。肌肉收缩究竟以哪种形式为主，主要看肌肉所承受的负荷情况。负荷有 2 种：①前负荷是指肌肉收缩前，加在肌肉上的负荷；在一定范围内，前负荷增加了肌肉收缩前的长度(初长度)，从而增加肌肉收缩力。②后负荷是指肌肉开始收缩时遇到的负荷，它能阻碍肌肉的缩短。负荷与肌肉收缩的形式密切相关。在有后负荷的情况下，肌肉不能立即缩短，而是先增加张力，表现为等长收缩；而张力增加到超过后负荷时，肌肉缩短而张力不再增加，表现为等张收缩。

2. 单收缩和强直收缩 肌肉接受一次短促的刺激，产生一次短促的收缩称单收缩，分收缩期和舒张期。因为神经冲动向肌肉传来时，都是连续的、成串的。当肌肉受到连续刺激时，可出现连续而持久的收缩称强直收缩。强直收缩可因刺激的频率不同分为 2 种。①不完全性强直收缩：如果刺激频率较低，相继两个刺激间隔长，每一次新的刺激总是落在前一次收缩的舒张期，即表现为不完全性强直收缩。②完全性强直收缩：是由于刺激频率较高，相继两个刺激间隔短，每一次新的刺激总是落在前一次收缩的收缩期，使各次收缩完全融合，肌肉持续收缩，即表现为完全性强直收缩。

在正常情况下，人体内骨骼肌的收缩几乎都是强直收缩。强直收缩产生的力量大，是单收缩的 3~4 倍。

小结

构成人体的基本组织包括上皮组织、结缔组织、肌组织和神经组织。

上皮组织种类多，分布广。结构特点为细胞多，间质少，有极性，无血管。

结缔组织在人体内分布广泛，形态多样。结构特点为细胞少，但种类多；间质多，主要由基质和纤维构成。

肌组织是具有收缩功能的特殊组织，主要由肌细胞构成，肌原纤维由粗、细肌丝构成，肌丝是肌细胞收缩、舒张活动的物质基础。

神经组织由神经细胞和神经胶质细胞构成。神经细胞又称神经元，具有感受刺激、传导冲动和整合信息的功能。神经胶质细胞具有支持、营养、保护和绝缘的功能。

血液是一种特殊的结缔组织，由血细胞和血浆组成。血细胞分为红细胞、白细胞和血小板；血浆渗透压分为晶体渗透压和胶体渗透压；血液中存在血液凝固和纤维蛋白溶解两大系统，两者之间保持动态平衡，对维持血流的畅通有重要意义。血型分为 ABO 血型系统和 Rh 血型系统，输血时必须严格遵循输血原则。

自测题

一、名词解释

1. 组织 2. 肌节 3. 突触
4. 血液凝固 5. 血型

二、单项选择题

1. 复层扁平上皮分布于(　　)
   A. 口、咽　　B. 气管、支气管
   C. 膀胱、肾盂　　D. 胃、肠
2. 人体内分布最广、形式最多样的基本组织是(　　)
   A. 上皮组织　　B. 结缔组织
   C. 肌组织　　D. 神经组织
3. 单层柱状上皮，错误的是(　　)
   A. 主要分布于胃、肠管壁腔面
   B. 主要由柱状细胞组成
   C. 分泌胃蛋白酶
   D. 具有重吸收功能
4. 下列哪项不属于被覆上皮的特点(　　)
   A. 细胞多、细胞间质少，细胞排列疏松
   B. 无血管
   C. 上皮细胞有极性
   D. 有神经末梢分布
5. 下列哪一部位的上皮不属于内皮(　　)
   A. 心内膜　　B. 心包膜
   C. 血管内表面　　D. 淋巴管内
6. 透明软骨，错误的是(　　)
   A. 由软骨组织和软骨膜构成
   B. 分布于会厌
   C. 软骨组织内无血管
   D. 软骨间质内有纤维
7. 关节盘、关节唇属于(　　)
   A. 透明软骨　　B. 纤维软骨
   C. 弹性软骨　　D. 骨组织
8. 骨组织中的纤维主要是(　　)
   A. 弹性纤维　　B. 胶原纤维
   C. 网状纤维　　D. 肌原纤维
9. 肌原纤维结构和功能的基本单位是(　)
   A. 肌丝　　B. 肌质
   C. 肌膜　　D. 肌节
10. 白细胞中数量最多细胞的是(　　)
    A. 中性粒细胞　　B. 单核细胞
    C. 淋巴细胞　　D. 嗜酸性粒细胞
11. 结缔组织中的巨噬细胞来源于血液中的(　　)

A. 中性粒细胞　B. 单核细胞
C. 淋巴细胞　D. 血小板

12. 参与体液免疫的白细胞是(　　)
A. 中性粒细胞　B. 单核细胞
C. B 淋巴细胞　D. T 淋巴细胞

13. 参与细胞免疫的白细胞是(　　)
A. 中性粒细胞　B. 单核细胞
C. B 淋巴细胞　D. T 淋巴细胞

14. 在人体内参与止血和凝血过程的血细胞是(　　)
A. 血小板　B. 红细胞
C. 中性粒细胞　D. 淋巴细胞

15. B 型血的红细胞可以与哪种抗体结合发生红细胞凝集(　　)
A. A 抗原　B. B 抗原
C. 抗 A 抗体　D. 抗 B 抗体

16. 某患者未受明显创伤皮肤却经常出现大片青紫色瘀斑,可能是(　　)
A. 红细胞减少　B. 中性粒细胞减少
C. 血小板减少　D. 凝血因子缺乏

17. 在血液中参与运输 O_2 和 CO_2 的血细胞是(　　)
A. 血小板　B. 红细胞
C. 单核细胞　D. 淋巴细胞

18. 神经系统的结构和功能单位是(　　)
A. 神经元　B. 突触
C. 神经原纤维　D. 神经胶质细胞

19. 神经元的长突起和包绕它的神经胶质细胞构成(　　)
A. 神经纤维　B. 神经
C. 神经原纤维　D. 神经束

三、简答题

1. 上皮组织和结缔组织的比较。
2. 简述红细胞、白细胞、血小板的基本功能。
3. 红细胞正常生成需要哪些条件。
4. ABO 血型系统的分型依据什么？输血的原则有哪些？
5. 简述凝血途径。

(颜意峰)

第4章 运动系统

引言:生命是宝贵的。人生犹如匆匆过客,电光火石。生命在于运动,要保持健康的身体,离不开运动。那么,各种运动是如何进行的?运动系统是如何组成?让我们在领略运动的魅力和运动给我们带来无穷乐趣的同时,一起探索运动系统的奥秘吧。

案例

腰椎间盘突出症

患者,女性,26岁,教师,患腰、腿痛已1年,反复发作,但能强忍,生活可自理。近日,因参加体育运动,自感下腰剧痛,并向右下肢放射,于2014年12月10日入院治疗。X线片:正位示向左侧弯10°,第5腰椎(L_5)椎体旋转;侧位片L_5~S_1椎间隙变窄,椎曲变小,弓顶距离0.5cm。诊断为腰椎间盘突出症,神经根孔型。

腰椎间盘突出症是较为常见的疾患之一,主要是因为腰椎间盘各部分(髓核、纤维环及软骨板),尤其是髓核,有不同程度的退行性改变后,在外力因素的作用下,椎间盘的纤维环破裂,髓核组织从破裂之处突出(或脱出)于后方或椎管内,导致相邻脊神经根遭受刺激或压迫,从而产生腰部疼痛,一侧下肢或双下肢麻木、疼痛等一系列临床症状。腰椎间盘突出症以L_4~L_5、L_5~S_1发病率最高,约占95%。

运动系统由骨、骨连结和骨骼肌三部分组成,占成人体重的60%~70%。全身骨借骨连结构成骨骼,形成了人体的支架,构成人体的基本轮廓,起着运动、支持和保护的作用。骨骼肌附着于骨,并跨过关节。在神经系统的支配下,骨骼肌收缩时以关节为支点,牵引骨改变位置而产生运动。在运动过程中,骨起着杠杆作用,关节是运动的枢纽,骨骼肌则是运动的动力器官。所以,骨骼肌是运动的主动部分,而骨和骨关节是运动的被动部分。骨有新陈代谢活动和生长发育过程,外伤后有修复再生能力;骨骼肌在人体内分布极为广泛,每块肌都具有一定的形态、结构、位置和辅助装置,有丰富的血管和淋巴管分布,接受一定的神经支配。故每一块骨和骨骼肌都可看作是一个器官,运动系统有800多个器官。

凡在体表可以观察、触摸到的骨的突起或凹陷、肌和腱的轮廓等,均称为体表标志,临床上常利用这些标志作为确定深部器官的位置,判断血管和神经走向及针灸取穴、穿刺定位的依据。

第1节 骨和骨连结

一、概述

(一)骨

骨主要由骨组织构成,成人共有206块(包括6块听小骨)。按骨在体内的部位可分为颅骨、躯干骨和四肢骨(图4-1)。

1. 骨的形态 骨按形态可分为长骨、短骨、扁骨和不规则骨(图 4-2)。

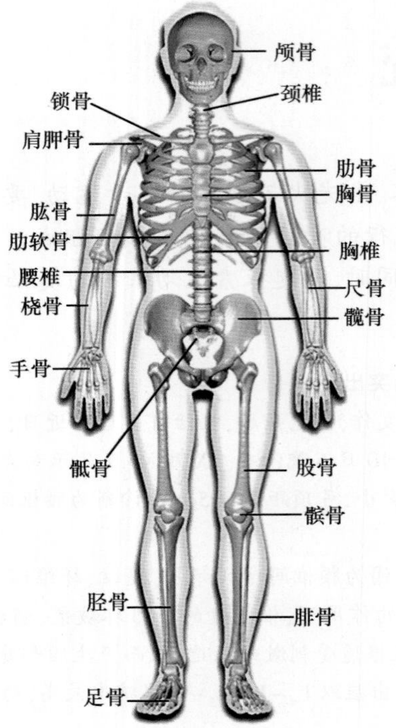

图 4-1 全身骨骼

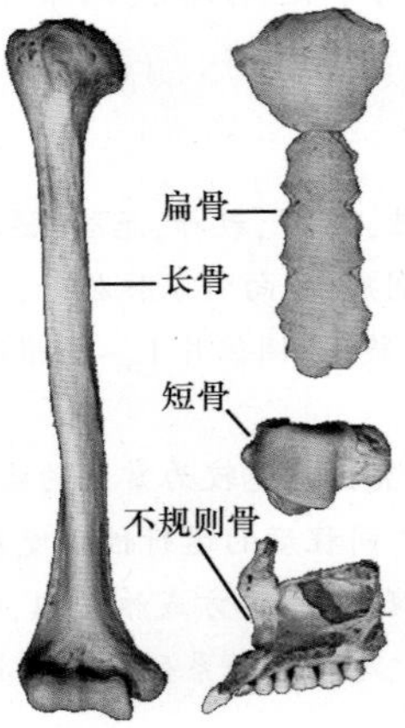

图 4-2 骨的分类

(1) 长骨:呈管状,分为一体两端,体又称骨干;内部的空腔,称骨髓腔,容纳骨髓;两端膨大,称骺,有光滑的关节面,被覆有一层关节软骨。多分布于四肢,如肱骨、股骨等。

(2) 短骨:一般呈立方形,常有多个关节面,多成群分布于承受压力较大而且运动复杂的部位,如腕骨和跗骨等。

(3) 扁骨:呈板状,主要构成颅腔、胸腔和盆腔的壁,起保护作用,如颅盖骨、胸骨和肋骨等。

(4) 不规则骨:形状不规则,如椎骨等。

此外,尚有发生于某些肌腱内的小骨,称籽骨,在运动中起到减少摩擦和改变肌牵引力方向的作用。髌骨是人体内最大的籽骨。

2. 骨的构造 骨主要由骨质、骨膜和骨髓构成(图 4-3)。

(1) 骨质:由骨组织构成,可分为骨密质和骨松质。骨密质致密坚硬,耐压性较大,分布于骨干和骨的表面;骨松质呈海绵状,由相互交织成的骨小梁构成,骨小梁的排列与骨所承受的压力和张力方向一致,因而能承受较大的重量,骨松质分布于骨的内部。

(2) 骨膜:由致密结缔组织构成,紧贴在除关节面以外的骨表面,骨膜内含有丰富的血管、神经、淋巴管和成骨细胞等,对骨的营养、生长和损伤后的修复具有重要的作用。

(3) 骨髓:位于髓腔和骨松质的间隙内,分为红骨髓和黄骨髓。红骨髓呈深红色,主要由网状组织和处于不同发育阶段的血细胞构成,是重要的造血场所。在胚胎时期和婴幼儿均为红骨髓,约从5岁起,长骨髓腔内的红骨髓逐渐被脂肪组织代替,失去造血功能,呈黄色称为黄骨髓。髂骨、胸骨和椎骨等处的红骨髓终身存在,临床上常选择髂骨或胸骨进行穿刺,抽取红骨髓进行检查。

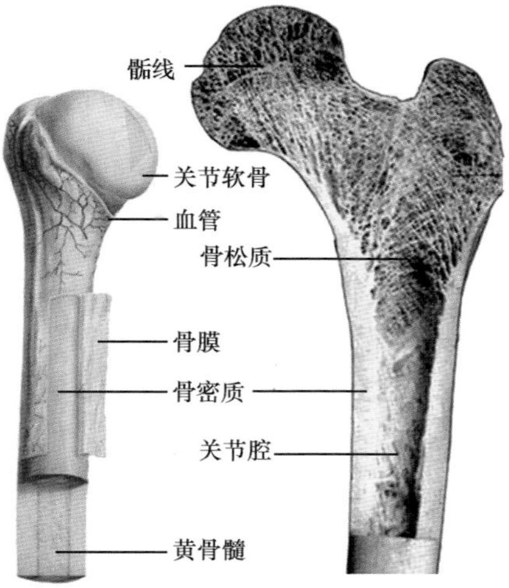

图 4-3 长骨的构造

3. 骨的化学成分和物理特性 骨不仅坚硬且具有一定弹性。这是由它的化学成分所决定的。骨组织由有机质和无机质构成,有机质使骨具有韧性和弹性,由骨细胞分泌产生,约占骨重的1/3,其中绝大部分(95%)是胶原纤维,其余为基质;无机质使骨有一定硬度,称钙盐,约占骨重的2/3,主要成分为羟基磷灰石结晶。有机质与无机质的比例随年龄增长而逐渐变化,幼儿骨的有机质较多,柔韧性和弹性大,遇暴力打击时不易完全折断(青枝骨折),但长期受压易变形;老年人有机质渐减,胶原纤维老化,无机盐增多,因而骨质变脆,稍受暴力则易发生骨折。

链 接

骨的部位分类

成人骨共206块,按在体内所处部位不同可分为:颅骨、躯干骨和四肢骨。颅骨分脑颅骨和面颅骨,共23块,躯干骨共51块,四肢骨共126块,另有3对听小骨位于颞骨内。

各骨数目分开记,记住位置就容易;脑面颅骨二十三,躯干总共五十一;
四肢一百二十六,全身骨头基本齐;还有六块体积小,藏在中耳鼓室里。

(二) 骨连结

骨与骨之间借纤维结缔组织、软骨和骨相连结,称骨连结。按骨连结的方式不同,可分为直接连结和间接连结(关节)(图 4-4)。

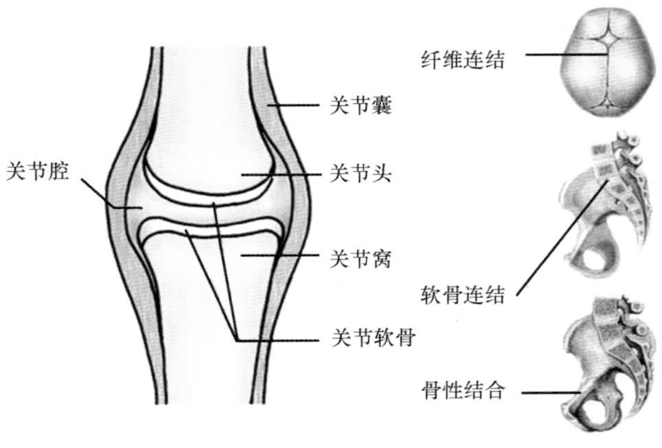

图 4-4 骨连结的方式和关节的构造

1. 直接连结 骨与骨之间借纤维结缔组织、软骨或骨直接相连,两骨之间结合紧密,其间无间隙,一般不能活动或仅有少许活动,称为直接连结。按连结组织的不同,将其分为纤维连结、软骨连结和骨性结合。

(1) 纤维连结:两骨之间借纤维结缔组织相连称为纤维连结,如前臂骨间膜、颅骨的缝等。

(2) 软骨连结:骨与骨之间借软骨相连称为软骨连结,如椎间盘等。

(3) 骨性结合:骨与骨之间借骨组织相连称为骨性结合,这种连结一般是由透明软骨骨化而成,如髋骨等。

2. 间接连结 又称滑膜关节或关节,是骨与骨之间借膜性的结缔组织囊相连,相对的骨面之间具有腔隙,充以滑液,活动度大。

(1) 关节的基本结构:包括关节面、关节囊和关节腔。

1) 关节面:是组成关节各相关骨的接触面,一般是一凸一凹,关节面上覆盖有一层关节软骨,光滑而富有弹性,能减少摩擦,缓冲震荡。

2) 关节囊:由结缔组织构成的囊,附着于关节面周围的骨面,关节囊可分内、外两层,外层为纤维层,由致密结缔组织构成,其厚薄、松紧与关节的运动和负重相适应;内层为滑膜层,由疏松结缔组织膜构成,薄而柔润,能分泌滑液,有助于减少关节面的摩擦,并向关节软骨提供营养。

3) 关节腔:是由关节囊的滑膜层和关节软骨共同围成的密闭腔隙,内含少量滑液,腔内为负压,对维持关节的稳固性有重要作用。

(2) 关节的辅助结构:关节除以上的基本结构外,有的关节还有一些辅助结构,如韧带、关节盘、关节唇等。

1) 韧带:是连于相邻两骨间的致密结缔组织束,可以加强关节的稳固性。

2) 关节盘:是位于两关节面之间的纤维软骨板,一般呈圆形,中央薄、周缘厚,可减少外力对关节的冲击和震荡,甚至增加关节的运动形式和范围。

3) 关节唇:是附着于关节窝周缘的纤维软骨环,有加深关节窝,增加关节稳固性的作用。

(3) 关节的运动形式

1) 屈和伸:沿冠状轴运动。两骨之间的角度发生变化,角度变小称屈,角度变大称伸。

2) 内收和外展:沿矢状轴运动。骨向正中矢状面靠拢,称内收;反之称外展。

3) 旋内和旋外:沿垂直轴运动。骨向前内侧旋转,称旋内;反之称旋外。在前臂手背转向前方称旋前;反之称旋后。

4) 环转:骨的近端在原位转动,而远端做圆周运动,称环转。

二、躯干骨及连结

(一) 躯干骨

躯干骨共 51 块,包括 24 块椎骨、1 块骶骨、1 块尾骨、1 块胸骨和 12 对肋,它们分别参与脊柱、骨性胸廓和骨盆的构成。

1. 椎骨 成人独立椎骨共 24 块,即颈椎 7 块、胸椎 12 块和腰椎 5 块。骨性融合形成的椎骨有骶骨和尾骨共 2 块。

(1) 椎骨的一般形态:椎骨由前方的椎体和后方的椎弓组成。椎体和椎弓围成椎孔,所有椎骨的椎孔相连构成椎管,容纳脊髓。椎弓与椎体相连的部分较细,称椎弓根,其上、下缘各有一切迹。相邻椎弓根的上、下切迹围成椎间孔,有脊神经根和血管通过。椎弓发出 7 个突起,包括伸向两侧的 1 对横突,向上伸出 1 对上关节突,向下伸出 1 对下关节突,向后伸出 1 个棘突(图 4-5)。

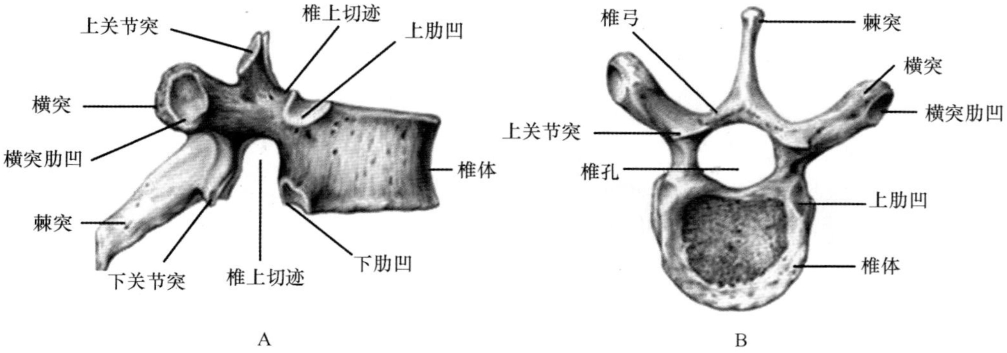

图 4-5 椎骨的一般形态(胸椎)

A. 侧面;B. 上面

(2) 各部椎骨的主要特点

1) 颈椎(图 4-6、图 4-7):椎体较小,横突根部均有横突孔,有椎动、静脉通过。第 1 颈椎:又称寰椎,呈环状,由前弓、后弓和两侧块构成;第 2 颈椎:又称枢椎,在椎体上方伸出的突起,称齿突;第 2~6 颈椎的棘突较短,末端分叉;第 7 颈椎:又称隆椎,棘突特别长,末端不分叉,皮下易于触及,常作为计数椎骨序数的标志。

2) 胸椎(图 4-5):从上到下逐渐增大,椎体侧面的后部和横突末端的前方有与肋骨相关节的关节面。棘突较长,呈叠瓦状伸向后下方。

3) 腰椎(图 4-8):椎体大,棘突呈板状水平伸向后方。

4) 骶骨(图 4-9):由 5 块骶椎融合而成,呈三角形,底向上,尖朝下;前面光滑而凹陷,后面粗糙而隆凸;底的前缘中部向前突出,称骶骨岬;骶骨的前、后面各有 4 对孔,称骶前孔和骶后孔,均通入骶管,分别有骶神经的前、后支通过。骶管由全部骶椎的椎孔连接而成,向上通椎管,向下开口于骶管裂孔,骶骨侧面的上份有耳状面,与髋骨的耳状面相关节。

5) 尾骨:由 4 块退化的尾椎融合而成,上接骶骨,下端游离(图 4-9)。

2. 胸骨 位于胸前壁正中,自上而下可分为胸骨柄、胸骨体和剑突三部分。两侧接第 1~7 肋软骨。胸骨柄与胸骨体连接处形成微向前突的横嵴,称胸骨角,易在体表触到,两侧与第 2 肋软骨相接,为计数肋和肋间隙序数的重要标志(图 4-10)。

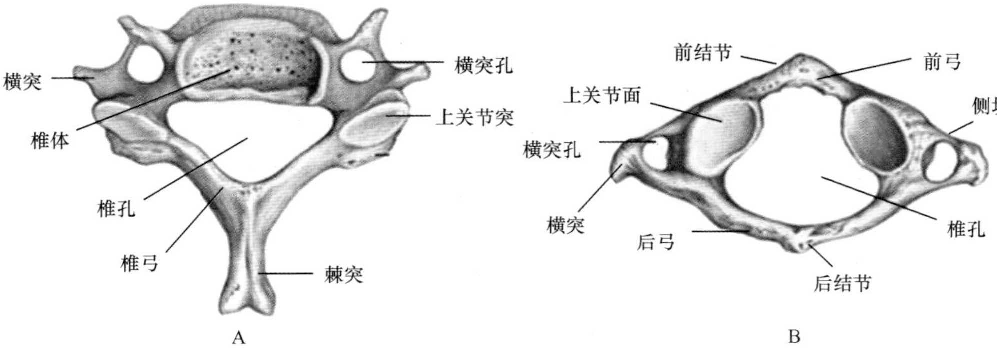

图 4-6 颈椎和寰椎

A. 颈椎;B. 寰椎

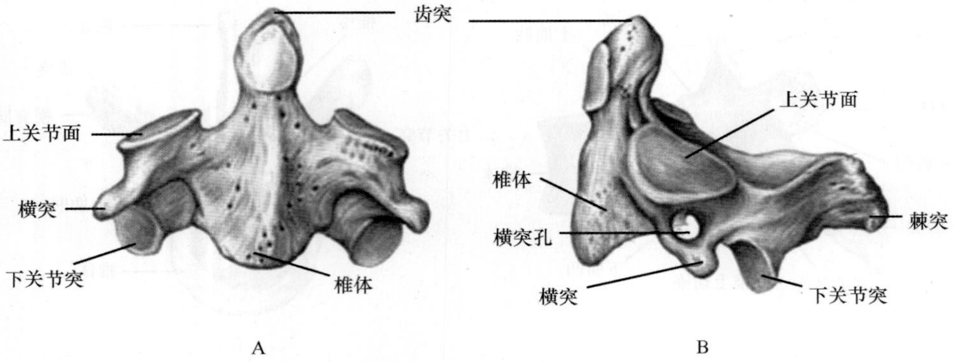

图 4-7 枢椎

A. 后面观；B. 侧面观

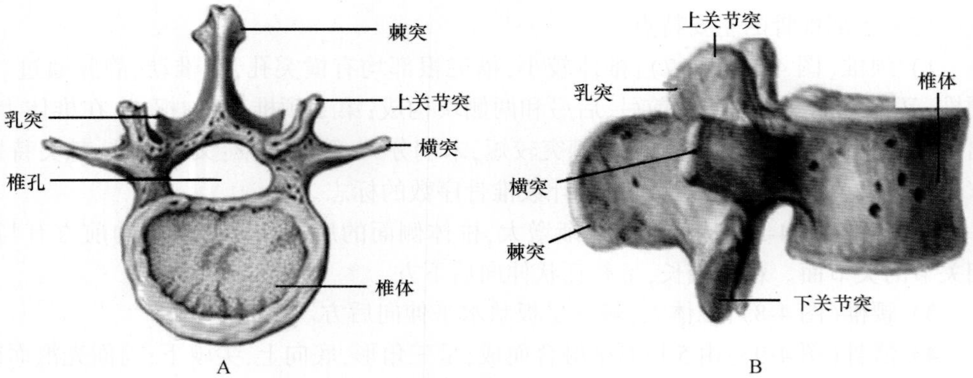

图 4-8 腰椎

A. 上面；B. 侧面

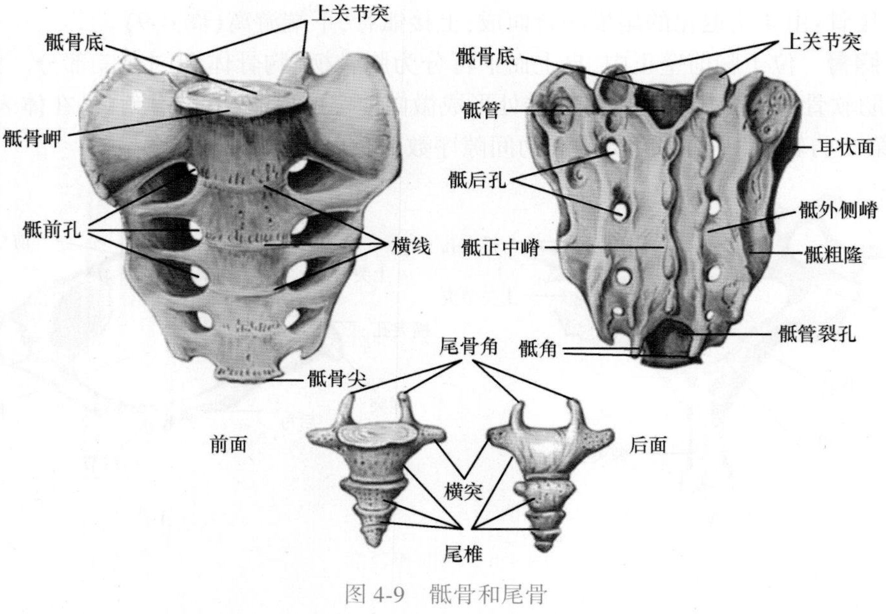

图 4-9 骶骨和尾骨

3. 肋 包括肋骨和肋软骨,共 12 对(图 4-11)。

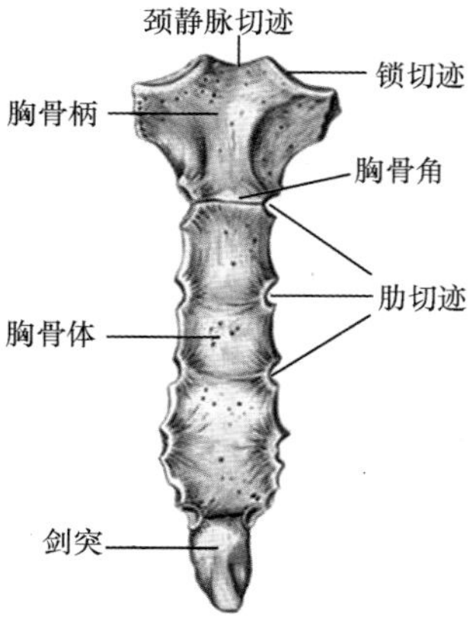

图 4-10 胸骨

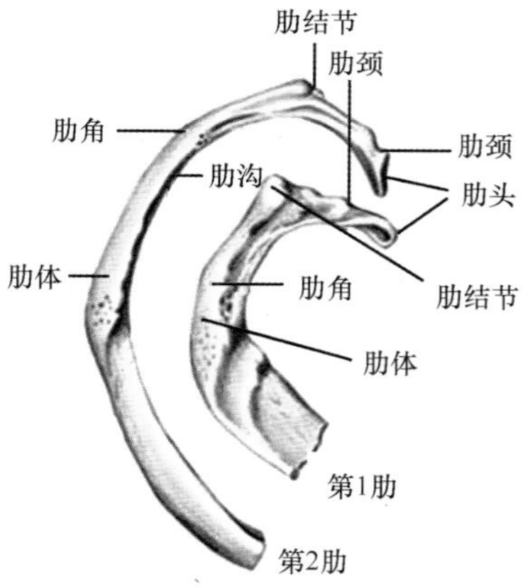

图 4-11 肋骨

(1) 肋骨:为细长的弓形扁骨,可分为中部的体和前、后两端。前端稍宽,接肋软骨;后端稍膨大与胸椎相关节。肋体扁长,内面接近下缘处有一浅沟,称肋沟,肋间神经和肋间后血管在此沟走行。

(2) 肋软骨:为透明软骨,终生不骨化,位于各肋骨的前端。

4. 躯干骨的重要骨性标志 第 7 颈椎棘突、胸椎棘突和腰椎棘突、胸骨角、骶角等。

(二) 躯干骨的连结

1. 脊柱 由椎骨(24 块)、骶骨、尾骨、软骨、韧带、关节连结而成。

(1) 椎骨间的连结

1) 椎间盘(图 4-12):是连结相邻两个椎体的纤维软骨盘,其中央部分是柔软而富有弹性的胶状物质,称髓核。周围部分由呈同心圆排列的纤维软骨构成,称纤维环。椎间盘富有弹性,能承受压力和缓冲震荡,并允许椎体之间做少许运动。纤维环的后外侧部较薄弱,若纤维环破裂,髓核突入椎管或椎间孔,压迫脊髓或脊神经根,临床上称为椎间盘突出症。

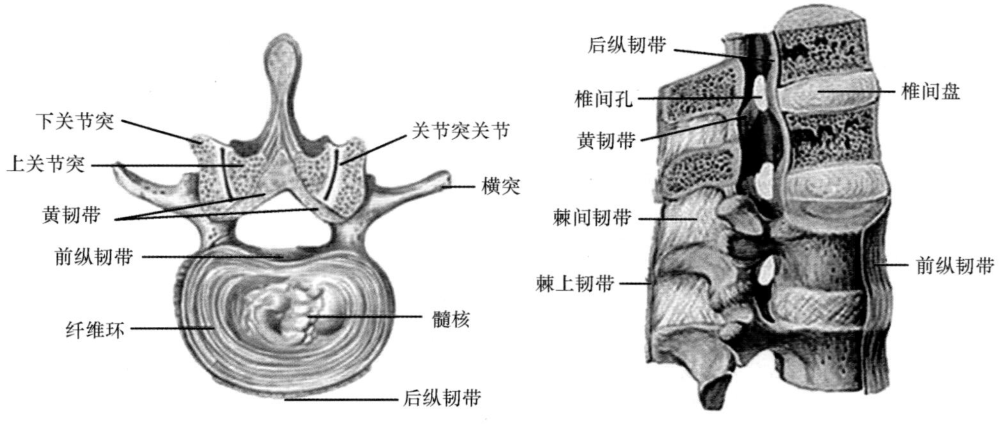

图 4-12 椎骨间连结和椎间盘

2) 韧带:①前纵韧带,位于各椎体和椎间盘的前面,有防止脊柱过度后伸的作用。

②后纵韧带,位于各椎体和椎间盘的后面,有防止脊柱过度前屈的作用。③黄韧带,是连结相邻椎弓板之间的短韧带,参与围成椎管。④棘上韧带,为附着于各棘突末端的纵行长韧带。⑤棘间韧带,是连于相邻棘突之间的短韧带(图 4-12)。

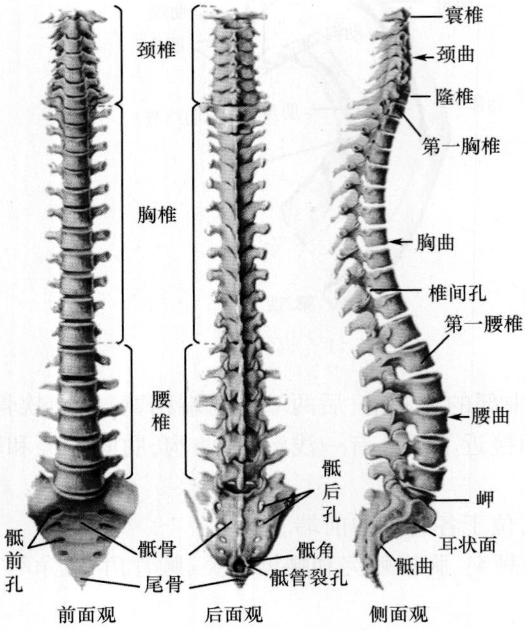

图 4-13 脊柱的整体观

3) 关节:主要由相邻椎骨的上、下关节突构成的关节突关节,运动幅度很小;寰枢关节由寰椎和枢椎构成,可使头部做旋转运动;寰枕关节由寰椎与枕髁构成,可使头做前俯、后仰和侧屈运动。

(2) 脊柱的整体观

1) 前面观:椎体自上而下逐渐增大,从骶骨耳状面以下又逐渐缩小。这与脊柱承受的重力有关。

2) 侧面观:可见脊柱有 4 个生理性弯曲,即颈曲、腰曲凸向前,胸曲、骶曲凸向后。脊柱生理性弯曲增大了脊柱的弹性,在行走和跳跃时,有减轻对脑和内脏器官冲击与震荡的作用。

3) 后面观:颈椎棘突短,末端分叉,近水平位,但第 7 颈椎棘突较长而突出;胸椎棘突长,斜伸向后下方,呈叠瓦状排列;腰椎棘突呈板状,水平伸向后方(图 4-13)。

(3) 脊柱的运动:脊柱除支持躯体、保护脑和脊髓外,还可做屈、伸、侧屈、旋转和环转运动,其中颈椎和腰椎的运动范围较大,故其损伤也多见。

2. 胸廓

(1) 胸廓的构成和形态:胸廓由 12 块胸椎、12 对肋、1 块胸骨连结而成。肋的后端与胸椎构成肋椎关节。第 1~7 对肋前端与胸骨连接,称真肋。第 8~10 对肋前端借肋软骨与上位肋软骨连接,形成肋弓,称假肋。第 11~12 对肋前端游离于腹壁肌层中,称浮肋。

成人胸廓近似圆锥形,上窄下宽,前后径小,左右径较大。胸廓有上、下两口。相邻两肋之间的间隙,称肋间隙,是重要的体表标志(图 4-14)。

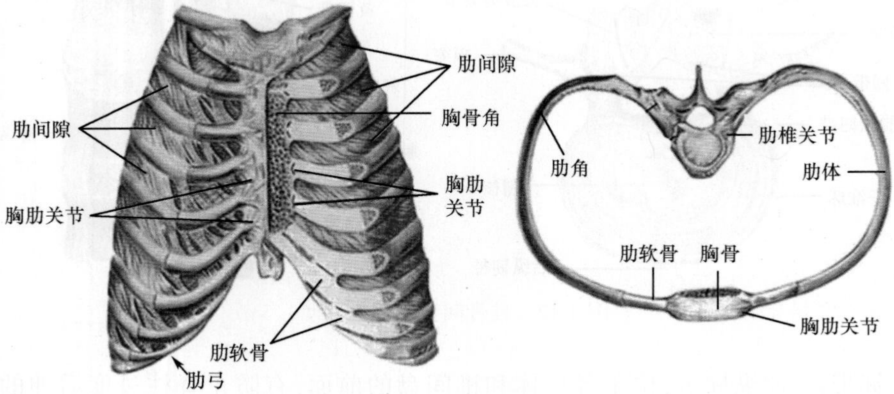

图 4-14 胸廓

（2）胸廓的功能：主要是参与呼吸运动。吸气时，在呼吸肌的作用下，使肋的前端上提，胸骨上升，从而加大胸廓的前后径和左右径，胸腔容积随之扩大；呼气时则相反。

三、四肢骨及其连结

四肢骨包括上肢骨和下肢骨。由于人类直立，上肢从支持功能中解脱出来，成为灵活运动的劳动器官，使上肢形体较小；而下肢则粗大强壮，利于支持体重和移动身体。

（一）上肢骨及其连结

1. 上肢骨 每侧各32块。

（1）锁骨：略呈"~"形弯曲，位于胸廓前上方，全长可在体表摸到。内侧端粗大，称胸骨端，与胸骨柄构成关节。外侧端扁平，称肩峰端，与肩胛骨的肩峰相关节（图4-15）。

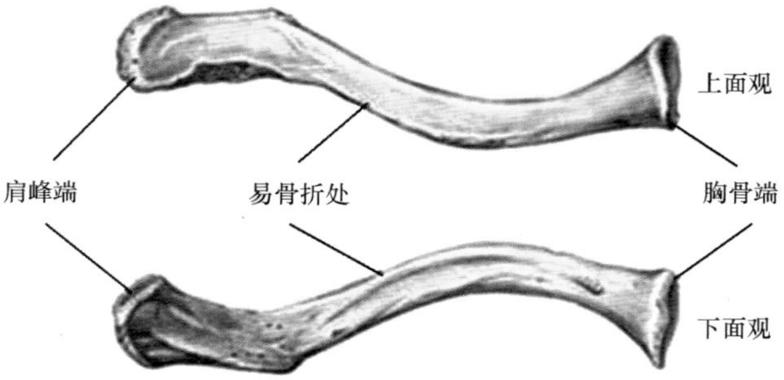

图4-15 锁骨

（2）肩胛骨：位于胸廓后面的外上方，为三角形的扁骨。肩胛骨上角平对第2肋，肩胛骨下角平对第7肋，是确定肋骨序数的重要体表标志。外侧角肥厚，有一朝向外侧的浅窝，称关节盂，与肱骨头相关节。后面有一横嵴，称肩胛冈，肩胛冈的外侧端向前外伸展的突起，称肩峰，是肩部的最高点（图4-16）。

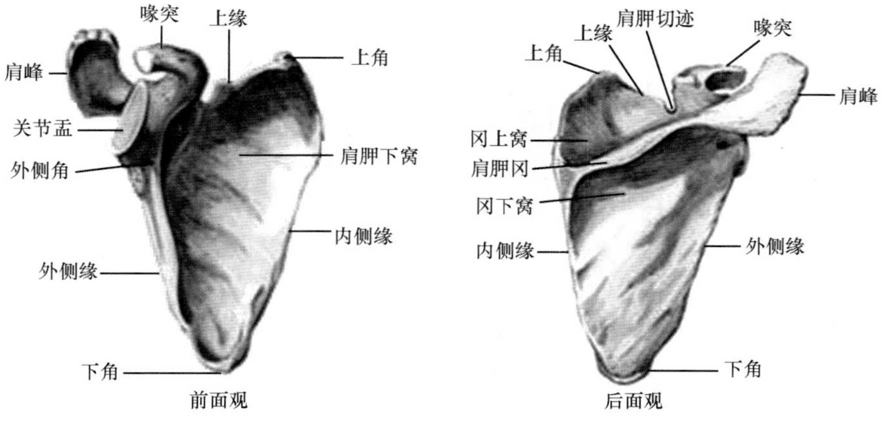

图4-16 肩胛骨

（3）肱骨：位于臂部，属长骨，分为一体两端。肱骨上端膨大，有一朝向上后内方向的半球形隆起，称肱骨头，与关节盂相关节；在上端的外侧和前方各有一突起，分别称大结节和小结节；肱骨上端与体交界处较细，称外科颈，为骨折好发部位。肱骨体的中部外侧有一粗糙隆起，称三角肌粗隆，为三角肌附着处；肱骨体的后面中部有一自内上方斜向外下方的浅沟，称桡神经沟，桡神经紧贴此沟经过，故此段骨折易伤及桡神经。肱骨下端外侧有呈半球形的关节面，称肱骨小头；内侧有形如滑车的关节面，称肱骨滑车；肱骨滑

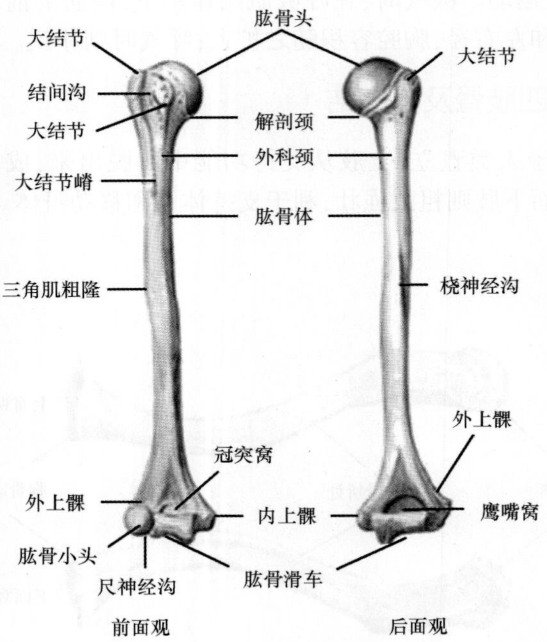

图 4-17　肱骨

车后上方的浅窝，称鹰嘴窝；肱骨滑车内侧有一浅沟称尺神经沟，内有尺神经通过（图 4-17）。

（4）尺骨：位于前臂内侧。上端粗大，前面有呈半月形的凹陷，称滑车切迹，与肱骨滑车相关节；其上、下各有一明显突起，分别称鹰嘴和冠突；在冠突外侧有一小关节面，称桡切迹。尺骨下部较细，下端有尺骨头；其后内侧有一向下的突起，称尺骨茎突（图 4-18）。

（5）桡骨：位于前臂外侧。上端细小，其上端稍膨大，称桡骨头；颈下方的后内侧有一粗糙突起，称桡骨粗隆。下端外侧的向下突起部分，称桡骨茎突；下端内侧的关节面，称尺切迹（图 4-18）。

（6）手骨：包括腕骨、掌骨和指骨（图 4-19）。

1）腕骨：属短骨，每侧 8 块，排成两排。由桡侧向尺侧，近侧排依次为手舟骨、月骨、三角骨和豌豆骨，远侧排依次为大多角骨、小多角骨、头状骨和钩骨。

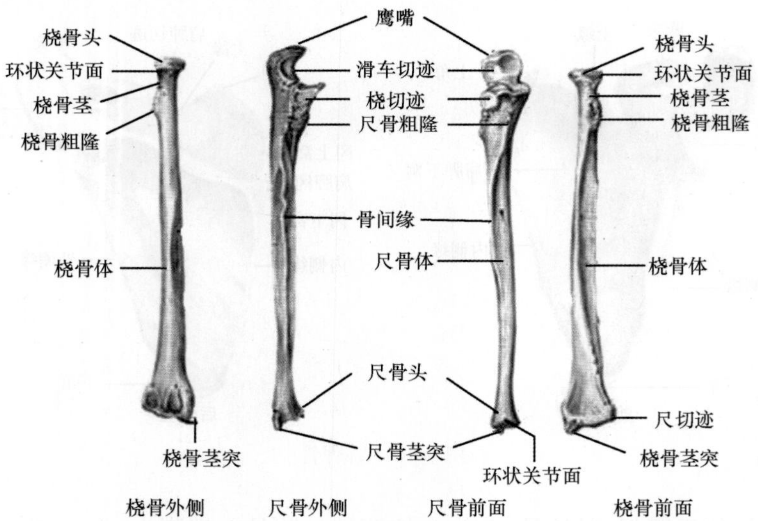

图 4-18　尺骨和桡骨

2）掌骨：属长骨，每侧 5 块，从桡侧向尺侧依次排列为第 1～5 掌骨，每块掌骨的近侧端为掌骨底，中部为掌骨体，远侧部为掌骨头。

3）指骨：属长骨，每侧 14 块，除拇指为 2 节外，其余各指均为 3 节。由近侧向远侧依次为近节指骨、中节指骨和远节指骨。

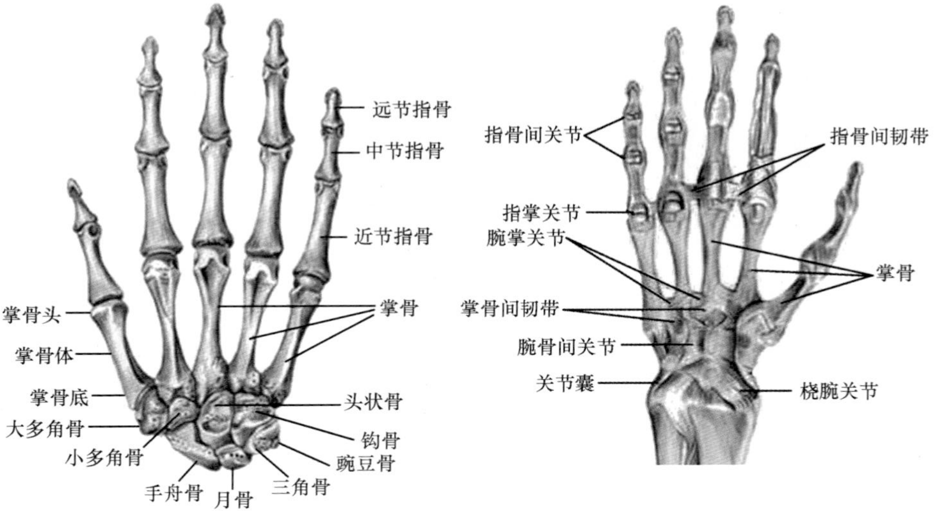

手骨　　手关节

图 4-19　手骨和手关节

（7）上肢骨的重要骨性标志：锁骨、肩峰、肩胛下角、鹰嘴、尺骨茎突、桡骨茎突。

2. 上肢骨的连结

（1）胸锁关节和肩锁关节：胸锁关节是上肢与躯干之间唯一的关节，由锁骨的胸骨端和胸骨锁切迹构成，可使锁骨做轻微运动。肩锁关节是由肩峰和锁骨肩峰端构成的微动关节。

（2）肩关节（图 4-20）：是人体最灵活的关节，由肱骨头和肩胛骨的关节盂构成。下壁较薄弱，是肩关节脱位最常见的部位。肩关节可做屈、伸，内收、外展，旋内、旋外和环转运动。

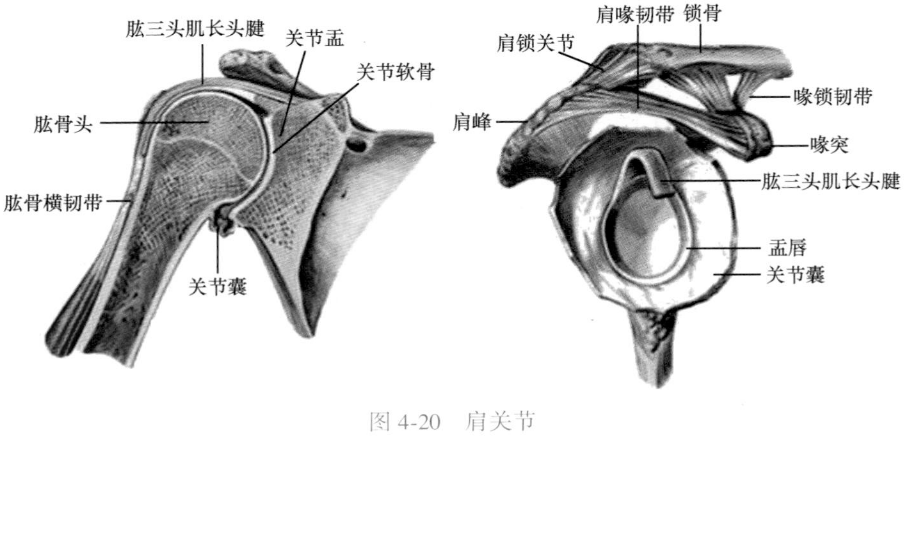

图 4-20　肩关节

(3) 肘关节(图 4-21):由肱骨下端和尺、桡骨上端构成,包括 3 个关节。①肱桡关节:由肱骨小头和桡骨头构成。②肱尺关节:由肱骨滑车和尺骨滑车切迹构成。③桡尺近侧关节:由桡骨头和尺骨的桡切迹构成。肘关节主要做屈、伸运动。

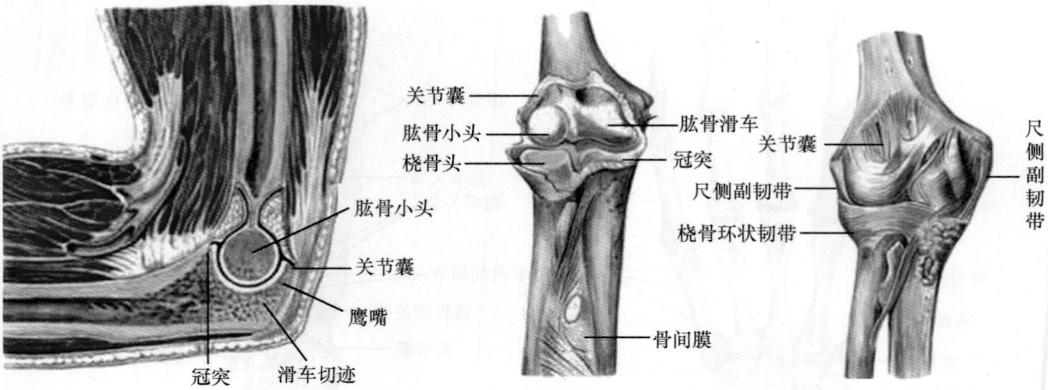

图 4-21 肘关节

(4) 手关节:包括桡腕关节(腕关节)、腕骨间关节、腕掌关节、掌骨间关节、掌指关节和指骨间关节,可做屈、伸、内收、外展和环转运动。其中拇指腕掌关节还可做对掌运动,使拇指尖与其他各指的掌面相接触,这是人类进行取物和握持工具的主要动作(图 4-19)。

(二) 下肢骨及其连结

1. 下肢骨 每侧 31 块,共 62 块。

(1) 髋骨:属不规则骨,由髂骨、坐骨和耻骨互相融合而成(图 4-22)。髋骨外面的圆形深窝,称髋臼。

1) 髂骨:位于髋骨的后上部,分髂骨体和髂骨翼两部分,髂骨翼上缘肥厚,称髂嵴,两侧髂嵴最高点的连线约平对第 4 腰椎棘突。髂嵴前、中 1/3 交界处的向外突起,称髂结节,临床上常选此处进行骨髓穿刺。髂嵴的前、后两端分别称髂前上棘和髂后上棘;髂骨翼内面前部光滑稍凹陷,称髂窝,其后部粗糙,前下份为耳状面。髂窝下方的弓形隆起,称弓状线。

2) 坐骨:位于髋骨的后下部,分为坐骨体和坐骨支两部分。坐骨体下部粗大的隆起,称坐骨结节;在坐骨体的后缘内侧有尖形的突起,称坐骨棘;坐骨棘的上、下各有一切迹分别称坐骨大切迹和坐骨小切迹。

3) 耻骨:位于髋骨的前下部,分为耻骨体、耻骨上支和耻骨下支三部分。其前端的圆形隆起,称耻骨结节,耻骨上支和耻骨下支移行处的内侧呈长圆形粗糙面,称耻骨联合面,与对侧耻骨联合面相连形成耻骨联合。

(2) 股骨:位于股部,为全身最长最粗壮的长骨,分为一体两端(图 4-23)。上端有一朝向内前上方的球形关节面,称股骨头。股骨头的外下方缩窄部分,称股骨颈。股骨颈与股骨体交界处外上方的粗糙方形隆起,称大转子。下端有两个突向下后方的膨大,分别称内侧髁和外侧髁。

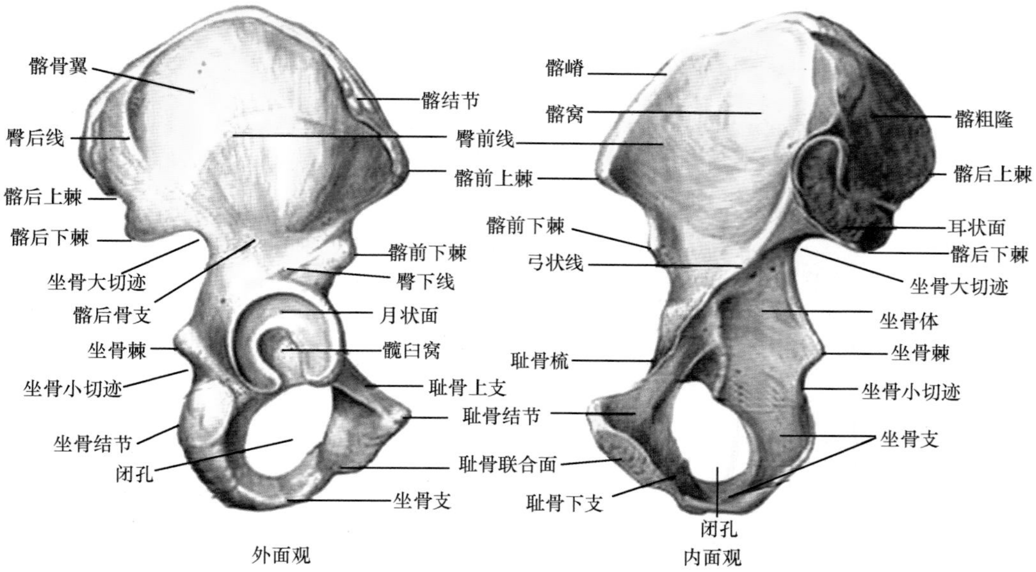

图 4-22 髋骨

（3）髌骨：是全身最大的籽骨，位于股四头肌腱内，略呈三角形（图 4-28）。

（4）胫骨：位居小腿内侧，呈三棱柱状的粗大长骨，分为一体两端。上端膨大，向两侧突出，称内侧髁和外侧髁；上端前下方有一粗糙隆起，称胫骨粗隆。胫骨下端稍膨大，内侧向下的突起，称内踝（图 4-24）。

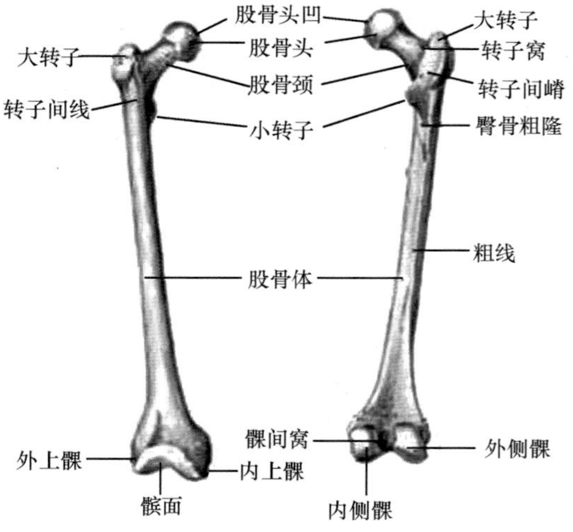

图 4-23 股骨

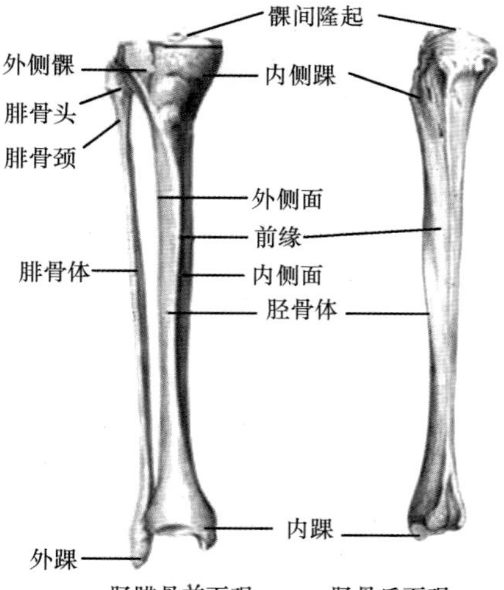

图 4-24 胫骨和腓骨

（5）腓骨：位于小腿外侧，细长，亦分为一体两端。上端稍膨大，称腓骨头，下端称外踝（图 4-24）。

（6）足骨：包括跗骨、跖骨和趾骨三部分（图 4-25）。

1）跗骨：每侧 7 块，分为后、中、前三列，后列有位于下方的跟骨和上方的距骨，跟骨后下部的隆凸为跟骨结节。中列有位于距骨前方的足舟骨。前列由内侧向外侧依次为内侧楔骨、中间楔骨、外侧楔骨和骰骨。

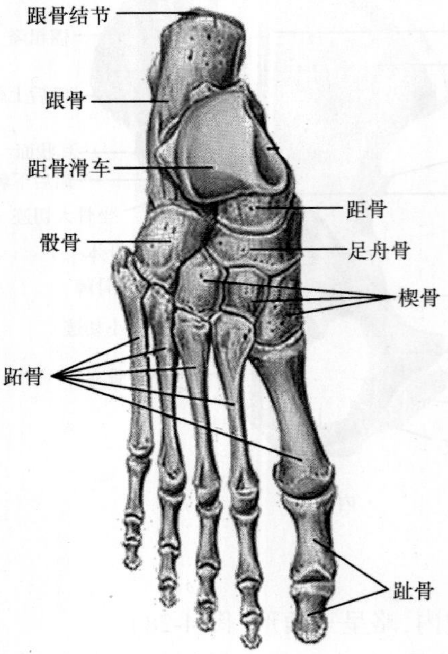

图 4-25　足骨

2）跖骨：每侧 5 块，由内侧向外侧依次排列为第 1~5 跖骨。

3）趾骨：每侧 14 块，形态和命名同指骨。

（7）下肢骨的重要骨性标志：髂嵴、髂前上棘、髂结节、坐骨结节、耻骨结节、大转子、髌骨、胫骨粗隆、内踝、外踝、跟骨结节。

2. 下肢骨的连结

（1）骨盆：由骶骨、尾骨及两侧的髋骨借骨连结构成，有保护盆腔器官和传递重力的作用。骨盆的连结主要有骶髂关节、耻骨联合及骶棘韧带、骶结节韧带。骨盆借界线分为大骨盆和小骨盆。界线是由骶骨岬和两侧的弓状线、耻骨梳及耻骨联合上缘构成的环状线。小骨盆上口即界线，下口由尾骨尖、骶结节韧带、坐骨结节、坐骨支、耻骨下支和耻骨联合下缘围成。小骨盆内腔称骨盆腔。骨盆的形态在男女性别上有较大的差异（图 4-26）。

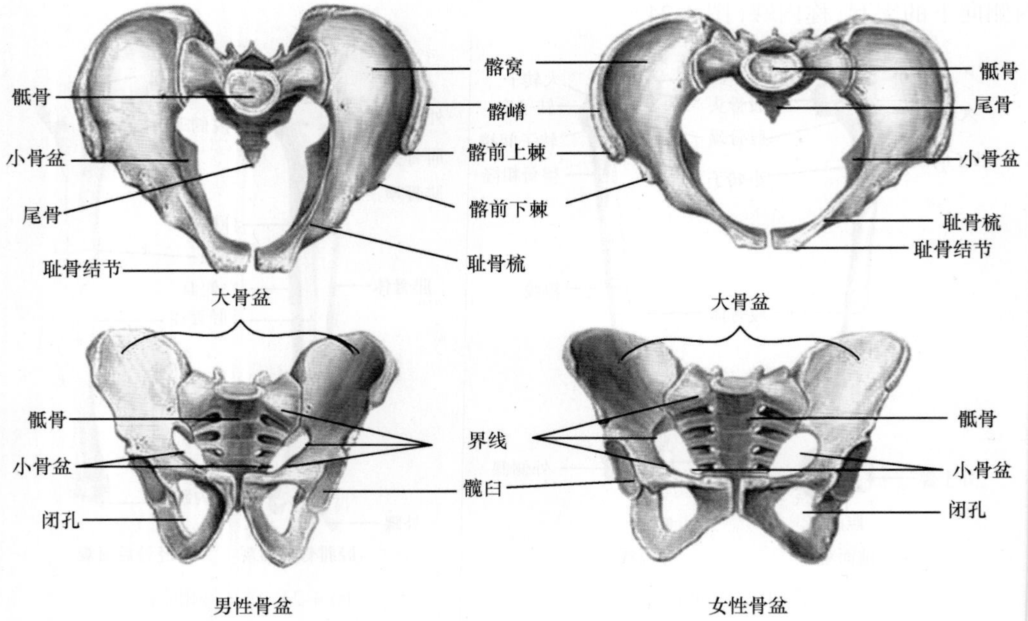

图 4-26　骨盆

（2）髋关节：由髋臼和股骨头构成。髋关节可做屈、伸，内收、外展，旋内、旋外和环转运动，其运动范围较肩关节小，但稳固性比肩关节强（图 4-27）。

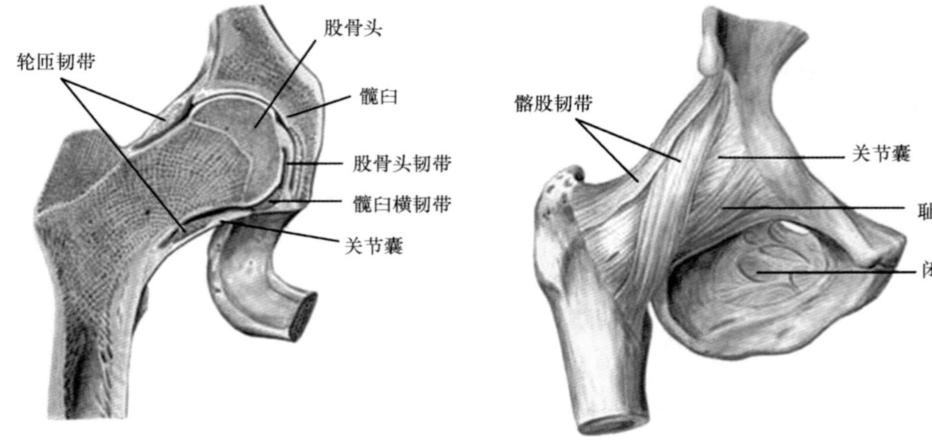

图 4-27 髋关节

(3) 膝关节：由股骨下端、胫骨上端和髌骨构成，是人体最大、最复杂的关节。膝关节主要能做屈、伸运动。膝关节在半屈位时，还可做轻微的旋转运动（图 4-28）。

(4) 足关节：包括距小腿关节、跗骨间关节、跗跖关节、跖趾关节、趾骨间关节。其中距小腿关节又称踝关节，由胫、腓骨下端和距骨构成，踝关节可做背屈（伸）和跖屈（屈）运动（图 4-29）。

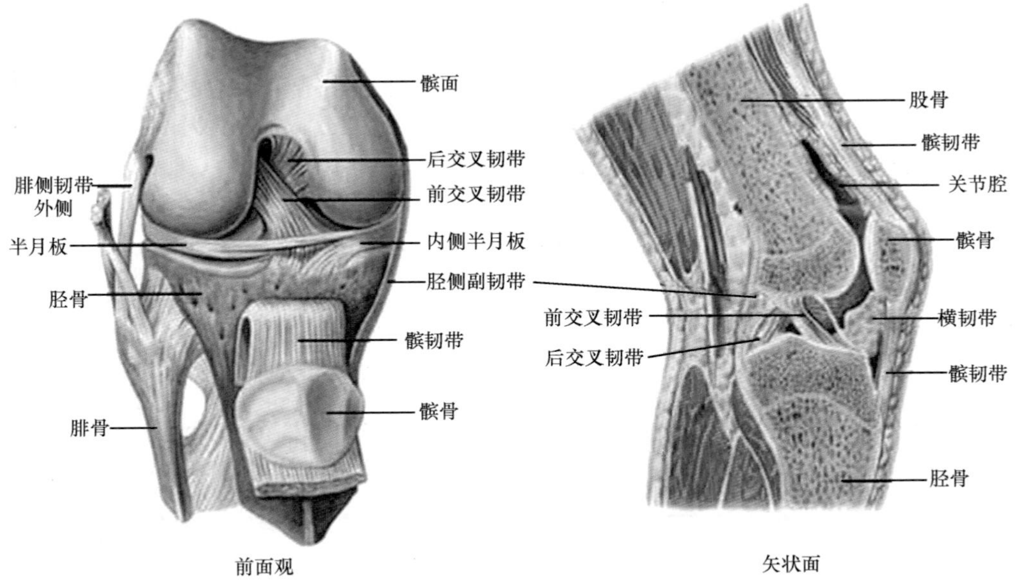

图 4-28 膝关节

(5) 足弓：跗骨与跖骨借关节和韧带紧密相连，在纵横方向上都形成凸向上的弓形结构，称足弓。足弓增加了足的弹性，有利于行走和跳跃，并能缓冲震荡；还可保护足底血管、神经免受压迫。足弓主要由足底的韧带、肌和肌腱维持，如果这些结构过度劳损、先天发育不良或骨折损伤等，均可导致足弓塌陷，形成扁平足。

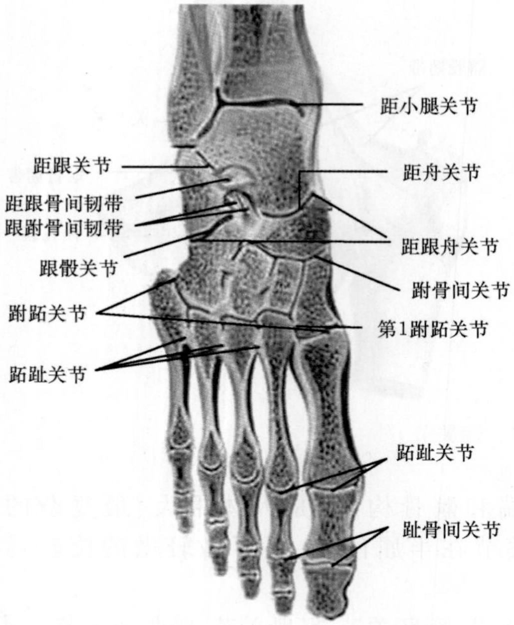

图 4-29　足关节

链　接

应力性骨折

2008 年 2 月 3 日姚明在火箭和雄鹿的比赛中“扭伤左脚踝”，于 2 月 27 日到休斯敦的赫尔曼纪念医院进行了磁共振检查。结果显示姚明的左距骨骨裂。火箭队医克兰顿表示，姚明此次骨裂并非因为某次特定伤害引起，“而是骨头日积月累承压所致”。他说，姚明左距骨骨裂属于应力性骨折。应力性骨折是一种肌肉过度使用造成的骨骼损伤，当肌肉过度使用疲劳后，不能及时吸收反复碰撞所产生的震动，将应力传导至骨骼，可引起小的骨裂或骨折。应力性骨折多发生于身体承重部位，如小腿胫腓骨和足部（跟骨、跗骨和跖骨等）。

四、颅骨及其连结

（一）颅骨

颅骨共 23 块（不包括 3 对听小骨），由骨连结相连成颅，位于脊柱上方，对头部器官起保护、支持作用。

1. 颅骨的组成　根据颅骨所在位置分为脑颅和面颅（图 4-30）。

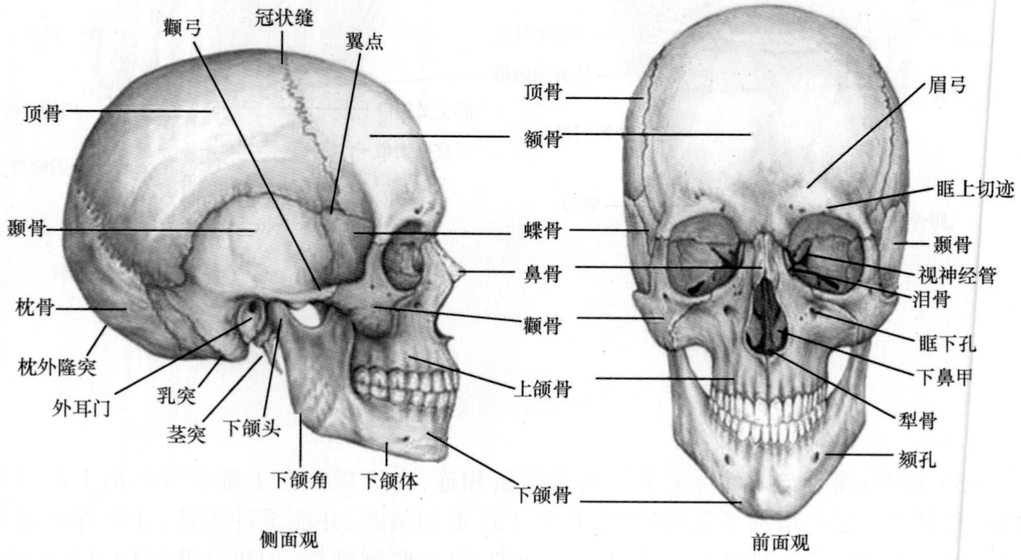

图 4-30　颅骨

（1）脑颅：位于颅的后上部，主要容纳脑，由8块颅骨组成。顶骨和颞骨各2块，额骨、枕骨、蝶骨、筛骨各1块。

（2）面颅：位于颅的前下部，构成面部的支架，由15块颅骨组成。上颌骨、腭骨、鼻骨、颧骨、下鼻甲、泪骨各2块，下颌骨、犁骨、舌骨各1块。

下颌骨（图4-31）分为一体两支。下颌体呈凸向前的弓形，其上缘为牙槽。下颌支为下颌体向后上方伸出的一对方形骨板，末端有向前方突起的冠突和向后方突起的髁突；髁突的上端膨大，称下颌头。下颌支后缘与下颌体下缘相交形成下颌角。

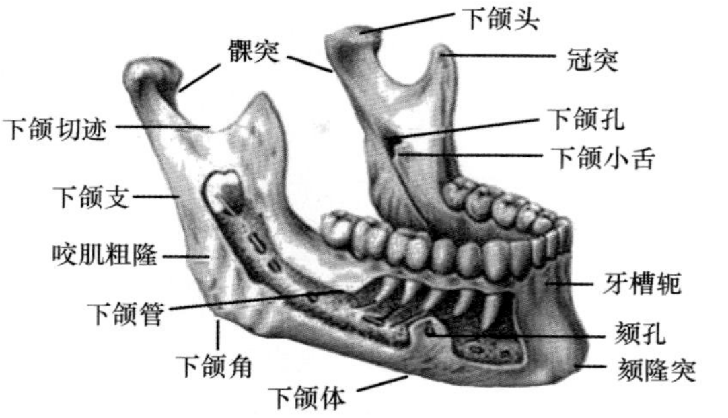

图4-31 下颌骨

2. 颅的整体观

（1）颅顶面观：颅的顶面呈卵圆形，前窄后宽。各骨间形成3条缝，前方的额骨与两侧顶骨之间形成冠状缝，两侧顶骨间为矢状缝，左右顶骨与枕骨之间为人字缝（图4-32）。

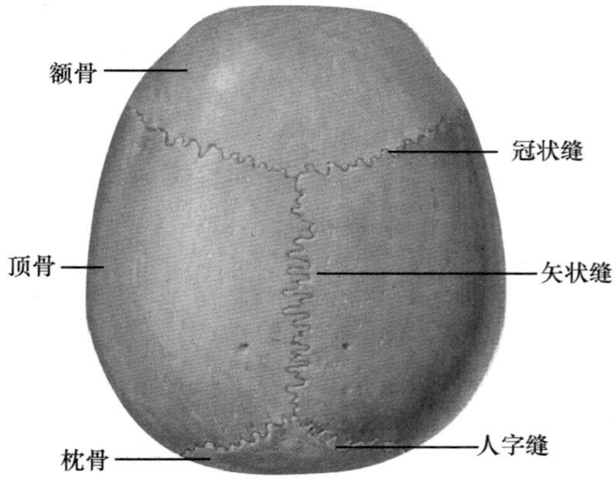

图4-32 颅顶外面观

（2）颅底内面观：颅底内面承托脑，形成与脑相适应的阶梯状的3个窝，从前向后依次为颅前窝、颅中窝和颅后窝（图4-33A）。

1）颅前窝：此窝位置高，中部为筛板，筛板上的孔称筛孔，通鼻腔。

2）颅中窝：比颅前窝低，中部蝶骨上面的窝称垂体窝，容纳垂体。其前方有视神经管和眶上裂通入眶。垂体窝两侧由前向后依次有圆孔、卵圆孔和棘孔。

3）颅后窝：此窝最深最大，中央最低处的孔，称枕骨大孔。孔的前外侧有舌下神经管；枕骨大孔的两侧有乙状窦沟，此沟末端续颈静脉孔。颞骨后面中央有内耳门，通入内耳道。

（3）颅底外面观：颅底外面高低不平，前部中央有由上颌骨和腭骨构成的骨腭，其后方有一对鼻后孔；上颌骨向下的弓状隆起形成牙槽弓；中部后外侧有卵圆孔、棘孔及后方的破裂孔；后部正中有枕骨大孔，其前外侧隆起的椭圆形关节面，称枕髁；枕髁的前外方有舌下神经管，其前外侧大而不规则的孔，称颈静脉孔，此孔前方有卵圆形的颈动脉管外口。在乳突前内侧有一伸向下方的细长突起，称茎突；茎突与乳突之间的孔称茎乳孔。茎突前外侧的深窝，称下颌窝，其前缘隆起为关节结节，共同参与颞下颌关节的组成（图4-33B）。

（4）颅侧面观：颅的侧面可见乳突前方的外耳门，外耳门的前上方有由颞骨和颧骨形成的颧弓，颧弓上内方浅而大的窝称颞窝。在颞窝的前下部，额骨、顶骨、颞骨和蝶骨汇合处常构成“H”形的缝，称翼点，其内面紧贴脑膜中动脉前支，此处骨质薄弱，骨折时易伤及该动脉，引起颅内出血（图4-30）。

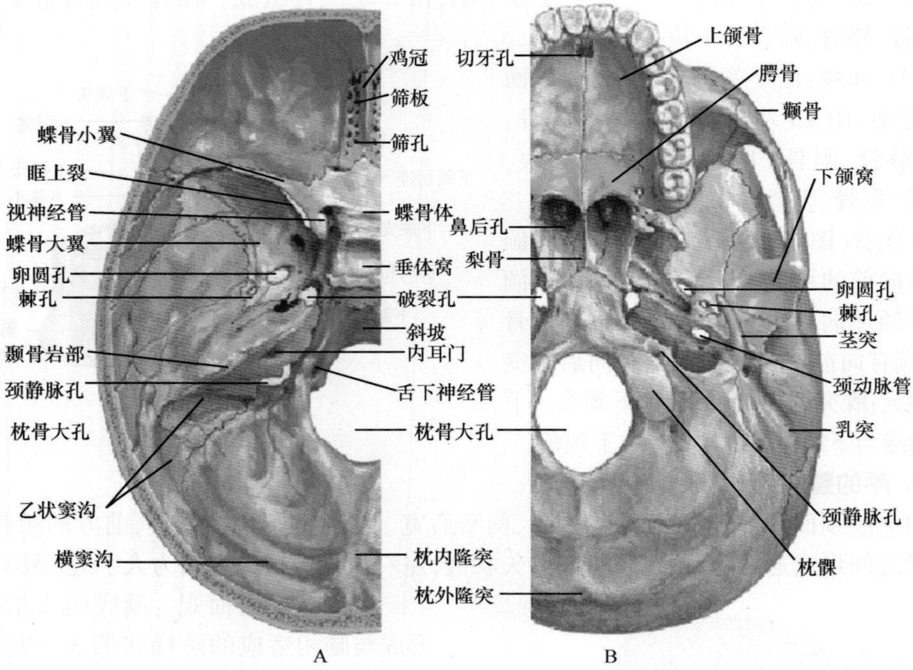

图 4-33 颅底

A. 颅底内面观；B. 颅底外面观

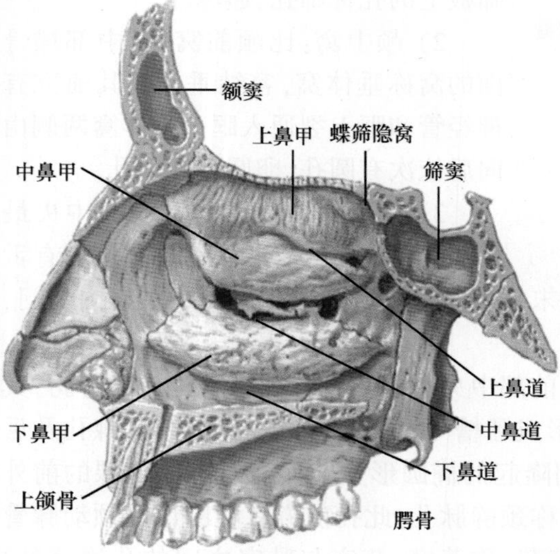

图 4-34 骨性鼻腔外侧壁

（5）颅前面观：颅的前面中部有骨性鼻腔，其外上方为眶，下方是不完整的骨性口腔（图 4-30）。

1）眶：呈锥体形，尖向后内，有视神经管和眶上裂通颅内。

2）骨性鼻腔：位于面颅中央，前经梨状孔与外界相通，后经鼻后孔通咽腔。骨性鼻腔被骨性鼻中隔分为左、右两部分。外侧壁从上至下有 3 个向下卷曲的骨片，分别称为上鼻甲、中鼻甲和下鼻甲，每个鼻甲的下方有相应的鼻道，分别称上鼻道、中鼻道、下鼻道。上鼻甲后上方的浅窝称蝶筛隐窝（图 4-34）。

3）鼻旁窦：是额骨、上颌骨、蝶骨和筛骨内的含气空腔，均位于鼻腔周围并开口于鼻腔，具有减轻颅骨重量和发音共鸣的作用。额窦位于额骨内，左右各一，开口于中鼻道；蝶窦位于蝶骨内，开口于蝶筛隐窝；筛窦为筛骨内蜂窝状小房，分前、中、后三群，其前、中群开口于中鼻道，后群开口于上鼻道；上颌窦最大，位于上颌骨内，开口于中鼻道，窦口高于窦底，直立时不易引流。

3. 新生儿颅的特征 胎儿时期由于脑及感觉器官发育早，而咀嚼和呼吸器官，尤其是鼻旁窦尚不发达，所以，脑颅比面颅大得多。颅顶各骨尚未完全发育，骨缝间充满纤维组织膜，在多骨交接处，间隙的膜较大，称颅囟或囟门。其中前囟（额囟）最大，呈菱形，多于1~1.5岁闭合（图4-35）。

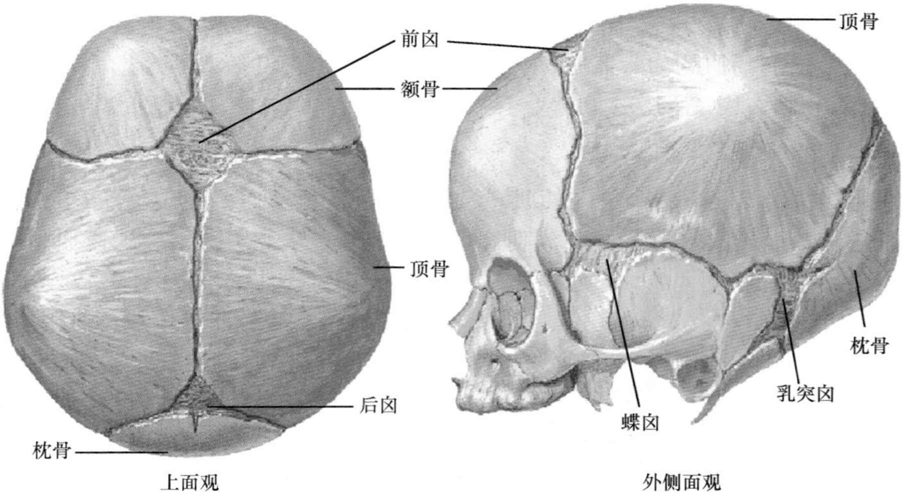

图4-35　新生儿颅

4. 颅骨的重要骨性标志　枕外隆凸、乳突、颧弓、下颌角。

（二）颅骨的连结

颅骨之间多数借缝、软骨和骨相连结，彼此之间结合极为牢固。颅骨的连结中唯一能活动的关节是颞下颌关节。颞下颌关节由下颌头、下颌窝及关节结节构成。两侧颞下颌关节需同时运动，使下颌骨进行上提、下降、向前、向后及侧方运动（图4-36）。

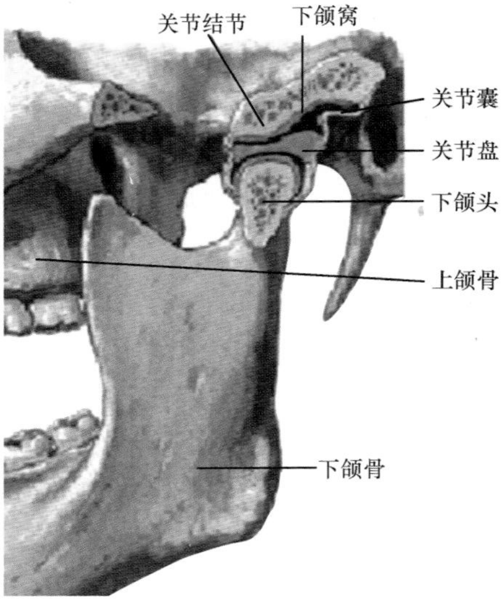

图4-36　颞下颌关节

第2节 骨骼肌

一、概　　述

运动系统所属的肌均为骨骼肌，一般均附着在骨骼上，可随人的意志而收缩，所以又称随意肌，有600多块。

（一）肌的形态和构造

骨骼肌的基本形态有4种，即长肌、短肌、扁肌和轮匝肌。长肌多分布于四肢，呈梭形。短肌短小，多位于躯干的深部。扁肌扁而宽，多分布于躯干浅层。轮匝肌呈环形，多分布于孔、裂的周围（图4-37）。

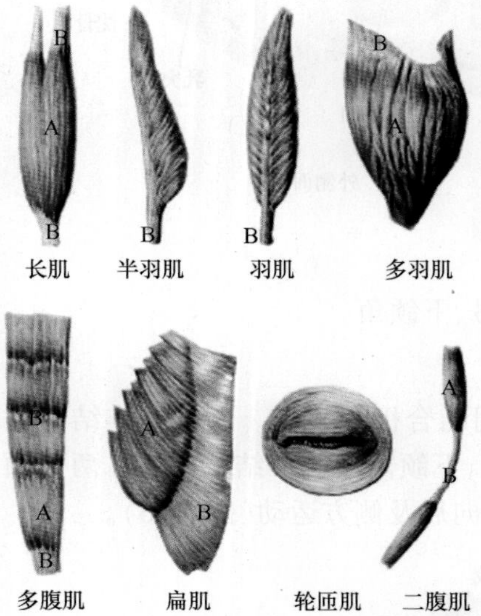

图4-37　肌的形态和构造

A. 肌腹；B. 肌腱

骨骼肌均由肌腹和肌腱构成。肌腹主要由骨骼肌纤维构成，具有收缩和舒张功能。肌腱主要由致密结缔组织构成，呈白色，附着于骨；肌腱无收缩功能，但有较强韧性，长肌的肌腱呈索状，扁肌的肌腱呈膜状，称腱膜（图4-37）。

（二）肌的起止、配布和作用

骨骼肌的两端附着于不同的骨，跨过一个或多个关节，收缩时，使两骨彼此接近而产生运动。运动时一骨的位置相对固定，另一骨相对移动，肌在固定骨上的附着点称为起点（定点），在移动骨上的附着点称为止点（动点）。通常起点靠近身体正中面或四肢的近侧端，止点则反之。

肌的配布与关节运动轴密切相关，即在一个运动轴相对的两侧有两个作用相反的肌或肌群，这两个互相对抗的肌或肌群称为拮抗肌。拮抗肌在功能上既相互拮抗，又相互协调。在运动轴的同一侧，完成同一运动的肌或肌群，称为协同肌。

（三）肌的辅助结构

肌的辅助结构包括筋膜、滑膜囊和腱鞘等（图4-38）。

1. 筋膜　可分为浅筋膜和深筋膜。

（1）浅筋膜：位于皮下，由疏松结缔组织构成，内含脂肪、神经、血管和淋巴管等，除对深层结构有保护作用外，还起着衬垫、保温和储存脂肪的作用。

（2）深筋膜：由致密结缔组织构成，位于浅筋膜深面，它包裹肌、血管和神经等。四肢的深筋膜可伸入肌群之间并与骨膜相连，构成肌间隔。深筋膜包绕血管和神经，形成血管神经鞘。

2. 滑膜囊　为密闭的结缔组织囊，内含滑液，多呈扁形，位于肌腱与骨之间，可减少摩擦。

3. 腱鞘　包裹手、足部长肌腱的表面，呈双层套管状，分内、外两层，具有约束肌腱、减少摩擦的作用。

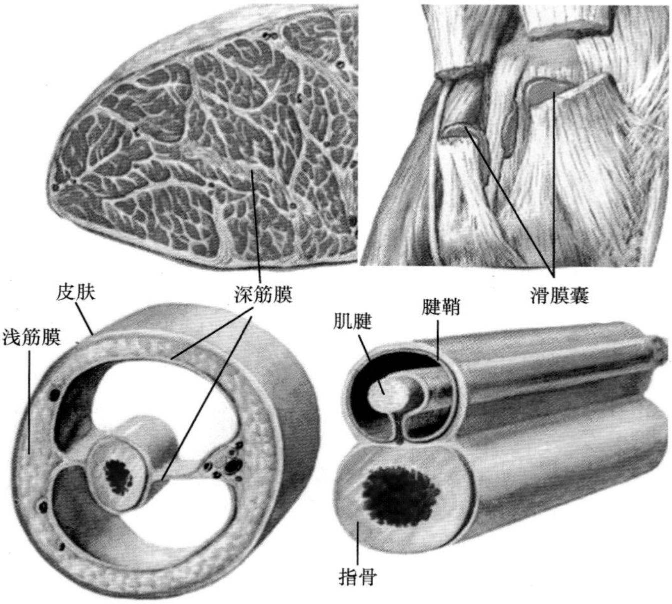

图 4-38 肌的辅助结构

二、躯 干 肌

躯干肌包括背肌、胸肌、膈、腹肌和会阴肌。

(一) 背肌

背肌位于躯干后面,分浅、深两层,浅层主要有斜方肌和背阔肌,深层主要为竖脊肌(图 4-39)。

1. 斜方肌 位于项部和背上部,为三角形,两侧斜方肌合在一起呈斜方形;斜方肌起自枕骨、项韧带、第 7 颈椎和全部胸椎的棘突,止于肩胛骨和锁骨。作用:上部肌束可上提肩胛骨,下部肌束可下降肩胛骨,双侧同时收缩可使肩胛骨靠拢,如肩胛骨固定时,可使头后仰。

2. 背阔肌 为全身最大的扁肌,位于背下半部及胸的后外侧,起自下 6 个胸椎棘突、全部腰椎棘突和髂嵴,肌束斜向外上,止于肱骨上端。作用:使臂内收、旋内和后伸,当上肢上举固定时,可做引体向上。

3. 竖脊肌 位于背肌浅层的深面,脊柱两侧的纵沟内,起自骶骨背面和髂嵴后部,沿途止于椎骨和肋,向上达颞骨乳突。作用:使脊柱后伸和仰头,一侧收缩使脊柱侧屈。

(二) 胸肌

胸肌主要有胸大肌和肋间肌等(图 4-40)。

1. 胸大肌 呈扇形,位于胸前壁外上方的浅层。起自锁骨内侧半、胸骨和第 1~6 肋软骨,肌束向外上,止于肱骨大结节下方。作用:可使肩关节内收、旋内和前屈。若上肢固定,可上提躯干,还可提肋助吸气。

2. 肋间肌 位于肋间隙内，浅层称肋间外肌，作用为提肋助吸气；深层称肋间内肌，作用为降肋助呼气。

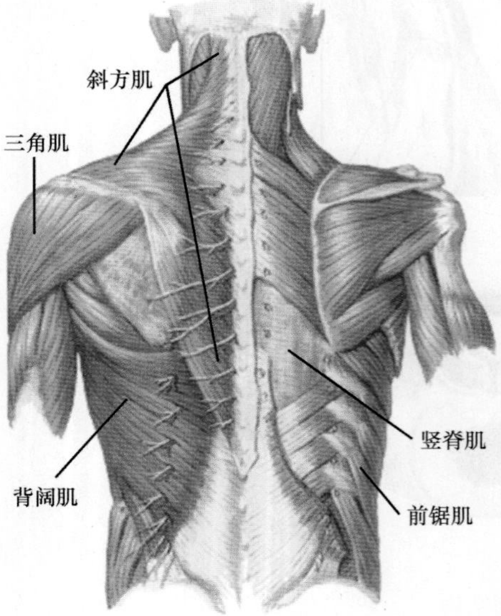

图 4-39 背肌

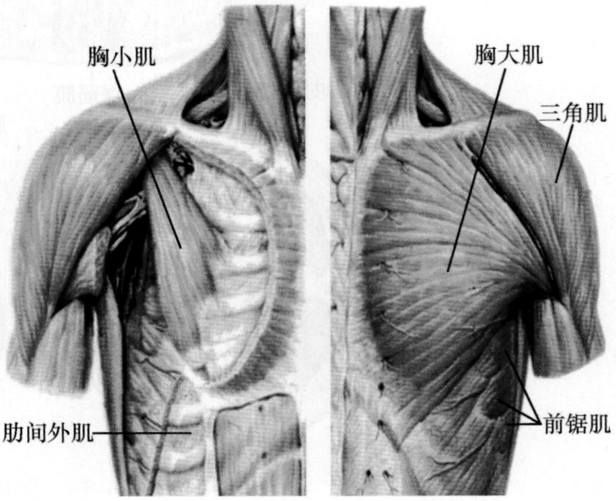

图 4-40 胸肌

（三）膈

膈是分隔胸腔和腹腔的扁肌，呈穹隆状，凸向上，起自胸廓下口和腰椎，止于膈中央的中心腱（图 4-41）。膈上有 3 个孔裂：①主动脉裂孔，位于膈与脊柱之间，有主动脉和胸导管通过；②食管裂孔，位于主动脉裂孔的左前方，有食管和迷走神经通过；③腔静脉孔，位于食管裂孔右前方的中心腱内，有下腔静脉通过。

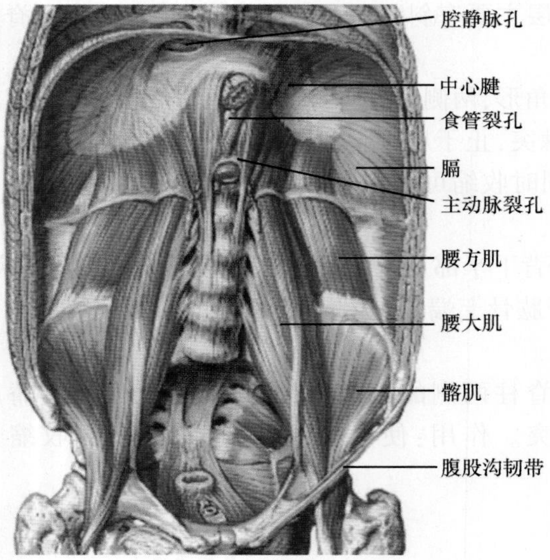

图 4-41 膈与腹后壁肌

膈为主要的呼吸肌，收缩时，膈穹隆下降，胸腔容积扩大，以助吸气；松弛时，膈穹隆上升恢复原位，胸腔容积减小，以助呼气。膈与腹肌同时收缩，则能增加腹压，协助排便、呕吐、咳嗽、喷嚏及分娩等活动。

（四）腹肌

腹肌可分为前外侧群和后群。

1. 前外侧群 包括腹直肌、腹外斜肌、腹内斜肌和腹横肌（图 4-42）。

（1）腹直肌：是位于腹前壁正中线两侧的一对长带形肌，包于腹直肌鞘内。

（2）腹外斜肌：是腹前外侧壁最浅层的扁肌，大部分肌束由外上方斜向前下方，在腹直肌外侧缘移行为腱膜，经腹直肌的前面，止于腹前正中线的白线并参与构成腹直肌鞘的前层。腹外斜肌腱膜的下缘增厚，连于髂前上棘与耻骨结节之间，形成腹股沟韧带。

（3）腹内斜肌：居腹外斜肌深面，大部分肌束斜向前上方，在腹直肌外侧缘移行为腱膜，分前后两层包裹腹直肌，止于腹前正中线的白线并参与腹直肌鞘的构成。

（4）腹横肌：居腹内斜肌的深面，大部分肌束水平向前移行为腱膜，经腹直肌的后方，止于腹前正中线的白线并参与构成腹直肌鞘的后层。

腹肌具有保护腹腔器官、增加腹压及协助排便、咳嗽、呕吐和分娩等活动，还可以使脊柱前屈、侧屈和旋转。

2. 后群 位于腹后壁，包括腰大肌和腰方肌（图 4-41）。

3. 腹股沟管 位于腹股沟韧带内侧半上方，长约 4.5cm，为腹外侧壁 3 层扁肌之间的斜行裂隙，男性有精索通过，女性有子宫圆韧带通过。

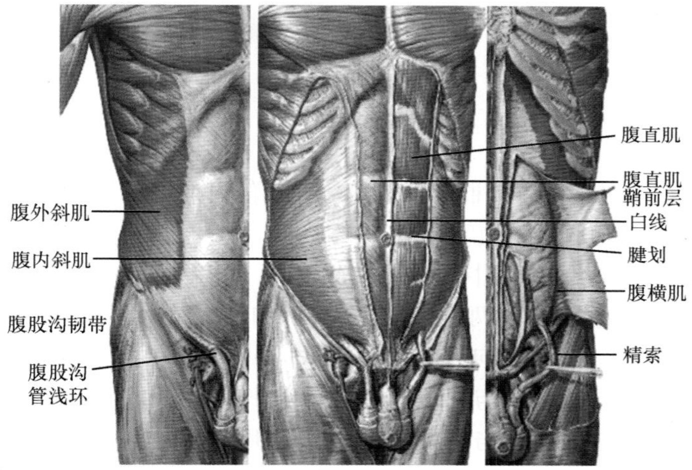

图 4-42 腹肌前外侧群

三、头颈肌

（一）头肌

头肌分为面肌和咀嚼肌（图 4-43）。

1. 面肌 为扁薄的皮肌，多起自颅骨，止于皮肤，主要分布于面部孔裂周围，可分为环形肌和辐射肌两种，有闭合或开大上述孔裂的作用；同时，牵动面部皮肤，显示喜怒哀惧等各种表情，故面肌也称为表情肌。人类面肌较其他动物发达，主要有枕额肌、眼轮匝肌、口轮匝肌、颊肌等。

2. 咀嚼肌 强大而有力，配布于颞下颌关节周围，运动此关节产生咀嚼动作，主要有咬肌和颞肌。

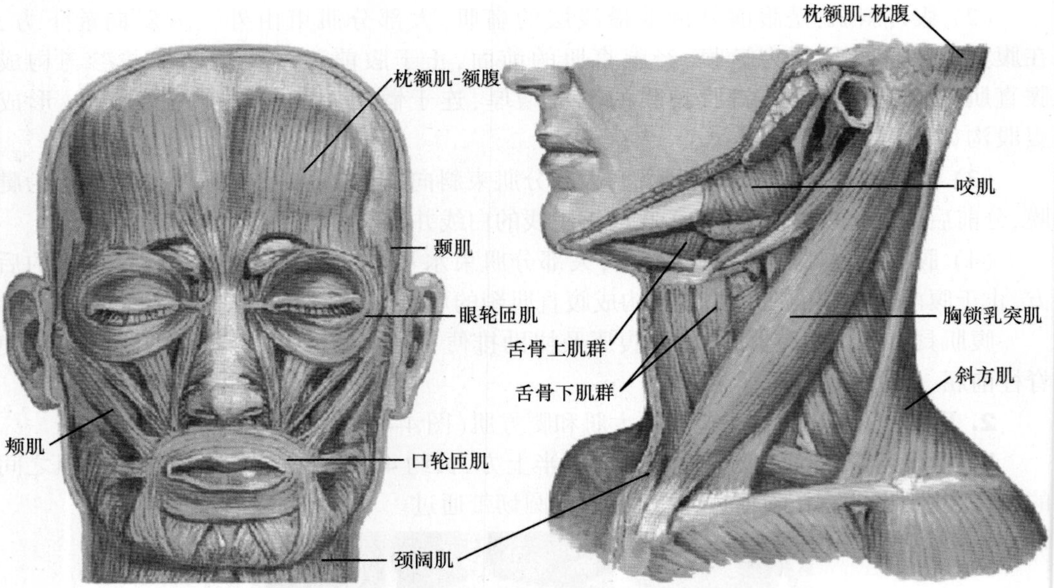

图 4-43　头肌和颈肌

（二）颈肌

颈肌依其所在位置主要有浅群及舌骨上、下肌群（图 4-43）。

1. 浅群　包括颈阔肌和胸锁乳突肌。

（1）颈阔肌：位于颈部浅筋膜中，为一扁薄的皮肌。作用：拉口角向下，紧张颈部皮肤。

（2）胸锁乳突肌：位于颈部两侧，起自胸骨柄和锁骨胸骨端，止于颞骨乳突。作用：一侧收缩使头向同侧倾斜，面转向对侧，两侧同时收缩，使头后仰。

2. 舌骨上肌群　位于舌骨与下颌骨之间，主要作用为上提舌骨，下降下颌骨。

3. 舌骨下肌群　位于舌骨与胸骨之间，主要作用为下降舌骨和喉。

四、四　肢　肌

四肢肌分为上肢肌和下肢肌。

（一）上肢肌

上肢肌可分为肩肌、臂肌、前臂肌和手肌（图 4-44）。

1. 肩肌　是包绕和运动肩关节的肌，均起于肩胛骨和锁骨，止于肱骨。重要的有三角肌，呈三角形，位于肩部，起于锁骨外侧、肩峰和肩胛冈，止于肱骨的三角肌粗隆。三角肌主要作用是使肩关节外展。三角肌外上 1/3 部肌质丰厚，其深部无重要的血管和神经，是肌内注射的常用部位（图 4-39、图 4-40）。

2. 臂肌　覆盖肱骨，分为前群和后群。

（1）前群：位于肱骨前面，为屈肌。主要有肱二头肌，呈梭形，起端有长、短二头，其长头起自肩胛骨关节盂上方，短头起于肩胛骨喙突，两头合成一个肌腹，下端移行为肌腱止于桡骨。作用：屈肘关节，协助屈肩关节。

（2）后群：位于臂的后面，为伸肌。只有肱三头肌，起自肩胛骨肱骨的后面，下端以肌腱止于尺骨鹰嘴。主要作用：伸肘关节。

3. 前臂肌 位于尺、桡骨周围,分为前群和后群。前群 9 块,位于前臂的前部,可屈桡腕关节、掌指关节、指骨间关节和使前臂旋前。后群 10 块,位于前臂的后部,能伸桡腕关节、掌指关节、指骨间关节和使前臂旋后。

4. 手肌 位于手掌,为运动手指的短肌,可分为 3 群:外侧群较发达,在手掌形成隆起,称大鱼际,可使拇指屈、外展、内收和对掌;内侧群较小,在手掌也形成隆起,称小鱼际,可使小指屈、外展;中间群包括蚓状肌和骨间肌。

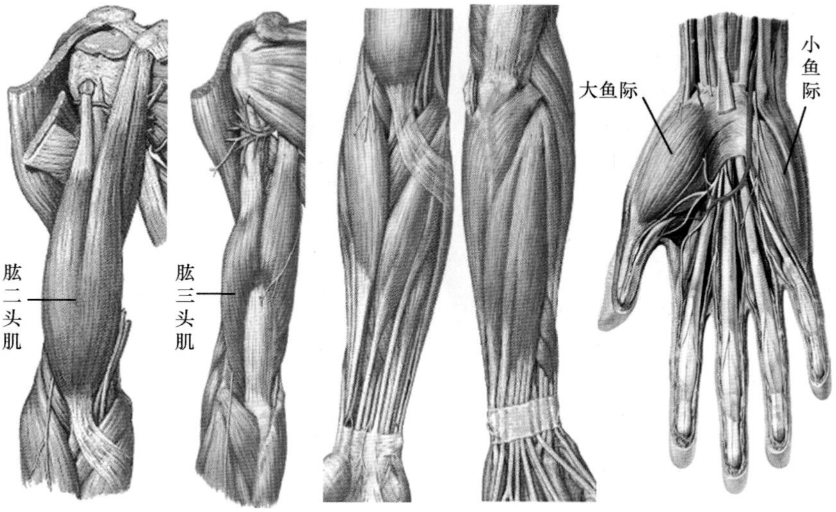

图 4-44 上肢肌

（二）下肢肌

下肢肌按部位分为髋肌、大腿肌、小腿肌和足肌(图 4-45)。

1. 髋肌 是包绕和运动髋关节的肌,均起自髋骨,止于股骨,可分为前群和后群。

(1) 前群:主要有髂腰肌。髂腰肌由腰大肌和髂肌组成,腰大肌起自腰椎两侧,髂肌起自髂窝,二肌会合后向下经腹股沟韧带深面,止于股骨小转子。作用:使髋关节前屈和旋外。

(2) 后群:主要 3 个。①臀大肌:略呈四边形,位于臀部浅层,覆盖臀的大部分,起自髂骨外面和骶骨背面,止于股骨上端。作用:使髋关节后伸和旋外,下肢固定时,能伸直躯干。还常用来肌内注射,通常在该肌的外上 1/4 部位注射,以避免伤及神经。②臀中肌和臀小肌:臀中肌位于臀部外上份,内侧被臀大肌遮盖;臀小肌位于臀中肌深面。作用:均能使髋关节外展、旋内和旋外。③梨状肌:位于臀中肌下方。作用:使髋关节旋外。

2. 大腿肌 位于股骨周围,分为前群、内侧群和后群。

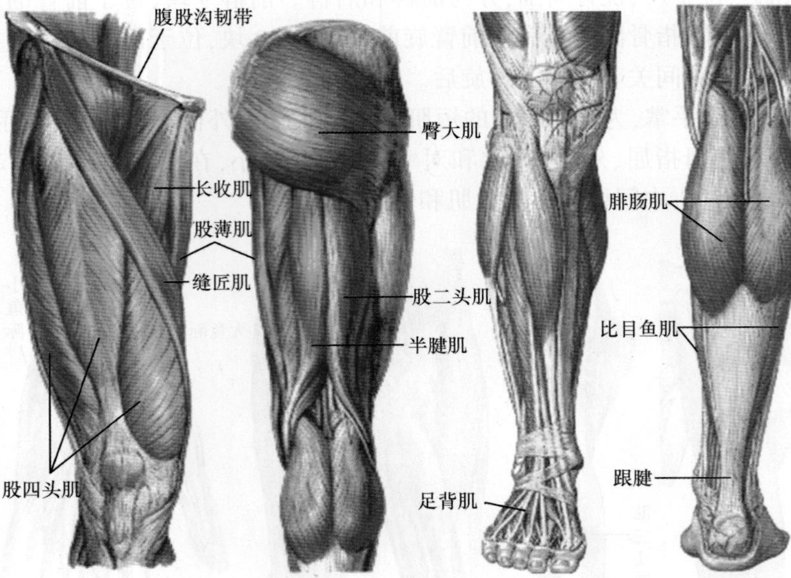

图 4-45　髋肌和大腿肌前后群

（1）前群：位于股前部，包括缝匠肌和股四头肌。①缝匠肌：呈扁带状，为全身最长的肌，起于髂前上棘，肌束斜向内下方，止于胫骨上端内侧面。作用：屈髋关节和膝关节。②股四头肌：有 4 个头，起于髂骨和股骨，向下延伸为髌韧带，止于胫骨粗隆。作用：主要是伸膝关节，还能屈髋关节。

（2）后群：位于股后部，共有 3 块，有股二头肌、半腱肌和半膜肌，均可屈膝关节和伸髋关节。

（3）内侧群：位于大腿的内侧，主要作用是内收髋关节。

3. 小腿肌　位于胫、腓骨的周围，分为前群、外侧群和后群。

（1）前群：共有 3 块肌肉，可使踝关节背屈（伸）、足内翻、伸趾等。

（2）外侧群：位于小腿的外侧部能使足外翻和跖屈踝关节。

（3）后群：位于小腿后部，分浅层和深层。浅层包括腓肠肌和比目鱼肌，合称小腿三头肌。起于股骨的下端和胫、腓骨上端的后面，三个头汇合向下续为跟腱，止于跟骨。作用：跖屈踝关节、屈膝关节；深层的肌可使跖屈踝关节、使足内翻、屈趾等。

4. 足肌　配布于足背和足底，其作用是运动足趾、维持足弓。

小结

运动系统包括骨、骨连结和骨骼肌三部分。全身骨借骨连结形成骨骼，构成人体的支架，骨在运动中起杠杆作用。骨骼肌跨过关节附着于骨，在神经系统的支配下收缩，牵动骨而产生运动。关节的灵活性和连结的稳固性取决于关节的形态，以灵活为主的关节，关节囊薄而松弛，韧带少而弱，关节腔宽广，周围强而有力的肌较少；以稳固为主的关节则与之相反。肌的配布反映了人类直立行走和上肢从事劳动的特点，人项背部、臀部、大腿及小腿后面的肌较发达，以克服重力影响，保持直立及平衡。上肢肌适应灵活运动，屈肌比伸肌发达，肌形细巧，数目较多，手肌比足肌分化程度高。

自测题

一、名词解释

1. 胸骨角 2. 翼点 3. 关节
4. 界线 5. 腹股沟韧带

二、单项选择题

1. 下列哪块骨属于短骨( )
   A. 指骨 B. 锁骨
   C. 椎骨 D. 腕骨
   E. 趾骨
2. 颅盖骨内的骨松质称为( )
   A. 内板 B. 外板
   C. 骨板 D. 板障
   E. 骨缝
3. 颈椎的结构特点( )
   A. 横突有横突孔
   B. 第1颈椎有齿突
   C. 第2颈椎称隆椎
   D. 第7颈椎称枢椎
   E. 第7颈椎棘突分叉
4. 关于椎孔的叙述,下列哪项是正确( )
   A. 由椎体与椎弓根围成
   B. 又称椎间孔
   C. 由椎体与椎板围成
   D. 由椎体与椎弓围成
   E. 由椎板与椎弓根围成
5. 胸骨角( )
   A. 平对第2肋间隙
   B. 平对第2肋软骨
   C. 为胸骨体与剑突形成的结构
   D. 凸向内面
   E. 是两肋弓的夹角
6. 近侧列腕骨不包括( )
   A. 手舟骨 B. 月骨
   C. 三角骨 D. 钩骨
   E. 豌豆骨
7. 在体表不能摸到的结构( )
   A. 肩峰 B. 肩胛下窝
   C. 桡骨茎突 D. 肱骨内上髁
   E. 肩胛下角
8. 下列哪些骨具有鼻旁窦( )
   A. 额骨 B. 下颌骨
   C. 颞骨 D. 顶骨
   E. 枕骨
9. 关节盂与下列何结构构成关节( )
   A. 锁骨肩峰端 B. 肱骨头
   C. 肩胛冈 D. 肋头
   E. 肱骨小结节
10. 肱骨滑车与( )相关节
    A. 桡骨头 B. 尺骨头
    C. 滑车切迹 D. 桡切迹
    E. 桡骨环状关节面
11. 膝关节的主要运动形式( )
    A. 环转运动 B. 屈和伸
    C. 内收和外展 D. 旋内和旋外
    E. 内翻和外翻
12. 既能屈膝又能屈髋的肌( )
    A. 股薄肌 B. 缝匠肌
    C. 股四头肌 D. 半膜肌
    E. 股二头肌
13. 背阔肌收缩能使( )
    A. 臂内收 B. 臂外旋
    C. 助臂上举 D. 伸脊柱
    E. 头后仰
14. 重要的呼吸肌有( )
    A. 胸大肌 B. 膈
    C. 胸小肌 D. 前锯肌
    E. 腹直肌
15. 外展肩关节的肌( )
    A. 背阔肌 B. 三角肌
    C. 肱二头肌 D. 肩胛下肌
    E. 肱三头肌
16. 右侧胸锁乳突肌收缩( )
    A. 头后仰
    B. 头歪向右侧、面转向右侧
    C. 头歪向左侧、面转向左侧
    D. 头歪向右侧、面转向左侧
    E. 头歪向左侧、面转向右侧
17. 伸膝关节的肌( )
    A. 缝匠肌 B. 臀大肌
    C. 股四头肌 D. 梨状肌
    E. 髂腰肌
18. 骨( )
    A. 每块骨都由骨质、骨髓、骨髓腔、骨膜和关

节软骨构成

B. 骨髓由骨密质构成

C. 成人骨髓腔内充满红骨髓

D. 红骨髓具有造血功能

E. 每块骨均不能视为一个器官

19. 红骨髓(　　)

A. 位于成人骨髓腔内

B. 不存在骨松质内

C. 胎儿时期造血,成年后不造血

D. 胸骨、椎骨内终身保持红骨髓

E. 髋骨内无红骨髓

20. 属于长骨的是(　　)

A. 肋骨　　B. 顶骨

C. 鼻骨　　D. 趾骨

E. 舌骨

三、简答题

1. 颈椎、胸椎、腰椎各有何主要形态特点？

2. 试述肩关节的构成和运动形式。

3. 试述全身主要的骨性标志。

4. 膈有哪些裂孔？各有何结构通过？

(颜意峰)

第 5 章 神经系统

引言：人们常说：大脑是人体的最高司令部，我们的各个器官、系统，就像是一支军队，在大脑的统一指挥下，有条不紊地发挥着各自的功能。你想知道它是如何工作的，大脑不同部位的损伤又有何不同的表现吗？让我们一起学习这一人体最复杂的系统，了解更多复杂而又有趣的问题吧！

案例

高位截瘫 自强不息

桑兰曾多次在国际国内体操大赛中取得优异成绩。1998 年，17 岁的桑兰在纽约第四届友好运动会上进行赛前训练时发生意外，造成颈椎骨折，胸部以下高位截瘫。桑兰受伤后，下肢完全瘫痪、胸部以下失去知觉、大小便障碍。后来在中美医学专家共同的努力下，病情有所好转，但仍需终生坐轮椅。遭此劫难的桑兰并没有消沉，而是勇敢地面对人生新的篇章。1999 年，桑兰成为了第一位在时代广场为帝国大厦主持点灯仪式的外国人；2002 年，桑兰进入北京大学新闻系攻读学士学位；2008 年北京奥运会，她又成为首批确认的火炬手；2014 年 4 月 14 日凌晨，桑兰顺利剖腹生下一子，母子平安。身残志坚的桑兰创造了生命的奇迹。

问题：

1. 桑兰下肢瘫痪、胸部以下失去知觉是因为损伤了神经系统的哪一部分？
2. 为什么还会出现大小便障碍的症状？
3. 桑兰剖腹生子，试分析她可否正常顺产？

第 1 节 概 述

神经系统是人体结构和功能最复杂的系统，由数以亿万计的神经细胞组成，在人体九大系统中起主导作用。神经系统既可以调节和控制体内各器官系统的功能活动，使机体成为一个统一的整体；又可以对不断变化的内、外环境做出迅速而完善的适应性调节，以维持机体内环境的相对稳定。

在人类长期的进化过程中，人脑在思维、语言和劳动等高级功能的推动下，结构和功能上发生了质的飞跃。人类不仅能适应和认识世界，还能主动的改造世界，使之为人类服务。

一、 神经系统的分部

神经系统在形态和功能上是一个整体，但为了学习和研究上的方便，我们可以从不同角度对其进行分部。

按其所在位置不同，神经系统可分为中枢神经系统和周围神经系统两部分。中枢神经系统包括脊髓和脑，分别位于椎管和颅腔内。周围神经系统包括 31 对与脊髓相连的脊神经和 12 对与脑相连的脑神经（图 5-1）。

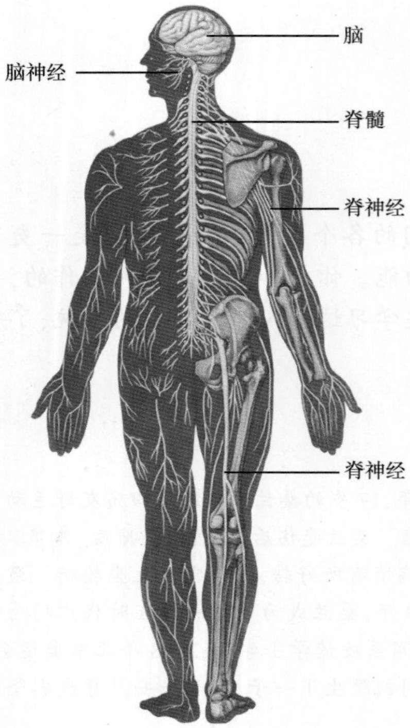

图 5-1　神经系统概观

按其分布对象不同，周围神经系统又可分为躯体神经和内脏神经。躯体神经分布于体表、骨、关节和骨骼肌；内脏神经分布于内脏、心血管、平滑肌和腺体。

躯体神经和内脏神经都含有传入（感觉）纤维和传出（运动）纤维。前者将神经冲动由感受器传至中枢，后者将神经冲动由中枢传至效应器。其中内脏运动神经因其活动不受意识控制，也被称为自主神经系统或植物神经系统。按其功能不同，内脏运动神经又可分为交感神经和副交感神经。

神经系统的分部，可归纳如下：

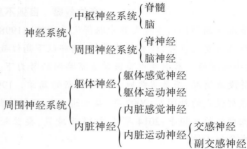

- 神经系统
  - 中枢神经系统
    - 脊髓
    - 脑
  - 周围神经系统
    - 脊神经
    - 脑神经

- 周围神经系统
  - 躯体神经
    - 躯体感觉神经
    - 躯体运动神经
  - 内脏神经
    - 内脏感觉神经
    - 内脏运动神经
      - 交感神经
      - 副交感神经

二、神经系统的常用术语

神经系统功能极为复杂，根据神经元胞体和神经纤维所在部位和组织形式的不同，常用不同的术语进行表述。

在中枢神经系统内，神经元胞体聚集处色泽灰暗，称灰质，其中大、小脑表层的灰质又称皮质，形态与功能相似的神经元胞体在深部聚集成团，称神经核；神经纤维聚集处色泽白亮，称白质，其中大、小脑的白质位于皮质深部，称髓质，起止和功能基本相同的神经纤维聚集成束，称纤维束；某些部位神经纤维交织成网，灰质团块散在其间，称网状结构。

在周围神经系统内，神经元胞体聚集成结节状，称神经节；神经纤维聚集成束，并被结缔组织被膜包裹成条索状，称神经。

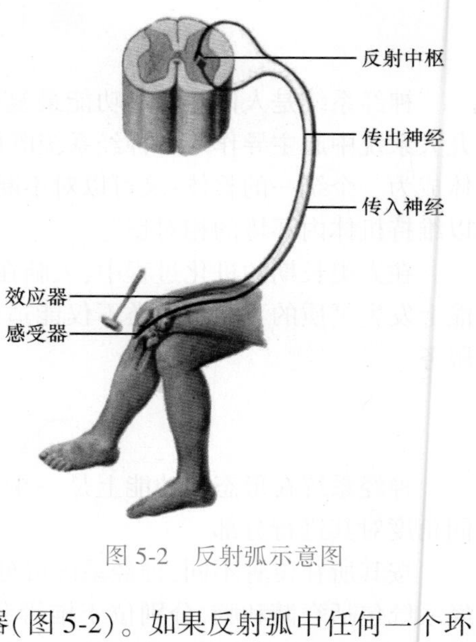

图 5-2　反射弧示意图

三、神经系统的活动方式

神经系统的活动方式是反射，即接受体内、外环境的刺激，并做出适宜的反应。执行反射活动的形态学基础，称为反射弧，包括 5 个环节，即感受器→传入神经→反射中枢→传出神经→效应器（图 5-2）。如果反射弧中任何一个环节出现损伤,就会导致反射障碍。因此,临床上常用检查反射的方法来诊断神经系统的疾病。

第2节　中枢神经系统

一、脊　　髓

脊髓是中枢神经系统的低级部分,是躯干和四肢的初级反射中枢,与脑的各级中枢之间有广泛的联系。

(一)脊髓的位置和外形

脊髓位于椎管内,上端在枕骨大孔处与延髓相连,下端在成人平第1腰椎下缘,新生儿约平第3腰椎下缘。

脊髓呈前后略扁的圆柱形,全长粗细不均,上部有颈膨大,下部有腰骶膨大,两处膨大与四肢的出现有关。脊髓末端变细称脊髓圆锥,其向下延伸的细丝称终丝,起固定作用(图5-3)。

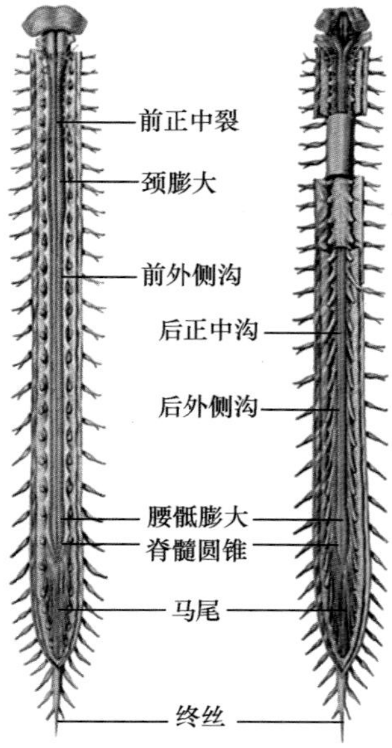

图5-3　脊髓的外形

脊髓表面有6条纵行的沟裂。前面正中较深的称前正中裂,后面正中较浅的称后正中沟,它们把脊髓分为左右对称的两半。在脊髓的两侧,还有成对的前外侧沟和后外侧沟,沟内分别连有脊神经的前根和后根,后根上的膨大称脊神经节。前、后根在椎间孔处合成1条脊神经,共有31对脊神经(图5-4)。每一对脊神经所对应的一段脊髓称为一个脊髓节段,脊髓共分31个节段,包括颈髓8节、胸髓12节、腰髓5节、骶髓5节和尾髓1节(图5-5)。

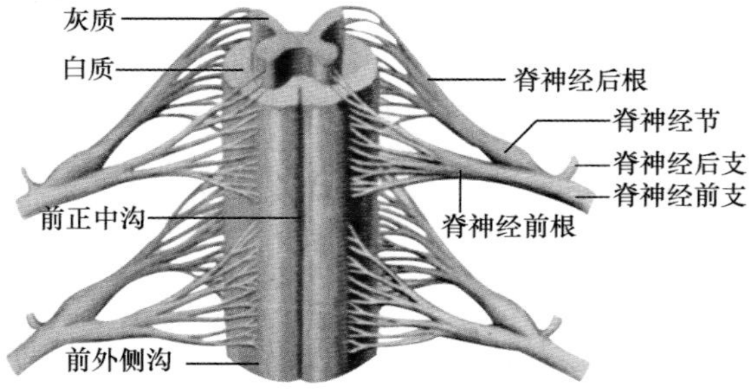

图5-4　脊髓结构立体示意图

(二)脊髓的内部结构

脊髓各节段的内部结构大致相似,都由中央的灰质和周围的白质构成(图5-6)。

1. 灰质　呈柱状纵贯脊髓全长,在横切面上,灰质呈"H"形,左右对称,其中央有一管,称中央管。每侧灰质向前伸出粗大的前角(前柱),向后伸出狭长的后角(后柱),在胸1～腰3节段,前角与后角之间还向外侧伸出侧角(侧柱)。前角主要由运动神经元的胞体构成,其轴突构成脊神经前根,支配骨骼肌;后角主要由联络神经元构成,接受脊神经后根的感觉神经纤维;侧角主要由交感神经元的胞体构成,是交感神经的低级中枢,其轴突加入前根,支配平滑肌、心肌和腺体;此外,在骶2～骶4节段相当于侧角的部位,有副交感神经元的胞体所构成的骶副交感核,是副交感神经在脊髓内的低级中枢,也支配平滑肌、心肌和腺体。

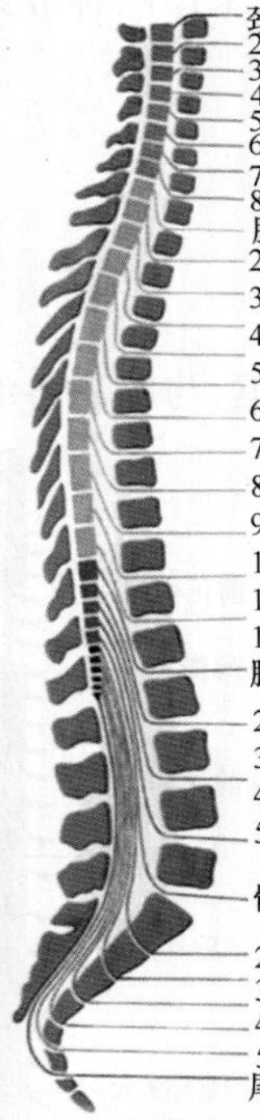

图 5-5　脊髓节段与椎骨的对应关系

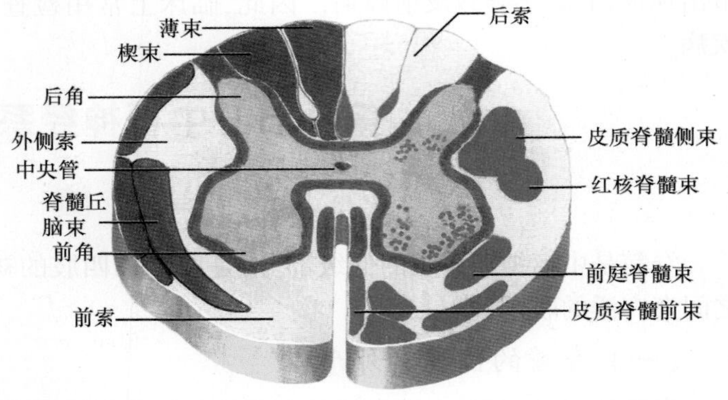

图 5-6　脊髓横切面

2. 白质　位于灰质周围,也呈柱状纵贯脊髓全长。借助于脊髓表面的沟裂,将白质分为前索、后索和外侧索,各索均由传导神经冲动的上、下行纤维束(传导束)构成。

(1) 上行(感觉)传导束:薄束和楔束位于后索,薄束在内侧,楔束在外侧,传导同侧躯干、四肢的本体感觉和精细触觉;脊髓丘脑束位于外侧索和前索,分为脊髓丘脑侧束和脊髓丘脑前束,传导对侧躯干、四肢的痛、温觉和粗触觉、压觉。

(2) 下行(运动)传导束:皮质脊髓束位于外侧索和前索,分为皮质脊髓侧束和皮质脊髓前束,管理躯干、四肢骨骼肌的随意运动。

(三) 脊髓的功能

1. 传导功能　脊髓通过上、下行纤维束将脑与躯干、四肢的感受器、效应器联系起来,具有传导神经冲动的功能,是脑与周围神经联系的重要通道。

2. 反射功能　脊髓灰质内包含许多躯体反射和内脏反射的低级中枢,能独立完成许多反射活动,如腱反射、排便反射、排尿反射等。但脊髓的许多反射活动仍是在脑的控制下完成的。

二、脑

脑位于颅腔内,由端脑、间脑、中脑、脑桥、延髓及小脑组成,通常将中脑、脑桥、延髓合称为脑干(图 5-7、图 5-8)。

(一) 脑干

脑干自下而上由延髓、脑桥和中脑三部分组成,上接间脑,下连脊髓,后有小脑。延髓、脑桥和小脑之间有第四脑室。

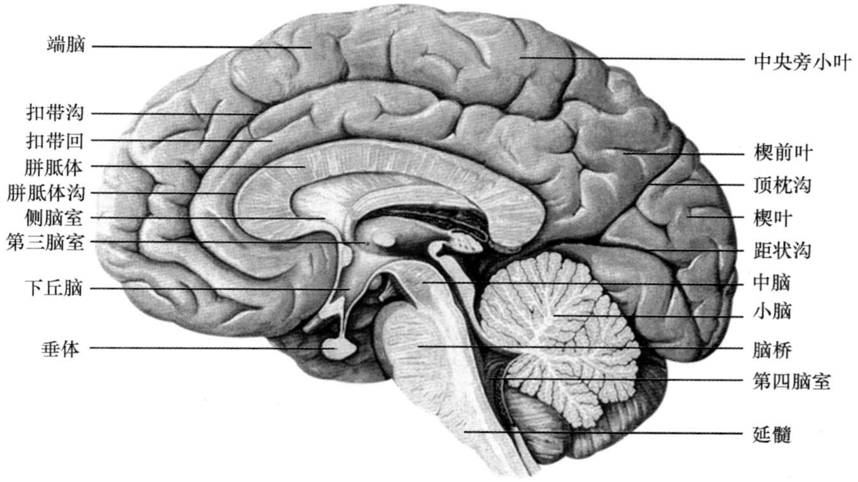

图 5-7 脑的正中矢状面

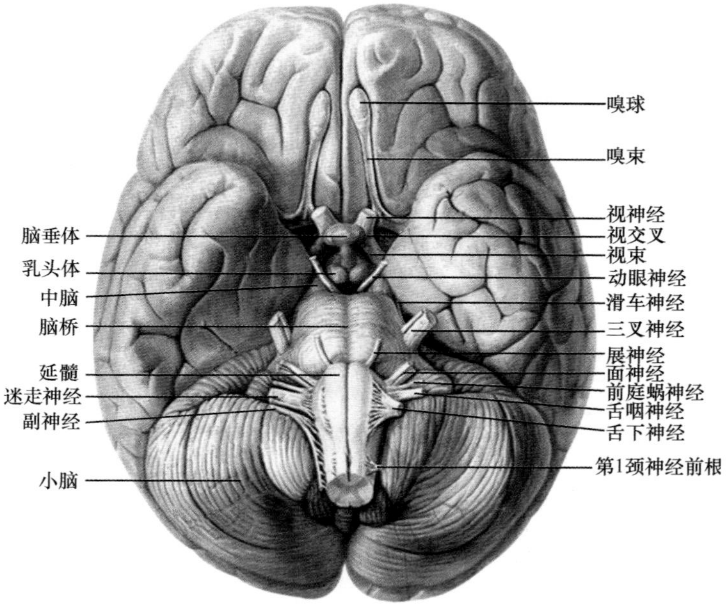

图 5-8 脑底面

1. 脑干的外形

（1）腹侧面：延髓腹侧面正中有与脊髓相续的前正中裂，其两侧各有一个纵行隆起，称锥体，其下方有锥体交叉；脑桥腹侧面宽阔而膨隆，其外侧逐渐变窄，与背侧的小脑相连；中脑腹侧面有两个粗大的纵行柱状结构，称大脑脚（图 5-9）。

（2）背侧面：延髓背侧面下部有两对隆起，内侧为薄束结节，外侧为楔束结节，其深面分别为薄束核和楔束核；延髓背侧面上部和脑桥背侧面共同形成菱形窝，构成第四脑室底；中脑背侧面有两对隆起，上方的称上丘，与视觉反射有关，下方的称下丘，与听觉反射有关(图 5-10)。

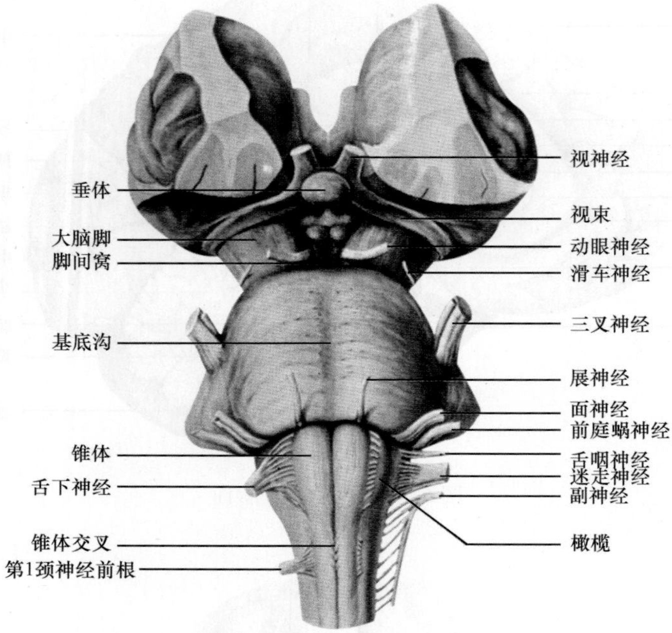

图 5-9　脑干腹侧面

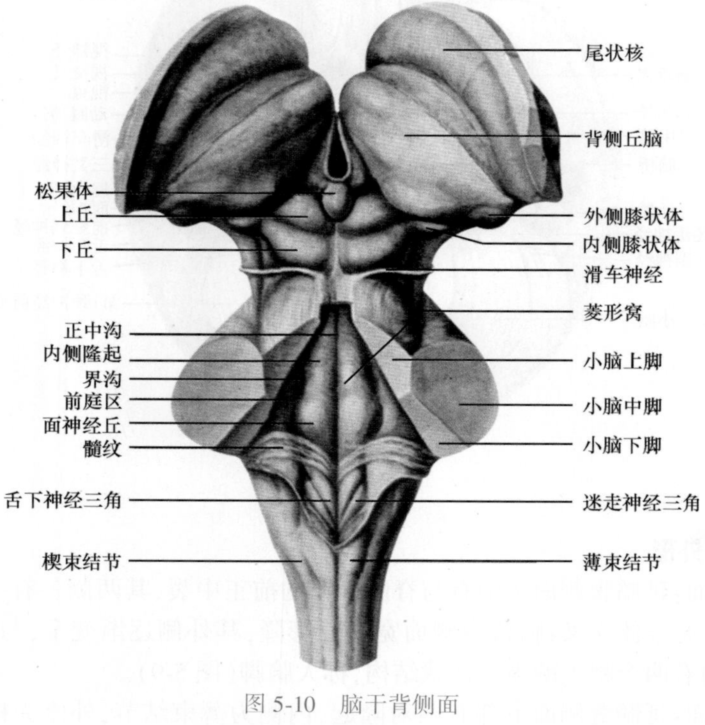

图 5-10　脑干背侧面

12 对脑神经中与脑干相连的有 10 对,其中动眼神经、滑车神经连于中脑,三叉神经、展神经、面神经、前庭蜗神经连于脑桥,舌咽神经、迷走神经、副神经、舌下神经连于延髓。

除滑车神经连于脑干背侧面外，其余 9 对均连于脑干腹侧面。

2. 脑干的内部结构

（1）灰质：脑干的灰质被纤维束分隔成团块状，称神经核。其中与脑神经相连的称脑神经核，脑神经核又分为脑神经运动核（如动眼神经核、动眼神经背核）和脑神经感觉核（如三叉神经感觉核），脑神经核的名称与脑神经基本一致。不与脑神经相连的称非脑神经核，包括上、下行传导通路上的中继核（如薄束核、楔束核）和网状结构中的网状核（图 5-11、图 5-12）。

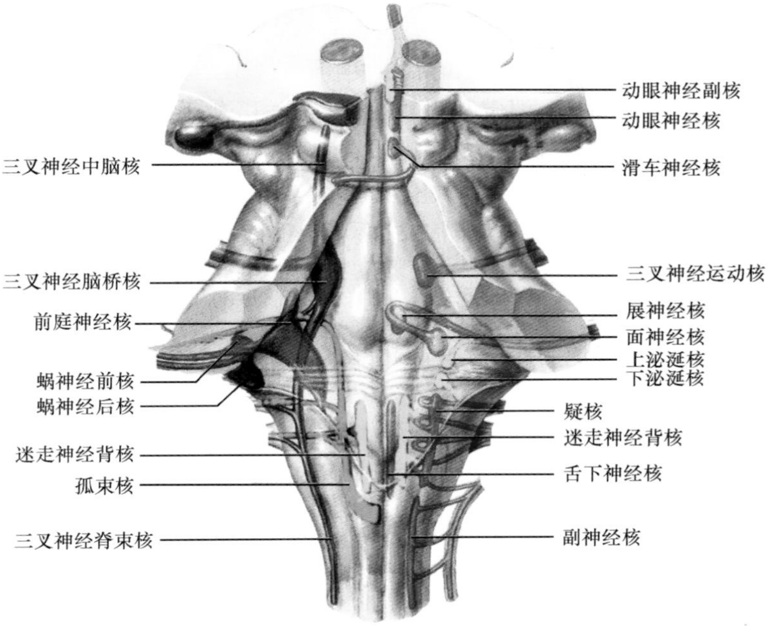

图 5-11　脑神经核在脑干背面的投影

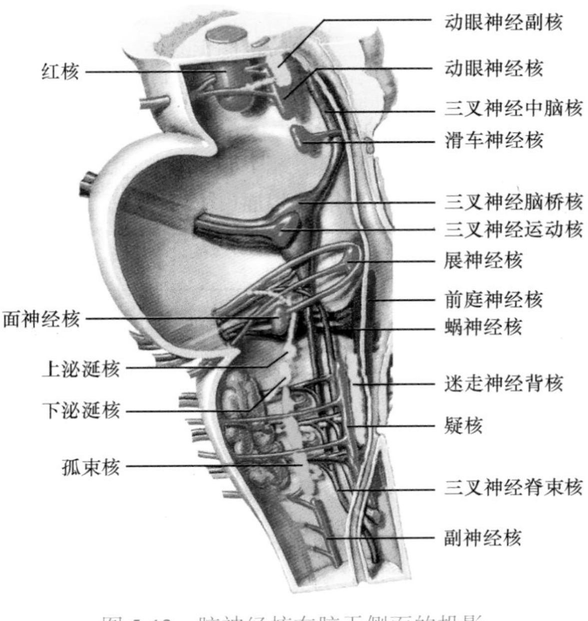

图 5-12　脑神经核在脑干侧面的投影

链 接

脊髓灰质炎

脊髓灰质炎又称小儿麻痹症，是由脊髓灰质炎病毒引起的小儿急性传染病，多发生在5岁以下小儿，尤其是婴幼儿。病毒侵犯脊髓前角运动神经元，造成弛缓性肌肉麻痹，病情轻重不一，轻者无瘫痪出现，严重者累及生命中枢而死亡；大部分病例可治愈，仅小部分留下瘫痪后遗症。自从口服的脊髓灰质炎减毒活疫苗投入使用后，发病率明显降低。

（2）白质：脑干的白质主要由联系于端脑、间脑、小脑和脊髓间的上、下行纤维束组成，其中上行纤维束主要有内侧丘系（传导对侧躯干、四肢的本体感觉和精细触觉）、脊髓丘系（传导对侧躯干、四肢的痛、温觉和粗触觉、压觉）和三叉丘系（传导对侧头面部的痛、温觉和粗触觉、压觉），下行纤维束主要有皮质脊髓束和皮质核束，两者合称锥体束（管理骨骼肌的随意运动）。

（3）网状结构：脑干的网状结构非常发达，与中枢神经系统各部有着广泛联系，是非特异性投射系统的结构基础。

3. 脑干的功能

（1）传导功能：大脑皮质与小脑、脊髓相互联系的上、下行纤维束都要经过脑干，因此脑干具有传导神经冲动的功能。

（2）反射功能：脑干内有许多反射中枢，如延髓内有心血管活动中枢和呼吸中枢，两者合称“生命中枢”；脑桥内有角膜反射中枢；中脑内有瞳孔对光反射中枢。

（3）网状结构的功能：脑干网状结构具有维持大脑皮质觉醒、调节肌张力和调节内脏活动等功能。

（二）小脑

1. 小脑的位置和外形　小脑位于颅后窝内，在延髓和脑桥的后方。小脑两端膨隆，称小脑半球；中间窄细，称小脑蚓。小脑半球下面近枕骨大孔处有一对隆起，称小脑扁桃体（图5-13）。当颅内压增高时，小脑扁桃体可嵌入枕骨大孔，压迫延髓内的“生命中枢”，危及生命，临床上称小脑扁桃体疝。

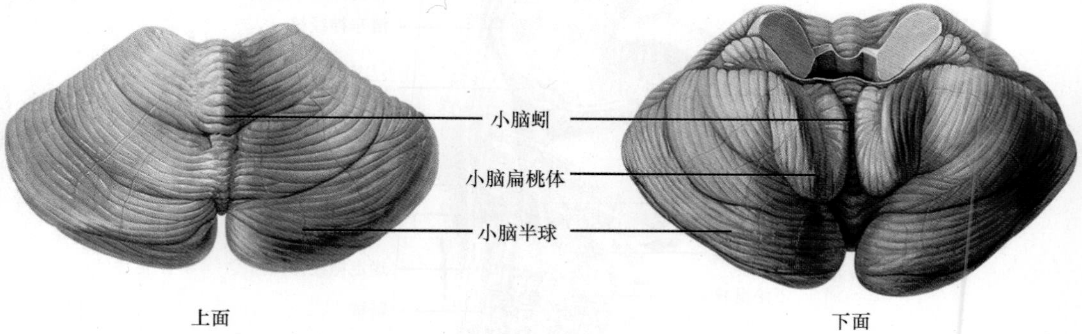

图5-13　小脑的外形

2. 小脑的内部结构　小脑由表层的皮质、深部的髓质和包埋在髓质内的小脑核组成，小脑核有顶核、球状核、栓状核和齿状核四对。

3. 小脑的功能 小脑参与躯体运动调节，具有维持身体平衡、调节肌张力和协调随意运动的功能。

4. 第四脑室 是位于延髓、脑桥和小脑之间的腔隙，呈四棱锥状，底为菱形窝，顶朝向小脑。第四脑室向上借中脑水管与第三脑室相通，向下通向脊髓中央管，向后经一个正中孔和两个外侧孔与蛛网膜下隙相通。

（三）间脑

间脑位于中脑和端脑之间，主要由背侧丘脑和下丘脑组成。间脑的内腔称第三脑室，视神经与间脑相连。

1. 背侧丘脑 也称丘脑，是间脑背侧的一对卵圆形灰质团块，外邻内囊，内邻第三脑室。背侧丘脑内部被“Y”形的白质内髓板分成前核群、内侧核群和外侧核群三部分。其中外侧核群的腹侧组最为重要，其后部称腹后核，是躯体感觉传导通路的中继核。腹后核又分为腹后外侧核和腹后内侧核，前者接受内侧丘系和脊髓丘系的投射纤维，后者接受三叉丘系的投射纤维，两者发出的纤维组成丘脑中央辐射投射到大脑皮质的躯体感觉中枢。背侧丘脑后下部有一对隆起，内侧的称内侧膝状体，与听觉冲动的传导有关；外侧的称外侧膝状体，与视觉冲动的传导有关（图 5-14）。

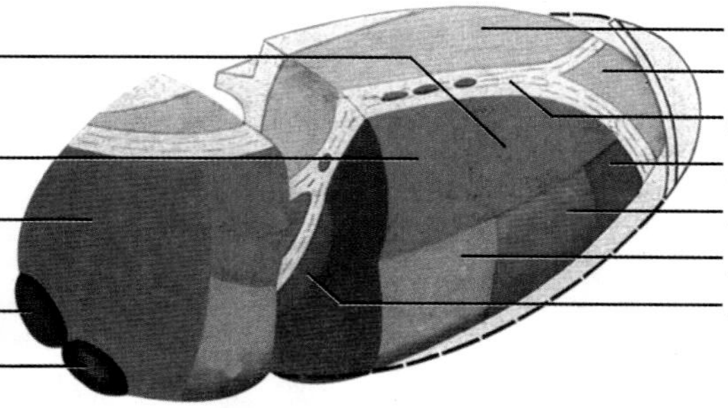

图 5-14 背侧丘脑

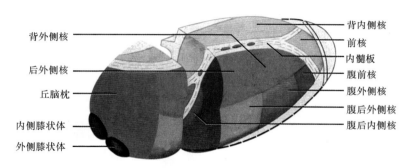

2. 下丘脑 位于背侧丘脑的前下方，包括视交叉、灰结节、乳头体、漏斗等结构。下丘脑内含多个核团，其中最重要的有位于视交叉上方的视上核和位于第三脑室侧壁的室旁核，能分泌血管升压素和缩宫素，经漏斗运至神经垂体储存并释放。下丘脑的功能非常复杂，既是神经内分泌中心，又是内脏活动的较高级中枢，对体温、摄食、水盐平衡、昼夜节律、情绪反应等均有重要的调节作用（图 5-15）。

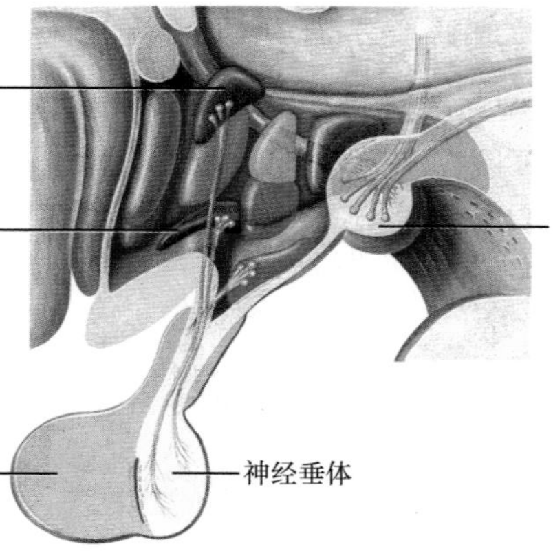

图 5-15 下丘脑

3. 第三脑室 是位于两侧背侧丘脑和下丘脑之间的狭窄腔隙，借左、右室间孔与两侧大脑半球内的侧脑室相通，后方借中脑水管与第四脑室相通。

（四）端脑

端脑是脑的最高级部位，由左、右大脑半球借胼胝体连接而成。两大脑半球之间的裂隙称大脑纵裂，大脑与小脑之间的裂隙称大脑横裂。

1. 大脑半球的外形和分叶 大脑半球表面凹凸不平，有许多隆起的脑回和深陷的脑沟。每侧大脑半球分为背外侧面、内侧面和下面，借3条叶间沟分为5个叶（图5-16、图5-17）。

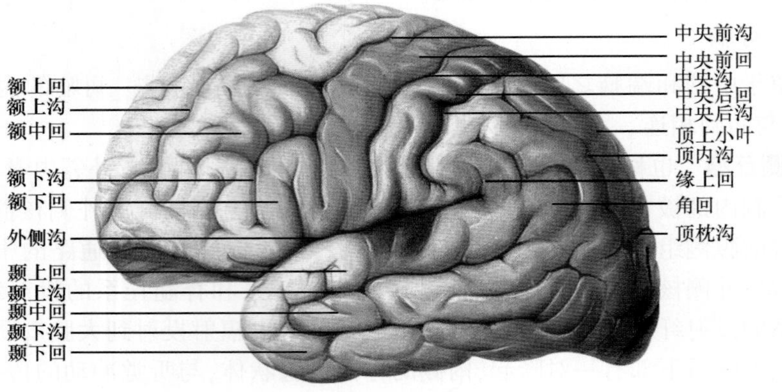

图 5-16 大脑半球背外侧面

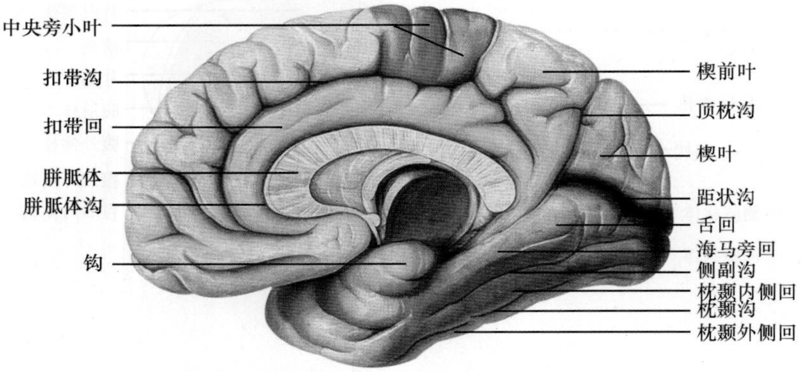

图 5-17 大脑半球内侧面

（1）叶间沟：①外侧沟，起于半球下面，行向后上方，至背外侧面；②中央沟，起于半球上缘中点稍后方，斜向前下方；③顶枕沟，位于半球内侧面后部。

（2）分叶：①额叶，为外侧沟以上、中央沟以前的部分；②颞叶，为外侧沟以下的部分；③枕叶，为顶枕沟以后的部分；④顶叶，为外侧沟以上、中央沟以后、顶枕沟以前的部分；⑤岛叶，则隐藏在外侧沟的深部（图5-18）。

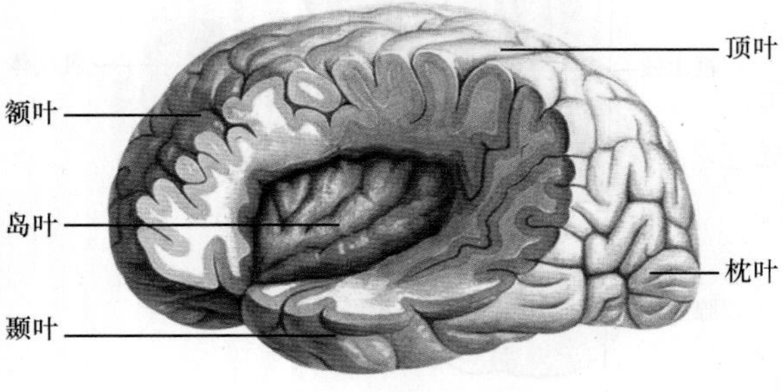

图 5-18 岛叶

（3）大脑半球重要的沟和回

1）背外侧面：在额叶，中央沟前方有与之平行的中央前沟，两沟之间的脑回称中央前回；在中央前沟前方有额上沟和额下沟，两沟上、下方的脑回分别称额上回、额中回和额下回。在顶叶，中央沟后方有与之平行的中央后沟，两沟之间的脑回称中央后回；在外侧沟末端有一环形脑回，称角回。在颞叶，外侧沟下方有与之平行的颞上沟和颞下沟，将颞叶分为颞上回、颞中回和颞下回（图 5-16）；自颞上回转入外侧沟的几条横行短回，称颞横回。

2）内侧面：围绕胼胝体的上方，有弓状的扣带回；扣带回中部上方有中央旁小叶，是中央前、后回延续到内侧面的部分。在枕叶，还可见到距状沟（图 5-17）。

3）下面：在额叶下面有纵行的嗅束，其前端膨大称为嗅球（图 5-8）。在颞叶下面有与半球下缘平行的侧副沟和海马沟，两沟之间称海马旁回，其前端弯曲，称为钩。扣带回、海马旁回和钩，几乎呈环形围绕大脑和间脑交界处的边缘，故称边缘叶。边缘叶与其联系密切的皮质下结构组成边缘系统，与内脏调节、情绪反应和性活动等有关，故有“内脏脑”之称。

2. 大脑半球的内部结构 大脑半球表层的灰质，称大脑皮质；其深面的白质，称大脑髓质；埋藏在大脑半球基底部的灰质团块，称基底核；大脑半球内部的腔隙，称侧脑室。

（1）大脑皮质及其功能定位：大脑皮质是人体生命活动的最高级中枢，是高级神经活动的物质基础。在大脑皮质的不同部位，有完成某些反射活动的特定区域，称大脑皮质的功能定位（图 5-16、图 5-17）。

1）躯体运动区：位于中央前回和中央旁小叶的前部，管理对侧半身骨骼肌的随意运动。身体各部在此区的投影大致如倒置的人形（头面部不倒置），投影区大小与各部的运动精细复杂程度有关，而与其形体大小无关。

2）躯体感觉区：位于中央后回和中央旁小叶的后部，接受背侧丘脑腹后核发出的纤维，管理对侧半身的浅、深感觉。身体各部在此区的投影与躯体运动区相似，投影区大小与各部的感觉敏感程度有关，也与其形体大小无关。

3）视觉区：位于枕叶内侧面距状沟两侧的皮质，接受外侧膝状体发出的纤维。

4）听觉区：位于颞横回，接受内侧膝状体发出的纤维。

5）语言区：为人类所特有，绝大多数人的语言区位于左大脑半球（优势半球），包括说话、书写、听话、阅读四个中枢。①运动性语言中枢（说话中枢）：位于额下回后部，此区受损，虽能发音，但说不出有意义的句子，称运动性失语症。②书写中枢：位于额中回后部，此区受损，手虽能运动，但不能书写文字、符号，称失写症。③听觉性语言中枢（听话中枢）：位于颞上回后部，此区受损，虽能听到别人说话，但不能理解说话的意思，也不能监听自己说话，称感觉性失语症。④视觉性语言中枢（阅读中枢）：位于角回，此区受损，虽无视觉障碍，但不能理解文字、符号的意思，称失读症。

（2）基底核：为埋藏在大脑髓质内的灰质团块，包括尾状核、豆状核和杏仁体，其中尾状核和豆状核合称纹状体。纹状体具有调节肌张力和协调各肌群随意运动等作用（图 5-19、图 5-20）。

（3）大脑髓质：位于皮质的深面，由大量的神经纤维组成，可分为投射纤维、连合纤维和联络纤维三种。投射纤维是联系大脑皮质和皮质下结构的上、下行纤维，这些纤维大部分经过内囊；连合纤维是联系左、右大脑半球的纤维，胼胝体是最主要的连合纤维；联络纤维是联系同侧大脑半球各部之间的纤维。

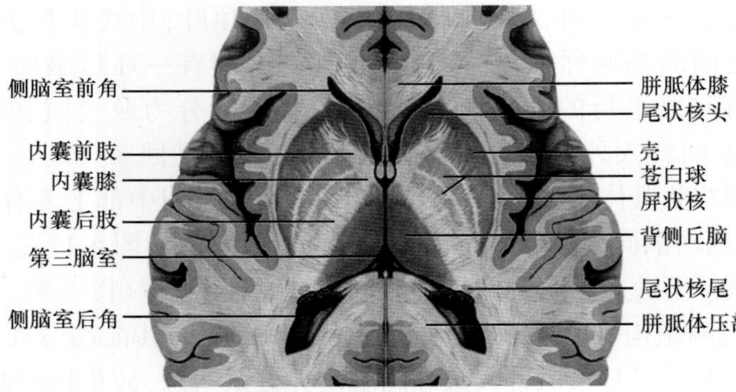

图 5-19　大脑横切面

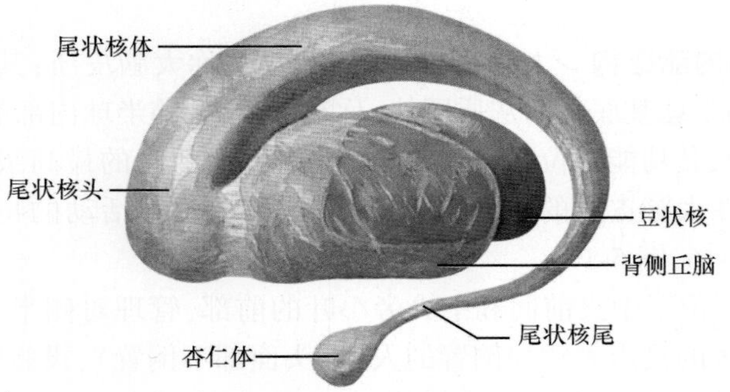

图 5-20　基底核示意图

内囊:位于背侧丘脑、尾状核和豆状核之间的上、下行纤维束,包括皮质核束、皮质脊髓束、丘脑皮质束及视辐射、听辐射等。在大脑水平切面上,内囊呈“><”形,分为内囊前肢、内囊膝、内囊后肢三部分。一侧内囊受损,可导致“三偏”综合征,即对侧半躯体运动障碍、对侧半躯体感觉障碍和双眼对侧半视野偏盲(图 5-21)。

(4) 侧脑室:位于大脑半球内,左、右各一,借室间孔与第三脑室相通。

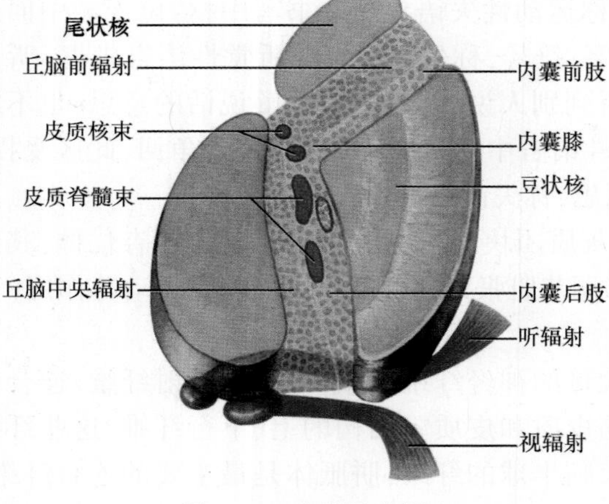

图 5-21　内囊示意图

链　接

三偏综合征

内囊膝是投射纤维高度集中的区域,是一个关键的交通道口、重要的解剖部位,如果一旦这个部位损伤(如出血或栓塞)时,患者会出现对侧偏身感觉丧失(丘脑中央辐射受损)、对侧偏瘫(皮质脊髓束、皮质核束受损)和双眼对侧同向偏盲(视辐射受损)的“三偏”症状。

内囊的血液供应来自大脑中动脉的一个分支。大脑中动脉血流量大,而供应内囊的小动脉垂直分出,管腔纤细,管腔压力较高,极易形成微动脉瘤。当血压突然升高时,就会破裂出血,所以内囊是脑出血的一个易发部位。

三、脑和脊髓的被膜、血管及脑脊液循环

(一) 脑和脊髓的被膜

脑和脊髓的被膜有 3 层,由外向内依次为硬膜、蛛网膜和软膜,它们对脑和脊髓具有保护和支持作用。

1. 硬膜 为一层厚而坚韧的致密结缔组织膜,分为硬脊膜和硬脑膜(图 5-22)。

(1) 硬脊膜:呈管状包裹脊髓,上端附于枕骨大孔边缘,与硬脑膜相延续,下端附于尾骨。硬脊膜与椎管之间的狭窄腔隙,称硬膜外隙,内含疏松结缔组织、脂肪、淋巴管、静脉丛和脊神经根。临床上将麻醉药物注入此隙以阻断脊神经的传导,称硬膜外麻醉。

(2) 硬脑膜:由内、外两层构成,外层即颅骨的内膜,在颅顶与颅骨结合疏松,颅顶骨折时常因硬膜血管损伤而在硬膜与颅骨之间形成硬膜外血肿;在颅底则与颅骨结合紧密,颅底骨折时易将硬脑膜与蛛网膜同时撕裂,导致脑脊液外漏。内层在某些部位向内折叠成隔幕,深入脑各部的裂隙中,起分隔、承托和固定作用,主要有:①大脑镰,形如镰刀,深入大脑纵裂中;②小脑幕,呈半月形,深入大脑横裂中。硬脑膜在某些部位两层分开,构成含静脉血的腔隙,称硬脑膜窦,其中上矢状窦和下矢状窦分别位于大脑镰的上、下缘,下矢状窦与大脑大静脉汇合成直窦,直窦与上矢状窦汇合成窦汇,窦汇向两侧发出横窦,横窦移行为乙状窦,乙状窦从颈静脉孔出颅,移行为颈内静脉。海绵窦位于垂体窝两侧,其内有重要的血管、神经通过,海绵窦向前借眼静脉与面静脉向交通,故面部感染可蔓延至海绵窦,引起颅内感染。

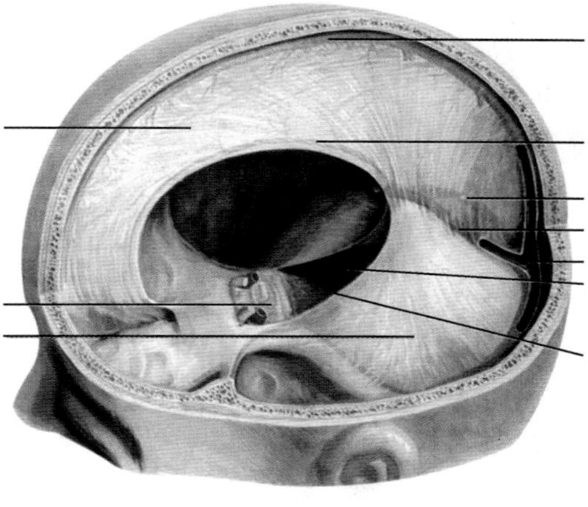

图 5-22 硬脑膜和硬脑膜窦

2. 蛛网膜 为薄而透明的薄膜,其余软膜间的腔隙称蛛网膜下隙,内含脑脊液。蛛网膜在上矢状窦周围形成许多颗粒状突起,突入上矢状窦内,称蛛网膜粒。脑脊液通过蛛网膜粒渗入上矢状窦,回流入静脉(图 5-23)。

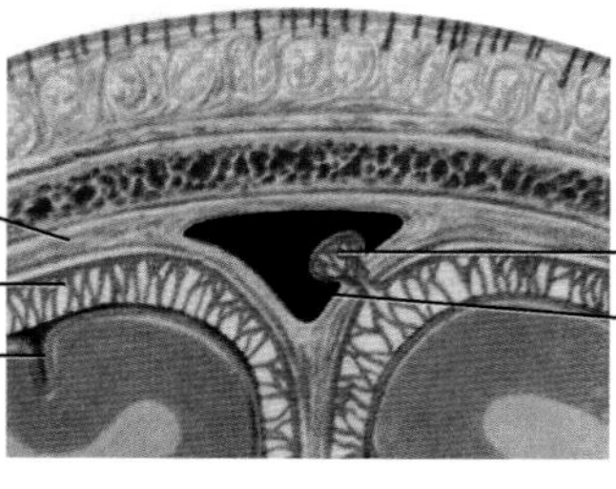

图 5-23 蛛网膜粒和上矢状窦

3. 软膜 为富含血管的薄膜,紧贴

于脑和脊髓的表面，分别称软脑膜和软脊膜。在脑室附近，软脑膜的血管反复分支形成毛细血管丛，并与软脑膜共同突入脑室内，形成脉络丛，脑脊液由此产生。

（二）脑和脊髓的血管

1. 脊髓的血管

（1）动脉：脊髓的动脉来自椎动脉、肋间后动脉和腰动脉的分支，相互吻合成血管网，再发出分支营养脊髓。

（2）静脉：脊髓的静脉与动脉伴行，主要注入硬膜外隙的椎静脉丛。

2. 脑的血管

（1）动脉：脑的动脉主要来自颈内动脉和椎动脉，前者供应大脑半球前2/3和间脑前部，后者供应大脑半球后1/3、间脑后部、小脑和脑干。在脑的下面，颈内动脉和椎动脉借交通支彼此吻合形成大脑动脉环，通过动脉环的调节，可使血流重新分布，补偿缺血的部位，维持脑的营养和功能（图5-24）。

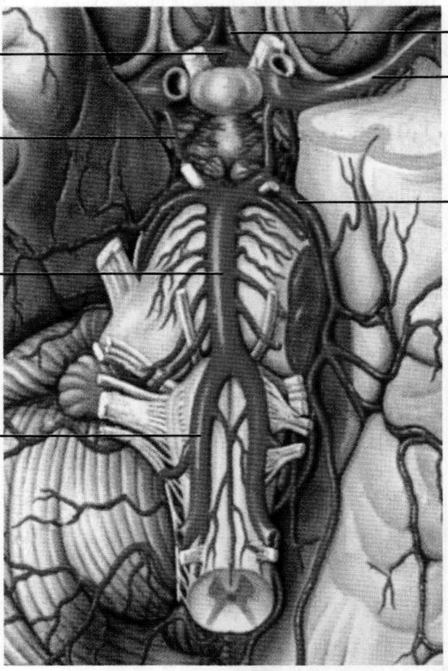

图5-24　脑底动脉

颈内动脉和椎动脉均发出皮质支和中央支，皮质支主要供应大脑皮质及髓质浅部，中央支主要供应髓质深部、基底核、内囊及间脑等处。皮质支较粗大，血流丰富，与大脑皮质代谢活动旺盛、耗氧量高有关；中央支较细小，且垂直向上，故压力较高，若一侧内囊的动脉发生破裂或形成血栓，就会出现对侧半身感觉核运动障碍（半身不遂），故有“中风动脉”之称（图5-25）。

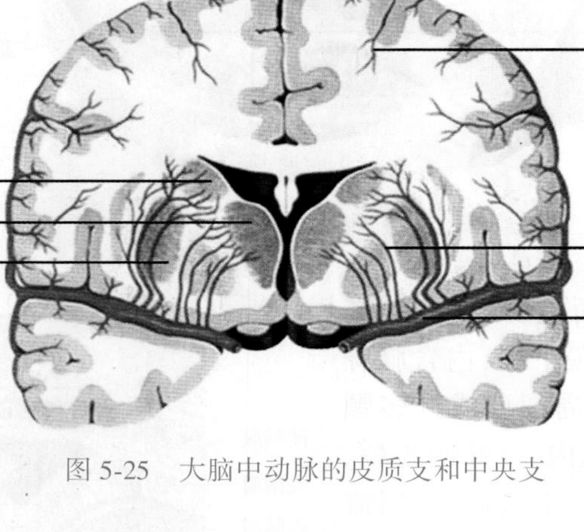

图5-25　大脑中动脉的皮质支和中央支

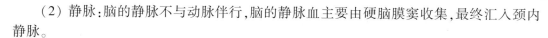

（2）静脉：脑的静脉不与动脉伴行，脑的静脉血主要由硬脑膜窦收集，最终汇入颈内静脉。

（三）脑脊液及其循环

脑脊液是由各脑室内的脉络丛产生的无色透明液体，流动于脑室、蛛网膜下隙和脊髓中央管内。成人总量平均约150ml，处于不断产生、循环和回流的平衡状态中。脑脊液有营养、保护、缓冲震荡、运输代谢废物和调节颅内压等作用。中枢神经系统的病变可使脑脊液成分出现变化，故临床上可抽取脑脊液进行检验，以助诊断。其产生及循环途径如下：左、右侧脑室→室间孔→第三脑室→中脑水管→第四脑室→正中孔、外侧孔→蛛网膜下隙→蛛网膜粒→上矢状窦→颈内静脉。若脑脊液的循环通路受阻，可引起颅内压增高和脑积水（图5-26）。

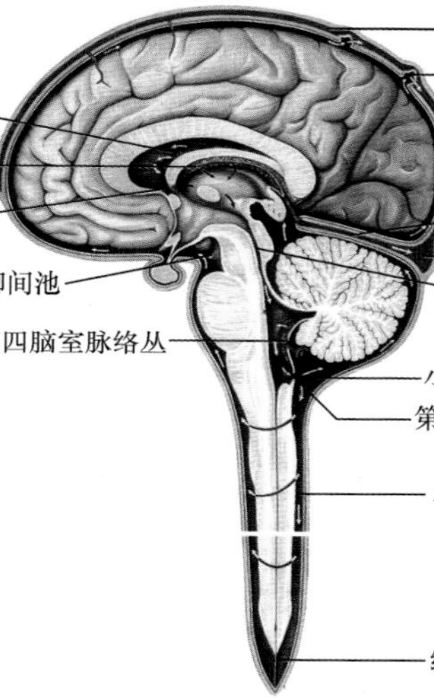

图5-26 脑脊液循环

四、血-脑屏障

在中枢神经系统内，毛细血管内的血液与脑组织之间，具有一层选择性通透作用的结构，称血-脑屏障。血-脑屏障由毛细血管内皮细胞之间的紧密连接、毛细血管基膜和神经胶质细胞的胶质膜组成。血-脑屏障允许营养物质和代谢产物通过，但可阻止有害物质进入脑内，对维持脑细胞内环境的相对稳定具有重要作用。在应用药物治疗脑部疾病时应考虑血-脑屏障的这一特点，以确保疗效。

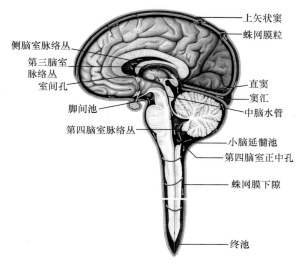

第3节 周围神经系统

一、脊神经

脊神经共31对，自上至下包括颈神经8对、胸神经12对、腰神经5对、骶神经5对和尾神经1对。每对脊神经借运动性的前根和感觉性的后根与脊髓相连，两者在椎间孔处汇合成脊神经，故脊神经都是混合性神经，均含有躯体运动、躯体感觉、内脏运动和内脏感觉四种纤维成分。脊神经出椎间孔后，立即分为前、后支。前支粗大，主要分布于躯干前外侧和四肢的肌和皮肤；后支细小，主要分布于躯干背侧的深层肌和皮肤（图5-27）。

脊神经的前支，除胸神经的前支外，均分别交织成丛，分别是颈丛、臂丛、腰丛、骶丛，由丛发出分支分布于相应区域。

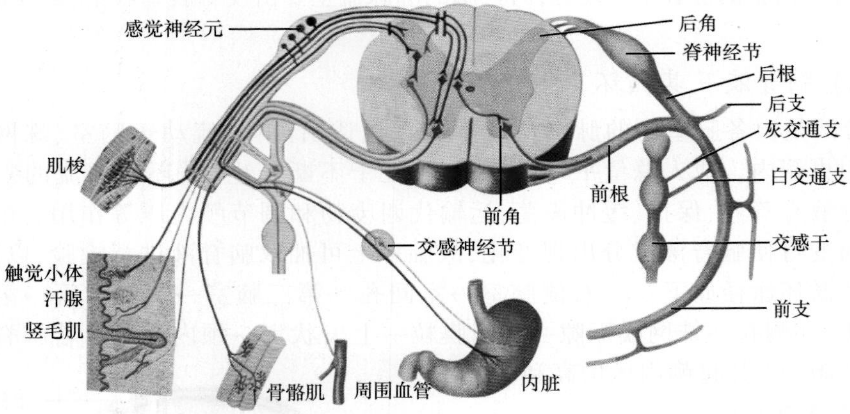

图 5-27 脊神经的组成

（一）颈丛

颈丛由第 1~4 颈神经前支组成，位于胸锁乳突肌上部的深面，其主要分支如下。

1. 皮支 由胸锁乳突肌后缘中点处穿出深筋膜，呈放射状分布于枕部、颈部、肩部和胸上部的皮肤。

2. 膈神经 是颈丛的主要分支，属混合性神经。膈神经穿锁骨下动、静脉之间入胸腔下行至膈，其运动纤维支配膈肌，感觉纤维分布于胸膜、心包和膈下的腹膜等处。膈神经损伤可导致同侧膈肌瘫痪，导致呼吸困难；膈神经受刺激可导致呃逆。

（二）臂丛

臂丛由第 5~8 颈神经前支和第 1 胸神经前支的大部分纤维组成，从斜角肌间隙穿出，经锁骨中点后方入腋窝，围绕腋动脉排列（图 5-28）。在锁骨中点后方，臂丛较集中，且位置表浅，临床上常在此处做臂丛阻滞麻醉。臂丛的主要分支如下。

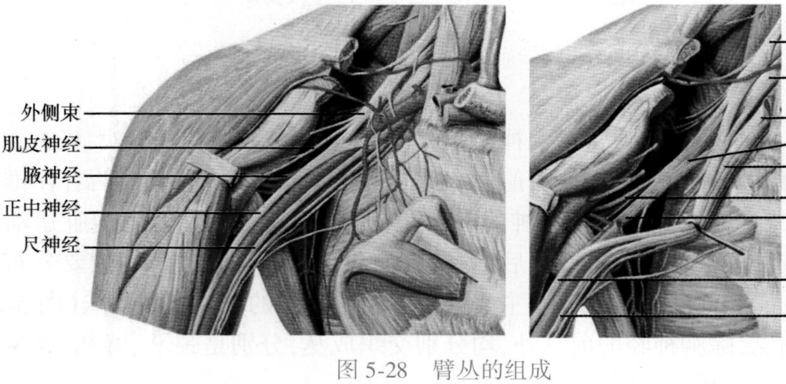

图 5-28 臂丛的组成

1. 肌皮神经 肌支支配肱二头肌，皮支分布于前臂外侧缘皮肤。

2. 正中神经 从臂丛发出后，沿肱二头肌内侧缘伴肱动脉下行至肘窝，经前臂前群肌之间到达手掌。其肌支支配前臂前群大部分肌、手肌外侧群，皮支分布于手掌桡侧半皮肤和桡侧三个半手指的掌面皮肤。

3. 尺神经 沿肱二头肌内侧缘下行，经尺神经沟至前臂，伴尺动脉下行至手。其肌支支配前臂前群一块半肌、手大部分肌，皮支分布于手掌尺侧 1/3、尺侧一个半手指掌面的皮肤和手背尺侧半及尺侧两个半手指背面的皮肤。

4. 桡神经 是臂丛中最粗大的分支，经桡神经沟下行。其肌支支配肱三头肌、前臂后群肌，皮支分布于臂和前臂后面、手背桡侧半皮肤和桡侧两个半手指的背面皮肤。

5. 腋神经 经肱骨外科颈至三角肌深面。其肌支支配三角肌，皮支分布于肩关节和肩部的皮肤。

链 接

臂丛神经损伤

前臂和腕部外伤时常累及正中神经，出现该神经分布区的功能障碍。旋前肌综合征表现为该神经所支配的肌收缩无力和手掌感觉障碍；腕管综合征表现为鱼际肌萎缩，手掌变平呈“猿掌”(图 5-29)，同时桡侧三个半手指掌面皮肤及桡侧半手掌出现感觉障碍。

尺神经在肘部肱骨内上髁后方、尺侧腕屈肌起点处和豌豆骨外侧较易受到损伤。尺神经在上两个部位受到损伤时，运动障碍主要表现为屈腕力减弱，环指和小指远节指关节不能屈曲，小鱼际肌和骨间肌萎缩，拇指不能内收，各指不能相互靠拢。同时，各掌指关节过伸，掌骨间呈现深凹，表现为“爪形手”(图 5-29)。感觉障碍则表现为手掌和手背内侧缘皮肤感觉丧失。在豌豆骨处受损后主要表现为骨间肌的运动障碍。

桡神经在肱骨中段紧贴桡神经沟骨面走行，肱骨中段或中、下 1/3 交界处骨折容易合并桡神经的损伤，导致前臂伸肌群的瘫痪，表现为抬前臂时呈“垂腕”状(图 5-29)，同时第 1、2 掌骨间背面皮肤感觉障碍明显。桡骨颈骨折时，可损伤桡神经深支，出现伸腕无力、不能伸指等症状。

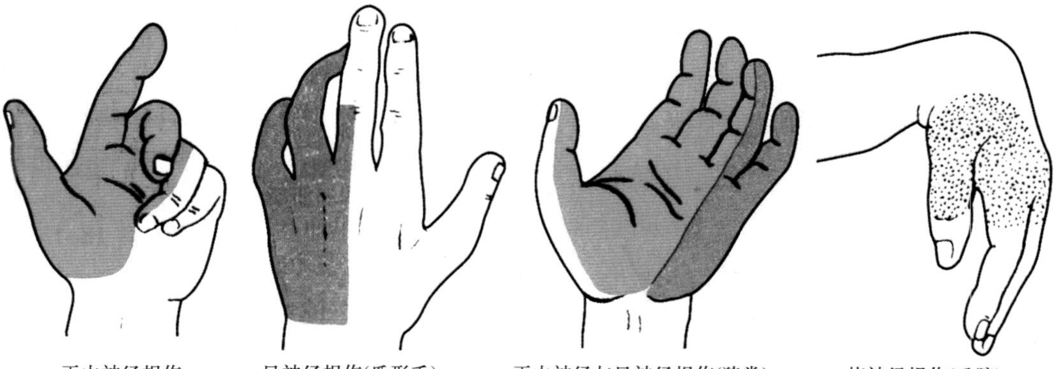

图 5-29 尺神经、正中神经、桡神经损伤后的手形

(三) 胸神经前支

胸神经前支共 12 对。其中第 1~11 对行走于相应的肋间隙内，称肋间神经；第 12 对行走于第 12 肋下方，称肋下神经。胸神经前支分布于肋间肌、腹肌和胸、腹壁皮肤及肋胸膜、壁腹膜等处，分布有明显的节段性。

（四）腰丛

腰丛由第12胸神经前支和第1~4腰神经前支组成，位于腰大肌的深面，其主要分支如下。

1. 股神经 经腹股沟韧带深面、股动脉外侧进入股三角。其肌支支配大腿前群肌，皮支分布于大腿前面、小腿内侧面和足内侧缘的皮肤。

2. 闭孔神经 穿过闭孔至大腿内侧。其肌支支配大腿内侧群肌，皮支分布于髋关节及大腿内侧面皮肤。

（五）骶丛

骶丛由第4腰神经前支的一部分和第5腰神经前支组成的腰骶干和全部骶、尾神经的前支组成，位于骶骨及梨状肌前面，其主要分支如下。

1. 臀上神经 伴臀上动、静脉经梨状肌上孔出骨盆，支配臀中肌和臀小肌等。

2. 臀下神经 伴臀下动、静脉经梨状肌下孔出骨盆，支配臀大肌。

3. 阴部神经 伴阴部内动、静脉经梨状肌下孔出骨盆，分布于肛门、会阴部和外生殖器的肌和皮肤。

4. 坐骨神经 是全身最粗大的神经，经梨状肌下孔出骨盆，在臀大肌深面下行，经坐骨结节与股骨大转子连线中点，在股二头肌深面下行至腘窝，在腘窝分为胫神经和腓总神经。

（1）胫神经：沿腘窝中线在小腿三头肌深面下行，经内踝后方到达足底。其肌支支配小腿后群肌和足底肌，皮支分布于小腿后面和足底的皮肤。

（2）腓总神经：沿腘窝外侧缘下行，绕腓骨颈至小腿前面，分为腓浅神经和腓深神经。其肌支支配小腿前群肌、外侧群肌和足背肌，皮支分布于小腿前面、外侧面和足背的皮肤。

链 接

胫神经、腓总神经损伤

胫神经损伤后主要表现为足不能跖屈，不能以足尖站立，内翻力减弱，伴发足底及足外侧缘皮肤感觉障碍。由于小腿后群肌功能障碍，收缩无力，结果导致小腿前外侧群肌的过度牵拉，使足呈背屈和外翻位，出现所谓“钩状足”畸形（图5-30）。

腓总神经在腓骨颈处的位置非常表浅，易受损伤。受伤后表现为足不能背屈，趾不能伸，足下垂且内翻，呈“马蹄内翻足”畸形（图5-30），行走时呈“跨阈步态”。同时小腿前、外侧面及足背区出现明显的感觉障碍。

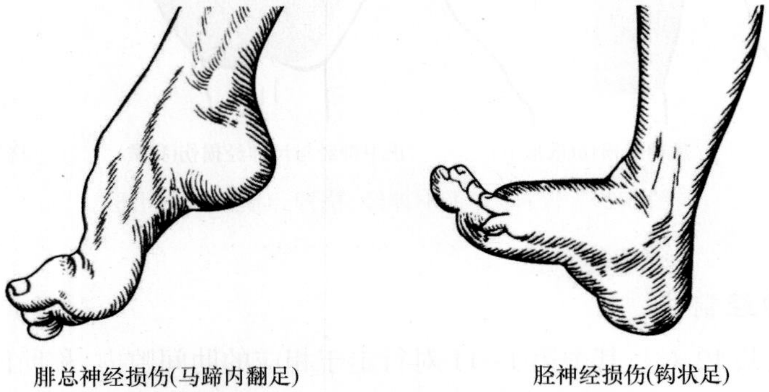

图5-30 腓总神经、胫神经损伤后的足形

二、脑 神 经

脑神经共 12 对，其顺序常用罗马数字表示，依次为：Ⅰ嗅神经、Ⅱ视神经、Ⅲ动眼神经、Ⅳ滑车神经、Ⅴ三叉神经、Ⅵ展神经、Ⅶ面神经、Ⅷ前庭蜗神经、Ⅸ舌咽神经、Ⅹ迷走神经、Ⅺ副神经、Ⅻ舌下神经（图 5-31）。脑神经也含有躯体运动、躯体感觉、内脏运动和内脏感觉四种纤维成分，但每对脑神经所含纤维不尽相同，根据所含纤维成分不同，脑神经可分为感觉性神经（Ⅰ、Ⅱ、Ⅷ）、运动性神经（Ⅲ、Ⅳ、Ⅵ、Ⅺ、Ⅻ）和混合性神经（Ⅴ、Ⅶ、Ⅸ、Ⅹ）三种。

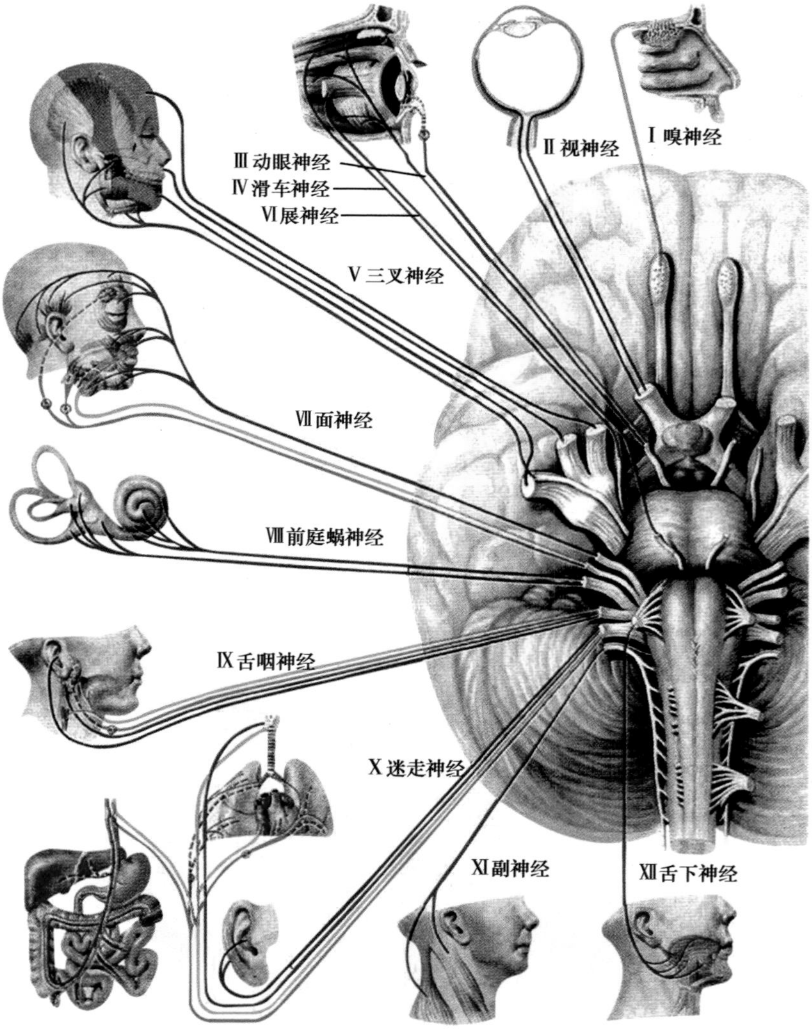

图 5-31 脑神经模式图

链　接

12对脑神经歌诀

一嗅二视三动眼，四滑五叉六外展，七面八庭九舌咽，十迷走，十一副，十二舌下全。

（一）嗅神经

嗅神经为感觉性神经，起于鼻腔黏膜嗅区，向上穿过筛孔，连于大脑额叶下方的嗅球，传导嗅觉冲动。

（二）视神经

视神经为感觉性神经，起于眼球的视网膜，经视神经管入颅腔，连于视交叉，传导视觉冲动。

（三）动眼神经

动眼神经为运动性神经，含有躯体运动和内脏运动两种纤维。动眼神经由中脑发出，经眶上裂入眶。躯体运动纤维支配上、下、内直肌及下斜肌、上睑提肌；内脏运动纤维（副交感）支配睫状肌和瞳孔括约肌。

（四）滑车神经

滑车神经为运动性神经，只含有躯体运动纤维，由中脑背侧发出，经眶上裂入眶，支配上斜肌。

（五）三叉神经

三叉神经为混合性神经，与脑桥相连，含有两种纤维：躯体感觉纤维连有三叉神经节，并发出眼神经、上颌神经和下颌神经三大分支；躯体运动纤维则加入下颌神经（图5-32、图5-33）。

1. 眼神经　为感觉性神经，经眶上裂入眶，分布于眼球、泪腺及鼻背、睑裂以上的皮肤。

2. 上颌神经　为感觉性神经，经圆孔出颅，分布于上颌窦、鼻腔和口腔顶的黏膜及上颌牙齿和牙龈、睑裂与口裂之间的皮肤。

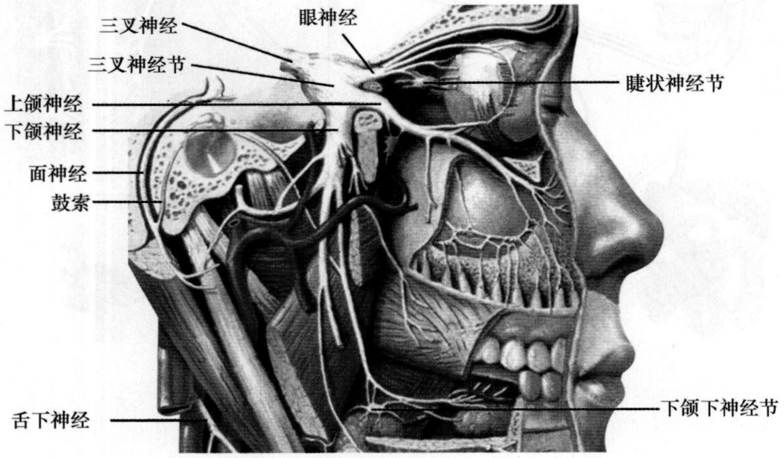

图5-32　三叉神经（外侧面）

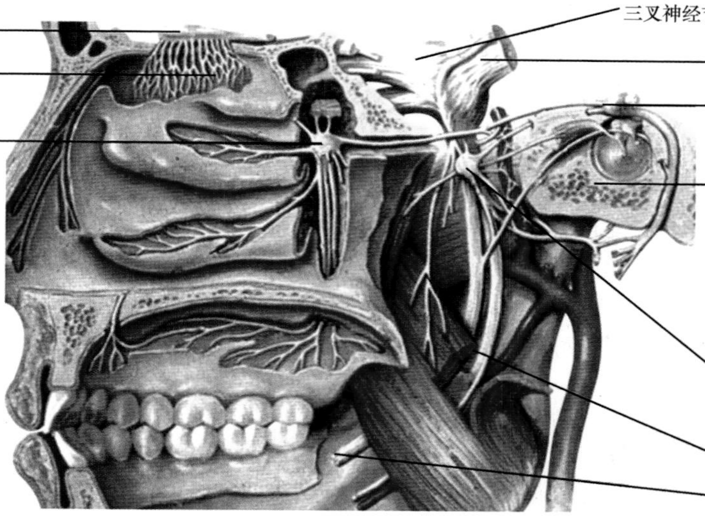

图 5-33 三叉神经(内侧面)

3. 下颌神经 为混合性神经,经卵圆孔出颅,其躯体感觉纤维分布于下颌牙齿和牙龈、舌前 2/3 黏膜及颞部和口裂以下的皮肤;躯体运动纤维支配咀嚼肌。

(六) 展神经

展神经为运动性神经,只含有躯体运动纤维,由脑桥发出,经眶上裂入眶,支配外直肌。

(七) 面神经

面神经为混合性神经,与脑桥相连,经内耳门、面神经管出颅,含有 3 种纤维:内脏运动纤维(副交感)管理泪腺、舌下腺和下颌下腺的分泌活动;内脏感觉神经分布于舌前 2/3 的味蕾,传导味觉;躯体运动纤维支配面肌(图 5-34)。

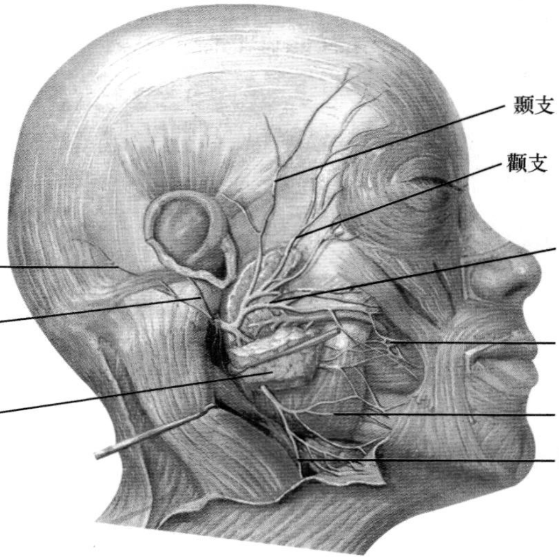

图 5-34 面神经

（八）前庭蜗神经

前庭蜗神经为感觉性神经，与脑桥相连，经内耳门入颅，由前庭神经和蜗神经组成。前庭神经分布于球囊斑、椭圆囊斑和壶腹嵴，传导平衡觉冲动；蜗神经分布于螺旋器，传导听觉冲动。

（九）舌咽神经

舌咽神经为混合性神经，与延髓相连，经颈静脉孔出颅，含有 4 种纤维：躯体运动纤维支配咽肌；内脏运动纤维（副交感）管理腮腺的分泌活动；内脏感觉纤维和躯体感觉纤维分布于咽与舌后 1/3 的黏膜和味蕾，传导一般感觉与味觉。舌咽神经还发出颈动脉窦支，分布于颈动脉窦和颈动脉小球，参与血压和呼吸的反射性调节。

（十）迷走神经

迷走神经为混合性神经，与延髓相连，是人体中行程最长、分布最广泛的脑神经，含有 4 种纤维：内脏运动纤维（副交感）和内脏感觉纤维主要分布于心、肺、食管、气管与主支气管、胃、横结肠以上的肠管及肝、胰、肾、脾等器官，管理器官的活动、腺的分泌和传导感觉冲动；躯体感觉纤维分布于耳郭、外耳道和硬脑膜；躯体运动纤维支配软腭和咽、喉肌（图 5-35）。迷走神经穿颈静脉孔出颅，在走行中发出的分支主要如下。

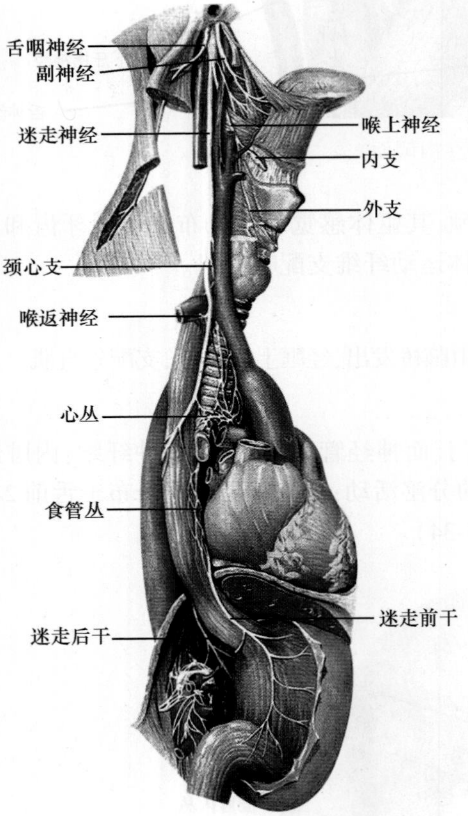

图 5-35　舌咽神经、迷走神经、副神经的行程与分布

1. 喉上神经　在舌骨平面处分为内、外两支，内支分布于声门裂以上的喉黏膜，外支支配喉肌。

2. 颈心支　与交感神经一起构成心丛，分布于心。

3. 喉返神经　是迷走神经在胸部的主要分支，左喉返神经绕主动脉弓，右喉返神经绕右锁骨下动脉，两侧均返回至颈部。分支分布于喉肌及声门裂以下的皮肤。

（十一）副神经

副神经为运动性神经，与延髓相连，经颈静脉孔出颅，支配胸锁乳突肌和斜方肌。

（十二）舌下神经

舌下神经为运动性神经，与延髓相连，经舌下神经管出颅，支配舌肌。

三、内脏神经

内脏神经主要分布于内脏、心血管和腺体，可分为内脏运动神经和内脏感觉神经。

内脏运动神经与躯体运动神经在形态和结构上有较大差别。①支配的器官不同:躯体运动神经支配骨骼肌,受意识的控制;内脏运动神经支配平滑肌、心肌和腺体,不受意识的控制,因此内脏运动神经又称自主神经或植物神经。②神经元的数目不同:躯体运动神经从低级中枢到效应器只有一个神经元;而内脏运动神经从低级中枢到效应器则需要 2 个神经元。第一个神经元位于低级中枢,称节前神经元,其发出的纤维称节前纤维;在自主神经节内更换为第二个神经元,称节后神经元,其发出的纤维称节后纤维。③纤维成分不同:躯体运动神经只有一种纤维成分;内脏运动神经则有交感和副交感两种纤维成分,且多数器官同时接受交感和副交感神经的双重支配。

根据形态结构和功能特点的不同,内脏运动神经可分为交感神经和副交感神经(图 5-36)。

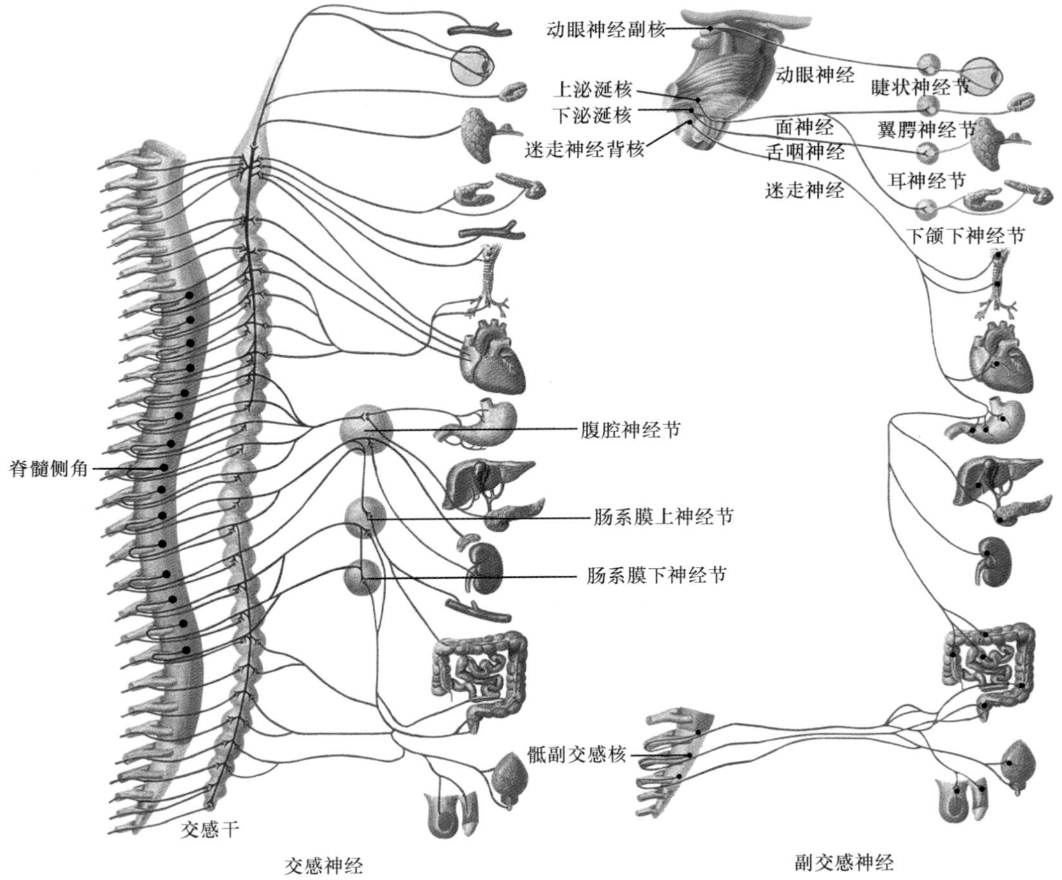

图 5-36 内脏运动神经概观

(一) 交感神经

低级中枢位于脊髓胸 1~腰 3 节段灰质的侧角内;交感神经节可分为椎旁节和椎前节;交感神经的节后纤维主要分布于胸、腹、盆腔脏器的平滑肌、心肌和腺体,以及全身血管、汗腺、竖毛肌和瞳孔开大肌等。

（二）副交感神经

低级中枢位于脑干的内脏运动神经核和脊髓骶2~4节段的骶副交感核；副交感神经节可分为器官旁节和器官内节；副交感神经的节后纤维主要分布于胸、腹、盆腔器官的平滑肌、心肌和腺体（肾上腺髓质除外），以及瞳孔括约肌和睫状肌。

第4节　神经系统的传导通路

神经传导通路是指高级中枢与感受器、效应器之间传导神经冲动的通路，包括感觉传导通路和运动传导通路。

一、感觉传导通路

感觉传导通路一般由三级神经元组成。

（一）躯干和四肢的本体感觉与精细触觉传导通路

本体感觉又称深感觉，是指肌、腱、关节等处的位置觉、运动觉和震动觉；精细触觉是指皮肤辨别两点间距离和物体纹理粗细的感觉。深感觉传导通路由三级神经元组成（图5-37）。

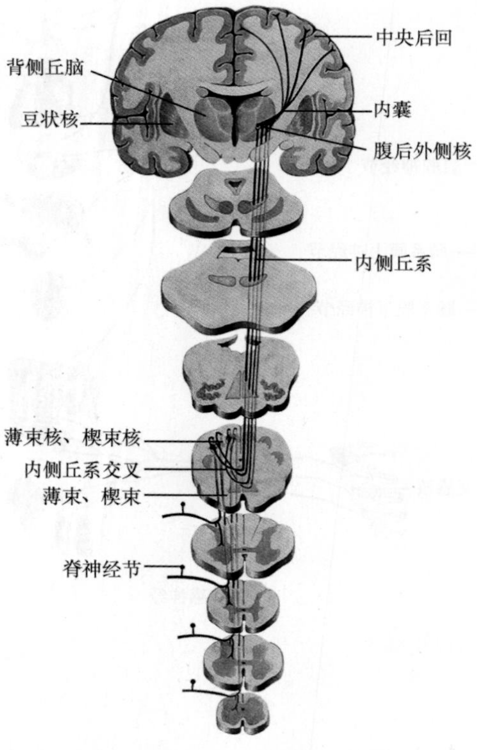

图5-37　意识性本体感觉传导通路

第一级神经元位于脊神经节内，其周围突随脊神经分布于躯干和四肢的骨骼肌、腱、关节及皮肤的感受器；中枢突经脊神经后根进入脊髓，在脊髓的后索内组成薄束和楔束上行至延髓。

第二级神经元位于延髓的薄束核和楔束核内，其轴突组成纤维束交叉至对侧，并上行至背侧丘脑腹后核。

第三级神经元位于背侧丘脑腹后核内，由此核发出丘脑皮质束，经内囊后肢上行至大脑皮质的中央后回上2/3及中央旁小叶后部。

头面部的深感觉传导通路，其上行途径尚不清楚。

（二）躯干和四肢的痛觉、温度觉、粗触觉传导通路

躯干和四肢的痛觉、温度觉、粗触觉传导通路又称浅感觉传导通路，传导躯干和四肢的痛觉、温度觉、粗触觉，此传导通路也由三级神经元组成（图5-38）。

第一级神经元位于脊神经节内，其周围突随脊神经分布于躯干和四肢皮肤的感受器；中枢突经脊神经后根进入脊髓后角。

第二级神经元位于脊髓后角内，其轴突组成纤维束交叉至对侧，组成脊髓丘脑束上

行至背侧丘脑腹后核。

第三级神经元位于背侧丘脑腹后核内，由此核发出丘脑皮质束，经内囊后肢上行至大脑皮质的中央后回上2/3及中央旁小叶后部。

（三）头面部的痛觉、温度觉和粗触觉传导通路

头面部的痛觉、温度觉和粗触觉传导通路主要由三叉神经传入，此传导通路也由三级神经元组成（图5-39）。

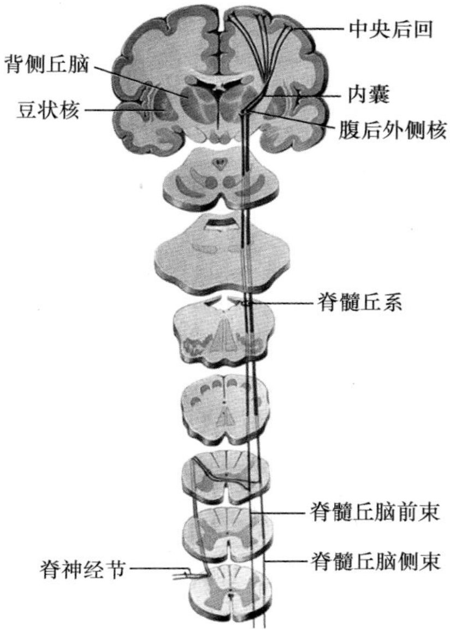

图5-38 躯干和四肢痛觉、温度觉、粗触觉传导通路

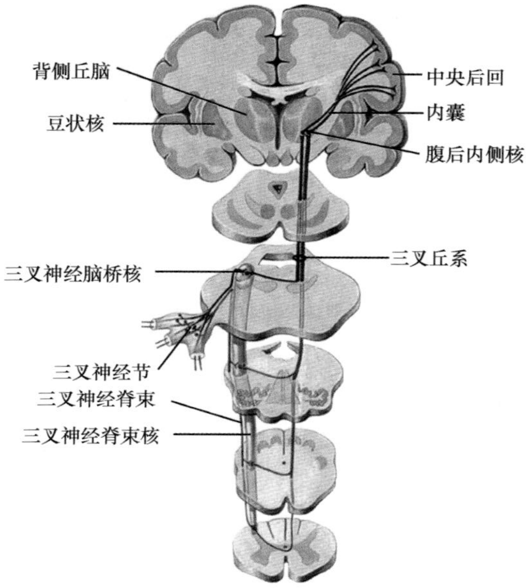

图5-39 头面部痛觉、温度觉、粗触觉传导通路

第一级神经元位于三叉神经节内，其周围突组成三叉神经三大分支分布于头面部的皮肤和口腔、鼻腔黏膜等感受器，中枢突经三叉神经根进入脑干内的三叉神经感觉核群。

第二级神经元位于三叉神经感觉核群内，由其轴突组成纤维束交叉至对侧，并上行至背侧丘脑腹后核。

第三级神经元位于背侧丘脑腹后核内，由此核发出丘脑皮质束，经内囊后肢上行至大脑皮质的中央后回下1/3。

（四）视觉传导通路

视觉传导通路是传导视觉冲动的传导通路，也由三级神经元组成。视网膜的感光细胞接受光的刺激并产生神经冲动，经双极细胞（第一级神经元）传给节细胞（第二级神经元），节细胞的轴突组成视神经，经视神经孔入颅形成视交叉，并向后延续为视束。在视交叉中，只有来自鼻侧半视网膜的纤维交叉，而颞侧半视网膜的纤维不交叉。因此，每侧视束是由同侧颞侧半视网膜的纤维和对侧鼻侧半视网膜的纤维组成。视束止于外侧膝状体（第三级神经元），由它发出视辐射，止于枕叶距状沟两侧的皮质（图5-40）。

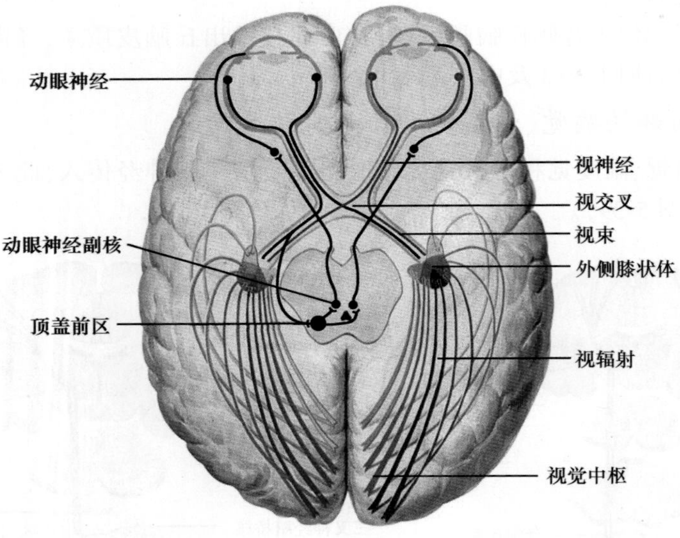

图 5-40　视觉传导通路

视觉传导通路不同部位损伤时,可引起不同的视野缺损。①一侧视神经损伤,可致患侧眼全盲;②视交叉正中损伤,可致两眼颞侧半视野偏盲;③视交叉外侧损伤,可致患侧眼鼻侧半视野偏盲;④一侧视束损伤,可致两眼对侧半视野同向偏盲。

二、 运动传导通路

运动传导通路包括锥体系和锥体外系两部分。

(一) 锥体系

锥体系的功能是直接管理全身骨骼肌的随意运动,由上、下两级运动神经元组成。上运动神经元的胞体位于大脑皮质的躯体运动区,其轴突组成锥体束。其中终止于脊髓前角的纤维称皮质脊髓束;终止于脑神经躯体运动核的纤维称皮质核束。下运动神经元的胞体位于脊髓前角和脑神经躯体运动核,其轴突加入脊神经和脑神经分布于全身的骨骼肌。

1. 皮质脊髓束　起自大脑皮质中央前回上 2/3 和中央旁小叶前部,其轴突组成皮质脊髓束,经内囊后肢、中脑、脑桥下行至延髓形成锥体。在锥体下方,大部分纤维交叉至对侧,形成锥体交叉,交叉后的纤维沿对侧的脊髓外侧索下行,称皮质脊髓侧束,沿途终止于脊髓各节段前角,主要支配四肢肌;小部分未交叉的纤维沿同侧的脊髓前索下行,称皮质脊髓前束,逐节交叉至对侧或留在同侧,终止于对侧或同侧的前角,主要支配躯干肌。因此,躯干肌接受双侧纤维支配,若一侧皮质脊髓束在锥体交叉以上损伤,主要引起对侧肢体瘫痪,而对躯干肌无明显影响(图 5-41)。

2. 皮质核束　起自大脑皮质中央前回下 1/3,其轴突组成皮质核束,经内囊膝下行至脑干,大部分纤维终止于双侧的脑神经运动核,但面神经核的下部和舌下神经核只接受对侧皮质核束的纤维(图 5-42)。

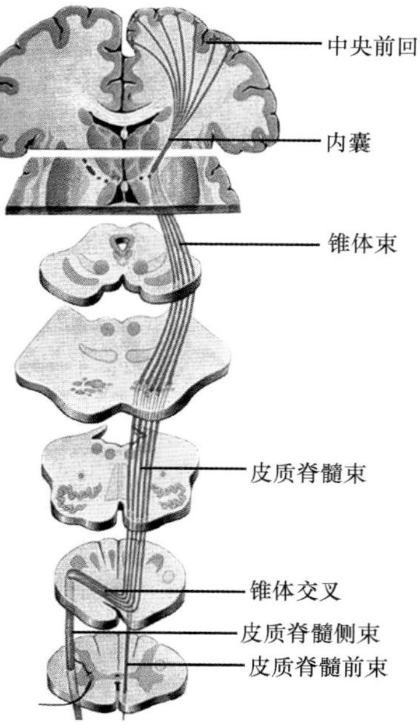

图 5-41　皮质脊髓束

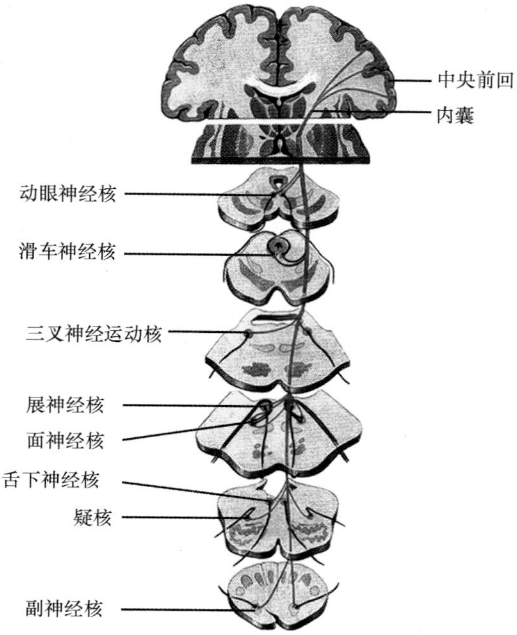

图 5-42　皮质核束

链　接

上、下运动神经元损伤

锥体系损伤可引起骨骼肌随意运动障碍，出现肢体瘫痪。但损伤部位不同表现也不尽相同。上运动神经元损伤（核上瘫）时，由于下运动神经元失去了上运动神经元的抑制，肌张力增高，表现为痉挛性瘫痪（硬瘫）；下运动神经元损伤（核下瘫）时，则肌肉失去了神经的直接支配，肌张力降低，表现为弛缓性瘫痪（软瘫）。

在皮质核束中，由于面神经核的下部和舌下神经核只接受对侧皮质核束的纤维，而其他脑神经运动核则同时接受双侧的纤维，故面神经和舌下神经的传导通路中，核上瘫和核下瘫还会出现更复杂的表现，如图 5-43 所示。

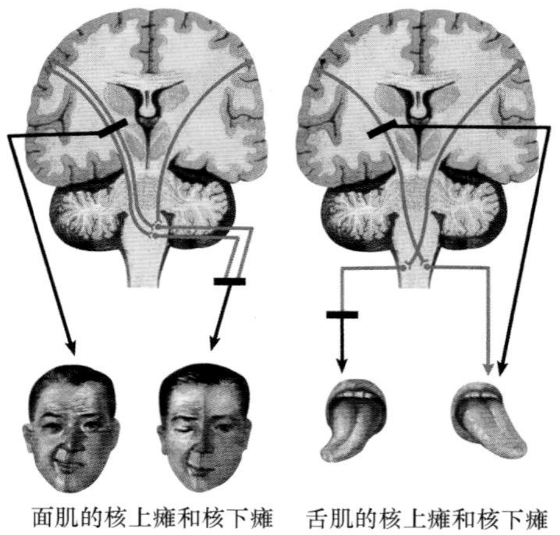

图 5-43　上、下运动神经元损伤后的不同表现

（二）锥体外系

锥体外系是指锥体系以外的管理骨骼肌运动的下行传导通路，起自大脑皮质躯体运动区以外的皮质，下行途中与纹状体、红核、黑质、小脑、脑干网状结构等发生广泛联系，并经多次更换神经元后，最终到达脊髓前角和脑神经躯体运动核。

锥体外系的主要功能是协助锥体系完成精确的随意运动，而锥体外系对锥体系也有一定的依赖性。某些习惯性动作开始是由锥体系发起的，然后才处于锥体外系的管理之下，如跑步、骑车等。

第5节　神经系统的生理功能

一、神经系统活动的一般规律

（一）神经纤维传导兴奋的特征

神经纤维的基本功能是传导兴奋，兴奋以产生动作电位为标志，并以局部电流的形式沿神经纤维迅速传导，称为神经冲动。神经纤维传导兴奋的特征有如下。

1. 双向传导　刺激神经纤维上任何一点，所产生的动作电位均可向两端传导。

2. 绝缘性　一条神经干由多条神经纤维组成，传导兴奋时相互之间并不干扰，保证了神经调节的精确性。

3. 生理完整性　神经纤维在传导兴奋时，必须具备结构和功能的完整性。麻醉药的作用原理便是破坏其生理完整性，造成传导阻滞。

4. 相对不疲劳性　神经纤维传导兴奋可持续很长时间，不易产生疲劳。

（二）突触传递的特征

突触是神经元之间相互接触并传递信息的部位，经典的化学性突触由突触前膜、突触间隙和突触后膜组成（图5-44）。突触传递时，兴奋使突触前膜除极，储存在突触小泡中的神经递质通过出胞作用进入突触间隙，与突触后膜上的特异性受体结合，引起突触后神经元的功能变化。突触传递的特征如下。

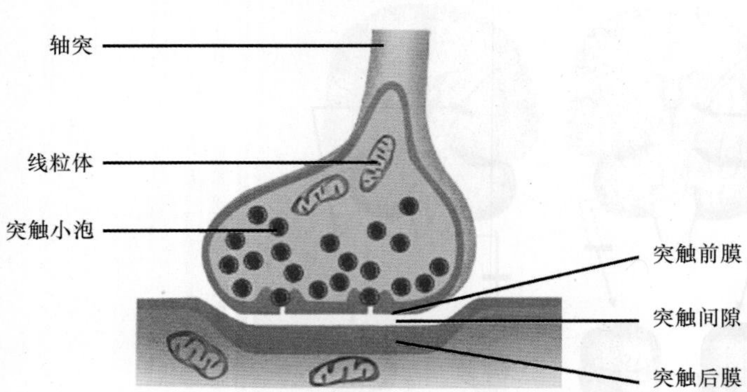

图5-44　突触结构模式图

1. 单向传递　由于神经递质只能从突触前膜释放，因此兴奋只能从突触前神经元传至突触后神经元。

2. 中枢延搁　兴奋通过突触传递时，需经过一系列复杂的过程，相对神经纤维而言，耗时较长，因突触大多位于中枢，故称中枢延搁。

3. 总和　突触传递的电位变化具有局部电位的性质，可进行时间性总和和空间性总和，使其达到阈电位水平，从而使突触后神经元产生动作电位。

4. 后放 在反射活动中，当刺激停止后，传出神经仍可继续发放冲动，使反射活动持续一段时间，称后放。

5. 兴奋节律的改变 在反射活动中，传出神经和传入神经的冲动频率并不相同，说明中枢可改变兴奋的节律。

6. 对内环境变化敏感和易疲劳性 在反射活动中，突触最易受内环境变化的影响，如缺 O_2、CO_2潴留、pH 改变、麻醉剂及某些药物均可影响突触传递过程。此外，突触是反射弧中最易发生疲劳的环节，可能与神经递质耗尽有关。

（三）神经递质与受体

1. 神经递质 是由突触前神经元合成并释放，能特异性作用于突触后神经元或效应器细胞受体，并产生一定效应的特殊化学物质。

神经递质可分为中枢递质和外周递质，外周递质主要有乙酰胆碱和去甲肾上腺素。

根据所释放的递质种类的不同，将神经纤维分为两类：末梢释放乙酰胆碱的纤维称胆碱能纤维，包括副交感神经节前与节后纤维、交感神经节前纤维和极少数交感神经节后纤维，另外躯体运动神经纤维也属于胆碱能纤维；末梢释放去甲肾上腺素的纤维称肾上腺素能纤维，包括大多数交感神经节后纤维（图 5-45）。

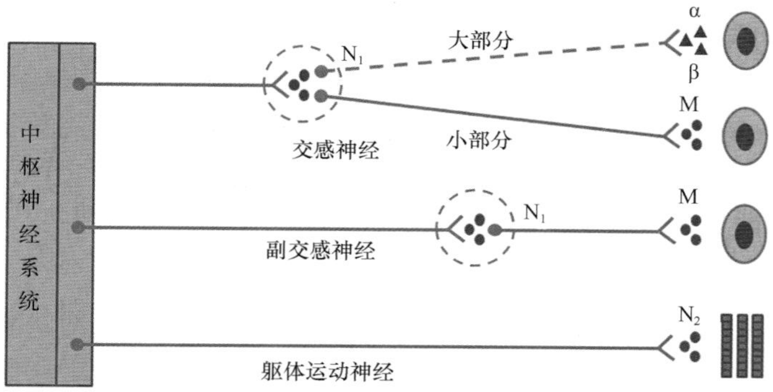

图 5-45 外周神经递质与受体模式图

2. 受体 一般存在于突触后膜或效应器细胞膜的特定部位，能与乙酰胆碱结合的称胆碱能受体，能与去甲肾上腺素结合的称肾上腺素能受体。

（1）胆碱能受体：根据其分布和作用的不同，可分为毒蕈碱受体和烟碱受体。

1）毒蕈碱受体（M 受体）：分布于副交感神经节后纤维和交感神经胆碱能节后纤维所支配的效应器细胞膜上。乙酰胆碱与 M 受体结合后产生 M 样作用，表现为心脏活动减弱，支气管、胃肠道平滑肌和膀胱逼尿肌收缩，瞳孔缩小，消化腺、汗腺分泌增多，骨骼肌血管舒张等。阿托品是 M 受体的阻断剂，可解除胃肠道平滑的痉挛，缓解疼痛，也是有机磷农药中毒的解毒剂。

2）烟碱受体（N 受体）：又分为 N_1和 N_2两种亚型。N_1受体分布于内脏神经节突触后膜上，N_2受体分布于骨骼肌运动终板膜上。乙酰胆碱与 N 受体结合后产生 N 样作用，表现为神经节细胞和骨骼肌兴奋。筒箭毒碱是 N 受体的阻断剂，能使肌肉松弛，手术中可作为肌肉松弛药使用。

（2）肾上腺素能受体：分布于肾上腺素能纤维支配的效应器细胞膜上，根据其作用的不同，可分为α受体和β受体。

1）α受体：去甲肾上腺素与α受体结合后，可使血管收缩、子宫收缩、瞳孔开大等，但对小肠是抑制性的，使小肠平滑肌舒张。酚妥拉明是α受体的阻断剂。

2）β受体：又可分为β_1受体和β_2受体。去甲肾上腺素与β_1受体结合后产生心脏活动增强、脂肪分解增加等兴奋效应；与β_2受体结合后产生冠状血管、骨骼肌血管舒张，支气管、胃肠道平滑肌和膀胱逼尿肌舒张等抑制效应。普萘洛尔（心得安）是β受体的阻断剂。

肾上腺素能受体不仅能与交感神经释放的神经递质去甲肾上腺素结合，而且能与血液中的肾上腺素和去甲肾上腺素结合，引起相同的生理效应。肾上腺素对α和β受体都有很强的作用；去甲肾上腺素对α受体作用较强，对β受体作用较弱。

二、神经系统的感觉功能

人体的各种感受器都能将接受的内外刺激转化成神经冲动，经传入神经传入中枢神经系统的不同部位后，再经不同途径传至大脑皮质。感觉冲动由感受器传至大脑皮质的路径，称为感觉投射系统。感觉投射系统又可分为特异性投射系统和非特异性投射系统。

（一）特异性投射系统

感受器产生的神经冲动（除嗅觉外），多经过背侧丘脑腹后核中继后，发出特异性投射纤维，投射到大脑皮质的特定区域，这一投射系统称特异性投射系统（即前述的感觉传导通路）。其特点是：每种感觉的外周感受区域与大脑皮质感觉区之间都具有点对点的投射关系。其功能是：引起特定的感觉，并激发大脑皮质发放传出冲动。

（二）非特异性投射系统

特异性投射系统的各种感觉传导通路在经过脑干时，向脑干网状结构发出许多侧支，与许多神经元发生短轴突、多突触的联系，经过多次换元后终于背侧丘脑的内侧核群，再由此发出纤维，弥散性投射到大脑皮质的广泛区域，这一投射系统称非特异性投射系统。其特点是：外周感受区域与大脑皮质感觉区之间不再具有点对点的投射关系，而是弥散性投射到大脑皮质的广泛区域。其功能是：维持和调整大脑皮质的兴奋性，使机体保持觉醒状态，因此，又将该系统称为上行激动系统。

只有在非特异性投射系统维持大脑皮质觉醒状态的基础上，特异性投射系统才能发挥作用，形成清晰的特定感觉。巴比妥类药物的镇静、催眠作用，就是阻断了非特异性投射系统的结果。

（三）痛觉

痛觉是伤害性刺激作用于机体所产生的一种复杂感觉，常伴有不愉快的情绪反应。作为机体受损害时的报警系统，疼痛具有保护意义，可提醒机体采取防卫措施。但疼痛也会使机体产生不良的生理和心理反应，剧烈疼痛甚至可以引起休克。而且疼痛往往是一些疾病的主要症状，因此，了解疼痛的产生及其规律具有重要的临床意义。

1. 痛觉感受器 一般认为，痛觉感受器是广泛存在于各器官组织中的游离神经末梢，是一种化学感受器。任何形式的刺激只要超过一定强度，都可成为伤害性刺激，使局部组织释放H^+、K^+、5-羟色胺、缓激肽、前列腺素等致痛物质，作用于痛觉感受器，产生神经冲动，传入中枢，引起痛觉。

2. 皮肤痛和内脏痛 当伤害性刺激作用于皮肤时，首先出现快痛，是一种尖锐而定位清楚的刺痛；随后出现慢痛，是一种定位不清楚而较持久的烧灼痛，慢痛往往伴有情绪反应及心血管、呼吸等方面的改变。与皮肤痛相比，内脏痛具有以下特征：①缓慢、持久；②定位不清楚；③对刺激的分辨能力差；④对牵拉、膨胀、缺血、痉挛及炎症等刺激敏感，而对切割、烧灼等皮肤致痛的刺激不敏感。

3. 牵涉痛 是指某些内脏疾病引起体表一定部位发生疼痛或痛觉过敏的现象。例如，阑尾炎早期可出现脐周或上腹部疼痛；心肌缺血时可出现心前区、左臂尺侧疼痛；胆囊炎、胆石症时可出现右肩部疼痛。了解牵涉痛的部位，对某些内脏疾病的诊断具有重要意义。

链 接

疼痛时的身心反应

疼痛是临床上最常见的症状之一，患者往往是因为感到身体有明显的疼痛而就医。疼痛不同于其他感觉，常伴有心率增快、血压升高、呼吸急促等生理变化。剧烈疼痛可使心脏的活动减弱、血压下降，甚至引起休克。同时，疼痛常伴随焦虑、烦躁、惊恐等情绪反应。疼痛的主观体验及所伴随的各种反应，常因机体当时的功能状态、心理情境和所处的环境不同而有很大差别。例如，在战场上战士负伤当时往往不觉明显疼痛，而同样程度的创伤在平时就会疼痛难忍。临床证明，给某些疼痛患者使用安慰剂（如用生理盐水代替哌替啶），可使疼痛暂时缓解，说明心理活动对疼痛有很大影响。

三、神经系统对运动的调节

（一）脊髓对躯体运动的调节

1. 牵张反射 骨骼肌受到外力牵拉时引起的反射性收缩，称牵张反射。其特点是感受器和效应器在同一块肌肉中。牵张反射有两种类型，即腱反射和肌紧张。

（1）腱反射：是指骨骼肌受到一次快速牵拉时引起该肌发生的一次快速、明显的收缩。

（2）肌紧张：是指骨骼肌在自然重力作用下，受到持续、缓慢牵拉时引起的紧张性收缩。

肌紧张是维持躯体姿势的基本反射，而腱反射则是临床上常用的神经系统检查之一。

2. 脊休克 脊髓突然与脑高位中枢的联系完全断离，脊髓的反射功能暂时丧失，这种现象称为脊休克。脊休克的产生不是由脊髓损伤引起的，而是由于脊髓突然失去了脑高位中枢对脊髓的调节作用而造成的无反应状态。脊休克是暂时的，其持续时间与物种的进化程度有关，如蛙类仅持续几分钟，而人类则长达数周或数月。

（二）脑干网状结构对肌紧张的调节

脑干网状结构除有上行的非特异性投射系统外，还有下行对肌紧张起加强作用的易化区和对肌紧张起削弱作用的抑制区。

正常情况下，易化区的作用较强，能自主兴奋；抑制区的活动较弱，且不能自主发放

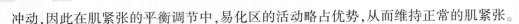

冲动,因此在肌紧张的平衡调节中,易化区的活动略占优势,从而维持正常的肌紧张。

链 接

去大脑僵直

在动物实验中发现,如果在中脑上、下丘之间切断脑干,动物会出现四肢伸直、头尾昂起、脊柱挺硬等伸肌过度紧张的现象,称为去大脑僵直。它的发生是因为切断了大脑皮质和纹状体等部位与脑干网状结构的功能联系,造成抑制区和易化区之间活动失衡,易化区活动明显占优势,使伸肌紧张性亢进,导致僵直现象。当人类患某些脑部疾病(如脑干损伤)时,也会出现类似去大脑僵直的现象。

(三) 小脑对躯体运动的调节

小脑对于维持身体平衡、调节肌紧张、协调随意运动有重要作用。临床上,小脑损伤的患者,随意运动的力量、方向及准确度将发生变化,动作不是过度就是不及,行走摇晃、步态蹒跚,称小脑共济失调。同时,还可出现肌肉意向性震颤、肌紧张减退、肌无力等症状。

(四) 大脑基底核对躯体运动的调节

基底核对躯体运动的调节作用主要是通过其损伤所产生的临床表现和治疗结果推测得来的,可分为两类:一类是运动过少而肌紧张增强,如帕金森病;另一类是运动过多而肌紧张降低,如舞蹈病和手足徐动症等。

(五) 大脑皮质对躯体运动的调节

大脑皮质是调节躯体运动的最高级中枢。在人类,如果大脑皮质运动区损伤,随意运动将出现严重障碍,并出现肢体肌肉麻痹。

四、 神经系统对内脏功能的调节

人体内脏器官的活动,主要受自主神经系统的调节。人体多数器官都接受交感和副交感神经的双重支配,两者的作用往往是相互拮抗的,如迷走神经对心脏有抑制作用,而交感神经则有兴奋作用。一般情况下,当交感神经的活动相对增强时,副交感神经的活动则相对减弱,即作用相互拮抗。同时,自主神经对内脏器官会经常发放低频率的冲动,使效应器维持一定的活动状态,称为紧张性作用。此外,自主神经的作用也受效应器本身功能状态的影响,如交感神经可使已孕子宫收缩、未孕子宫舒张。

交感神经分布广泛,几乎全身所有内脏器官都受其支配,故交感神经常以整个系统参加反应。在环境急剧变化(如肌肉剧烈运动、剧痛、失血或寒冷等情况)时,交感神经系统的活动明显加强,同时常伴有肾上腺髓质激素分泌增多,即交感-肾上腺髓质系统作为一个整体参与反应,这一反应称为应急反应。机体的应急反应表现为:心跳加快加强,血液循环加快,血压升高;内脏血管收缩,骨骼肌血管舒张,血流量重新分配;呼吸加深加快,肺通气量增加;代谢活动加强,为肌肉活动提供充分的能量等。其主要生理意义在于动员储备能量,以适应环境的急剧变化。

副交感神经分布较局限,故副交感神经的活动也比较局限,往往在安静时活动较强,并常伴有胰岛素分泌,故称之为迷走-胰岛素系统。其主要生理意义在于促进消化、积蓄能量及加强排泄和生殖等方面的功能。

交感和副交感神经的活动既相互制约又相互联系,共同调节内脏活动,使所支配器官的功能活动保持动态平衡，以适应机体的需要。

五、 脑的高级功能

人类的脑除了能产生感觉、调节躯体运动和内脏活动外，还有一些更为复杂的功能，如语言、思维、学习、记忆、睡眠等，这些功能统称为脑的高级功能。大脑皮质是其物质基础，条件反射是其活动的基本形式，常伴有生物电的变化。

（一）条件反射

1. 条件反射的建立 条件反射是在非条件反射的基础上形成的，生理学家巴甫洛夫曾用狗做过经典的条件反射实验：给狗喂食引起唾液分泌，这是非条件反射，喂食是非条件刺激。给狗铃声刺激，不会引起唾液分泌，因为铃声与喂食无关，铃声是无关刺激。但若在每次喂食前，先给狗铃声刺激，然后再给食物，反复多次后，每当铃声响起，即使不喂食，狗也会分泌唾液，这就建立了条件反射，此时的铃声变成了条件刺激，也称信号刺激。由条件刺激引起的反射称条件反射，其建立的关键，是无关刺激与非条件刺激在时间上的结合，这个过程称为强化。强化次数越多，条件反射就越巩固。人们的学习过程，其实就是条件反射建立的过程，要想学的牢固，就要不断地复习强化。

2. 条件反射的生物学意义 条件反射是无限量的，既可消退，也可重建，这就使机体对环境的变化具有高度完善的适应能力。因此，条件反射大大增强了机体活动的预见性、灵活性和精确性，提高了机体适应环境的能力。

（二）人类大脑皮质活动

人类大脑皮质活动的特征是具有两个信号系统和语言功能，因此，人类的条件反射更为复杂。巴甫洛夫认为，条件反射是一种信号活动，引起条件反射的刺激是信号刺激。信号系统可分为第一信号系统和第二信号系统。

以客观事物本身的理化性质，如声、光、气味等现实而具体的刺激信号来发挥刺激作用，称第一信号。对第一信号发生反应的大脑皮质功能系统，称第一信号系统。第一信号系统是人类和动物所共有的，如狗可以听铃声而建立分泌唾液的条件反射。

以客观事物的抽象符号，如语言、文字作为刺激信号来发挥刺激作用，称第二信号。对第二信号发生反应的大脑皮质功能系统，称第二信号系统。第二信号系统是人类所特有的，是人类在生产劳动、社会活动中逐渐形成的，也是区别于其他动物的主要特征。

语言、文字作为第二信号对人体的心理和生理都具有重要影响，因此，医护人员要运用好语言，以改善患者的心理状态，促进疾病痊愈。

（三）觉醒和睡眠

觉醒和睡眠是人和高等动物维持生命必需的生理过程，两者随昼夜的变化而交替出现。机体只有在觉醒状态下，才能进行各种活动，如工作、学习和生活等；睡眠则可使精力和体力得到恢复。睡眠障碍，会导致中枢神经系统，尤其是大脑皮质活动失常。人每天所需的睡眠时间，随年龄、个体差异和精力消耗情况的不同而异，一般成人每天需7~9h，儿童睡眠时间要比成人长，新生儿甚至可达18~20h，老年人睡眠时间则较短。

根据睡眠时的脑电波表现和其他生理活动特点，睡眠可分为两种时相。

1. 慢波睡眠 其生理变化为呼吸平稳、心率减慢、血压下降、代谢降低、全身骨骼肌张力降低，但仍保持一定姿势。

2. 快波睡眠 此期感觉功能进一步减退，骨骼肌进一步松弛，常发生阵发性眼球快速运动，血压升高，心率加快，呼吸快而不规则，部分躯体抽动等。若此时被唤醒，常述说在做梦。

成年人睡眠先以慢波睡眠入睡，1～2h 后转入快波睡眠，维持半小时左右又转入慢波睡眠。整个睡眠期间，可如此反复转化 4～5 次。正常人从这两个时相均可直接转化为觉醒状态。

慢波睡眠时，机体能量消耗明显减少，垂体的各种激素分泌增多，尤以生长激素分泌增多更为明显，对消除疲劳、恢复体力、促进生长都有重要作用。快波睡眠时，脑内蛋白质合成加快，有利于增强记忆，并促进精力恢复。

小结

神经系统由中枢神经系统和周围神经系统组成。

中枢神经系统由脊髓和脑组成。脊髓位于椎管内，呈粗细不均的圆柱形，其内部包括灰质和白质。脑位于颅腔内，分为端脑、间脑、小脑、中脑、脑桥和延髓。中脑、脑桥、延髓合称脑干，其内部包括脑神经核、非脑神经核、上下行纤维束和网状结构。小脑位于颅后窝，由小脑半球和小脑蚓组成，其内部包括小脑皮质、髓质和小脑核。间脑位于端脑和中脑之间，由背侧丘脑、下丘脑等组成，背侧丘脑中含有许多重要的核团。端脑由左右大脑半球组成，每侧分 5 个叶，其内部包括大脑皮质、髓质、基底核和侧脑室。脑和脊髓的被膜有硬膜、蛛网膜和软膜。

周围神经包括脊神经、脑神经和内脏神经。脊神经有 31 对，其前支粗大，除胸神经外交织成颈丛、臂丛、腰丛、骶丛。脑神经有 12 对，除Ⅰ、Ⅱ分别于端脑、间脑相连，其余 10 对都与脑干相连。内脏神经包括内脏感觉神经和内脏运动神经，传导内脏的感觉和运动冲动。

神经系统的传导通路包括感觉传导通路和运动传导通路。

神经系统的生理功能是通过反射来调节人体的躯体运动、躯体感觉和内脏活动，使机体更适应内、外环境的变化，维持生命活动的正常进行。另外，人类的脑还具有语言、思维、学习、记忆、睡眠等高级功能。

自 测 题

一、名词解释

1. 神经节　2. 网状结构
3. 脊髓节段　4. 锥体
5. 小脑扁桃体　6. 基底核
7. 纹状体　8. 内囊
9. 硬膜外隙　10. 交感干
11. 锥体外系　12. 牵涉痛
13. 脊休克　14. 强化
15. 第二信号

二、单项选择题

1. 由神经元的胞体集聚而成的结构是（　　）
A. 纤维束　B. 网状结构
C. 神经核　D. 白质
E. 神经

2. 中枢神经系统内，起止和功能基本相同的神经纤维集聚而成的结构是（　　）
A. 神经核　B. 神经节
C. 灰质　D. 纤维束
E. 白质

3. 下列关于脊髓的描述，正确的是（　　）
A. 有 31 个节段
B. 新生儿下端平齐第 1 腰椎下缘
C. 背侧有一条深的后正中裂，前正中有前正中沟
D. 成人下端平齐第 3 腰椎水平
E. 其颈髓包括 7 节

4. 下列含有前角、后角、侧角的脊髓节段是（　　）
A. 第 3 颈椎　B. 第 2 胸椎
C. 第 4 腰椎　D. 第 3 骶椎

E. 第5骶椎

5. 小脑位于(　　)

A. 颅后窝　　B. 颅前窝

C. 颅中窝　　D. 菱形窝

E. 脑桥、中脑后方

6. 不属于下丘脑的结构是(　　)

A. 乳头体　　B. 外侧膝状体

C. 灰结节　　D. 视交叉

E. 漏斗

7. 大脑半球的哪个叶在表面看不到(　　)

A. 颞叶　　B. 岛叶

C. 额叶　　D. 枕叶

E. 顶叶

8. 连接两侧大脑半球的是(　　)

A. 胼胝体　　B. 内囊

C. 第三脑室　　D. 扣带回

E. 边缘叶

9. 有关内囊的表述错误的是(　　)

A. 位于丘脑、豆状核和尾状核之间

B. 可分为内囊前肢、内囊膝和内囊后肢三部分

C. 在端脑的水平切面上,呈开口向外的“V”形

D. 属连合纤维

E. 一侧损伤,出现对侧的“三偏征”

10. 蛛网膜(　　)

A. 厚而坚韧

B. 有丰富的血管和神经

C. 缺乏血管和神经

D. 参与形成脉络丛

E. 紧贴脑和脊髓的表面

11. 在大脑动脉环中没有(　　)

A. 大脑前动脉　　B. 大脑中动脉

C. 大脑后动脉　　D. 颈内动脉

E. 交通动脉

12. 使瞳孔缩小的神经是(　　)

A. 视神经　　B. 动眼神经

C. 迷走神经　　D. 眼神经

E. 交感神经

13. 支配咀嚼肌的神经是(　　)

A. 面神经　　B. 上颌神经

C. 下颌神经　　D. 舌下神经

E. 舌咽神经

14. 迷走神经不支配(　　)

A. 心脏　　B. 胃

C. 横结肠　　D. 乙状结肠

E. 胰腺

15. 一侧舌下神经损伤时表现为(　　)

A. 不能伸舌

B. 伸舌时舌尖偏向患侧

C. 伸舌时舌尖偏向健侧

D. 伸舌时舌上卷

E. 伸舌时舌尖居中

16. 支配胸锁乳突肌的神经是(　　)

A. 面神经　　B. 三叉神经

C. 副神经　　D. 舌咽神经

E. 腋神经

17. 肱二头肌的神经支配来自于(　　)

A. 正中神经　　B. 尺神经

C. 肌皮神经　　D. 桡神经

E. 以上都不是

18. 支配臂后群肌的神经是(　　)

A. 桡神经　　B. 正中神经

C. 尺神经　　D. 肌皮神经

E. 腋神经

19. 副交感神经的低级中枢位于(　　)

A. 间脑和骶2~4脊髓节段

B. 脑干和胸2~腰2脊髓节段

C. 脑干和骶2~4脊髓节段

D. 胸1~腰2脊髓节段

E. 脑干

20. 交感神经(　　)

A. 低级中枢位于脊髓灰质的前角

B. 支配全身的平滑肌、心肌和腺体

C. 所有的脊神经前根内都含交感神经的节前纤维

D. 节前纤维长,节后纤维短

E. 交感神经的分布范围较副交感神经小

21. 下列是内脏感觉的特点,但应除去(　　)

A. 对切割刺激不敏感

B. 有牵涉痛现象

C. 一般强度的刺激不产生感觉

D. 痛觉定位准确

E. 对痉挛刺激敏感

22. 心绞痛时,胸痛可放射至左臂内侧,此痛觉称为(　　)

A. 躯体性痛　　B. 想象性痛

C. 心神经官能症　　D. 牵涉性痛

E. 精神性痛

23. 传导躯干、四肢的浅感觉传导通路中,其第一

级神经元胞体位于(　　)
A. 脊神经节内
B. 脊髓后角的后角固有核
C. 三叉神经脊束核
D. 三叉神经节
E. 薄束核、楔束核

24. 浅感觉和深感觉传导通路上第三级神经元胞体位于(　　)
A. 脊神经节
B. 薄束核和楔束核
C. 背侧丘脑腹后核
D. 脊髓后角固有核
E. 三叉神经脑桥核

25. 人类区别于动物的最主要的特征是(　　)
A. 有学习、记忆能力
B. 有第一信号系统
C. 对环境适应能力大
D. 能形成条件反射
E. 有第一和第二信号系统

26. 在完整动物机体建立条件反射的关键步骤是(　　)
A. 无关刺激与非条件刺激在时间上多次结合
B. 存在非条件刺激
C. 没有干扰刺激
D. 存在无关刺激
E. 非条件刺激出现在无关刺激之前

三、简答题

1. 简述脑干的分部及与各部相连的脑神经。
2. 简述大脑皮质功能定位区的名称和位置。
3. 简述眼球外肌的神经支配。
4. 简述交感神经与副交感神经的区别。
5. 简述视觉传导通路。

(韩　磊)

第 6 章　循环系统

引言：心脏只有一个人的拳头大小，可人一生心跳达 25 亿～30 亿次，血管的长度可绕地球 2 周，可血液循环一周只需 20s，心跳不息，生命不止。心脏是血液运输的动力器官，通过心脏不停的收缩与舒张，推动血液流到身体各处，周而复始。心脏是如何保证血液不停地在体内循环流动呢？让我们带着对人体结构的好奇，伴随着心跳，一起去探讨追寻循环系统的奥秘吧！

案例

冠状动脉粥样硬化性心脏病

冠状动脉粥样硬化性心脏病是冠状动脉血管发生动脉粥样硬化病变、引起血管腔狭窄或阻塞，造成心肌缺血、缺氧或坏死而导致的心脏病，常被称为“冠心病”。患者，男性，69 岁，10 多年前因“胸闷、气促不适”在当地医院就诊，一直在当地治疗，病情仍反复发作并呈逐年加重趋势。近期患者再次感胸闷不适，当地复查心脏彩超发现全心扩大，节段性室壁运动异常，轻度肺动脉高压，左心功能减退。心电图：心肌缺血，左心室高电压。查体：体温 36.6℃，脉搏 108 次/分，呼吸 24 次/分，血压 90/60mmHg。双肺呼吸音稍粗，未闻及干湿性啰音。心尖搏动位于左侧第 6 肋间锁骨中线外 1cm，心率 108 次/分，律齐。双下肢轻度水肿，经确诊为冠心病。

循环系统由一套密闭和连续的管道组成，包括心血管系统和淋巴系统两部分。心血管系统由心和血管组成，其内流动着血液；淋巴系统由淋巴管道、淋巴器官和淋巴组织组成，其管道内流动着淋巴，淋巴最后注入心血管系统。

循环系统的主要功能是运输物质，即将消化系统吸收的营养物质、肺吸入的 O_2 和内分泌腺分泌的激素等运输到全身各器官、组织和细胞；同时将器官、组织和细胞的代谢产物，如 CO_2、尿素和水等，运输到肺、肾和皮肤等器官排出体外，以保证人体新陈代谢的正常进行。

此外，循环系统中的心肌细胞、平滑肌细胞和内皮细胞等还具有内分泌功能，能分泌多种生物活性物质，可参与机体调节。

第 1 节　心脏的结构

心是推动血液在心血管系统内循环的动力器官。心是中空的肌性器官，心有 4 个腔，即右心房、右心室、左心房和左心室。左、右心房间有房间隔分隔，左、右心室间有室间隔分隔，因此，左、右心房之间及左、右心室之间互不相通。同侧的房、室之间有房室口相通，即右心房与右心室之间，左心房与左心室之间，分别有右房室口和左房室口相通。通常以房、室间隔为界，把心分为左心和右心。

一、 心的位置、外形和构造

（一）心的位置

心位于胸腔的中纵隔内，约 2/3 在身体正中线的左侧，1/3 在正中线的右侧。心的上方与出入心的大血管相连；心的下方邻膈；心的前方大部分被肺和胸膜所遮盖，临床上进行心内注射或心包穿刺时，为了不伤及肺和胸膜，常在左侧第 4 肋间隙或第 5 肋间隙靠近胸骨左缘处进针；心的后方有食管、迷走神经和胸主动脉等；心的两侧与纵隔胸膜和肺相邻(图 6-1)。

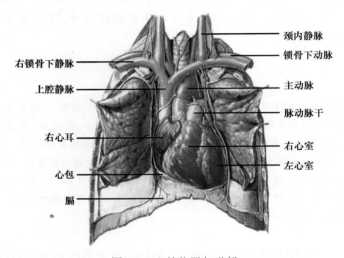

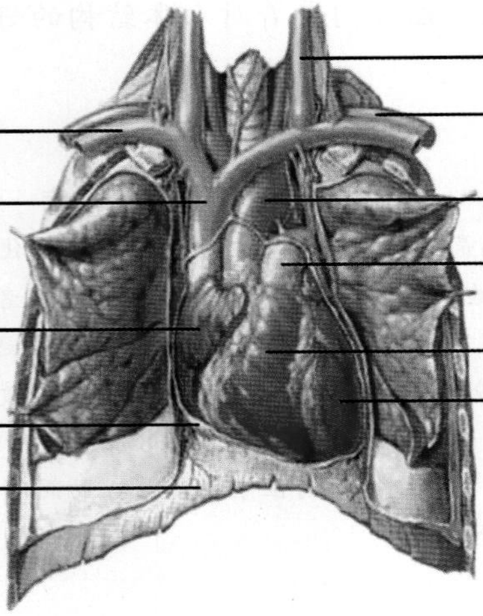

图 6-1　心的位置与毗邻

（二）心的外形和构造

心的外形似倒置的圆锥体，约相当于本人拳头大小，分为一尖、一底、两面和三缘、四条沟(图 6-2、图 6-3)。

1. 心尖　朝向左前下方，由左心室构成，其体表投影位置通常在左侧第 5 肋间隙与锁骨中线交点的内侧 1~2cm 处，称**心尖搏动点**，是心脏搏动最强处，此处为心脏常用的触诊及听诊部位。

2. 心底　朝向右后上方，主要由左心房和小部分的右心房构成。上、下腔静脉分别从上、下方开口于右心房。左、右两对肺上、下静脉分别从两侧注入左心房。

3. 两面　心的前面朝向胸骨体和肋软骨，称胸肋面，大部分由右心房和右心室构成；心的下面与膈相邻，称膈面，大部分由左心室构成，小部分由右心室构成。

4. 三缘　心的右缘垂直向下，由右心房构成；左缘较钝，主要由左心室构成；下缘接近水平位，由右心室和心尖构成。

5. 四条沟　为心腔表面的分界标志。心的表面近心底处有几乎成环形的冠状沟，是心房与心室的表面分界；心的胸肋面和膈面各有一条自冠状沟延伸到心尖稍右侧的浅沟，分别称为前室间沟和后室间沟，前、后室间沟是左、右心室的表面分界。在心底、右心房与右上、下肺静脉交界处的浅沟称后房间沟，与房间隔后缘一致，是左、右心房在表面的分界。

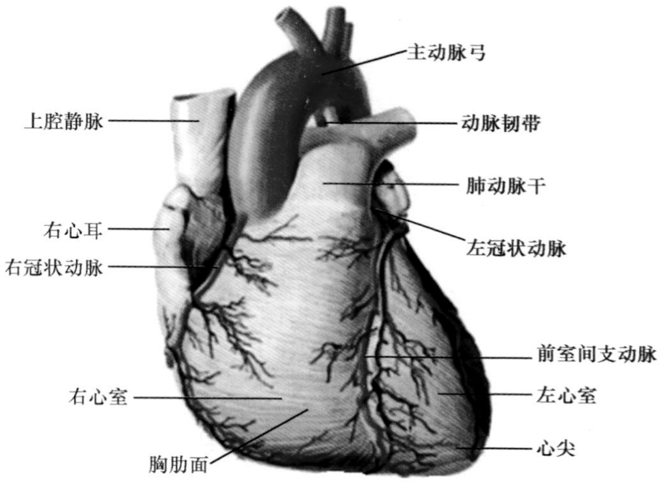

图 6-2 心的外形与血管(前面)

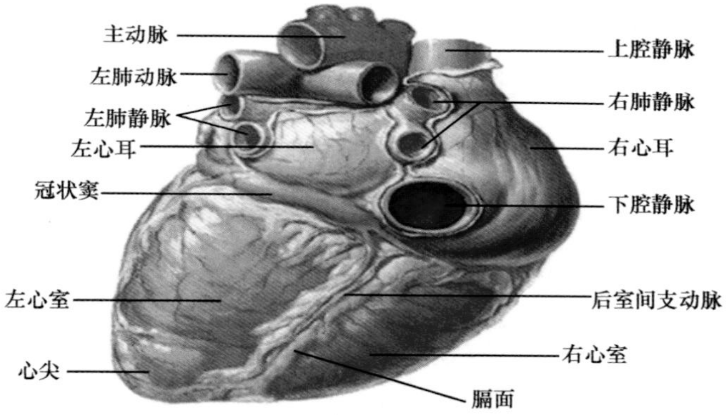

图 6-3 心的外形与血管(后面)

(三)心腔的构造

1. 右心房 位于心的右上部。它向左前方的突出部分称**右心耳**。右心房有三个入口:上部有上腔静脉口;下部有下腔静脉口;在下腔静脉口与右房室口之间有冠状窦口。右心房的出口为右房室口,位于右心房的前下部,通向右心室。右心房的后内侧壁主要由房间隔构成,在房间隔下部有一卵圆形浅窝,称**卵圆窝**,是胎儿时期的卵圆孔于出生后闭合的遗迹,此处薄弱,房间隔缺损多在此处发生,是先天性心脏病的一种(图 6-4)。

2. 右心室 位于右心房的左前下方,构成胸肋面的大部分。右心室的入口即右房室口。右心室的出口位于右心室的前上部,称肺动脉口,通向肺动脉干。右心室经右房室口接受由右心房流入的静脉血,并把血液输入肺动脉(图 6-5)。

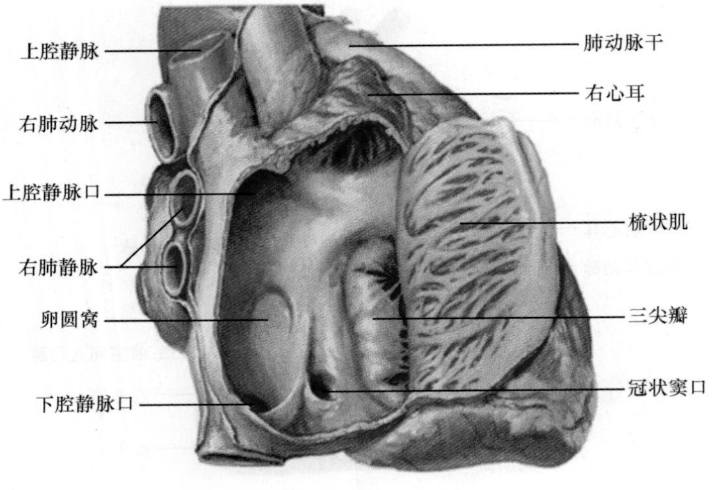

图 6-4　右心房

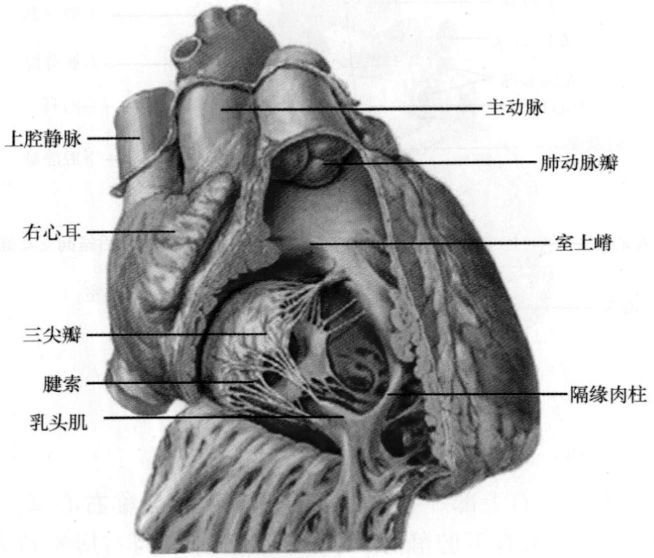

图 6-5　右心室

3. 左心房　位于右心房的左后方，构成心底的大部分。左心房向右前方的突出部分称**左心耳**，因其与二尖瓣邻近，为心外科常用的手术入口之一。左心房有四个入口，位于左心房后壁的两侧，左、右各两个，分别称为左肺上、下静脉口和右肺上、下静脉口，导入由肺回流至心的动脉血。左心房的出口是左房室口，在左心房的前下部，通向左心室（图 6-6）。

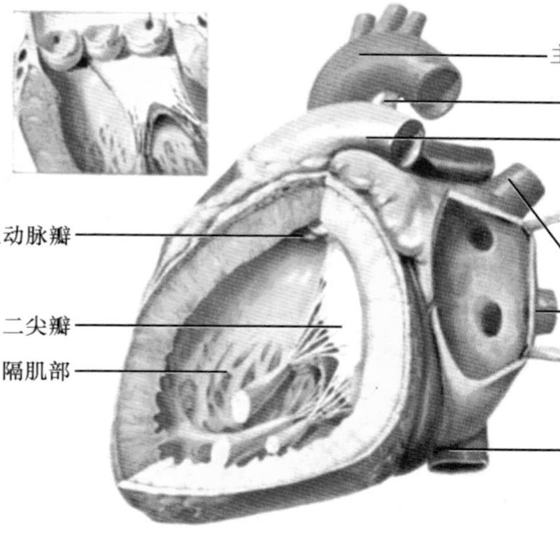

图 6-6　左心房和左心室

4. 左心室　位于右心室的左后方，其前下部构成心尖。左心室的入口即左房室口。左心室的出口称主动脉口，位于左房室口的右前方，通向主动脉。左心室经左房室口接受由左心房流入的动脉血，并把血液自主动脉口输入主动脉。室间隔由心内膜覆盖心肌构成，可分为两部分，其下方大部分是由心肌构成的肌部，厚 1～2cm；上方紧靠主动脉口下方的小部分缺乏肌，称**膜部**，此处是室间隔缺损的好发部位。

5. 心的瓣膜　在心的房室口和动脉口附有心瓣膜，分别称为房室瓣和动脉瓣。房室瓣有：右房室口的周缘附有 3 片三角形的瓣膜，称**三尖瓣**；左房室口的周缘附有 2 片三角形的瓣膜，称**二尖瓣**。动脉瓣有：肺动脉口的周缘附有 3 片肺动脉瓣；主动脉口的周缘附有 3 片主动脉瓣（图 6-7）。

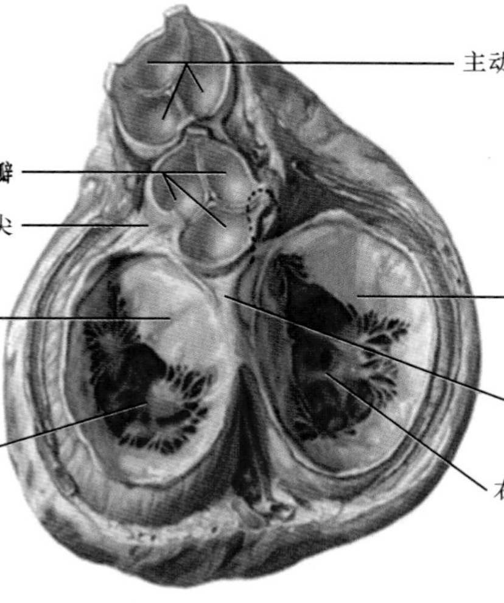

图 6-7　心瓣膜模式图

心瓣膜顺血流开放，逆血流关闭，保证了血液在心腔内的定向流动。房室瓣能防止血液从心室逆流至心房，动脉瓣能防止血液从动脉逆流至心室。病理情况下，可引起心瓣膜的狭窄或闭锁不全,将会导致血液循环的功能障碍。

（四）心的传导系统

心的传导系统位于心壁内,由特殊分化的心肌细胞构成。心传导系统的主要功能是产生兴奋和传导冲动,维持心的正常节律性搏动,包括窦房结、房室结、房室束、左束支和右束支及浦肯野纤维网(图 6-8)。

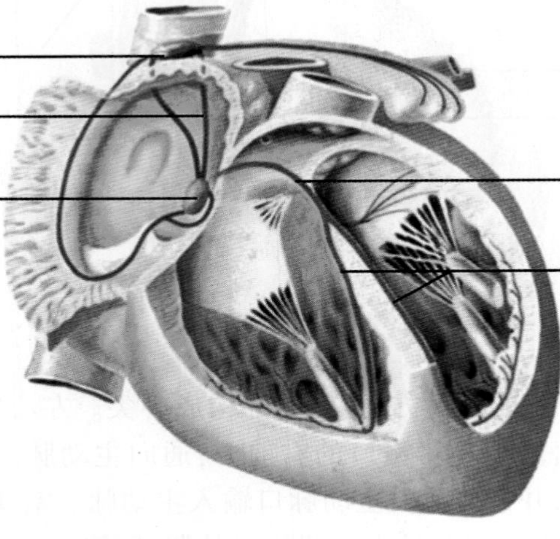

图 6-8　心的传导系统

1. 窦房结　位于上腔静脉与右心房交界处的心外膜深面,略呈椭圆形。窦房结是心自动节律性兴奋的正常起搏点。

2. 房室结　位于房室交界区的心内膜深面,呈扁椭圆形。房室结发出房室束入室间隔。

3. 房室束　房室束又称希氏束。房室束自房室结发出后入室间隔,在室间隔上部分为左束支和右束支。房室束是兴奋由心房传导到心室的唯一通路。

4. 浦肯野纤维网　房室束左束支和右束支的分支在心室的心内膜深面分为许多细小分支,交织成网,称**浦肯野纤维网**,与心室肌细胞相连。

二、心的血管、心包和心的体表投影

（一）心的血管

1. 心的动脉　营养心壁的动脉是左、右冠状动脉(图 6-2),它们均发自升主动脉的根部。

(1) 左冠状动脉:分支分布到左心房、左心室、室间隔前 2/3 和右心室前壁的一部分。

(2) 右冠状动脉:分支分布到右心房、右心室、室间隔后 1/3 和左心室后壁的一部分,还发出分支分布到窦房结和房室结。临床上冠状动脉粥样硬化性心脏病(简称冠心病),是由于冠状动脉或其分支的病变引起血管腔狭窄,致使血液供应不足,造成冠状动脉所分布区域的心肌缺血或者心肌坏死,即心绞痛或心肌梗死。

2. 心的静脉　心的静脉绝大部分汇入冠状窦(图 6-3),经冠状窦口注入右心房。冠状窦:位于心膈面的冠状沟内,其右端开口于右心房。冠状窦的主要属支有心大静脉、心中静脉和心小静脉。

（二）心包

心包是包裹心及出入心的大血管根部的纤维浆膜囊(图 6-9)。心包分为外层的纤维心包和内层的浆膜心包两部分。纤维心包是坚韧的结缔组织囊,它的上部与出入心的大血管外膜相延续,下部附于膈的中心腱。浆膜心包可分为脏、壁两层,脏层覆盖于心肌表面,即心外膜;壁层贴在纤维心包的内面。浆膜心包的脏层和壁层在出入心的大血管根部相互移行,两层之间的潜在性密闭腔隙称心包腔。心包腔内有少量浆液,起润滑作用,可减少心在搏动时的摩擦。

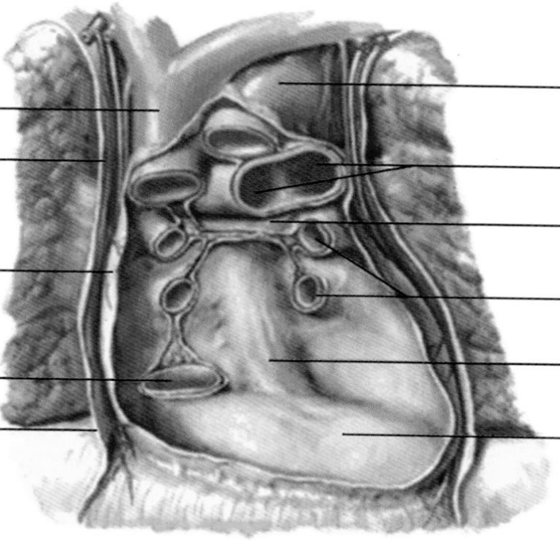

图 6-9 心包

（三）心的体表投影

在胸前壁的体表投影可用 4 个点及其间的连线来确定(图 6-10)。

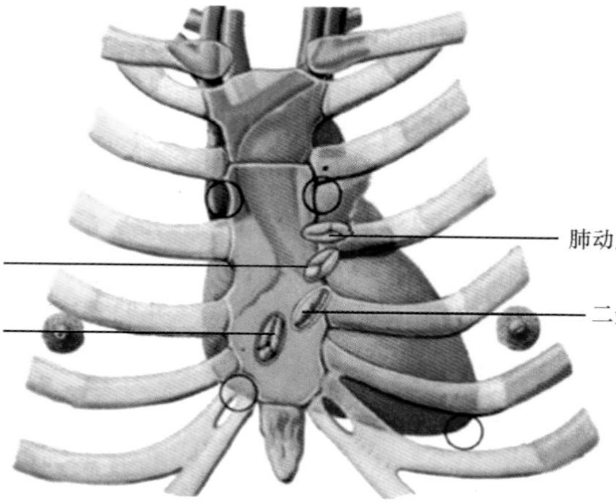

图 6-10 心的体表投影

1. 左上点 在左侧第 2 肋软骨下缘,距胸骨左缘约 1. 2cm 处。
2. 右上点 在右侧第 3 肋软骨上缘,距胸骨右缘约 1cm 处。
3. 右下点 在右侧第 6 胸肋关节处。

4. 左下点 在左侧第5肋间隙,距前正中线7~9cm处(或在左锁骨中线内侧1~2cm处)。

链 接

心内注射术的相关解剖学知识

心内注射术是将穿刺针经胸前壁刺入心室内,向心室内注射药物的一种复苏术,主要用于抢救心搏骤停的患者。进行心内注射时,多在左侧第4肋间隙或第5肋间隙,距胸骨左缘0.5~2cm处,沿肋骨上缘垂直刺入3~4cm,进入右心室。

心内注射穿刺针穿过的结构依次为皮肤、浅筋膜、深筋膜、胸大肌、肋间外肌、肋间内肌、胸内筋膜、心包、右心室前壁至右心室。穿刺点不可偏外,以免穿破胸膜,造成气胸;也要避免针太靠内而伤及胸廓内血管。

第2节 血管的结构

一、血管的结构与功能特点

(一) 血管的分类

血管分为动脉、毛细血管和静脉。

1. 动脉 是由心室发出、导血离心的血管。动脉自心室发出后,在行程中逐级分支,根据管腔大小分为大动脉、中动脉和小动脉,最终注入毛细血管。

2. 静脉 是导血回心房的血管。静脉在回心途中逐渐汇合属支的血液,根据管腔大小分为小静脉、中静脉和大静脉,最后注入心房。

3. 毛细血管 是连通于小动脉与小静脉之间的微细血管,互相吻合成网状,是血液和组织细胞间进行物质交换的场所。

(二) 血管的微细结构

除毛细血管外,血管壁结构由内向外依次分为内膜、中膜和外膜三层。

1. 动脉 管壁较厚,管径较小,弹性大。

(1) 内膜:最薄,由内皮、内皮下层和内弹性膜组成。内皮是单层扁平上皮,表面光滑,可减少血液流动的阻力。内皮下层是薄层结缔组织,内含少量胶原纤维、弹性纤维和少许平滑肌纤维。内弹性膜是一层由弹性蛋白构成的膜,富有弹性。

(2) 中膜:最厚,介于内膜和外膜之间,由平滑肌、弹性纤维和胶原纤维等构成。

(3) 外膜:比较厚,主要由疏松结缔组织构成。外膜结缔组织中的细胞以成纤维细胞为主,当血管受损时,成纤维细胞合成新的组织,参与血管壁的修复。

2. 静脉 管壁也分内膜、中膜和外膜,但三层的分界不明显。静脉的内膜薄,由一层内皮和结缔组织构成;中膜稍厚,主要由一些环行平滑肌构成;外膜最厚,由疏松结缔组织构成。

3. 毛细血管 分布广泛,互相吻合成网状,毛细血管的管壁极薄,主要由一层内皮细胞和基膜构成,血流缓慢,通透性好,是血液与组织细胞进行物质交换的场所。

(三) 血液循环

血液由心室射出,经动脉、毛细血管和静脉,再返回心房,周而复始地定向流动的过程,称为血液循环。根据血液循环的途径及功能不同,可分为体循环和肺循环两部分(图 6-11)。

1. 体循环(大循环) 当心室收缩时,由左心室将富含 O_2 和营养物质的动脉血射入主动脉,经主动脉的逐级分支到达全身各部的毛细血管,血液在此与组织细胞进行物质交换,组织细胞摄取血液中的 O_2 和营养物质,同时把代谢过程中产生的 CO_2 和其他代谢产物经血液运输排出,使血液变成 O_2 含量较低而 CO_2 含量较高的静脉血。静脉血经过静脉的逐级汇合到达右心房。这个循环途径称体循环。体循环的特点是行程长、流经范围广,主要功能是实现血液与组织细胞之间的物质交换。

2. 肺循环(小循环) 当心室收缩时,由右心室射出的静脉血入肺动脉,经肺动脉的各级分支到达肺泡周围的毛细血管,血液在此与肺泡内的气体进行气体交换,使暗红色的静脉血转化为鲜红色的动脉血。动脉血经肺静脉的各级属支,再经肺静脉流回左心房。这个循环途径称肺循环。肺循环的特点是行程短,只流经肺,主要功能是实现血液与肺泡之间的气体交换。

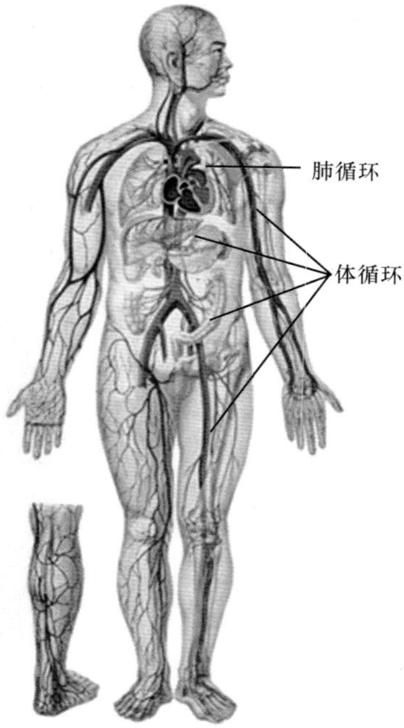

图 6-11 血液循环示意图

二、肺循环血管

(一)肺的动脉

肺动脉干短而粗,起自右心室,在升主动脉的右侧向左后上方斜行,达主动脉弓的下方分为左、右肺动脉。

左肺动脉:较短,水平向左至左肺门,分上、下两支进入左肺上、下叶。

右肺动脉:较长,水平向右至右肺门,分三支进入右肺上、中、下叶。

左、右肺动脉在肺内反复分支,最后到达肺泡周围形成毛细血管网。

在肺动脉干分叉处稍左侧与主动脉弓下缘之间连接一条结缔组织索,称**动脉韧带**。动脉韧带是胎儿时期动脉导管闭锁后的遗迹(图 6-6)。动脉导管如在出生后 6 个月不闭锁,则称为动脉导管未闭,是一种常见的先天性心脏病。

(二)肺的静脉

肺的静脉起自肺泡周围的毛细血管网,在肺内逐级汇合,最后形成左、右各两条肺静脉,分别称左肺上、下静脉和右肺上、下静脉,出肺门后,注入左心房后壁的两侧。肺静脉将含 O_2 量高的动脉血输送到左心房。

三、体循环动脉与静脉

(一)体循环的动脉

体循环的动脉是将血液由心运到全身各部的血管,其主干为主动脉。主动脉由左心室发出,先向右前上方斜行,达右侧第 2 胸肋关节高度,然后向左后方呈弓状弯曲,达第 4 胸椎体下缘水平,再沿脊柱的左前方下行,经膈的主动脉裂孔入腹腔,继续沿脊柱左前方下行，至第4腰椎体下缘水平分为左、右髂总动脉。主动脉全长以右侧第2胸肋关节和第4胸椎体下缘为界分为3段：升主动脉、主动脉弓和降主动脉。降主动脉以膈为界分为胸主动脉和腹主动脉（图6-12）。

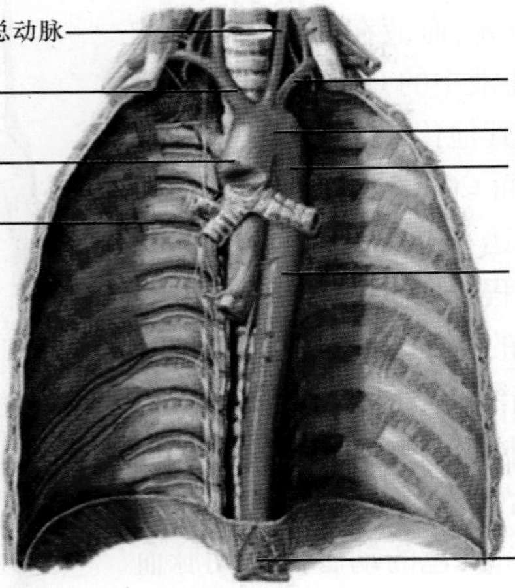

图6-12　主动脉分部及其分支

1. 升主动脉　起自左心室的主动脉口，向右前上方斜行，达右侧第2胸肋关节后方移行为主动脉弓。升主动脉的起始部发出左、右冠状动脉，分布于心脏本身。

2. 主动脉弓　是自右侧第2胸肋关节与第4胸椎体下缘之间呈弓状弯曲的一段动脉，位于胸骨柄的后方。

从主动脉弓的凸侧向上发出3个分支，自右向左依次为头臂干、左颈总动脉和左锁骨下动脉。头臂干短而粗，向右上方斜行，至右侧胸锁关节后方分为右颈总动脉和右锁骨下动脉。主动脉弓的分支主要分布于头颈部和上肢。

（1）颈总动脉：是头颈部的动脉主干。右颈总动脉起自头臂干，左颈总动脉起自主动脉弓。两侧颈总动脉均在食管、气管和喉的外侧上升，至甲状软骨上缘水平处分为颈内动脉和颈外动脉（图6-13）。

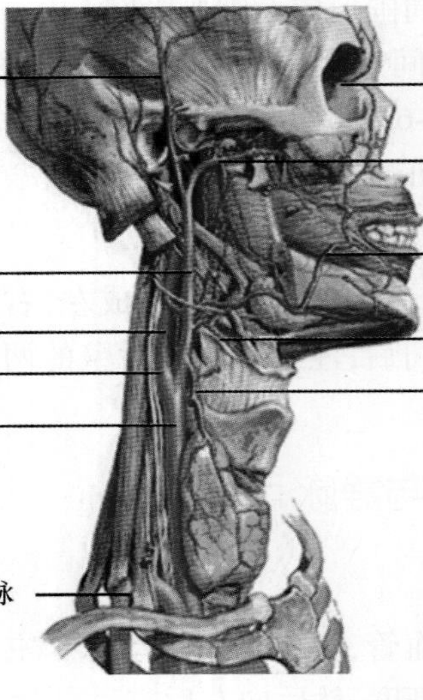

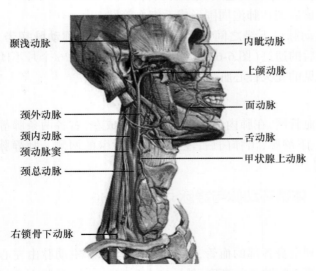

图6-13　颈外动脉及其分支

在颈总动脉分为颈内动脉和颈外动脉的分叉处，有两个重要结构，即颈动脉窦和颈动脉小球。

颈动脉窦：是颈总动脉末端和颈内动脉起始处膨大的部分。窦壁内有压力感受器，能感受血压的变化。

颈动脉小球：是位于颈总动脉分叉处后方的动脉壁上的椭圆形小体，为化学感受器，能感受血液中CO_2浓度和O_2氧浓度的变化。

1）颈外动脉：起自颈总动脉，在胸锁乳突肌的深面向上行，进入腮腺实质分为颞浅动脉和上颌动脉两个终支。颈外动脉的主要分支如下。

A. 面动脉：在舌动脉稍上方发出，向前经下颌下腺深面，至咬肌前缘越过下颌骨下缘到面部，经口角和鼻翼外侧到达眼的内眦，改称内眦动脉。面动脉分支分布于腭扁桃体、下颌下腺和面部的肌和皮肤等。面动脉在下颌骨下缘与咬肌前缘交界处位置表浅，可摸到其搏动，在此处将面动脉压向下颌骨，可进行面部的临时性止血。

B. 颞浅动脉：在外耳门前方上行，越过颧弓根部到颞部，分支分布于腮腺、额部、颞部及颅顶部软组织。在外耳门前方颧弓根部可摸到颞浅动脉的搏动，在此处压迫颞浅动脉，可进行额部、颞部和颅顶部的临时性止血。

C. 上颌动脉：在下颌支深面向内前方行走。上颌动脉分支较多，主要分布于口腔、鼻腔和硬脑膜等处。上颌动脉有一重要分支叫脑膜中动脉，向上穿颅底的棘孔入颅腔，分前、后两支，分布于硬脑膜。脑膜中动脉前支经过颅骨翼点内面，当翼点附近骨折时，易损伤脑膜中动脉前支而导致硬膜外血肿。

2）颈内动脉：由颈总动脉发出后向上行，经颅底颈动脉管入颅腔，分支分布于脑和视器（详见第5章第2节中枢神经系统）。

（2）锁骨下动脉：右锁骨下动脉起自头臂干，左锁骨下动脉起自主动脉弓。锁骨下动脉经胸廓上口到颈根部，呈弓状经胸膜顶前方，穿斜角肌间隙，至第1肋的外缘移行为腋动脉。

在锁骨上窝中点可摸到锁骨下动脉的搏动，于此处将锁骨下动脉向后下方压在第1肋上，可进行上肢的临时性止血。

锁骨下动脉的主要分支有：

1）椎动脉：自锁骨下动脉发出后向上行，穿经上6个颈椎的横突孔，经枕骨大孔入颅腔，分支分布于脑和脊髓。

2）胸廓内动脉：自锁骨下动脉发出后向下行入胸腔，在距胸骨外侧缘约1cm处，沿第1～7肋软骨的后面下行，分支分布于胸前壁、心包、膈和乳房等处。

（3）腋动脉（图6-14）：为锁骨下动脉的延续。腋动脉位于腋窝内，在第1肋的外缘续于锁骨下动脉，向外下方行走，至背阔肌下缘移行为肱动脉。腋动脉的主要分支分布于肩肌、胸肌、背阔肌和乳房等处。

（4）肱动脉：是腋动脉的延续，沿肱二头肌内侧沟下行，至肘窝平桡骨颈高度分为桡动脉和尺动脉。肱动脉沿途发出分支分布于上臂和肘关节。在肘窝稍上方、肱二头肌肌腱的内侧，肱动脉位置表浅，可触及其搏动，是测量血压时的听诊部位。

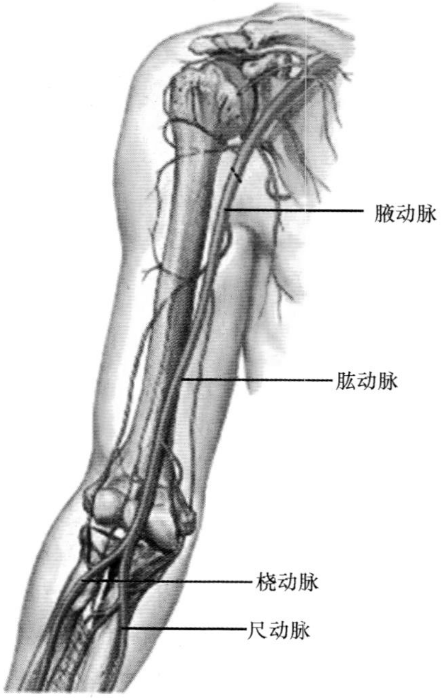

图6-14　上肢的动脉

（5）桡动脉：自肱动脉发出，先经肱桡肌与旋前圆肌之间，继而在肱桡肌腱与桡侧腕屈肌之间下行，在桡腕关节上方绕桡骨茎突至手背，穿第1掌骨间隙入手掌侧深面，与尺动脉的掌深支吻合，构成掌深弓。

桡动脉在桡腕关节上方行于肱桡肌腱与桡侧腕屈肌腱之间，位置表浅，可触及其搏动，是临床切脉和记数脉搏的常用部位。桡动脉沿途分支主要分布于前臂桡侧的肌和皮肤等。

(6) 尺动脉：自肱动脉发出，先斜向内下，然后下行于尺侧腕屈肌和指浅屈肌之间，至桡腕关节处，经豌豆骨桡侧入手掌，发出掌深支，其终支与桡动脉的掌浅支吻合，构成掌浅弓。尺动脉沿途分支主要分布于前臂尺侧的肌和皮肤等。

(7) 掌浅弓和掌深弓：桡动脉和尺动脉的终支在手掌互相吻合，形成掌浅弓和掌深弓。

1) 掌浅弓：由尺动脉终末支和桡动脉的掌浅支吻合而成，位于指屈肌腱的浅面。

2) 掌深弓：由桡动脉终末支和尺动脉的掌深支吻合而成，位于指屈肌腱的深面。

3. 胸主动脉 是胸部的动脉主干，位于脊柱的左前方。胸主动脉的分支分为脏支和壁支。

(1) 脏支：主要有支气管支、食管支和心包支，分别分布于气管、主支气管、肺、食管和心包。

(2) 壁支：主要有肋间后动脉和肋下动脉。肋间后动脉行于相应的肋间隙的肋沟内。肋间后动脉和肋下动脉主要分布到脊髓及被膜、背部、胸壁、腹壁上部的肌和皮肤等处。

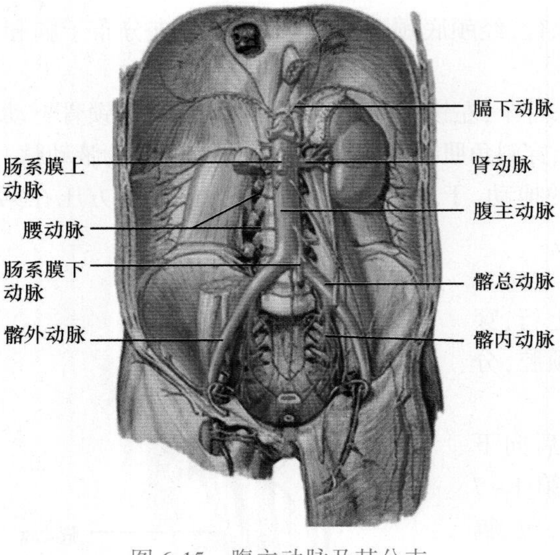

图 6-15 腹主动脉及其分支

4. 腹主动脉 是腹部的动脉主干，位于脊柱的前方。腹主动脉的分支也分为脏支和壁支(图 6-15)。

(1) 脏支：分不成对脏支和成对脏支两类。不成对脏支有腹腔干、肠系膜上动脉和肠系膜下动脉。成对脏支主要有肾上腺中动脉、肾动脉和睾丸动脉(卵巢动脉)等。

1) 腹腔干：为一短干，在主动脉裂孔的稍下方，约平第 12 胸椎高度起自腹主动脉的前壁，立即分为胃左动脉、肝总动脉和脾动脉(图 6-16)。

A. 胃左动脉：分支分布于食管腹段、贲门和胃小弯附近的胃壁。

B. 肝总动脉：向右走行，进入肝十二指肠韧带内，到十二指肠上部的上方分为肝固有动脉和胃十二指肠动脉。

肝固有动脉在肝十二指肠韧带内上行，至肝门附近分为左、右两支，经肝门入肝。右支在进入肝门前发出胆囊动脉，分布于胆囊。肝固有动脉在其起始处还发出胃右动脉，沿胃小弯向左行，分支分布于十二指肠上部和胃小弯附近的胃壁。胃十二指肠动脉沿途分支分布到胃大弯附近的胃壁、大网膜和十二指肠等部位。

C. 脾动脉：沿胰的上缘向左行至脾门。脾动脉的主要分支有胰支、胃短动脉、胃网膜左动脉和脾支等，分布于胰体、胰尾、胃底、胃大弯附近的胃壁和脾等。

腹腔干的分支主要分布到食管的腹段、胃、十二指肠、肝、胆囊、胰、脾和大网膜等处。

2) 肠系膜上动脉：在腹腔干起始处的稍下方，进入小肠系膜根内，呈弓形行向右下方(图 6-17)。

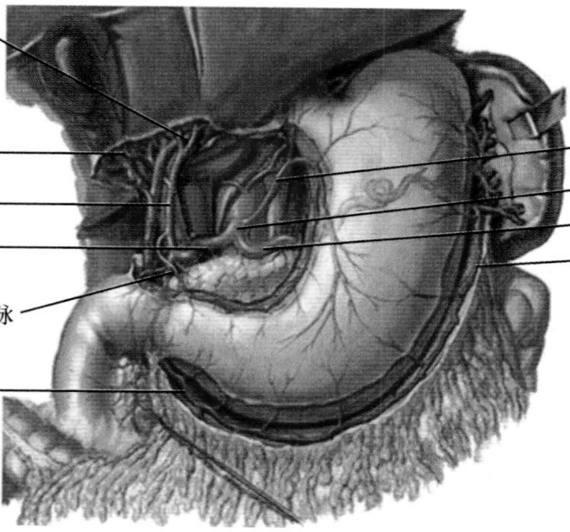

图 6-16 腹腔干及其分支(胃前面)

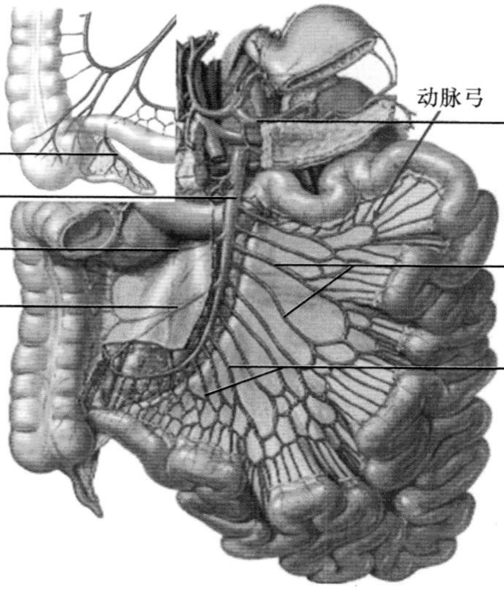

图 6-17 肠系膜上动脉及其分支

肠系膜上动脉的主要分支有胰十二指肠下动脉、空肠动脉、回结肠动脉、右结肠动脉和中结肠动脉，主要分布于胰、十二指肠、空肠、回肠、盲肠、阑尾、升结肠和横结肠。

3）肠系膜下动脉：约在第 3 腰椎高度起自腹主动脉的前壁，沿腹后壁行向左下方（图 6-18）。

肠系膜下动脉的主要分支有：左结肠动脉、乙状结肠动脉和直肠上动脉，主要分布于降结肠、乙状结肠和直肠上部。

4）肾上腺中动脉：分布于肾上腺。

5）肾动脉：右肾动脉比左肾动脉稍长，故肾手术处理肾蒂时，右侧较左侧稍容易。肾动脉入肾前还发出肾上腺下动脉，分布于肾上腺。

6）睾丸动脉：分布于睾丸和附睾。在女性此动脉称卵巢动脉，分布于卵巢和输卵管。

（2）壁支：主要有腰动脉和膈下动脉。

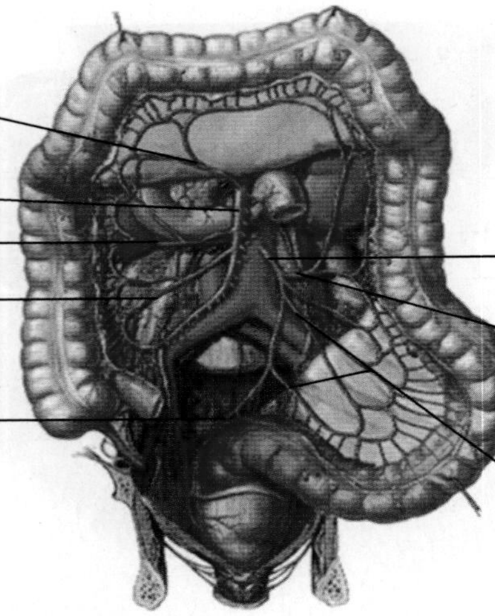

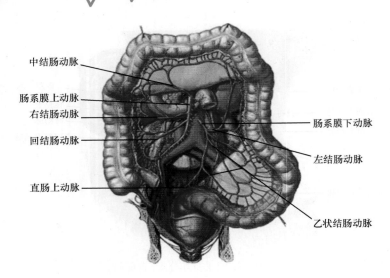

图 6-18　肠系膜下动脉及其分支

1）腰动脉：共 4 对，起自腹主动脉的侧壁，横行向外，分布于腰部和腹前外侧壁的肌和皮肤，并有小支进入椎管营养脊髓。

2）膈下动脉：左、右各一，自腹主动脉的上端发出，行向外上方，分布于膈，并发出肾上腺上动脉至肾上腺。

5. 髂总动脉　左、右各一，在平第 4 腰椎体下缘自腹主动脉分出，沿腰大肌内侧向外下方行走，至骶髂关节的前方分为髂内动脉和髂外动脉（图 6-19）。

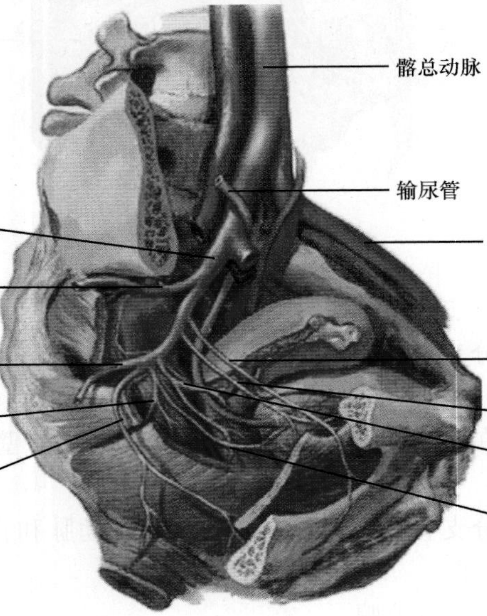

图 6-19　女性盆腔的动脉

（1）髂内动脉：是盆部的动脉主干，为一短干，下行入盆腔，发出脏支和壁支。

1）脏支：分布到盆腔各器官。其主要分支如下。

①脐动脉：是胎儿时期输送胎儿血到胎盘的动脉干，出生后远侧段闭锁形成脐内侧

韧带,近侧段仍保留管腔,发出2~3支膀胱上动脉,分布于膀胱。

②膀胱下动脉:男性分布于膀胱、精囊和前列腺等处。女性分布于膀胱和阴道。

③直肠下动脉:行向内下方,分布于直肠下部,并与直肠上动脉和肛动脉吻合。

④子宫动脉:自髂内动脉发出后,在子宫颈外侧越过输尿管的前方至子宫外侧缘,分支分布于子宫、阴道、卵巢和输卵管等。

⑤阴部内动脉:分支分布于肛门、会阴和外生殖器。分布于肛门周围的肌和皮肤的分支叫肛动脉。

2)壁支

①闭孔动脉:穿闭孔出骨盆腔至大腿内侧部,分布于大腿肌内侧群等。

②臀上动脉:经梨状肌上方出骨盆腔至臀部,分布于臀中肌和臀小肌等处。

③臀下动脉:经梨状肌下方出骨盆至臀部,分布于臀大肌等处。

(2)髂外动脉:沿腰大肌内侧缘下行,经腹股沟韧带中点深面至股前部,移行为股动脉。

(3)股动脉:是下肢的动脉主干。股动脉在股三角内下行,至股三角下份穿向背侧到腘窝,移行为腘动脉(图6-20)。股动脉的分支分布于大腿肌和髋关节。

在腹股沟韧带中点稍内侧的下方,股动脉位置表浅,可触及其搏动,于此处将股动脉压向耻骨,可进行下肢的临时性止血。股动脉也是动脉穿刺和插管最方便的血管。

(4)腘动脉:在腘窝深部下行,到腘窝下角处分为胫前动脉和胫后动脉。腘动脉分支分布于膝关节及其周围的肌(图6-21)。

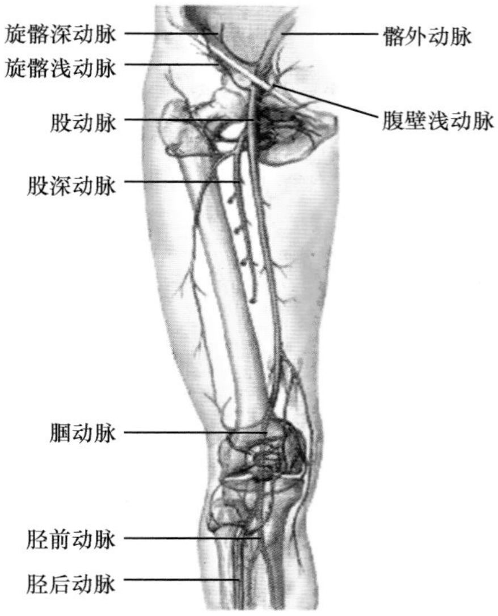

图6-20 下肢的动脉(前面)

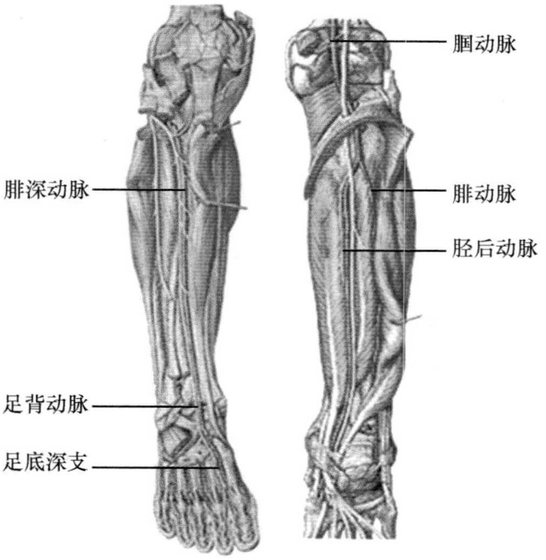

图6-21 小腿后面的动脉

(5)胫前动脉:由腘动脉分出后,向前穿小腿骨间膜进入小腿前部,在小腿肌前群内下行,经踝关节的前方到足背,移行为足背动脉。

(6)胫后动脉:在小腿肌后群浅、深两层之间下行,经内踝后方入足底,分为足底内侧动脉和足底外侧动脉。胫后动脉和足底动脉的分支分布于小腿肌后群、外侧群和足底肌等处。

(二)体循环的静脉

静脉是运送血液回心的血管,始于毛细血管,最后汇成大静脉注入右心房。与伴行的动脉相比,静脉具有以下特点。

(1) 静脉内血流缓慢,压力低,管壁较薄,管腔比相应的动脉大。

(2) 静脉管壁的内面大多有静脉瓣(图 6-22)。瓣膜呈半月形小袋,袋口朝向心脏,可防止血液逆流。四肢的浅静脉静脉瓣数量较多,大静脉、肝门静脉和头颈部的静脉一般无静脉瓣。

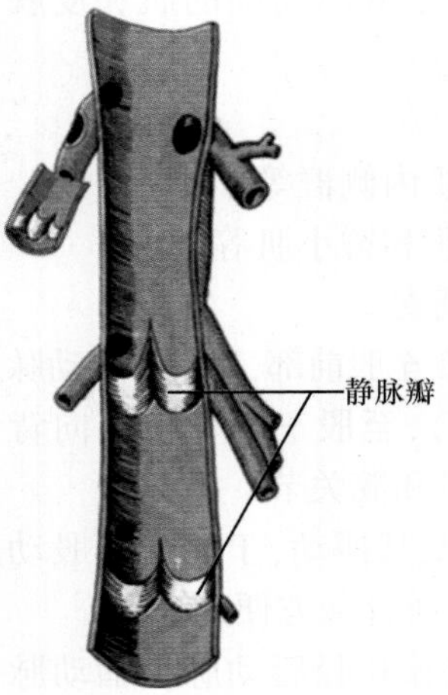

图 6-22 静脉瓣

(3) 体循环的静脉数量多,分为浅静脉和深静脉。浅静脉数量较多,不与动脉伴行,最后注入深静脉。由于浅静脉位置表浅,通常在浅静脉上进行采血、输液等临床操作。深静脉位于深筋膜的深面或体腔内,多与同名动脉伴行,其名称、行程和导血范围一般与伴行的动脉相同。

(4) 静脉之间有丰富的吻合。浅静脉之间,深静脉之间,以及浅、深静脉之间均存在广泛的吻合,如静脉网、静脉丛等。

体循环的静脉可分为上腔静脉系、下腔静脉系和心静脉系。

1. 上腔静脉系 由上腔静脉及其属支组成。上腔静脉系主要收集头、颈、胸部(心除外)和上肢的静脉血。

(1) 上腔静脉:是上腔静脉系的主干。它是一条短而粗的静脉干,由左、右头臂静脉在右侧第 1 胸肋关节的后方汇合而成,沿升主动脉右侧垂直下降,注入右心房。

(2) 头臂静脉:左、右各一,在胸锁关节的后方由同侧的颈内静脉和锁骨下静脉汇合而成。颈内静脉和锁骨下静脉汇合处的夹角称**静脉角**,是淋巴导管注入静脉的部位。头臂静脉的主要属支有颈内静脉和锁骨下静脉。

1) 颈内静脉:是头颈部静脉回流的主干,上端在颈静脉孔处接乙状窦,先后在颈内动脉和颈总动脉外侧下行,至胸锁关节后方与锁骨下静脉汇合成头臂静脉(图 6-23)。

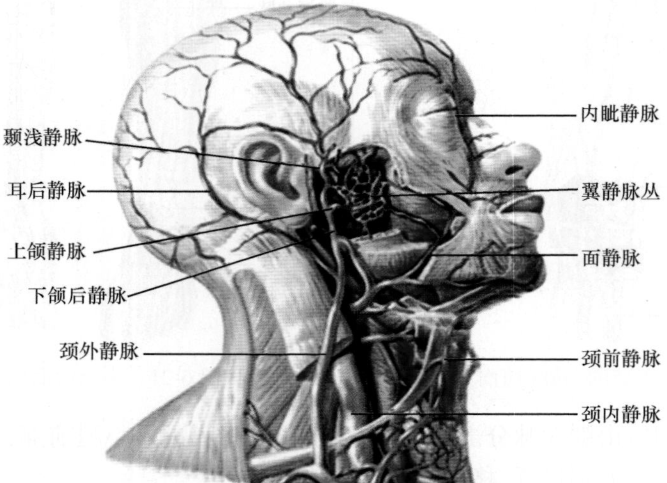

图 6-23 头颈部的静脉

面静脉:在眼内眦处起自内眦静脉,伴面动脉下行,至舌骨平面汇入颈内静脉。面静脉收集面部软组织的静脉血。面静脉通过内眦静脉、眼静脉与颅内海绵窦相交通。面静脉在平口角以上的部分一般无静脉瓣，故面部尤其是鼻根至两侧口角之间的三角区（临床上称此区为**危险三角**）发生化脓性感染时，切忌挤压，以免细菌经内眦静脉和眼静脉进入颅内，引起颅内感染。

2）锁骨下静脉：在第1肋外缘处接腋静脉，向内行至胸锁关节后方与颈内静脉汇合成头臂静脉。锁骨下静脉主要收集上肢及颈浅部的静脉血。锁骨下静脉的主要属支有腋静脉和颈外静脉。

颈外静脉：是颈部最大的浅静脉，沿胸锁乳突肌表面下行至其下端后方，穿深筋膜注入锁骨下静脉。颈外静脉主要收集枕部和颈浅部的静脉血。颈外静脉位置表浅而恒定，故临床儿科常在此做静脉穿刺。右心衰竭的患者，由于上腔静脉系内血压升高，常可见颈外静脉怒张。

（3）上肢的静脉：分深静脉和浅静脉。

1）上肢的深静脉：与同名动脉伴行，最终注入腋静脉。

2）上肢的浅静脉：手的浅静脉在手背形成手背静脉网，向心回流途中汇成三条主要静脉，即头静脉、贵要静脉和肘正中静脉（图6-24）。

①头静脉：起自手背静脉网的桡侧部，沿前臂桡侧和上臂外侧上行，经三角肌与胸大肌之间至锁骨下窝，穿深筋膜注入腋静脉。

②贵要静脉：起自手背静脉网的尺侧部，沿前臂尺侧和上臂内侧上行，到上臂的中部，穿深筋膜注入肱静脉。

③肘正中静脉：位于肘窝皮下，变异较多，自头静脉向内上方连到贵要静脉。

临床上常选手背静脉网、头静脉、贵要静脉和肘正中静脉做静脉穿刺，是临床输液、注射和抽血的常选部位。

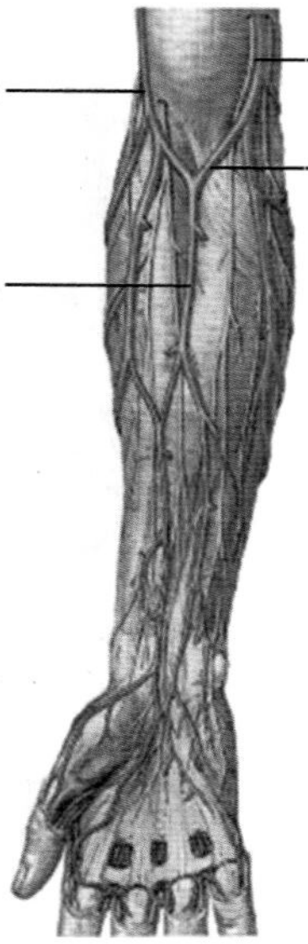

图6-24　上肢的浅静脉

（4）胸部的静脉：主干为奇静脉，奇静脉的主要属支有半奇静脉等。

奇静脉：位于胸后壁，由右腰升静脉向上穿过膈延续而成，沿脊柱右侧上行，至第4~5胸椎高度向前弯曲，注入上腔静脉。奇静脉收集右肋间后静脉、食管静脉、支气管静脉和半奇静脉等的静脉血。

2. 下腔静脉系　由下腔静脉及其属支组成。下腔静脉系主要收集下肢、盆部和腹部的静脉血。

（1）下腔静脉：是下腔静脉系的主干。下腔静脉为人体最大的静脉，在第5腰椎高度由左、右髂总静脉汇合而成，沿腹主动脉的右侧上行，穿膈的腔静脉孔进入胸腔，注入右心房。下腔静脉的属支除左、右髂总静脉外，还有诸多直接注入下腔静脉干的腹部、盆部的属支。

（2）髂总静脉：由髂内静脉和髂外静脉汇合而成，向内上方斜行，至第5腰椎平面，左、右髂总静脉汇成下腔静脉。

1）髂内静脉：是盆部的静脉主干。在小骨盆侧壁的内面、沿髂内动脉后内侧上行，收集盆腔器官和盆壁的静脉血。

2）髂外静脉：在腹股沟韧带深面接续股静脉，沿髂内动脉内侧向内上方行，与髂内静脉汇合成髂总静脉。髂外静脉主要收集下肢和腹前壁下部的静脉血。

（3）下肢的静脉：分深静脉和浅静脉。

1）下肢的深静脉：与同名动脉伴行，最后汇集于股静脉。

股静脉在腹股沟韧带深面位于股动脉内侧，位置恒定而且可借股动脉搏动而定位。故临床行股静脉穿刺时，常在腹股沟韧带中点稍内侧的下方，先触知股动脉的搏动，然后在它的内侧进针。

2）下肢的浅静脉：足背皮下的浅静脉形成足背静脉弓，由弓的两端向上延续为两条浅静脉，即大隐静脉和小隐静脉（图 6-25）。

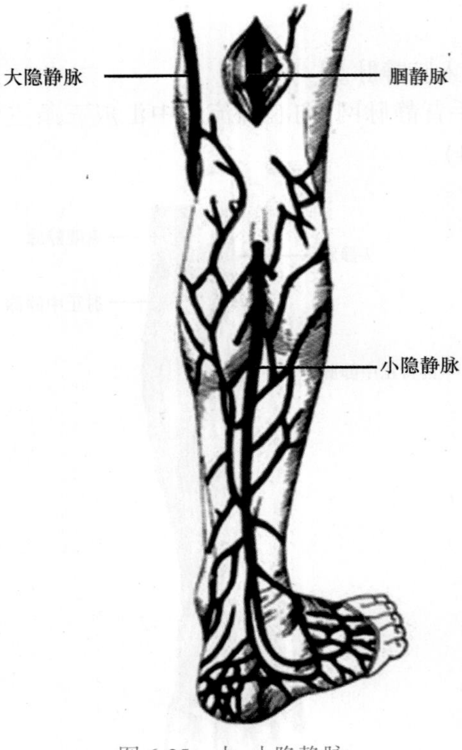

图 6-25　大、小隐静脉

①大隐静脉：是全身最长的浅静脉，在足背的内侧缘起自足背静脉弓的内侧端，经内踝前方，沿小腿内侧面和大腿的内侧面上行，注入股静脉。大隐静脉在内踝的前方位置表浅而恒定，临床上常在内踝前上方做大隐静脉穿刺或大隐静脉切开术。

②小隐静脉：在足背的外侧缘起自足背静脉弓的外侧端，经外踝后方，沿小腿后面上行到腘窝，穿深筋膜注入腘静脉。下肢的浅静脉是静脉曲张的好发血管。

（4）腹部的静脉：主干为下腔静脉，直接注入下腔静脉的属支分壁支和脏支两种。

1）壁支：主要是 4 对腰静脉和 1 对膈下静脉，与同名动脉伴行，直接注入下腔静脉。

2）脏支：主要有睾丸静脉、肾静脉、肾上腺静脉、肝静脉。

①睾丸静脉：起自睾丸和附睾，右睾丸静脉注入下腔静脉，左睾丸静脉注入左肾静脉，故睾丸静脉曲张好发在左侧。在女性此静脉称为卵巢静脉，起自卵巢，其流注关系与男性相同。

②肾静脉：起自肾门，注入下腔静脉。因下腔静脉偏右侧，故左肾静脉长于右肾静脉，越过腹主动脉前方，并接受左肾上腺静脉和左睾丸静脉。

③肾上腺静脉：左肾上腺静脉注入左肾静脉，右肾上腺静脉直接注入下腔静脉。

④肝静脉：有 3 条，为肝左静脉、肝中静脉和肝右静脉，均包埋于肝实质内，在肝的后缘注入下腔静脉。肝静脉收集肝脏本身回流的血液。

（5）肝门静脉系：由肝门静脉及其属支组成。肝门静脉系收集腹腔内不成对器官（肝除外）的静脉血，如食管下段、胃、小肠、大肠（到直肠上部）、胰、胆囊和脾等。

1）肝门静脉的组成：肝门静脉是一条粗短的静脉干，长 6～8cm，由肠系膜上静脉和脾静脉在胰头和胰体交界处后方汇合而成。经肝固有动脉和胆总管的后方上行，到肝门处分左、右两支进入肝左、右叶。肝门静脉在肝内反复分支,最后注入肝血窦。

2）肝门静脉的主要属支(图 6-26)

①肠系膜上静脉:与同名动脉伴行,收集同名动脉分布区域的静脉血。

②脾静脉:在脾门处由数条小静脉汇合而成,与同名动脉伴行,除收集同名动脉分布区域的静脉血外,还收纳肠系膜下静脉。

③肠系膜下静脉:与同名动脉伴行,收集同名动脉分布区域的静脉血,注入脾静脉。

④胃左静脉:与同名动脉伴行,收集同名动脉分布区域的静脉血。

⑤附脐静脉:为数条细小静脉,起于脐周静脉网,沿肝圆韧带走行,注入肝门静脉。

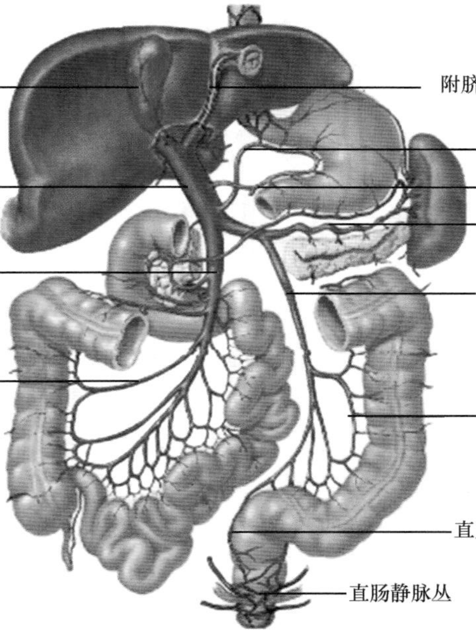

图 6-26 肝门静脉及其属支

3）肝门静脉系与上、下腔静脉系之间的吻合部位:肝门静脉系与上、下腔静脉系之间存在丰富的吻合,主要的吻合部位有 3 处(图 6-27)。

①食管静脉丛:位于食管下段的黏膜下层内。肝门静脉系的胃左静脉与上腔静脉系的食管静脉通过食管静脉丛相互吻合交通。

②直肠静脉丛:位于直肠下段的黏膜下层内。肝门静脉系的直肠上静脉与下腔静脉系的直肠下静脉和肛静脉通过直肠静脉丛相互吻合交通。

③脐周静脉网:位于脐周围的皮下组织内。肝门静脉系的附脐静脉与上腔静脉系胸壁的浅、深静脉通过脐周静脉网相互吻合交通;肝门静脉系的附脐静脉与下腔静脉系腹壁的浅、深静脉相互吻合交通。

4）肝门静脉的侧支循环:正常情况下,肝门静脉系和上、下腔静脉系之间的吻合支细小,血流量少,各属支分别将血液引流向所属的静脉系。如果肝门静脉回流受阻(如肝硬化等),血液不能经肝门静脉畅流入肝。肝门静脉的血液可经肝门静脉系与上、下腔静脉系之间的吻合建立侧支循环,分别经上、下腔静脉回流入心。由于侧支循环的建立,血流量增多,可造成吻合部位的静脉曲张,如食管静脉丛曲张、直肠静脉丛曲张和脐周静脉网

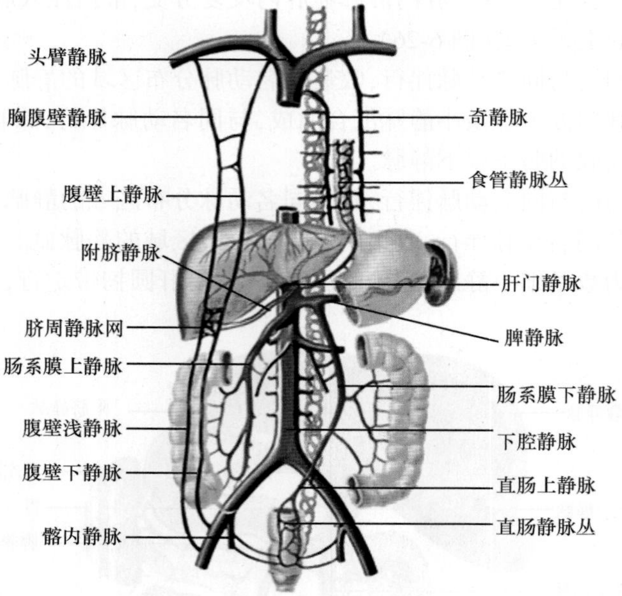

图 6-27　肝门静脉及其侧支循环模式图

曲张，严重时曲张静脉可破裂，引起呕血、便血、腹壁静脉怒张、脾和胃肠淤血、脾肿大等。

第 3 节　淋 巴 系 统

淋巴系统是脉管系统的重要组成部分，由各级淋巴管道、淋巴器官和散在的淋巴组织构成。淋巴管道内流动着无色的淋巴液。淋巴系统除了能协助静脉引流组织液外，淋巴器官和淋巴组织还具有产生淋巴细胞、过滤淋巴和参与免疫应答等功能。淋巴循环是血液循环的辅助装置，具有回收蛋白质、运输营养物质、调节体内液体平衡及消除组织中的红细胞、细菌、异物功能。脾是一个造血、破坏血细胞、滤血和储备血的器官。

一、淋 巴 管 道

（一）毛细淋巴管

毛细淋巴管是淋巴管道的起始部分，以膨大的盲端起于组织间隙。毛细淋巴管由单层内皮细胞构成，管壁的通透性大于毛细血管，一些大分子物质，如蛋白质、细菌、异物和癌细胞等较易进入毛细淋巴管。

（二）淋巴管

淋巴管由毛细淋巴管汇合而成。管壁结构与小静脉相似，但管径较细，管壁较薄，也有丰富的瓣膜。淋巴管在向心的行程中，一般都经过一个或多个淋巴结。淋巴管根据所在的位置，可分为浅淋巴管和深淋巴管两种。浅淋巴管行于皮下，多与浅静脉伴行；深淋巴管与深部的血管伴行。

（三）淋巴干

全身的淋巴管逐渐汇合成较大的淋巴干。全身共有 9 条淋巴干：左、右颈干，主要收集头颈部的淋巴；左、右锁骨下干，主要收集上肢的淋巴；左、右支气管纵隔干，主要收集胸部的淋巴；左、右腰干，主要收集下肢、盆部和腹腔内成对器官及腰部的淋巴；肠干，主要收集腹腔内不成对器官的淋巴。

（四）淋巴导管

全身9条淋巴干汇集成2条大的淋巴导管，即胸导管和右淋巴导管（图6-28）。

1. 胸导管 是全身最大的淋巴管道，长30~40cm。胸导管下端起于乳糜池。由左、右腰干和一条肠干汇合而成。胸导管自乳糜池起始后，上行经膈的主动脉裂孔入胸腔，在食管后方沿脊柱的右前方上行，呈弓形向前下弯曲注入左静脉角。在注入左静脉角前，还接受左颈干、左锁骨下干和左支气管纵隔干。胸导管收集两下肢、盆部、腹部、左半胸部、左上肢和左半头颈部的淋巴。

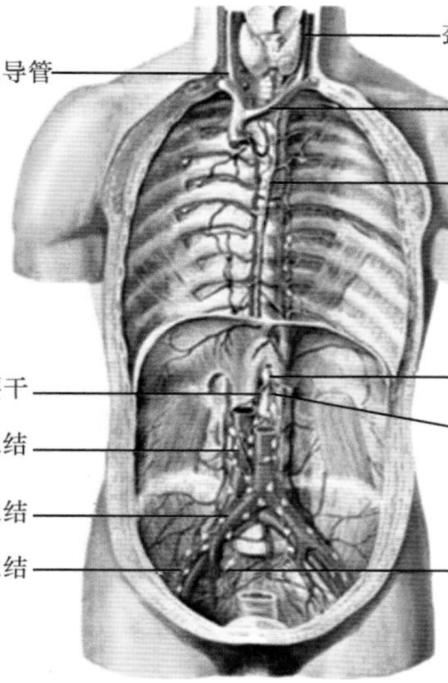

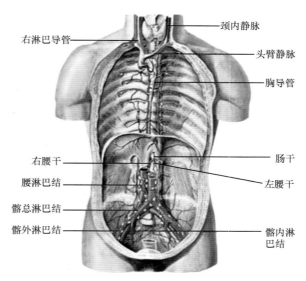

图6-28 淋巴干和淋巴导管

2. 右淋巴导管 为一短干，长1~5cm，由右颈干、右锁骨下干和右支气管纵隔干汇合而成，注入右静脉角。右淋巴导管收集右半胸部、右上肢和右半头颈部的淋巴。

二、淋巴器官

（一）淋巴结

1. 淋巴结的形态 淋巴结为灰红色圆形或椭圆形小体，质软，色灰红。淋巴结的一侧隆凸，另一侧向内凹陷为淋巴结门。输入淋巴管从凸侧进入，输出淋巴管从淋巴结门穿出。

2. 淋巴结的微细结构 淋巴结的表面有结缔组织构成的被膜，淋巴结的实质由淋巴组织构成，可分为周边部的皮质和中央部的髓质两部分。

（1）皮质：位于被膜下方，淋巴细胞密集成团，形成许多淋巴小结。淋巴小结为直径1~2mm的球形小体，主要由B淋巴细胞构成。

（2）髓质：由髓索构成。髓索是淋巴组织构成的条索，主要由B淋巴细胞、浆细胞和巨噬细胞等构成，彼此互相连接成网。髓索之间的腔隙为淋巴窦。

当淋巴流经淋巴结时，淋巴窦内的巨噬细胞可吞噬清除细菌等异物，起到过滤淋巴的作用。淋巴结对细菌的清除率很高，但对病毒和癌细胞的清除率则较差。淋巴结内的淋巴细胞，可以分裂繁殖产生新的淋巴细胞。淋巴结内的B淋巴细胞能转化为浆细胞，产生抗体。淋巴结内的T淋巴细胞可转变为具有杀伤异体细胞能力的细胞。因此，淋巴结是人体的重要免疫器官。

（二）脾

脾是略呈椭圆形暗红色的器官，位于胃的左后侧，恰与第9~11肋相对（图6-29）。

脾的内侧面近中央是脾门,为血管和神经的出入处。脾的表面包以被膜,被膜外面覆盖间皮,被膜中含有弹性纤维和少量平滑肌纤维。脾的实质可分为白髓和红髓两部分。白髓主要由密集的淋巴组织构成,白髓是脾产生淋巴细胞的地方。红髓是脾索和位于脾索之间的血窦(脾内毛细血管),血窦的内皮细胞有较强的吞噬能力,可吞噬血液中的细菌、衰老的红细胞和其他异物。脾能储血 200ml 左右,当机体急需时(如突然大失血、剧烈运动等),脾的被膜收缩,可将储备的血送入血液循环。因此,脾是一个造血、破坏血细胞、滤血和储备血的器官。

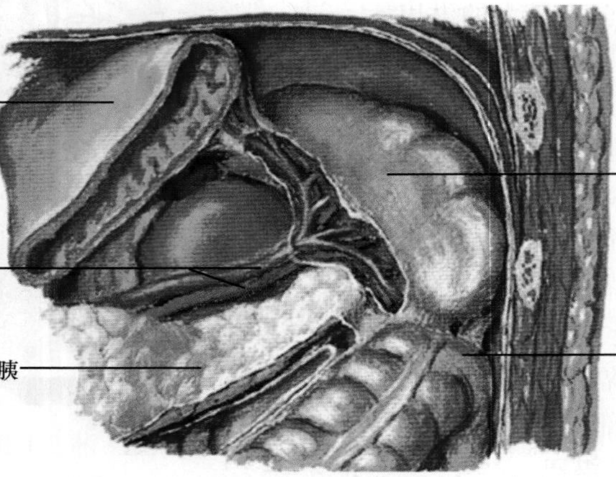

图 6-29　脾的位置和形态

第 4 节　心脏的生理功能

一、心动周期与心率

(一) 心动周期与心率的概念

心脏一次收缩和舒张,称为一个**心动周期**。心房和心室的活动都可分为收缩期和舒张期。**心率**指心脏搏动的频率(每分钟心跳的次数)。正常成人的心率为 60~100 次/分,平均心率为 75 次/分。

(二) 心动周期与心率的关系

心动周期的时程与心率成反变关系,心动周期(秒/次)= 1/心率。一次心动周期中,心房和心室各自按一定的时程和顺序先后进行舒张与收缩交替活动。左、右两侧心房的活动几乎是同步的,两侧心室的活动也几乎是同步的。在一个心动周期中,心房、心室共同舒张的时间约为 0.4s,这一时程称为全心舒张期。心脏收缩后能得到充分时间舒张,有利于血液流回心室及心脏的持久活动。

二、心脏的泵血过程

在心脏的射血过程中,心室舒缩活动所引起的心室内压力的变化是促进血液流动的动力,而瓣膜的开放和关闭则决定着心的射血与充盈流动的方向。以左心为例说明心脏在射血过程中，心脏内压力、容积和瓣膜等变化。

1. 心房收缩期 心房开始收缩之前，整个心脏处于舒张状态，心房、心室内压力均都比较低，约为 0kPa(0mmHg)，这时半月瓣(动脉瓣)关闭。由于静脉血不断流入心房，心房内压力相对高于心室，房室瓣处于开放的状态，血液由心房流入心室，使心室充盈。当心房收缩时，心房容积减小，内压升高，再将其中的血液挤入心室，使心室充盈血量进一步增加。心房收缩持续时间约为 0.1s，随后进入舒张期。

2. 心室收缩期 心房进入舒张期后不久，心室开始收缩，心室内压逐渐升高，当室内压超过房内压时，心室内血液即推动房室瓣使之关闭，血液不致倒流入心房。由于此时室内压仍低于主动脉压，半月瓣仍处于关闭状态，心室成为一个封闭腔，这时心肌的强烈收缩，不能使心室容积改变，而只能使室内压急剧升高，故此期称为心室**等容收缩期**。此后，心室肌仍在收缩，室内压继续升高，当室内压超过主动脉压时，则血液推开半月瓣而射入动脉，此期称为**射血期**。在射血期开始的时候，由于心室肌仍在做强烈收缩，心室内压上升至顶峰，故射入动脉的血量多，流速快，这段时间称为**快速射血期**。此后，随着心室内血液减少，心室容积缓慢缩小，心室肌收缩力量随之减弱，射血速度逐步减慢，这段时间称为**缓慢射血期**。在这时期内，室内压和主动脉压皆相应下降。

3. 心室舒张期 心室收缩后开始舒张，这时心房仍处于舒张期，室内压下降，主动脉内血液向心室方向反流，推动半月瓣，使之关闭，这时室内压仍高于房内压，房室瓣依然处于关闭状态，心室又成封闭腔。此时，由于心室肌舒张，但容积并不改变，室内压急剧下降，称为**等容舒张期**，当室内压继续下降到低于房内压时，又出现房室压力梯度，心房中血液推开房室瓣，快速流入心室，心室容积迅速增加，称**快速充盈期**。随后，血液以较慢的速度继续流入心室，心室容积进一步增加，称为**缓慢充盈期**。此后，进入下一个心动周期，心房又开始收缩，再把其中少量血液挤入心室。

血液进入心室主要不是靠心房收缩所产生的挤压作用，而是靠心室舒张时室内压下降所形成的“抽吸”作用。综上所述，血液在心脏中按单方向流动，是由于心室肌的收缩和舒张引起室内压变化和瓣膜的开、闭活动所实现。由于心脏在射血过程中，心室的活动处于主导地位，故心室活动失常，如心室颤动(心室肌不能进行正常的同步收缩)则可立即使血液流动停止。

三、 心肌的生物电现象及生理特性

心肌细胞根据组织学特点、电生理特性及功能上的区别，可分为两大类型：两类心肌细胞分别实现一定的职能，互相配合，完成心脏的整体活动。一类是普通的心肌细胞，包括心房肌和心室肌，含有丰富的肌原纤维，执行收缩功能，故又称为工作细胞。工作细胞不能自动地产生节律性兴奋，又被称为非自律细胞。另一类是特殊心肌细胞，包括窦房结、房室结、房室束、左右束支和浦肯野纤维细胞。这类细胞大多没有稳定的静息电位，能自动产生节律性兴奋，其主要功能是产生和传导兴奋，控制心脏活动的节律，称为自律细胞。

(一) 非自律细胞的跨膜电位及其形成机制

1. 静息电位和动作电位 以心室肌细胞为例，在静息状态下膜两侧呈极化状态，膜内电位比膜外电位约低 90mV，主要是由于 K^+外流所形成的 K^+平衡电位。

2. 心室肌细胞动作电位 主要特征在于复极过程比较复杂，持续时间很长，动作电位降支与升支很不对称。通常用 0、1、2、3、4 等数字分别代表心室肌细胞动作电位和静息电位的各个时期(图 6-30)。

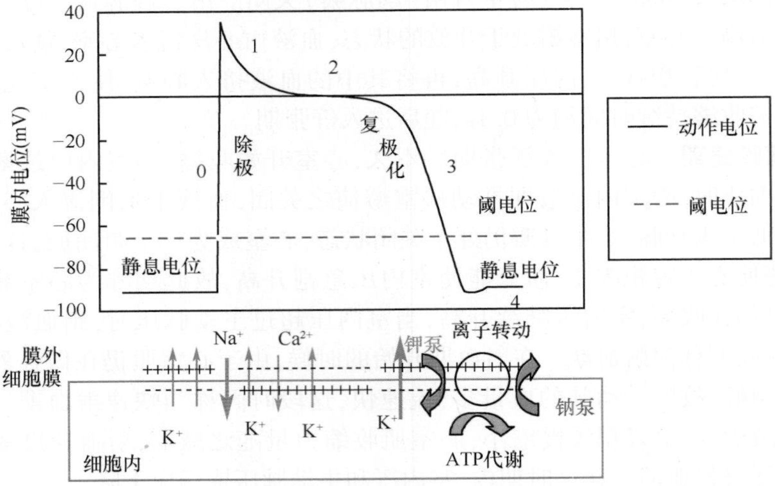

图 6-30　心室肌细胞动作电位及离子转运

(1) 除极(去极)过程:又称 0 期。在适宜的外来刺激作用下,心室肌细胞发生兴奋,膜内电位由静息状态下的-90mV 迅速上升到+30mV 左右,即肌膜两侧原有的极化状态被消除并呈极化倒转,构成动作电位的升支。在外来刺激作用下,首先引起部分电压门控式 Na^+通道开放和少量 Na^+内流,造成心肌细胞膜部分除极,膜电位绝对值下降;而当膜电位由静息水平(膜内-90mV)除极到阈电位水平(膜内-70mV)时,膜上 Na^+通道开放概率明显增加,出现再生性 Na^+内流,于是 Na^+顺其浓度梯度和电位梯度由膜外快速进入膜内,进一步使膜除极,膜内电位向正电性转化。

(2) 复极过程:当心室细胞除极达到顶峰之后,立即开始复极,但整个复极过程比较缓慢,包括电位变化曲线的形态和形成机制均不相同的 3 个阶段。

1) 1 期复极:在复极初期,仅出现部分复极,膜内电位由+30mV 迅速下降到 0mV 左右,故 1 期又称为快速复极初期,占时约 10ms,复极 1 期是在 0 期除极之后出现的快速而短暂的复极期,此时快 Na^+通道已经失活,同时激活 K^+外向电流。

2) 2 期复极:当 1 期复极膜内电位达到 0mV 左右之后,复极过程就变得非常缓慢,膜内电位基本上停滞于 0mV 左右,细胞膜两侧呈等电位状态,记录图形比较平坦,故复极 2 期又称为坪或平台期,是心室肌细胞及其他心肌细胞的动作电位区别于骨骼肌和神经纤维的主要特征。膜电位的这种特征是由于平台期有内向电流和外向电流同时存在,平台期内向离子流主要是由 Ca^{2+}(及 Na^+)负载的,平台期外向离子流是由 K^+携带的。

3) 3 期复极:2 期复极过程中,随着时间的进展,膜内电位以较慢的速度由 0mV 逐渐下降,延续为 3 期复极,2 期和 3 期之间没有明显的界限。在 3 期,细胞膜复极速度加快,膜内电位由 0mV 左右较快地下降到-90mV,此期的形成主要是因为 Ca^{2+}通道完全失活,内向离子流终止,外向 K^+流进一步增强,平台期延续为复极 3 期,膜电位较快地回到静息水平,完成复极化过程。

4) 4 期:是膜复极完毕、膜电位恢复后的时期。在心室肌细胞或其他非自律细胞,4

期内膜电位稳定于静息电位水平,因此,4 期又可称为静息期。通过肌膜上 Na^+-K^+泵的作用,将 Na^+的外运和 K^+的内运互相耦联形成 Na^+-K^+转运,同时实现 Na^+和 K^+的主动转运,恢复细胞内外的离子分布,保持心肌细胞的正常兴奋性。

心房肌细胞的细胞生物电现象和心室肌细胞相似,但是动作电位时程较短,约 150ms。

(二) 自律细胞的跨膜电位及其形成机制

在没有外来刺激时,非自律细胞不能产生动作电位,而在自律细胞,当动作电位 3 期复极末期达到最大值之后,4 期的膜电位并不稳定于这一水平,而是立即开始自动除极,除极达阈电位后引起兴奋,出现另一个动作电位。这种现象,周而复始,动作电位就不断地产生。不同类型的自律细胞 4 期除极速度参差不一,但同类自律细胞 4 期除极速度比较恒定。这种 4 期自动除极,是自律细胞产生自动节律性兴奋的基础。

1. 浦肯野细胞 是一种快反应自律细胞。其动作电位的形态与心室肌细胞相似,产生的离子基础也基本相同。不同的是它具有 4 期自动除极,但是自动除极的速度慢。

2. 窦房结细胞的跨膜电位及其形成机制 窦房结含有丰富的自律细胞,动作电位复极后出现明显的 4 期自动除极,但它是一种慢反应自律细胞,其跨膜电位具有许多不同于心室肌快反应细胞和浦肯野快反应自律细胞的特征:①动作电位 0 期除极幅度小,速度慢;②无明显的 1 期和 2 期;③最大复极电位-70mV;④4 期自动除极速度快。

3. 心肌细胞的类型 除了按照功能和电生理特性将心肌细胞分为非自律细胞和自律细胞之外,还可以根据其生物活动的特征,特别是动作电位 0 期除极的速度,将心肌细胞分为快反应细胞和慢反应细胞,其动作电位相应称为快反应电位和慢反应电位;然后再结合其自律性,可将心肌细胞分为以下 4 种类型。①快反应非自律细胞:包括心房肌细胞和心室肌细胞。②快反应自律细胞:浦肯野自律细胞。③慢反应自律细胞:窦房结自律细胞及房结区、结希区的自律细胞。④慢反应非自律细胞:结区细胞。

(三) 心肌的生理特性

心肌的生理特性包括兴奋性、自律性、传导性和收缩性。

1. 自动节律性 心肌细胞在没有外来刺激的条件下,自动地产生节律性兴奋的特性,称为**自动节律性**,简称自律性。具有自律性的组织或细胞称自律组织或自律细胞。衡量自律组织自律性高低的指标是每分钟产生自动节律性兴奋的次数。

(1) 心脏的起搏点:心内特殊传导系统中的自律细胞均具有自律性。其中窦房结细胞的自律性最高(100 次/分),房室交界次之(50 次/分),浦肯野纤维最低(25 次/分)。正常情况下,窦房结控制着整个心脏兴奋和收缩,故称为心脏的**正常起搏点**。以窦房结为起搏点的心脏节律性活动称为**窦性节律**。窦房结以外的自律细胞在正常情况下,其自律性得不到表现,因此称为潜在起搏点。潜在起搏点的自律性升高或窦房结的兴奋传导阻滞时,潜在起搏点可取代窦房结成为异位起搏点,控制心脏的活动。由异位起搏点引起的心脏节律称为异位节律。

(2) 影响自律性的因素

1) 4 期自动除极速度:4 期自动除极速度快,从最大复极电位到阈电位所需时间短,单位时间内产生兴奋次数多,自律性高;反之,自律性低。

2) 最大复极电位与阈电位之间的差距:最大复极电位上移或阈电位下移,均使两者间的差距减小,自动除极达阈电位所需时间缩短,自律性升高;反之,自律性降低。心脏起搏器植入手术是目前治疗缓慢型心律失常最有效和最彻底的方法。

2. 兴奋性 心肌细胞具有对刺激发生反应的能力或特性,称为兴奋性。心肌细胞在一次兴奋过程中,兴奋性发生周期性变化,该周期性变化包括有效不应期、相对不应期、超常期。与神经纤维、骨骼肌细胞相比,心肌兴奋性变化的特点是:有效不应期特别长,相当于收缩期加舒张早期。有效不应期特别长的原因是心肌细胞的动作电位有2期平台期,复极缓慢。其意义是:心肌不会像骨骼肌那样产生完全强直收缩(图6-31)。

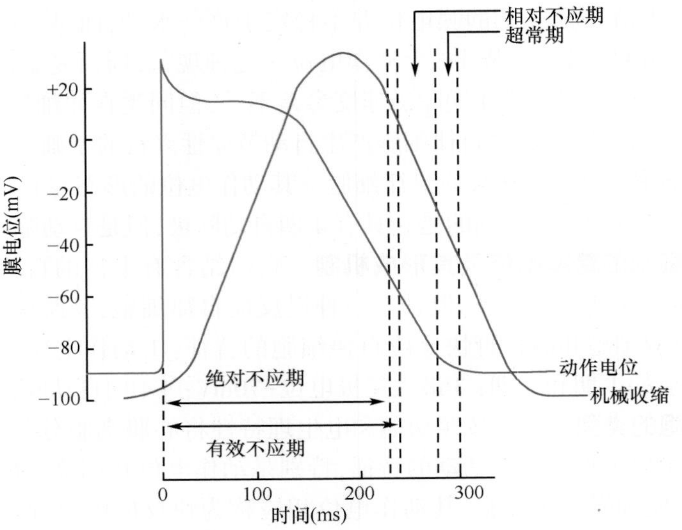

图6-31 心室肌动作电位期间兴奋性的变化及其与机械收缩的关系

在心房或心室的有效不应期之后,下一次窦性节律兴奋到达之前,受到窦房结以外的刺激,则心房或心室可产生一次提前出现的收缩,称为**期前收缩**。期前收缩也有自己的有效不应期,在期前收缩之后的窦房结兴奋传到心房或心室时,常常落在此期前收缩的有效不应期之内,结果不能引起心房或心室兴奋和收缩。必须等到下一次窦房结兴奋传来时,才能引起心房和心室兴奋和收缩。所以在一次期前收缩之后,往往有一段较长的舒张期,称为**代偿间歇**(图6-32)。

影响兴奋性的因素如下。

(1) 静息电位与阈电位之间的差距:静息电位下移或阈电位水平上移,均使两者间的差距加大,引起兴奋所需刺激强度增大,兴奋性下降;反之,兴奋性升高。

(2) Na^+通道的状态:Na^+通道具有三种功能状态,即备用、激活和失活。当膜电位处于正常静息水平时,Na^+通道处于备用状态,此时兴奋性正常。当膜电位从静息电位除极达阈电位时,大量Na^+通道处于激活状态,Na^+大量内流,产生兴奋。Na^+通道激活后,迅速失活,此时兴奋性为零。只有在膜电位恢复到原来的静息电位时,Na^+通道才完全恢复到备用状态,其兴奋性也恢复到正常。

3. 传导性 心肌细胞具有传导兴奋的能力或特性,称为传导性。由窦房结发出的冲动传至心房肌,引起心房肌的收缩,同时冲动也传至房室结,再经房室束、左束支和右束支及浦肯野纤维网传至心室肌,引起心室肌收缩。

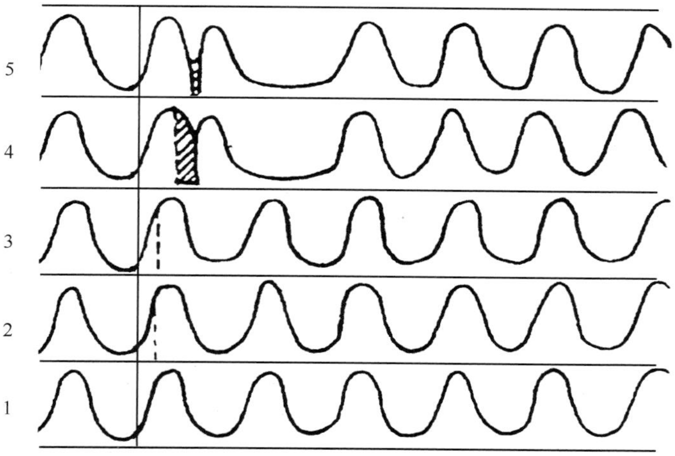

图 6-32 期前收缩和代偿间歇

每条曲线下的电磁标记号指示给予电刺激的时间。曲线 1~3:刺激落在有效不应期内,不引起反应。曲线 4~6:刺激落在相对不应期内,引起期前收缩和代偿性间隙

不同心肌细胞的传导性是不同的,即兴奋传导速度不同,兴奋的传导是以局部电流的形式来实现的。普通心房肌传导速度较慢,优势传导通路传导速度较快,浦肯野纤维传导速度最快,而房室交界的结区传导速度最慢,心房肌与心室肌之间有结缔组织形成的纤维环相隔,房室之间无直接的电联系,心房的兴奋不能直接传给心室。兴奋在房室交界区传导速度缓慢称**房室延搁**,房室延搁使房室不同时收缩,有利于心室的充盈和射血。

4. 收缩性 心肌能够在肌膜电位触发下产生收缩反应的特性,称收缩性。心肌收缩性有如下特点。

(1) 心肌细胞收缩性明显依赖于细胞外 Ca^{2+},因为心肌细胞肌质网不发达,Ca^{2+}储存少,故血 Ca^{2+}浓度降低,影响心肌收缩。

(2) 心肌收缩有“全或无”的特点。原因是心肌细胞间的闰盘区电阻小,兴奋易通过。

(3) 心肌不会发生强直收缩。原因是心肌有效不应期长。

四、 心音与心电图

(一) 心音

在心脏的舒缩过程中,心肌收缩和瓣膜关闭等机械振动所发生的声音称为心音。在每一心动周期中可听到两个心音。第一心音音调较低而持续时间较长,此音主要由心室肌收缩和房室瓣关闭时振动所产生。由于房室瓣在心室收缩开始时几乎是立即关闭,故第一心音可作为心室收缩开始的标志。第二心音音调较高而持续时间短,此音主要是心室舒张时,主动脉瓣和肺动脉瓣关闭时的振动所引起,故标志心室舒张的开始。

(二) 心电图

正常人的每个心动周期中,心脏各部分兴奋过程中出现电变化的方向、途径、次序和

时间也都有一定的规律。这种生物电变化通过心脏周围的导电组织和体液,反映到身体表面,使身体各部位在每一心动周期中也出现有规律的电变化。将测量电极置在人体表面的一定部位连接心电图仪,记录出来的心脏电变化曲线,就是目前临床上常规记录的心电图(图 6-33)。

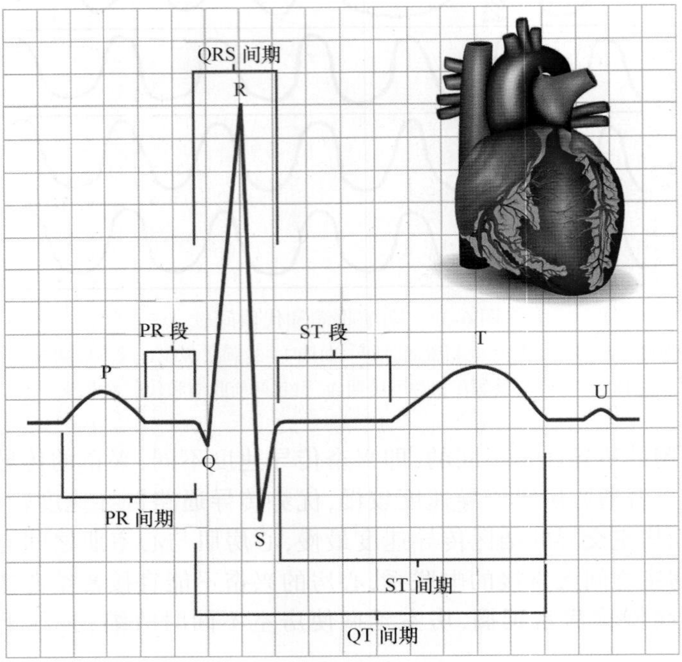

	正常范围(s)
PR间期	0.12~0.20
QRS 持续时间	0.08~0.12
QT间期	0.25~0.45

图 6-33　正常心电图

心电图是由一系列的波组所构成,每个波组代表着一个心动周期。一个波组包括 P 波、QRS 波群、T 波及 U 波。

1. P 波　心脏的激动发源于窦房结,然后传导到达心房。P 波由心房除极所产生,是每一波组中的第一波,它反映了左、右心房的除极过程。前半部分代表右心房,后半部分代表左心房。

2. QRS 波群　典型的 QRS 波群包括 3 个紧密相连的波,第一个向下的波称为 Q 波,继 Q 波后的一个高尖的直立波称为 R 波,R 波之后向下的波称为 S 波。因其紧密相连,且反映了心室电激动过程,故统称为 QRS 波群。这个波群反映了左、右两心室的除极过程。

3. T 波　位于 ST 段之后,是一个比较低且占时较长的波,它是心室复极所产生的。

4. U 波　位于 T 波之后,比较低小,其发生机制未完全明确。一般认为是心肌激动的“激后电位”。

5. PR 间期(或 PQ 间期)　是指从 P 波起点到 QRS 波起点之间的时程。它代表兴奋从心房传至心室所需要的时间,一般为 0. 12 ~ 0. 20s。PR 间期延长是房室传导阻滞或心房传导阻滞的表现。

6. QT 间期 从 QRS 波起点到 T 波终点的时程,代表心室开始兴奋除极到完全复极到静息状态的时间。其时程与心率有关系。

7. ST 段 指从 QRS 波群终了到 T 波起点之间的线段,正常时,它与基线平齐,若 ST 段偏离一定范围,则表示心肌具有损伤、缺血、急性心肌梗死等病变。

第 5 节 血管的生理功能

血管可分为动脉、静脉与毛细血管。主动脉和大动脉的管壁较厚,含有丰富的弹性纤维,具有可扩张性和弹性,可以将左心室收缩时产生的能量、暂时以势能的形式储存,故它们被称为弹性储器血管。血液在血管系统中流动时所受到的总阻力,大部分发生在小动脉,特别是微动脉,因此,称它们为阻力血管。毛细血管的口径最小,数量最多,血流速度最慢,管壁最薄,通透性很好,有利于血液与组织进行物质交换,故毛细血管被称为交换血管。静脉和相应的动脉相比,数量大,口径大,管壁薄,易扩张。通常安静时,静脉内可容纳 60%~70% 的循环血量,故又叫容量血管。

一、 血流量、血流阻力和血压

(一) 血流量

在单位时间内流过血管某一截面的血量称为血流量或容积速度,其单位以每分钟的毫升数或升数(ml/min 或 L/min)来表示。血流量大小取决于血管两端压力差和血管对血流的阻力。

体循环中,动脉、毛细血管和静脉各段血管总的血流量也是相等的,都等于心排血量。血流速度是指血液中的一个质点在血管内移动的线速度。血流速度在主动脉中最快,在毛细血管中最慢。血液稳定流动时越靠近管壁血流速度越慢。

(二) 血流阻力

血液在血管内流动时所遇到的阻力称为血流阻力。血流阻力来源于:①血液内部的摩擦力;②血液与血管壁之间的摩擦力。血流阻力与血管口径、长度及血液黏滞度相关。小动脉和微动脉是产生外周阻力的主要部位。神经系统可以通过改变阻力血管口径来调节血流阻力,从而调节动脉血压。

(三) 血压

血压(BP)是指血管内流动的血液对单位面积血管壁的侧压力,即压强。血压系通常指动脉血压。血压形成因素具体如下。

1. 血液对血管的充盈是形成血压的前提 由于血液充盈所产生的压力称循环系统平均充盈压。

2. 心脏射血是产生血压的基本因素 心室肌收缩释放的能量一部分用于血液的动能,另一部分是用来形成对血管壁的侧压力,并转变成势能使血管壁扩张。

二、 动脉血压和动脉脉搏

(一) 动脉血压

1. 动脉血压的有关概念与正常值 动脉血压是指血液对单位面积动脉管壁的侧压

力(压强),一般是指主动脉内的血压,它是推动血液在血管内流动的动力。其国际标准单位是帕(Pa)或千帕(kPa),以往常用毫米汞柱(mmHg)来表示。为测量方便,通常以测定肱动脉血压代表主动脉压。

在一个心动周期中,心室收缩,血液从心室流入动脉,此时血液对动脉的压力最高值,称为**收缩压**。心室舒张,动脉血管弹性回缩,血液仍慢慢继续向前流动,但血压下降,此时压力的最低值称为**舒张压**。收缩压与舒张压之差称为**脉压**差。一个心动周期中每一瞬间动脉血压的平均值,约等于舒张压加 1/3 脉压称为平均动脉压。健康青年人安静时:收缩压 100~120mmHg(13.3~16.0kPa);舒张压 60~80mmHg(8.0~10.6kPa);脉压 30~40mmHg(4.0~5.3kPa)。

2. 动脉血压的形成 动脉血压的形成是多种因素相互作用的结果。首先,在心血管的密闭管道中必须有足够的血液充盈,才能产生血压,这是形成血压的前提。在具有足够充盈压的基础下,血压的形成尚需具备 3 个因素:心脏射血、外周阻力和大动脉弹性。

心脏在循环系统中起着泵血的作用,心室肌收缩,将血液射入主动脉。心室肌收缩时所释放的能量,一部分成为推动血液前进的动力,而转化为血液的动能;另一部分形成对血管壁的侧压力,并使血管壁扩张,而转为势能。在正常情况下,只有每搏输出量的1/3的血液能从主动脉流向外周,其余 2/3 被储存在主动脉和大动脉内,将主动脉和大动脉进一步扩张,主动脉压随之升高,成为收缩压。当心室舒张时,半月瓣关闭,射血停止,但此时大动脉的弹性纤维回缩,将在心缩期中储存的那部分能量重新释放出来,把血管内储存的那部分血液继续向前推动,血压随着血量的逐渐减少而逐渐下降达到最低,即为舒张压。大动脉的这种作用称为弹性储器作用。

3. 动脉血压的影响因素

(1) 搏出量:当搏出量增加而心率和外周阻力变化不大时,血压的变化主要是收缩压升高,舒张压升高不明显,脉压加大。

(2) 心率:当搏出量和其他因素不变时,心率适度加快,心排血量相应增加,血压升高,主要是舒张压升高。相反,心率减慢,舒张压降低。

(3) 外周阻力:若心排血量不变,外周阻力增大,大动脉内的血液不易流向外周,心舒末期大动脉内的血量增加,舒张压明显升高,脉压减小。相反,外周阻力减小,舒张压下降。

(4) 循环血量与血管容积:正常机体循环血量与血管容积相适应,使血管内血液保持一定的充盈,血压正常。若循环血量急剧减少(或大失血),血管容积不变,动脉血压将急剧下降而危及生命。此时,应进行输液或输血以补充循环血量,提高动脉血压。若血管容积增大而血量相对不变(如青霉素过敏),全身小血管扩张,血液充盈度降低,也可使血压下降。此时,应使用血管收缩药使小血管收缩,减少血管容积,使血压回升。

(5) 大动脉管壁的弹性:大动脉的弹性储器作用,可使收缩压不致过高,舒张压不致过低,因而可缓冲动脉血压,维持一定的脉压。但大动脉管壁的弹性可随年龄的增长而降低,其缓冲动脉血压的作用也逐渐减弱,故老年人或动脉硬化者可出现收缩压升高,舒张压降低,脉压增大。如同时伴有小动脉硬化,则收缩压和舒张压均可升高。

链 接

青霉素过敏

青霉素是人类历史上发现的第一种抗生素，且应用非常广泛。它本身毒性很小，而较常见的却是药物的过敏，引起不良反应以致死亡。严重过敏现象往往出现在做皮试或注射十几分钟内。患者首先感到胸闷、气憋，浑身哆嗦以至抽搐、头晕、头痛、呼吸困难，发绀，面色苍白，手脚发凉，血压急骤下降，脉搏快而弱，如抢救不及时，常会因呼吸循环衰竭而死亡。因此，一旦发生必须就地抢救，立即给患者肌内注射0.1%肾上腺素0.5~1ml，必要时以5%葡萄糖或氯化钠注射液稀释做静脉注射，对血压急剧下降者，输液中加入升压药物如间羟胺或去甲肾上腺素。有呼吸困难者给予O_2吸入或人工呼吸，喉头水肿明显者应及时做气管切开。

（二）脉搏

脉搏一般指动脉脉搏。在每一个心动周期中心室的收缩和舒张，使动脉扩张和回缩，这种发生在主动脉根部的搏动波可沿着动脉壁依次向全身各动脉传播，这种有节律的动脉搏动，称为脉搏。

三、微循环和组织液

（一）微循环

微循环是指微动脉与微静脉之间微细血管中的血液循环。微循环是血液与组织细胞之间进行物质交换的场所。微循环一般包括微动脉、后微动脉、毛细血管前括约肌、真毛细血管、通血毛细血管、动-静脉吻合支和微静脉七个部分（图6-34）。微循环的血流途径有3种，具体如下。

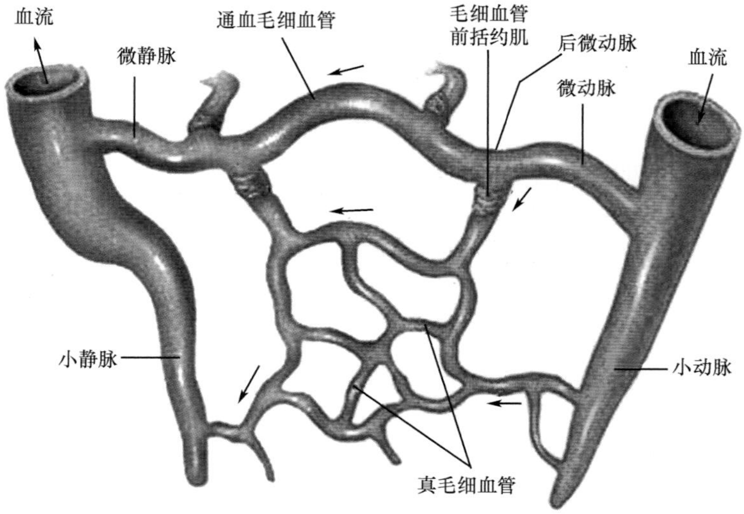

图6-34 微循环模式图

1. 迂回通路（营养通路） 血液从微动脉→后微动脉→毛细血管前括约肌→真毛细血管→微静脉的通路。真毛细血管是物质交换的主要部位。

2. 直捷通路 血液从微动脉→后微动脉→通血毛细血管→微静脉的通路，血液可经此通路迅速回流。

3. 动-静脉短路 血液从微动脉→动-静脉吻合支→微静脉的通路,此途径在皮肤分布较多,无物质交换功能,主要参与体温调节。

(二) 组织液的生成与回流

组织液是血浆经过毛细血管壁在毛细血管动脉端生成的,它在毛细血管的静脉端被重吸收,少量进入毛细淋巴管,形成淋巴。在正常情况下,组织液不断地生成,又不断地被重吸收回血液,始终保持着动态平衡,血量和组织液量维持相对稳定(图 6-35)。决定血浆液体成为组织液的有 4 个因素:毛细血管血压、组织液静水压、血浆胶体渗透压和组织液胶体渗透压。

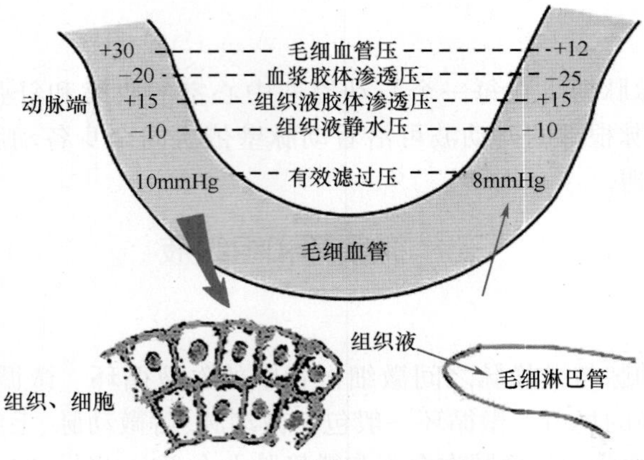

图 6-35 组织液生成和回流示意图

有效滤过压=(毛细血管血压+组织液胶体渗透压)-(组织液静水压+血浆胶体渗透压)。在毛细血管动脉端,有效滤过压为正值,生成组织液;在毛细血管静脉端,有效滤过压为负值,组织液被重吸收。组织液进入淋巴管,即成为淋巴。流经毛细血管的血浆,有 0.5%~2%在动脉端进入组织间隙,成为组织液,其中约 90%在静脉端被重吸收回血液,其余约 10%进入毛细淋巴管,生成淋巴。

如果组织液生成量和回流量的平衡被打破,若生成增多而回流减少,则组织内将有过多液体潴留而形成水肿,反之,则可造成脱水。上述有效滤过压、毛细血管通透性和淋巴回流的因素变化,都能影响组织液的生成和回流。如当毛细血管血压升高、血浆胶体渗透压降低时,都将使组织液生成增多引起水肿。此外,在一些病理情况下,毛细血管通透性升高,部分血浆蛋白可透过管壁进入组织液,使血浆胶体渗透压下降而组织液胶体渗透压升高,结果导致组织液生成增多而引起局部水肿;如果淋巴回流受阻,组织液堆积在组织间隙内,导致组织水肿。

四、 静脉血压和静脉回心血量

静脉的功能除作为血液回流入心脏的通道外,还具有调节血液循环的血流量功能。

(一) 静脉血压

1. 中心静脉压 是指胸腔大静脉或右心房内的压力。它反映整个机体静脉血回流情况。正常人中心静脉压为0.5~0.8kPa（4~12cmH_2O）。中心静脉压的高低取决于心脏射血能力和静脉回心血量之间的关系。如果心脏功能良好，能及时将回心血量射出，则中心静脉压可维持正常；而心脏功能减弱或心力衰竭，不能及时将回心血液射出，则中心静脉压升高。另外，如果静脉回心血量增多，中心静脉压升高，反之则中心静脉压降低。所以，测定中心静脉压有助于对心脏泵血功能的判断，并作为临床控制补液量和补液速度的指标。

2. 外周静脉压 各器官静脉的血压称为外周静脉压。通常以人体平卧时的肘正中静脉压为代表。

（二）静脉回心量及其影响因素

单位时间内由静脉回心的血量称为静脉回心血量。促进静脉回流的根本因素是静脉起点（小静脉）与止点（腔静脉）之间的压力差。影响静脉回流的因素有心肌收缩力、体位、骨骼肌的挤压作用和呼吸运动等。

1. 心脏的舒缩活动 心肌收缩力越强，心室排空越完全，舒张时心室内压力越低，吸引心房及大静脉内血液回心室越快。相反，收缩力减弱，不能及时地把回心血液排出去，使舒张时心室内压增高，血液大量淤积于心房和大静脉中，致使中心静脉压升高，静脉回流受阻，回心血流量减少，整个静脉系统淤血。

2. 体位 人在平卧时，全身各静脉大致都与心脏在同一水平面上，对血流影响不大。人体直立时，则由于全身各血管中血液下坠的重力关系，大量血液将滞留于心脏以下的血管中。

3. 骨骼肌挤压作用 骨骼肌收缩时，挤压其中静脉血流向心脏。骨骼肌舒张时，静脉压下降，有利于血液从毛细血管流入静脉而使静脉充盈，由于瓣膜的阻挡，使静脉内的血液只能向心脏方向流动而不能倒流。

4. 呼吸运动 吸气时，使胸膜腔负压更负，大静脉和心房更加扩张，压力也进一步下降，因此有利于静脉中的血液回流到心脏。

第6节 心血管活动的调节

心脏和血管活动是与整个机体代谢的需要相适应的。心脏血管的这种适应性远非自身活动所能完成，而是在神经和体液的调节下完成的。

一、神经调节

心脏受心交感神经和心迷走神经的双重支配。心交感神经的节前神经元位于脊髓第1~5胸段的中间外侧柱，节后神经元位于星状神经节或颈交感神经节内，通过去甲肾上腺素对心脏起兴奋作用，可使心率加快，房室交界的传导加快，心房肌和心室肌的收缩能力加强。心迷走神经位于延髓的迷走神经背核和疑核，经通过乙酰胆碱对心脏起抑制作用。大多数血管只受交感缩血管神经的单一支配，交感缩血管神经节前纤维位于脊髓胸、腰段的中间外侧柱，节后神经元位于椎旁和椎前神经节内，通过去甲肾上腺素导致血管平滑肌收缩。调节心脏血管活动的基本中枢位于延髓。

心血管活动的神经调节是通过心血管反射实现的。各种心血管反射的生理意义在于维持体内环境的相对稳定及使有机体适应外界环境的各种变化。

1. 颈动脉窦和主动脉弓压力感受性反射(简称减压反射) 颈动脉窦和主动脉弓的血管外膜下有丰富的对压力变化非常敏感的感觉神经末梢,分别称为颈动脉窦和主动脉弓压力感受器。当动脉血压突然升高时,感受器传入冲动增多,冲动传入延髓,通过心血管中枢的整合,使心迷走紧张加强,心交感紧张和交感缩血管紧张减弱,使心率减慢、心肌收缩力减弱,心排血量减少,血管舒张,外周阻力降低,因而动脉血压下降。因此,此反射又称为减压反射。当动脉血压突然降低时,压力感受器传入冲动减少,使心迷走紧张减弱,心交感和交感缩血管紧张增强,血压回升。

减压反射是一种负反馈调节,其生理意义是对迅速出现的动脉血压变化发生调节作用,缓冲血压的升降波动变化,使血压不至于过高或过低的波动,维持血压的相对稳定,对维持脑、心正常血液供应具有特别重要的意义。

2. 颈动脉体和主动脉体化学感受性反射 当血液缺 O_2、CO_2过多或 H^+浓度升高时,可刺激颈动脉体和主动脉体的化学感受器,使其兴奋,冲动传入延髓,一方面刺激呼吸中枢,引起呼吸加强;另一方面也刺激心血管中枢,使心率加快、心排血量增加、脑和心脏的血流量增加,而腹腔内脏和肾的血流量减少。

3. 本体感受性反射 骨骼肌的肌纤维、肌腱和关节囊中有本体感受器。肌肉收缩时,这些感受器受到刺激,反射性地引起心率加快,血压升高。

二、体液调节

体液调节是指血液和组织液中的化学物质对心肌和血管平滑肌的调节作用。

(一) 肾上腺素和去甲肾上腺素

肾上腺素和去甲肾上腺素均由肾上腺髓质分泌,它们在化学结构上同属于儿茶酚胺类。肾上腺素可使心率加快,心肌收缩力量加强,心排血量增加,血压升高;对外周血管的作用可使皮肤及肾、肠胃等内脏的血管收缩,而使骨骼肌和肝脏中的血管及冠状血管舒张。去甲肾上腺素对血管的作用:对体内大多数血管(冠状血管除外)都有明显的缩血管作用,导致外周阻力增大,动脉血压升高。由于这两种激素对心和不同血管的作用各有侧重,通常临床上将肾上腺素称为“强心药”,而将去甲肾上腺素称为“升压药”。

(二) 肾素-血管紧张素-醛固酮系统

肾的球旁细胞可分泌一种蛋白水解酶,称肾素。各种原因使循环血量减少并导致肾血流量减少时,或交感神经活动增强时,均使肾素分泌增多,肾素进入血液后可将血浆中的血管紧张素原转变成有活性的血管紧张素。血管紧张素可通过直接对心血管的作用,也可通过刺激交感神经中枢及促使交感神经末梢释放去甲肾上腺素的方式使心脏收缩速度加快、收缩力量增强和心排血量增加,使皮肤及内脏器官血管显著收缩,最终导致外周阻力增加,血压升高。同时,血管紧张素还可刺激肾上腺皮质球状带,促使醛固酮分泌,实现保钠、保水、排钾,使循环血量上升。由于肾素、血管紧张素和醛固酮三者关系密切,通常联系起来称为肾素-血管紧张素-醛固酮系统。

(三) 血管升压素

血管升压素是在下丘脑视上核和室旁核一部分神经元内合成后进入血液循环。血管升压素的合成和释放过程也称为神经分泌。血管升压素在肾集合管可促进水的重吸收,故又称为抗利尿激素。在正常情况下,血浆中血管升压素浓度升高时首先出现抗利尿效应,只有当其血浆浓度明显高于正常时,才引起血压升高。血管升压素对体内细胞外液量的调节起重要作用。在禁水、失水、失血等情况下,血管升压素释放增加,不仅对保留体内液体量,而且对维持动脉血压都起重要的作用。

（四）心房钠尿肽素

心房钠尿肽素是心房肌细胞合成和释放的一类多肽,心房钠尿肽素还是体内调节水盐平衡的一种重要体液因素。心房钠尿肽素可使血管舒张,外周阻力降低;也可使每搏输出量减少,心率减慢,心排血量减少。心房钠尿肽素还可以作用于肾的受体使肾排水和排钠增多。此外,心房钠尿肽素还能抑制肾球旁细胞释放肾素,抑制肾球状带释放醛固酮,从而导致体内细胞外液量减少。在脑内,心房钠尿肽素可以抑制血管升压素的释放。

三、自身调节

自身调节主要指不依赖神经和体液的一种调节方式,通常只是指组织局部血流量的调节。

（一）代谢性自身调节机制

代谢性自身调节是指组织细胞代谢所产生的各种代谢产物或局部体液因素,对局部组织血流量的调节。这种作用一般发生在微循环水平。当组织代谢活动增强时,代谢产物如CO_2、H^+、腺苷、ADP、激肽和组织胺等增加,这些物质可使毛细血管前括约肌舒张,血流量增多,从而加速代谢产物的运走。当代谢产物排出后,毛细血管前括约肌收缩,血流量则下降。

（二）肌源性自身调节

某一器官的血管内压力突然升高时,牵扯平滑肌,平滑肌紧张度上升,引起血管收缩,血流量因此减小。当血管内的血压突然降低时则相反。肌源性自身调节机制可以使血流量维持稳定,不随血压的变化而大幅波动。

小结

心是推动血液在心血管系统内循环的动力器官,位于胸腔的中纵隔内,约2/3在身体正中线的左侧,1/3在正中线的右侧。心腔分互不相同的左、右两部,每部又分心房、心室。血管分为动脉、毛细血管和静脉。体循环的动脉主干为主动脉;体循环的静脉主要由上、下腔静脉系构成。淋巴系统由各级淋巴管道、淋巴器官和散在的淋巴组织构成。脾为一个造血、破坏血细胞、滤血和储备血的器官。心肌细胞分非自律细胞和自律细胞。自律细胞的动作电位的最大特点为4期自动除极。心肌的生理特点有兴奋性、自律性、传导性和收缩性。心音主要有第一心音和第二心音,分别为心室收缩和舒张的标志。动脉血压产生的前提条件是足够的血液充盈心血管,主要因素是心脏射血、外周阻力和大动脉弹性。影响动脉血压的因素有搏出量、心率、外周阻力、循环血量与血管容积、大动脉管壁

小结

的弹性。影响静脉回流的因素有心肌收缩力、体位、骨骼肌的挤压作用和呼吸运动等。微循环有3条通路,分别是迂回通路、直捷通路和动-静脉短路,是血液与组织细胞之间进行物质交换的场所。组织液生成的动力是有效滤过压。调节心血管活动的最重要的神经反射是减压反射。调节心血管活动的最主要激素为肾上腺素和去甲肾上腺素。

自测题

一、名词解释

1. 血液循环　2. 自动节律性　3. 心音
4. 收缩压　5. 微循环　6. 心动周期

二、单项选择题

A 型题

1. 脉管系统由哪部分组成(　　)
   A. 心、静脉、毛细血管和动脉
   B. 静脉系统和淋巴系统
   C. 毛细淋巴管、淋巴干、淋巴导管
   D. 心血管系统和淋巴系统
   E. 心和血管
2. 左心室的入口是(　　)
   A. 上腔静脉口　B. 下腔静脉口
   C. 左房室口　D. 冠状窦口
   E. 主动脉口
3. 冠状动脉起自(　　)
   A. 冠状窦　B. 升主动脉
   C. 主动脉弓　D. 胸主动脉
   E. 降主动脉
4. 静脉角位于(　　)
   A. 颈内、外静脉汇合处
   B. 左、右头臂脉汇合处
   C. 锁骨下静脉与颈外静脉汇合处
   D. 锁骨下静脉与颈外静脉汇合处
   E. 锁骨下静脉与颈内静脉汇合处
5. 肝门静脉(　　)
   A. 收集腹腔内全部不成对器官的静脉血
   B. 收集腹腔内成对器官的静脉血
   C. 多由肠系膜上、下静脉合成
   D. 多由肠系膜上静脉和脾静脉合成
   E. 多由肠系膜下静脉和脾静脉合成
6. 不注入胸导管的淋巴干是(　　)
   A. 左支气管纵隔干　B. 左颈干
   C. 肠干　D. 左腰干
   E. 右颈干
7. 心位于(　　)
   A. 上纵隔内　B. 前纵隔内
   C. 中纵隔内　D. 后纵隔内
   E. 心包腔内
8. 不属于颈外动脉的分支是(　　)
   A. 面动脉　B. 舌动脉
   C. 脑膜中动脉　D. 颞浅动脉
   E. 上颌动脉
9. 胸导管(　　)
   A. 注入右静脉角　B. 起于乳糜池
   C. 长1~1.5cm　D. 收集右颈干
   E. 收集全身1/4部位的淋巴
10. 心肌不会发生强直压缩的原因是(　　)
    A. 心肌是功效上的合胞体
    B. 肌质网不发达 Ca^{2+} 储存少
    C. 有效不应期特别长
    D. 有自律性会主动节律压缩
    E. 心肌兴奋性低
11. 下列能使心排血量增加的因素是(　　)
    A. 心迷走神经紧张性增高
    B. 心交感神经紧张性增高
    C. 静脉回心血量减少
    D. 心室舒张末期容积减小
    E. 静脉回心血量减少
12. 主动脉瓣关闭发生于(　　)
    A. 快速射血期开始时
    B. 快速充盈期开始时
    C. 等容舒张期开始时
    D. 等容收缩期开始时
    E. 主动脉舒张时

B 型题

(第13~15题共用选项)

A. 窦房结　B. 房室结　C. 房室交界
D. 浦肯野纤维　E. 心室肌

13. 传导速度最慢的部位是(　　)
14. 心肌自律性最高的部位是(　　)
15. 结性心律时兴奋起源的部位是(　　)

(第16~18题共用选项)

A. 弹性储存血管　B. 阻力血管
C. 交换血管　D. 容量血管　E. 分配血管

16. 小动脉属于(　　)
17. 主动脉属于(　　)
18. 毛细血管属于(　　)

(第19~21题共用选项)

A. 收缩压　B. 舒张压　C. 脉压
D. 平均动脉压　E. 中心静脉压

19. 在一个心动周期中,动脉血压的最高值为(　　)
20. 在一个心动周期中,动脉血压的最低值为(　　)
21. 收缩压与舒张压的差值称为(　　)

三、简答题

1. 体循环和肺循环的途径。
2. 各腔各有哪些开口？心的瓣膜各位于何处？心瓣膜有何功能？
3. 面动脉、颞浅动脉、锁骨下动脉、肱动脉、桡动脉、股动脉、足背动脉的摸脉点和压迫止血点。
4. 影响心排血量的因素。
5. 动脉血压是如何形成的？试述其影响因素。

(汪　川)

第 7 章 呼吸系统

引言："生命不息，呼吸不止"。人体在新陈代谢过程中，在摄取营养物质的同时，也不断地进行着 O_2 和 CO_2 的交换，以维持内环境的稳态。那么，呼吸系统是如何组成的？O_2 和 CO_2 是如何进出肺脏的？静脉血流经肺脏后又是如何变成了含 O_2 量丰富的动脉血呢？而组织细胞又是如何从动脉血中获取 O_2 的呢？让我们带着这些问题一起探究呼吸系统的奥秘吧。

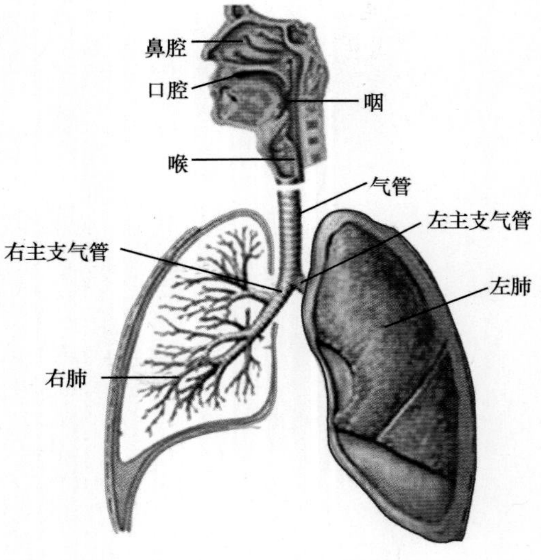

图 7-1　呼吸系统模式图

呼吸系统是由呼吸道和肺两部分组成（图 7-1）。呼吸道是传送气体的管道，包括鼻、咽、喉、气管和左右主支气管等器官。临床上通常以喉为界，把鼻、咽、喉三部称为**上呼吸道**；把气管、主支气管及其分支称为**下呼吸道**。机体在新陈代谢过程中，需要不断地从外界环境中摄取 O_2 并排出 CO_2，这种气体交换的功能依靠呼吸系统来完成。肺是容纳气体并进行气体交换的器官。

呼吸的主要意义在于维持机体内环境 O_2 和 CO_2 含量的相对稳定，保证组织细胞代谢的正常进行。呼吸过程的任何一个环节发生障碍，都可引起组织缺气或 CO_2 积聚，从而影响新陈代谢，尤其是脑、心、肾等重要器官的正常活动，严重时将危及生命。

第 1 节　呼吸系统的解剖结构

一、呼　吸　道

（一）鼻

鼻是呼吸道的起始部，又是嗅觉器官，还能辅助发音。它分为外鼻、鼻腔和鼻旁窦三部分。

1. 外鼻　由骨和软骨作支架，外覆盖皮肤而成。外鼻自上而下分为鼻根、鼻背和鼻尖。鼻尖两侧的弧形隆起称**鼻翼**，此部只有软骨支撑，平时呼吸时无明显活动，呼吸困难时可出现鼻翼扇动，如发生在小儿更为显著。外鼻下端有一对鼻孔，是气体进出呼吸道的门户。

2. 鼻腔 被鼻中隔分为左、右两腔，每侧鼻腔又分为**鼻前庭**和**固有鼻腔**。由鼻翼所围成的部分为**鼻前庭**，内衬皮肤，生有鼻毛，有阻挡异物、过滤和净化空气的作用。鼻前庭是疖肿好发的部位。**固有鼻腔**位居鼻腔上部，是鼻腔的主要部分，由骨性鼻腔内衬黏膜而成，具有湿润、温暖空气和感受气味刺激的功能。

鼻腔外侧壁自上而下有上、中、下三个鼻甲，各鼻甲的下方分别为上、中、下鼻道（图 7-2）。上鼻甲与鼻中隔上部内有感受嗅觉刺激的嗅细胞分布，称**嗅区**。固有鼻腔其余部分的黏膜富含毛细血管和鼻腺，能温暖、湿润吸入的空气，称为**呼吸区**。

鼻中隔前下部的黏膜较薄，含有丰富的毛细血管网，是鼻出血的好发部位，临床称为**鼻易出血区**。

3. 鼻旁窦 又称**副鼻窦**，共 4 对，即上颌窦、额窦、蝶窦和筛窦。各窦均开口于鼻腔。上颌窦和额窦均开口于中鼻道，蝶窦开口于蝶筛隐窝。筛窦依据窦口的部位将其分为前筛窦、中筛窦和后筛窦三部分，前、中筛窦开口于中鼻道，后筛窦开口于上鼻道（图 7-3）。

鼻旁窦内衬的黏膜与鼻黏膜相连续，故鼻腔黏膜发炎时常会蔓延到鼻旁窦，引起鼻窦炎，其中上颌窦的窦腔较大，开口高于窦腔底，分泌物不易排出，因此上颌窦的慢性炎症最为多见。鼻旁窦亦可调节吸入空气的湿度和温度，并能对发音起共鸣作用。

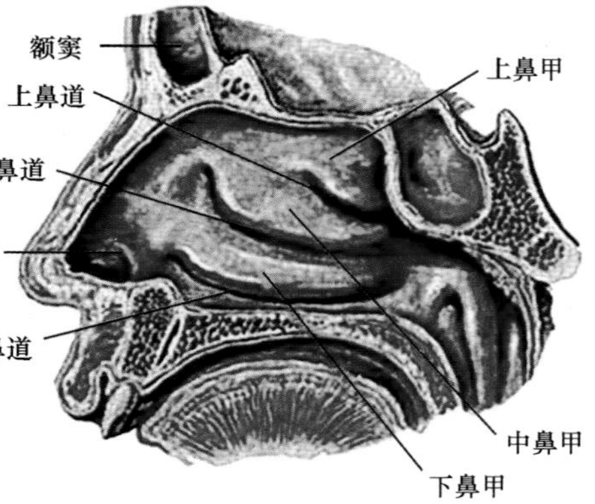

图 7-2 鼻腔外侧壁的结构

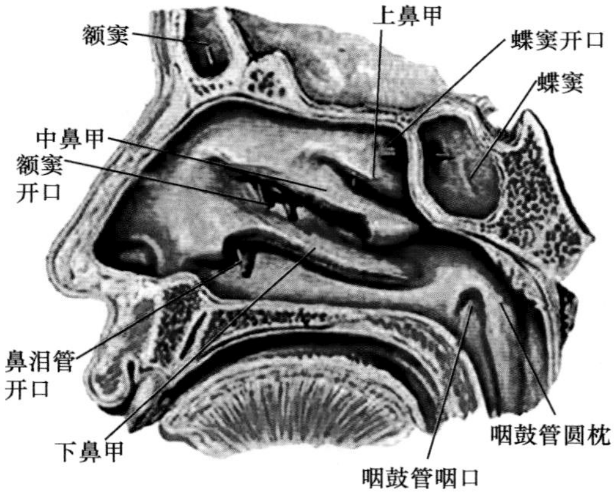

图 7-3 鼻旁窦的开口

（二）咽

咽分为鼻咽部、口咽部和喉咽部。详见第 8 章消化系统。

（三）喉

喉是构造复杂的管状器官，不仅是呼吸管道，同时也是发音器官。

1. 喉的位置 喉位于颈前部正中，相当于第 5~6 颈椎高度，上接咽，下续气管，两侧与颈部大血管、神经及甲状腺相邻。当吞咽和发音时，喉可上、下移动。

2. 喉的构造 喉以软骨为支架，内衬黏膜，外覆喉肌而成。

（1）**喉软骨**：主要有甲状软骨、环状软骨、会厌软骨和杓状软骨（图 7-4）。①**甲状软骨**：是喉软骨中最大的一块。构成喉的前外侧壁。它的上部向前突出，称为喉结，成年男性特别明显。喉结上方两板相互分开，形成甲状软骨上切迹，临床常以此作为颈前正中线的标志。②**环状软骨**：位于甲状软骨下方，形如戒指，前窄后宽，它与第 6 颈椎平对，其前部可被触及，是重要的体表标志。③**会厌软骨**：形如树叶，上宽下窄，位于甲状软骨的后上方，表面覆以黏膜构成会厌。吞咽时，会厌遮盖喉口，防止食物误入喉腔。④**杓状软骨**：左、右各一，呈三棱锥形，位于环状软骨的后上方。杓状软骨与甲状软骨内面之间有声韧带相连结，声韧带是构成声襞的基础。

（2）**喉腔**：是喉的内腔（图 7-5）。喉腔内衬黏膜，中部的两侧壁有上、下两对矢状位的黏膜皱襞，上方的一对称**前庭襞**，下方的一对称**声襞**，是发音的重要结构。有 2 个裂，即**前庭裂**和**声门裂**，**声门裂**是左右声襞之间的裂隙，是喉腔最狭窄部位，气流通过时使声襞及其深部的声韧带发生振动，产生声音。喉腔借前庭裂和声门裂分为喉前庭、喉中间腔和声门下腔三部分。前庭裂以上的喉腔部分称为**喉前庭**；前庭裂与声门裂之间的部分称为**喉中间腔**；声门裂以下部分称为**声门下腔**，此处黏膜下组织较疏松，炎症时易引起水肿，可造成呼吸困难。

（3）**喉肌**：是细小的骨骼肌，附于喉软骨上。喉肌的舒缩使声襞紧张或松弛，使声门裂开大或缩小，从而调节音调的高低和声音的大小。

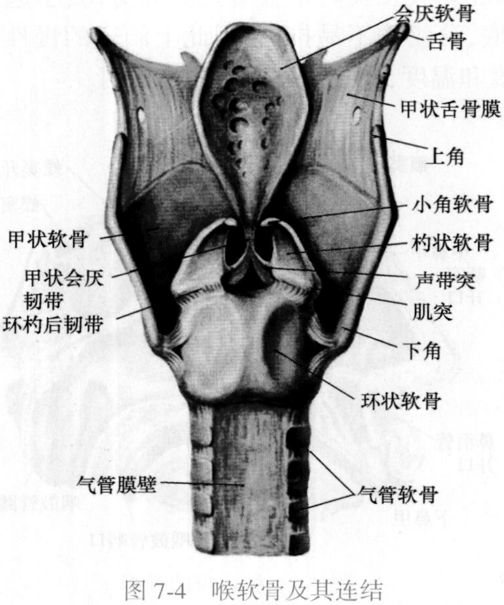

图 7-4　喉软骨及其连结

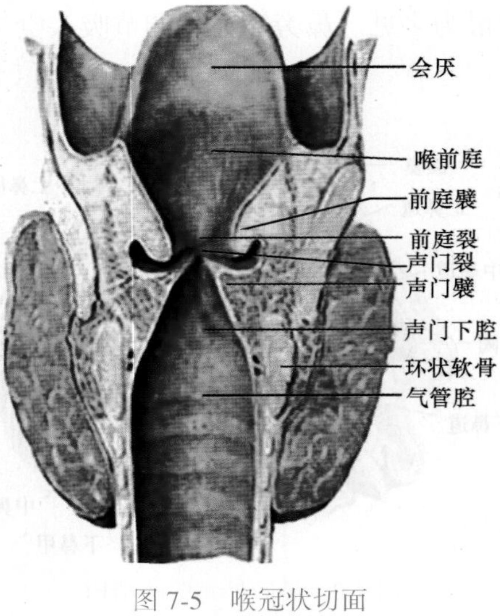

图 7-5　喉冠状切面

（四）气管和主支气管

气管和主支气管是连接喉与肺之间的通道，气管末端在胸腔分为左、右支气管，分别经左、右肺门入肺。

1. 位置和形态　气管位于食管的前方，下端约在胸骨角平面，分为左、右主支气管，气管壁由 14～16 个“C”形的透明软骨环借结缔组织连结构成（图 7-6）。左主支气管细而长，行走方向较水平，而右主支气管粗而短，行走方向近乎垂直，因此，进入气管的异物容易坠入右主支气管。

环状软骨可作为计数气管软骨环的标志。临床做气管切开时，常选取第 3～4 或第 4～5气管软骨，沿中线切开。

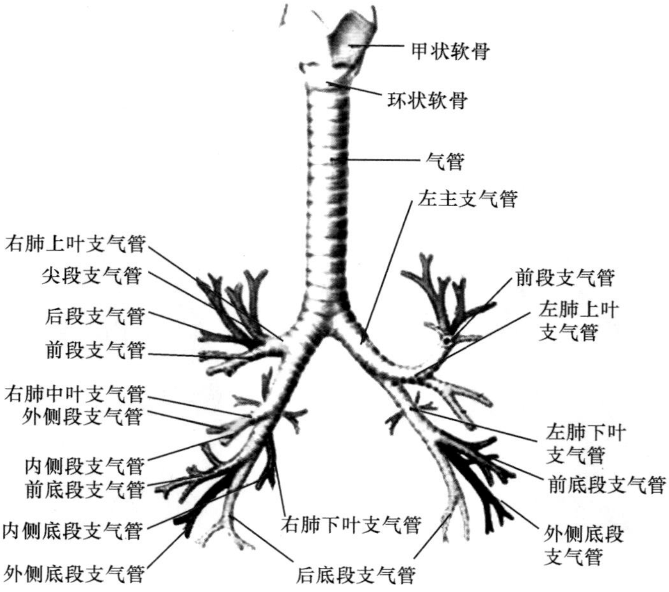

图 7-6 气管与主支气管

2. 微细结构 气管和主支气管的管壁从内向外由黏膜、黏膜下层和外膜构成。

(1) 黏膜:由上皮和固有层构成。上皮是假复层纤毛柱状上皮,其中夹有许多杯状细胞。固有层由结缔组织构成,内为较多的弹性纤维、血管和散在的淋巴组织。

(2) 黏膜下层:为疏松结缔组织,内含腺、血管、淋巴管和神经。腺和杯状细胞分泌的黏液覆于黏膜表面,可黏附吸入空气中的灰尘和细菌,借纤毛有规律地向喉摆动,将其推送至喉并以痰的形式咳出体外。

(3) 外膜:由"C"形的透明软骨和结缔组织构成。软骨的缺口在后,由平滑肌和结缔组织封闭。

二、肺

肺为气体交换的器官,是呼吸系统最重要的部分,此外也具有内分泌功能。

(一) 肺的位置、形态

1. 位置 肺左、右各一,位于胸腔内,纵隔的两侧。肺表面光滑,质软而轻,富有弹性,呈海绵状。新生儿的肺呈粉红色,因吸入空气中的灰尘,不断沉积于肺,随着年龄的增长逐渐变成灰暗,甚至蓝黑色。

2. 形态 肺的外形呈半个圆锥形,肺有一尖、一底、两面和三缘(图7-7,图 7-8)。**肺尖**向上经胸廓上口突入颈根部,超出锁骨内侧 1/3 部上方

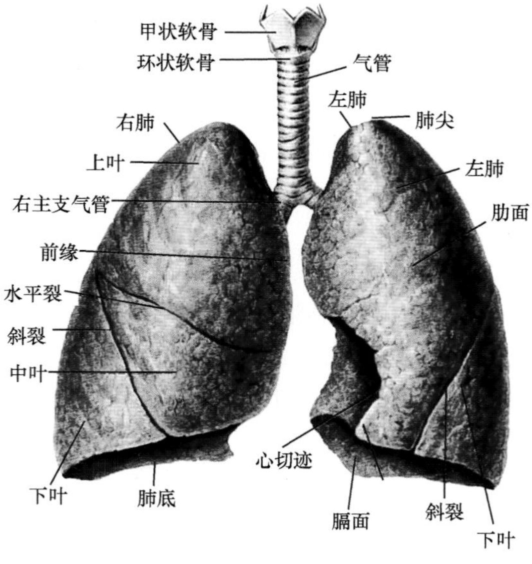

图 7-7 肺的形态

2~3cm;**肺底**位于膈上面,故又称膈面;对向肋和肋间隙的面叫**肋面**;朝向纵隔的面叫**内侧面**,又称**纵隔面**;该面中央的主支气管、肺动脉、肺静脉以及支气管动静脉、淋巴管和神经出入处称**肺门**;这些出入肺门的结构,被结缔组织包裹在一起称**肺根**。肺的前缘和下缘都较锐利,后缘钝圆,位于脊柱两侧。左肺前缘的下部有一弧形切迹,称为**心切迹**。

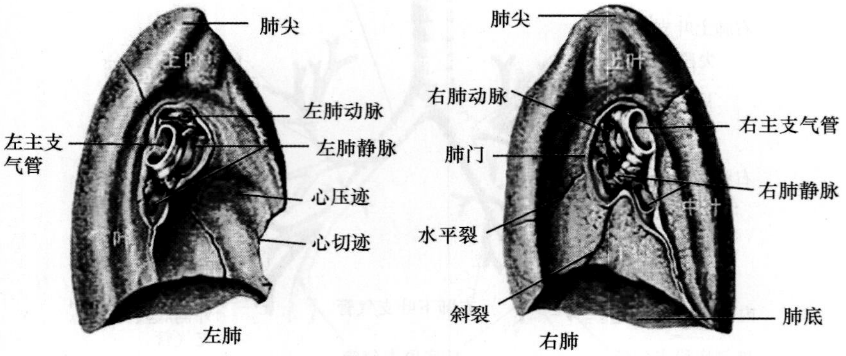

图 7-8　肺的内侧观

左肺由斜裂分为上、下两叶,右肺除斜裂外,还有一水平裂将其分为上、中、下三叶。

(二) 肺的微细结构

肺组织由肺实质和肺间质两部分组成。肺实质包括肺内各级支气管及肺泡,根据其功能不同,肺实质又可分为肺导气部和肺呼吸部。肺间质指肺内的结缔组织、血管、淋巴管及神经等结构。

1. 肺导气部　是肺内传送气体的管道。它包括终末细支气管以前的所有肺叶支气管的各级分支。此部只有输送气体的功能,不能进行气体交换。

导气部各级支气管的微细结构与主支气管相似,但随着分支的变细,管壁逐渐变薄,其微细结构也发生了相应变化,变化的主要特点是:①黏膜内假复层纤毛柱状上皮逐渐变为单层纤毛柱状上皮或单层柱状上皮,杯状细胞逐渐减少以至消失。②黏膜下层的腺体逐渐减少以至消失。③外膜中的软骨逐渐变为碎片以至消失,而平滑肌相对增多,直至形成完整的环形肌。平滑肌的舒缩,可直接控制管腔的大小,从而影响出入肺泡的气体量,如果细支气管的平滑肌发生痉挛性收缩,可使管腔持续狭窄,造成呼吸困难,临床称为支气管哮喘。

2. 肺的呼吸部　细支气管继续分支,管壁出现肺泡开口,为呼吸性细支气管,再继续分支成肺泡管和肺泡,具有气体交换功能。①**呼吸性细支气管**:是细支气管终末端的再分支,因管壁连有少量肺泡而壁不完整。②**肺泡管**:是呼吸性细支气管的分支,末端与肺泡相通。③**肺泡**:是半球形或多边形的囊泡,是气体交换的场所。肺泡壁极薄,由肺泡上皮及其基膜构成。肺泡上皮细胞有两种类型,一种为**Ⅰ型肺泡细胞**,呈扁平形,是构成肺泡壁的主要细胞;另一种为**Ⅱ型肺泡细胞**,数量少,体积大,呈圆形或立方形,能分泌一种磷脂类物质,即肺泡表面活性物质(图 7-9)。

相邻肺泡之间的薄层结缔组织称为肺泡隔，内含丰富的毛细血管网、较多的弹性纤维和巨噬细胞等。毛细血管和肺泡上皮紧密相贴，肺泡与血液之间进行气体交换时，须经过由毛细血管内皮细胞层、内皮基膜、肺泡与毛细血管之间的间质、肺泡上皮基膜层、肺泡上皮细胞层、含有表面活性物质的液体层六层结构共同组成的血气屏障。肺内的巨噬细胞能做变形运动，有吞噬病菌和异物的能力，若吞噬了灰尘即称尘细胞。

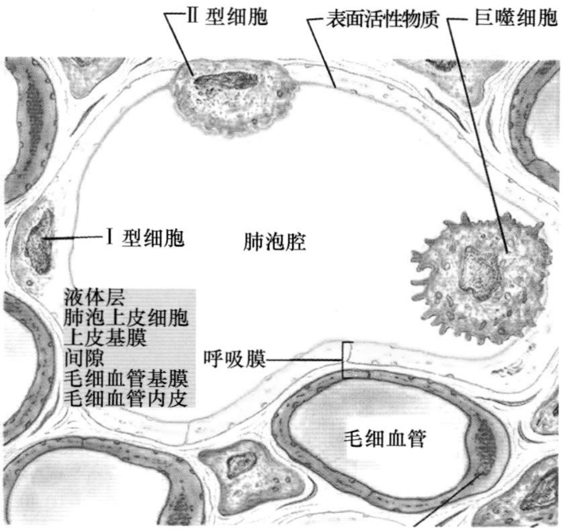

图 7-9 肺泡上皮及呼吸膜

链 接

为什么儿童易患呼吸系统疾病？

呼吸系统疾病是小儿常见病，以急性上呼吸道感染、支气管炎、支气管肺炎为多见。呼吸系统疾病不仅发生率高，而且危害极重，这与小儿呼吸系统解剖生理特点有关：①小儿鼻腔短小，无鼻毛，后鼻道狭窄，黏膜柔嫩，血管丰富，易于感染；炎症时易充血肿胀出现鼻塞，导致呼吸困难。②儿童喉部较长、狭窄，呈漏斗型，黏膜柔嫩，血管丰富，易发生炎症肿胀，故喉炎时易发生梗阻而致窒息。③儿童的气管及支气管管腔相对狭窄，缺乏弹力组织，纤毛运动差，易发生炎症，炎症时也易导致阻塞。④小儿的肺组织尚未发育完善，弹力组织发育差，血管丰富，肺泡数量较少，易于感染，并易引起间质性肺炎、肺不张及肺气肿等。

三、 胸膜与纵隔

（一）胸膜

1. 胸膜分部 胸膜是一层光滑的浆膜，覆于肺的表面、胸腔内面。在肺表面的胸膜称**脏胸膜**，在胸腔内面的胸膜称**壁胸膜**。壁胸膜分 4 部分：肋胸膜、膈胸膜、纵隔胸膜、胸膜顶，其中衬贴于胸壁内面的称**肋胸膜**；贴于膈上面的为**膈胸膜**；衬贴在纵隔两侧面的称**纵隔胸膜**；覆盖于肺尖上方的称**胸膜顶**。

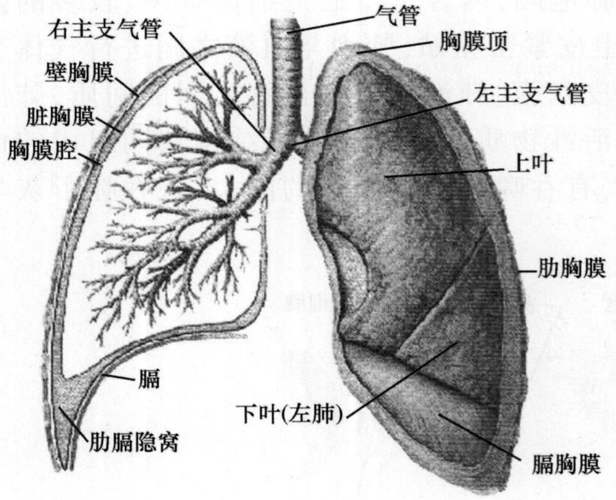

图 7-10 胸膜和胸膜腔

2. 胸膜腔 脏胸膜和壁胸膜在肺根处互相延续,形成密闭的腔隙,称**胸膜腔**。胸膜腔左、右各一,互不相通。腔内呈负压,有少量浆液,可减少呼吸时脏胸膜和壁胸膜之间的摩擦。在肋胸膜与膈胸膜相互转折移行处形成一个潜在性间隙,称**肋膈隐窝**,是胸膜腔的最低部位,胸膜腔积液多聚于此(图 7-10)。肋膈隐窝是临床上进行胸膜腔穿刺或胸膜腔闭式引流的部位。

3. 胸膜和肺的体表投影 胸膜顶和肺尖的体表投影一致,体表投影均位于锁骨内侧 1/3 部上方 2~3cm 处。胸膜下界较肺下界的体表投影大致低 2 肋(表 7-1)。

表 7-1 肺和胸膜下界的体表投影

胸膜	锁骨中线	腋中线	肩胛线	脊柱旁
肺下缘	第 6 肋	第 8 肋	第 10 肋	第 10 胸椎棘突
胸膜下界	第 8 肋	第 10 肋	第 11 肋	第 12 胸椎棘突

(二) 纵隔

纵隔是两侧纵隔胸膜之间的全部器官、结构及结缔组织的总称。通常以胸骨角平面将纵隔分**上纵隔**和**下纵隔**。下纵隔又以心包为界分为 3 部分:胸骨与心包前壁之间为**前纵隔**;心包后壁与脊柱之间为**后纵隔**;**中纵隔**位于前、后纵隔之间,内有心包、心及出入心的大血管根部。

第 2 节 呼吸系统的生理功能

呼吸系统的主要生理功能是实现气体的交换。机体与环境之间的气体交换过程,称为呼吸。呼吸过程由 4 个环节组成。①肺通气:是指肺与外界的气体交换。②肺换气:是肺泡与肺毛细血管血液之间的气体交换。肺通气和肺换气合称外呼吸。③气体在血液中的运输:即通过血液的运输,将肺部摄取的 O_2 运至组织细胞,把组织细胞产生的 CO_2 运至肺。④组织换气:即组织细胞与血液间的气体交换过程,又称内呼吸(图 7-11)。

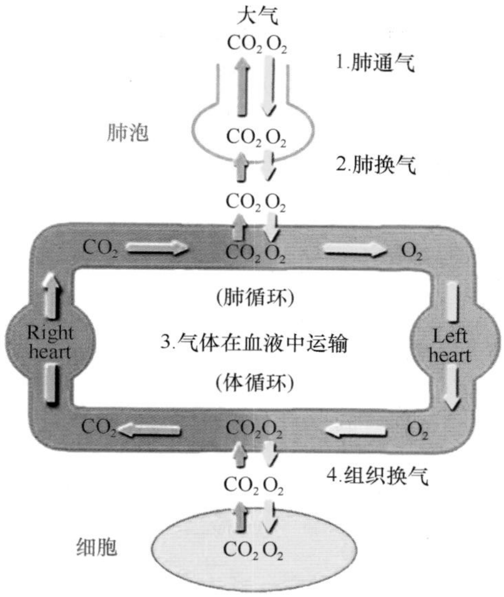

图 7-11 呼吸全过程模式图

一、肺 通 气

案例

气 胸

陈某,女性,19岁,于前一天搬重物时突然出现左侧剧烈胸痛,无肩背部放射,无心悸心慌,阵发性剧咳,无痰,无发热,伴气促,感呼吸窘迫。检查发现左侧胸廓稍饱满,肋间隙增宽,左侧呼吸动度减弱。左肺叩诊鼓音,呼吸音消失。入院经胸部X线检查确诊为气胸。

胸膜腔的密闭性遭到破坏,空气进入胸膜腔,称气胸。气胸时,胸膜腔负压消失,产生肺不张。

肺通气是指肺与外界环境之间的气体交换过程。它是由肺通气的动力克服了肺通气的阻力而实现的。

(一) 肺通气的原理

肺通气是机体内气体交换的起始,肺通气的动力克服其阻力才能促使气体进出肺脏。呼吸运动是肺通气的原动力。呼吸运动所造成的肺内压与大气压间的压力差是肺通气的直接动力。

1. 呼吸运动 由呼吸肌节律性地收缩和舒张而引起胸廓扩大和缩小的活动,称为**呼吸运动**,包括吸气动作和呼气动作。呼吸运动按其深度不同,可分为平静呼吸和用力呼吸两种。

(1)平静呼吸和用力呼吸:人在安静时平稳、均匀的呼吸,称为**平静呼吸**。人在劳动或运动时用力而加深的呼吸,称为**用力呼吸**。吸气肌主要有膈肌和肋间外肌,呼气肌主要是肋间内肌和腹肌。平静吸气时,膈肌收缩,膈顶下降,同时,肋间外肌收缩,牵动肋骨上提,使胸廓的上下径、前后径增大,从而带动肺扩大,肺内压降低,当低于大气压时,气体入肺(图7-12)。随着气体吸入,肺内压升高,当肺内压等于大气压时,吸气完成。呼气时,膈肌和肋间外肌舒张,膈顶、肋骨均回到原位,使胸廓和肺容积缩小,肺内压上升,当高于大气压时，气体出肺。随着气体呼出，肺内压下降，当肺内压等于大气压时，吸气完成。平静呼吸的特点是：吸气是主动的，呼气是被动的，即吸气动作是由吸气肌主动收缩引起的，而呼气动作则是由吸气肌被动舒张引起的。

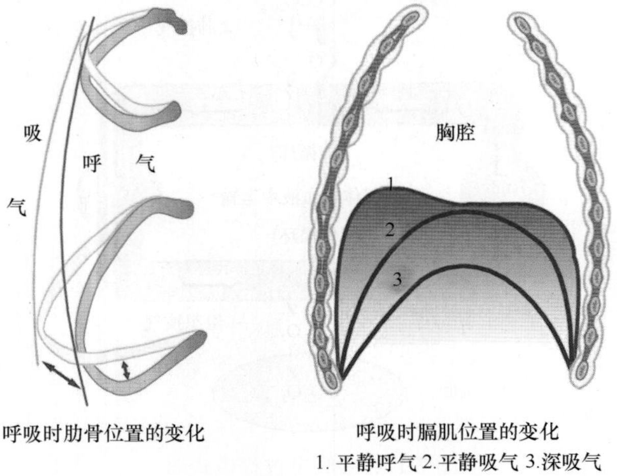

图 7-12　呼吸时膈与肋骨变化示意图

用力呼吸时，吸气运动除吸气肌膈肌和肋间外肌加强收缩外，还有辅助肌如胸锁乳突肌、胸大肌等也参与收缩，使胸廓进一步扩大，肺容积也更加扩大，吸气量增加。而呼气运动，除吸气肌舒张外，还有肋间内肌和腹肌等呼气肌收缩，使胸腔和肺的容积进一步缩小，呼出气量更加增多。因此，用力呼吸时，吸气运动和呼气运动都是主动过程。在某些病理情况下，即使用力呼吸，仍不能满足人体气体交换的需要，患者除可出现鼻翼扇动等现象外，还有喘不过气的主观感觉，临床上称为呼吸困难。

（2）腹式呼吸与胸式呼吸：以膈肌舒缩活动为主，引起腹壁明显起伏的呼吸运动称为**腹式呼吸**。以肋间肌舒缩活动为主，表现为胸壁明显起伏的呼吸运动，称为**胸式呼吸**。正常成人呈腹式和胸式混合式呼吸，只有在胸部或腹部发生病变活动受限时才可能出现某种单一的呼吸。例如，妊娠或腹水、腹腔有巨大肿块时，膈肌活动受限制，主要为胸式呼吸；胸膜炎或胸腔积液等患者，胸部活动受限制，主要为腹式呼吸。婴儿因胸廓尚不发达，以腹式呼吸为主。

（3）呼吸周期和呼吸频率：一次呼吸运动称为一个呼吸周期。每分钟呼吸运动的次数，称为**呼吸频率**。正常成人安静时的呼吸频率为 12~18 次/分，1~3 岁时为 25~30 次/分，以后随年龄增长逐渐减少，至 8~10 岁接近成人。情绪激动、运动后、发热等情况均可使呼吸加深、加快。

链　接

人工呼吸

用人工方法使胸廓扩大和缩小相交替运动，称为人工呼吸。人工呼吸的方法有很多种，如口对口吹气法、俯卧压背法、仰卧举臂压胸法等，但其基本原理都是人为地造成肺内压与大气压之间的压力差，使呼吸骤停者获得被动式呼吸。人工呼吸与心脏按压一般同时进行，心脏按压与吹气频率比为 30：2。

2. 胸膜腔内压 胸膜腔内的压力称为**胸膜腔内压**。可用连接检压计的针头刺入胸膜腔内直接测定,也可用测定食管内压来间接反映胸膜腔内压力的变化。测量表明,胸膜腔内压通常低于大气压。在整个呼吸过程中,胸膜腔内压始终低于大气压,故称为**胸膜腔负压**,或简称**胸内负压**。

胸膜腔负压的形成与作用于胸膜腔的两种力有关(图 7-13),一种是促使肺泡扩张的肺内压;另一种是促使肺泡缩小的肺回缩力。胸膜腔内压力是这两种方向相反的力的代数和,可表示为:胸膜腔内压=肺内压-肺回缩力。在吸气末或呼气末,肺内压等于大气压,因而,胸膜腔内压=大气压-肺回缩力。若将大气压视为零,则胸膜腔内压=-肺回缩力。

可见,胸膜腔负压实际上是由肺回缩力决定的,故其值也随呼吸过程的变化而变化。吸气时,肺扩大,回缩力增大,胸膜腔负压增大;呼气时,肺缩小,回缩力减小,胸膜腔负压也减小。

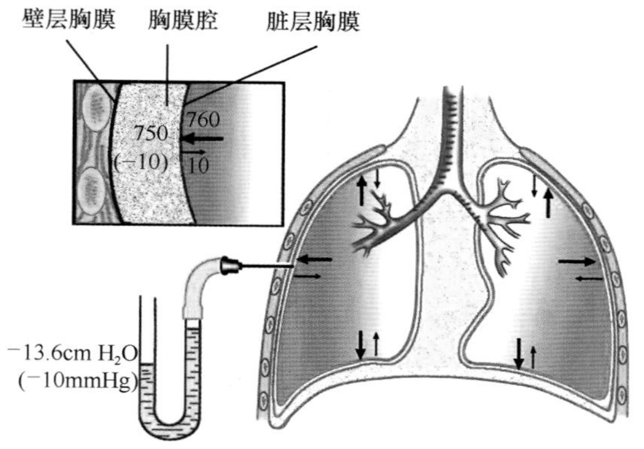

图 7-13 胸膜腔负压产生示意图

胸膜腔负压的存在有重要生理意义:①维持肺的扩张状态;②有利于静脉血和淋巴液的回流。由于胸膜腔的密闭性是胸膜腔负压形成的前提,因此,任何原因造成胸膜腔的密闭性破坏,气体将顺压力差进入胸膜腔而造成气胸。此时,胸膜腔负压减小,甚至消失,肺将因其本身的回缩力而塌陷,造成肺不张,严重时将影响呼吸功能,甚至循环障碍,危及生命。

综上所述,肺与外界大气之间的压力差,是实现肺通气的直接动力。而呼吸肌的舒缩是肺通气的原动力。胸膜腔负压的存在,能保证肺处于扩张状态并随胸廓的运动而张缩,是使原动力转化为直接动力的关键。

3. 肺通气阻力 是指气体进出肺所遇到的阻力,包括弹性阻力和非弹性阻力,平静呼吸时弹性阻力是主要因素,占总呼吸阻力的 70%。

(1) 弹性阻力:指胸廓和肺的弹性回缩力(主要来自肺),其大小常用顺应性表示。

1) 顺应性:是指在外力作用下弹性组织的扩张易难程度。容易扩张者,顺应性大,弹性阻力小;难扩张者,顺应性小,弹性阻力大。它与肺弹性阻力成反变关系,即顺应性=1/弹性阻力。顺应性越小表示肺越不易扩张,例如,在肺充血、肺纤维化时顺应性降低,即肺的弹性阻力增大,表示吸气困难。

2) 肺弹性阻力的来源:肺弹性阻力即回缩力,来自 2 个方面:1/3 来自肺泡中的弹性纤维,2/3 来自肺泡表面张力。肺泡表面张力是指存在于肺泡液-气界面能使肺泡表面面积尽量缩小的力量。

3) 肺泡表面活性物质:是由肺泡Ⅱ型细胞分泌的一种脂蛋白,主要成分是二棕榈酰卵磷脂,分布于肺泡液体分子层的表面,能降低表面张力,防止肺泡塌陷;能维持大小肺泡的稳定性。

链 接

新生儿呼吸窘迫综合征

肺泡表面活性物质缺乏时将出现:肺泡的表面张力增加,大肺泡破裂、小肺泡萎缩,新生儿呼吸窘迫综合征等病变。6~7个月胎儿的肺泡Ⅱ型细胞才能逐渐成熟,才开始分泌表面活性物质,故早产儿可因缺乏表面活性物质而发生肺不张,出现进行性呼吸困难和呼吸衰竭等症状,称呼吸窘迫综合征或新生儿肺透明膜病。

(2) 非弹性阻力:是气体通过呼吸道时产生的摩擦阻力。气道阻力是非弹性阻力的主要成分,气道阻力主要受气道口径大小的影响,气道阻力与呼吸道半径的4次方成反比,气道越小,阻力越大。小气道富含平滑肌,这些平滑肌受迷走神经和交感神经支配。迷走神经兴奋,平滑肌收缩,气道口径缩小,气道阻力增大;交感神经兴奋则引起平滑肌舒张,气道口径扩大,气道阻力减小。除神经因素外,一些体液因子也影响气道平滑肌的舒缩。例如,儿茶酚胺使平滑肌舒张,气道阻力减小;组胺、5-羟色胺(5-HT)、缓激肽等,则可引起呼吸道平滑肌强烈收缩,使气道阻力增加。

(二) 肺通气功能的评价

1. 肺容量 是指肺所容纳的气体量,可用肺量计来测量和描记(图7-14)。

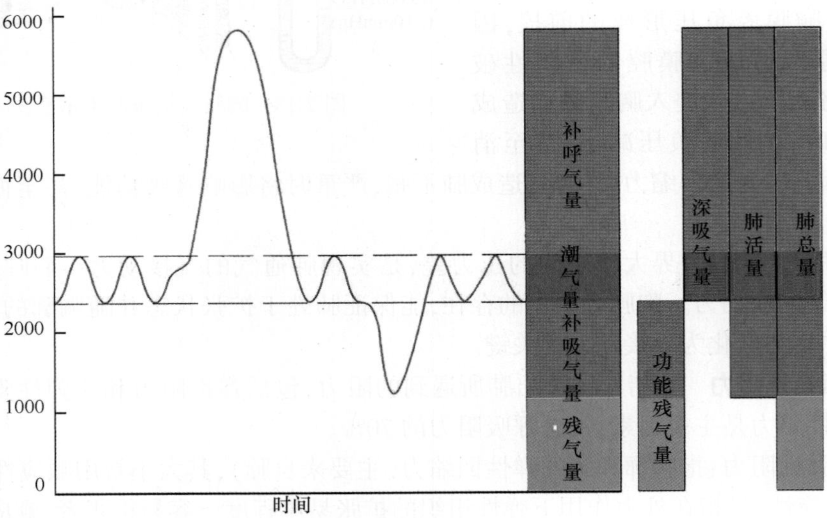

图7-14 肺容量描记

(1) **潮气量**:平静呼吸时,每次吸入或呼出的气量。成人为400~600ml。

(2) **补吸气量**:在平静吸气之后,再尽力吸气,所能增加吸入的气量,称为补吸气量,正常成人为1500~2000ml。

(3) **补呼气量**:在平静呼气之末,再尽力呼气所能呼出的气量,成人为900~1200ml。

(4) **残气量(余气量)**:最大呼气之后,肺内还残留的气量称残气量或余气量。成人为1000~1500ml。

(5) **功能残气量(功能余气量)**:平静呼气末留于肺内的气体量,称功能残气量。它是残气量和补呼气量之和。

（6）**肺活量和用力呼气量**：在最大吸气之后作最大呼气所能呼出的气量，称为肺活量。它等于潮气量、补吸气量、补呼气量之和。正常成年男性约为 3500ml、女性约为 2500ml。

肺活量是肺功能的重要指标，在一定程度上可作为衡量肺通气功能的指标，但要指出这仅是一种静态的指标，有时并不能充分反映肺通气功能的好坏。为此又提出用力呼气量的概念。**用力呼气量又称时间肺活量**，指的是最大吸气之后，以最快的速度尽力呼气，同时分别记录前三秒末所呼出的气量占肺活量的百分数。正常成人第 1s、2s、3s 末分别应达到 83%、96%、99%。用力呼气量不仅仅反映呼吸的幅度，而且反映肺通气速度，是呼吸功能的一种动态指标，所以，用力呼气量是评价肺通气功能的较好指标。

2. 肺通气量

（1）**每分钟通气量**：是指每分钟吸进或呼出的气体量。它等于潮气量与呼吸频率的乘积。正常成人平静状态下，呼吸频率为 12～18 次/分，潮气量约 0.5L，则每分钟通气量为 6.0～9.0L。在劳动和运动时，在机体的调节机制的作用下，潮气量、呼吸频率均增加，每分通气量增加。尽力做深快呼吸时，每分钟所能吸入或呼出的最大气量称最大通气量。最大通气量能反映单位时间内呼吸器官发挥最大潜力后所能达到的最大通气量，因此，是评价一个个体能进行多大运动量的一项重要指标。健康成人一般可达 70.0～120.0L。

（2）**肺泡通气量**：每分钟进入肺泡或出肺泡的有效通气量。正常情况下，肺泡通气量约 4.2L，相当于肺通气量的 70% 左右（表 7-2）。

每分钟肺泡通气量（L/min）=（潮气量－无效腔气量）×呼吸频率

无效腔气量是指从鼻至呼吸性细支气管以前这段不能进行气体交换的气体量，成人约为 150ml。只有进入到肺泡的气体才能与血液进行气体交换，所以肺泡通气量才是真正有效的通气量。对肺换气效率而言，深慢呼吸比浅快呼吸好。

表 7-2 不同呼吸深度、频率时的每分钟通气量和肺泡通气量

	潮气量（ml）	呼吸频率（次/分）	每分钟通气量（ml/min）	肺泡通气量（ml/min）
平静呼吸	500	16	500×16＝8000	（500－150）×16＝5600
浅快呼吸	250	32	250×32＝8000	（250－150）×32＝3200
深慢呼吸	1000	8	1000×8＝8000	（1000－150）×8＝6800

二、肺换气和组织换气

（一）气体交换的基本原理

在混合气体的总压力中，某种气体所占有的压力，称为该气体的分压。气体分子总是由分压高处向分压低处移动，这一过程称为扩散。体内肺泡气与静脉血之间及动脉血与组织之间存在着 O_2 和 CO_2 分压差（表 7-3）。

表 7-3 安静时肺泡、血液及组织内 O_2 和 CO_2 的分压[mmHg（kPa）]

	肺泡气	静脉血	动脉血	组织
O_2	102（13.6）	40（5.3）	100（13.3）	30（4.0）
CO_2	40（5.3）	46（6.1）	40（5.3）	50（6.7）

肺换气和组织换气就是以扩散方式进行的。单位时间内气体扩散的容积,称为气体扩散速率。它不仅取决于分压差大小,也与气体的相对分子质量和溶解度有关。CO_2的扩散速率较O_2大2倍,故临床上缺氧比CO_2潴留更为常见,呼吸困难的患者常常先出现缺氧。

（二）肺换气

肺换气是指肺泡与肺毛细血管血液之间的气体交换。肺泡气的PO_2高于静脉血的PO_2,而肺泡气的PCO_2则低于静脉血的PCO_2,故来自肺动脉的静脉血流经肺毛细血管时,在分压差的推动下,O_2顺着分压差由肺泡扩散入血液,CO_2则由静脉血扩散入肺泡。通过肺换气,使静脉血获得O_2变成动脉血(图7-15)。

肺换气速度很快,肺泡处O_2和CO_2的气体扩散仅需0.3s即可达成平衡,而通常血液流经肺毛细血管的时间约0.75s,所以,当静脉血流经肺毛细血管时,有足够的时间进行气体交换。可见,肺换气功能具有很大潜力,故一侧病肺被切除后,对患者康复后的日常生活影响不大。

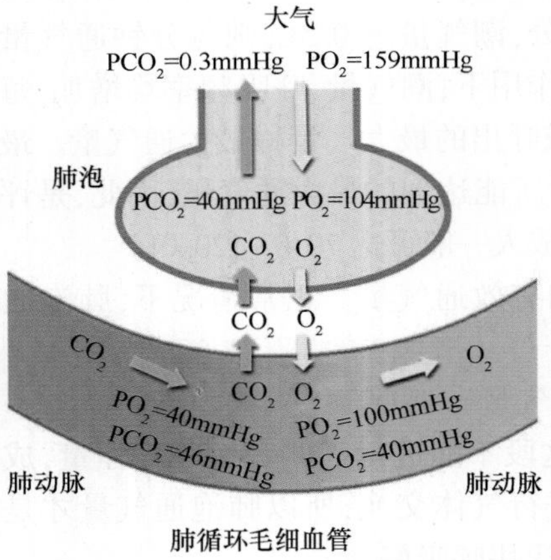

图7-15 肺换气示意图

（三）组织换气

由于细胞代谢不断消耗O_2,同时产生大量CO_2,故组织内PO_2较动脉血的PO_2低,而PCO_2较动脉血的PCO_2高。当动脉血流经组织毛细血管时,在分压差的推动下,O_2由血液扩散入组织细胞,CO_2则从组织细胞扩散入血液,完成组织换气。通过组织换气,使动脉血变成了含O_2较少、含CO_2较多的静脉血(图7-16)。

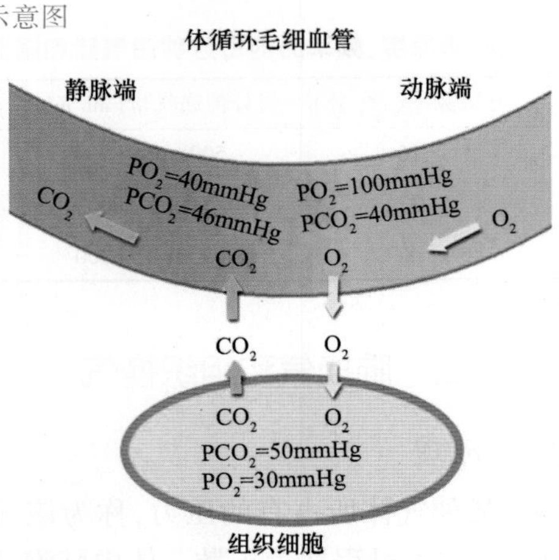

图7-16 组织换气示意图

影响肺换气的因素主要如下。

（1）呼吸膜的厚度:气体交换速度与呼吸膜的厚度呈反比。正常呼吸膜非常薄,平均厚度不到1μm,有的部位仅厚约0.2μm,因此通透性极大,气体很容易扩散通过。在肺水肿、肺纤维化等病理情况下,呼吸膜的厚度增加,将导致气体扩散量减少。

（2）呼吸膜的面积:气体交换速度与呼吸膜的面积呈正比。正常成人肺的总扩散面积很大,约 100m^2。平静呼吸时,可供气体交换的呼吸膜面积约为 40m^2;用力呼吸时,肺毛细血管开放增多,呼吸膜面积可增大到约 70m^2以上。呼吸膜广大的面积及良好的通透性,保证了肺泡与血液间能迅速地进行气体交换。但肺不张、肺气肿或肺毛细血管阻塞均使呼吸膜的面积减小,影响肺换气。

(3) 通气/血流值:指的是每分肺泡通气量与肺血流量之间的比值。由于肺换气是发生在肺泡与血液之间,要达到高效率的气体交换,肺泡既要有充足的通气量,又要有足够的血流量供给,它们之间应有一个适当的比值。正常成人在安静状态下,每分肺泡通气量约为 4.2L,肺血流量即心排血量约为 5.0L/min,通气/血流值为 4.2/5.0 = 0.84。当比值增大时,将使一部分肺泡气不能与血液进行气体交换,导致肺泡无效腔增大;若比值减小,将使一部分静脉血得不到气体交换,造成功能性动-静脉短路,使血中 O_2 含量减少、CO_2增多(图 7-17)。由此可见,从换气效率来看,通气/血流值维持 0.84 是最适宜状态,比值大于或小于 0.84,都将使换气效率降低。

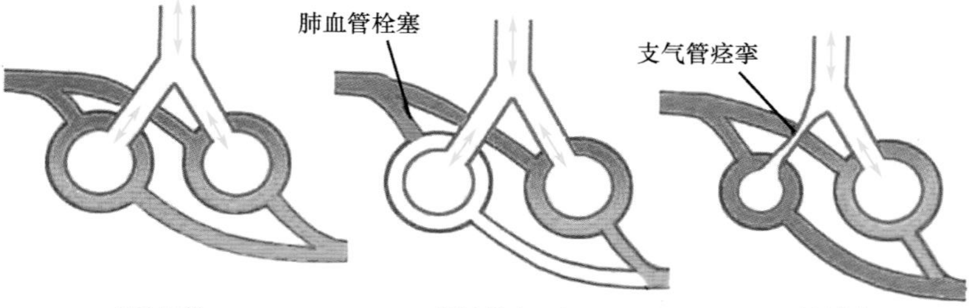

图 7-17 肺通气/血流值变化示意图

三、气体在血液中的运输

O_2和 CO_2在血液中的运输是实现肺换气和组织换气的中间环节。O_2和 CO_2在血液中的运输形式有两种,即物理溶解和化学结合。物理溶解的量虽然很少,但很重要,因为气体必须先通过物理溶解,而后才能化学结合;在化学结合或解离时,又须通过物理溶解而扩散。

(一) 氧的运输

1. 物理溶解 O_2可直接溶解于血浆中运输,但 O_2直接溶解于血浆运输的量很小,每 100ml 血液中溶解 O_2的量仅为 0.3ml,约占血液运输 O_2总量的 1.5%。

2. 化学结合 O_2的化学结合是 O_2与红细胞内的血红蛋白(Hb)中的 Fe^{2+}结合,形成 HbO_2,这是 O_2运输的主要形式,占血液运输 O_2总量的98.5%。O_2进入血液后首先溶解于血浆中,后绝大部分转入红细胞内与 Hb 结合成 HbO_2。

$$Hb+O_2 \underset{\text{氧分压低(组织细胞)}}{\overset{\text{氧分压高(肺部)}}{\rightleftharpoons}} HbO_2$$

O_2与 Hb 结合的特点是:①是氧合,而不是氧化反应;②是可逆的,即易结合也易分离;③不需酶催化,结合或分离取决于 PO_2的高低,在肺泡中 PO_2高,O_2与 Hb 结合成 HbO_2;在组织处 PO_2低,HbO_2分离形成去氧 Hb 和 O_2,分离出的 O_2释放出供组织细胞代谢使用。

当血液中的去氧 Hb 含量超过 50%时,皮肤、黏膜、口唇及甲床等呈紫蓝色,这种现象称之为**发绀**。发绀是机体缺氧的标志之一,但也有例外,如某些严重贫血患者,因其血液中 Hb 量大幅减少,人体虽有缺氧,但由于血液中去氧 Hb 达不到 50g/L,所以不出现发绀。反之,某些红细胞增多的人(如高原性红细胞增多症),血液中 Hb 含量大大增多,人体即使不缺氧,由于血液中去氧 Hb 可超过 50g/L,也可出现发绀。

链 接

一氧化碳中毒

一氧化碳(CO)也能与 Hb 结合,CO 与 Hb 的结合力是氧的 210 倍,HbCO 的解离速度却比 HbO_2的解离慢 3600 倍,因此,CO 中毒时,O_2很难与 Hb 结合以致组织缺氧,出现 HbCO 特有的樱桃红色。抢救 CO 中毒患者,首先应将患者迅速转移到通风良好的地方,以防再次吸入 CO,及时有效给氧是急性 CO 中毒最重要的治疗原则。吸入纯氧可使 HbCO 解离速度加快,应用高压氧治疗,可加速患者血中 HbCO 的清除,能迅速纠正组织缺氧。

(二)CO_2的运输

1. 物理溶解 物理溶解的 CO_2约占血液中 CO_2总运输量的 5%左右。

2. 化学结合 CO_2的运输主要也是以化学结合形式运输。CO_2的化学结合运输形式有 2 种。

(1)碳酸氢盐形式:CO_2以碳酸氢盐(主要是钠盐)形式运输,约占 CO_2运输总量的 88%。

机体中的 CO_2主要是组织细胞在代谢中所产生,CO_2由组织细胞释放出,先溶解于组织液中,后在分压差的推动下通过毛细血管扩散入血浆,少部分直接与血浆中的 H_2O 结合成碳酸,绝大部分透过红细胞膜转入红细胞。在红细胞内由于有丰富的碳酸酐酶,它促使进入红细胞内的 CO_2和 H_2O 迅速结合形成 H_2CO_3,H_2CO_3极不稳定,又迅速解离成 H^+和 HCO_3^-,由于 CO_2不断进入红细胞,使红细胞内 H^+浓度会不断升高,但解离出来的 H^+可与去氧 Hb 结合成 HHb,缓解了 H^+浓度,使更多的 CO_2进入红细胞转变成 HCO_3^-。

由于负离子易透过细胞膜,故大部分 HCO_3^-从红细胞扩散到血浆,同时血浆中等量 Cl^-进入红细胞,维持红细胞内外的电荷平衡。这一过程称氯转移。由于氯转移的存在使血液运输 CO_2的能力大大增加。进入血浆的 HCO_3^-很快与血浆的 Na^+结合形成 $NaHCO_3$(图 7-18)。

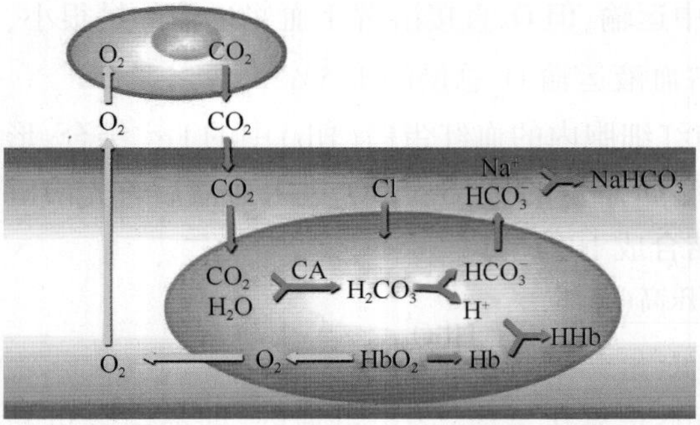

图 7-18 CO_2运输示意图

(2)氨基甲酸血红蛋白的形式:进入红细胞内的 CO_2除大部分形成 HCO^-外,同时还有一部分 CO_2能直接与血红蛋白的自由氨基结合,形成氨基甲酸血红蛋白(HbNHCOOH),并可迅速解离,释放出一个 H^+。以氨基甲酸血红蛋白运输的 CO_2,约占 CO_2运输总量的 7%。这个反应很迅速,无需酶的参与,主要取决于血液中 CO_2分压。

$$HbNH_2+CO_2 \rightarrow HbNHCOOH \rightarrow HbNHCOO^- + H^+$$

四、呼吸运动的调节

呼吸运动是一种自动进行的节律性运动，当体内外环境发生变化时，呼吸的频率和深度可随机体代谢水平的不同而变化；同时，呼吸还受意识控制，这些都是在神经系统的调节下实现的。

（一）呼吸中枢

呼吸中枢是指中枢神经系统内产生和调节呼吸运动的神经细胞群。目前认为，呼吸中枢涵盖了脑干至大脑皮质所有与呼吸有关的神经元群。它们在呼吸节律的产生和调节中所起的作用不同，**延髓**能产生基本的呼吸节律，是呼吸基本中枢；**脑桥**能使吸气尽快停止转为呼气，调整呼吸运动，是呼吸调整中枢；**大脑皮质**的作用可以使人有意识地控制呼吸的频率与深度，是呼吸的高级中枢。

（二）呼吸运动的反射性调节

1. 肺牵张反射　由肺扩张或过度缩小，反射性引起呼吸变化称为**肺牵张反射**。

吸气使肺扩张到一定程度时，可反射性引起吸气停止，转为呼气；呼气时肺过度缩小，则又可反射性停止呼气，转为吸气。因此，肺牵张反射的生理意义在于防止吸气过深过长，促使吸气转为呼气，从而维持一定的呼吸频率与深度。肺牵张反射的传入神经为迷走神经（图 7-19），如果切断动物的双侧迷走神经，可出现吸气延长，呼吸变慢变深。

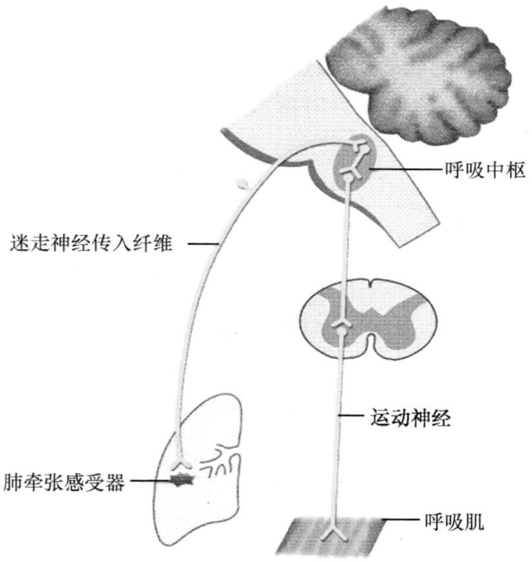

图 7-19　牵张反射示意图

2. 化学感受性反射　是指血液或脑脊液中 O_2、CO_2、H^+ 浓度改变时，通过刺激化学感受器，反射性地引起呼吸运动的改变。

与呼吸调节有关的化学感受器因其所在的部位不同，分为外周化学感受器和中枢化学感受器两类。外周化学感受器位于颈动脉小球和主动脉小球，能感受血中 PO_2、PCO_2、H^+的变化，是调节呼吸和血液循环的重要化学感受器。中枢化学感受器位于延髓腹外侧浅表部位，对脑脊液中 H^+的变化较敏感。中枢化学感受器的特点，本身不直接感受 CO_2 的刺激，但血中的 CO_2能迅速通过血-脑屏障，使脑脊液及其周围液体中的 H^+升高，从而刺激中枢化学感受器，通过与延髓呼吸中枢的联系，引起呼吸运动的变化。

（1）CO_2对呼吸的影响：是体液因素中最重要的，血中一定浓度的 CO_2是维持呼吸中枢兴奋的重要因素。

在一定范围内，动脉血中 CO_2升高，使呼吸运动加深加快，但是超出一定范围，则使呼吸抑制或麻痹。CO_2升高时呼吸运动加深加快是通过 2 条途径实现的：①直接作用于中枢化学感受器：血 CO_2 升高可使脑脊液中 H^+ 浓度升高，通过 H^+ 刺激中枢化学感受器，使呼吸加深加快，肺通气量增加。②刺激外周化学感受器：血 CO_2 直接刺激颈动脉体、主动脉体外周化学感受器，使呼吸运动加深加快，肺通气量增加。

(2) 缺氧对呼吸的影响：缺氧对呼吸的影响与缺氧的程度有关。由于缺氧对呼吸中枢的直接作用是抑制作用，所以缺氧刺激呼吸完全是依靠外周化学感受器反射性引起的。在重度缺氧时，外周化学感受器传入冲动不足以克服缺氧对中枢的抑制作用，可使呼吸减弱，甚至停止。

(3) H^+ 对呼吸的影响：血液中 H^+ 浓度升高可使呼吸运动加深加快，肺通气增加。由于 H^+ 不易透过血-脑屏障，限制了它对中枢化学感受器的作用，所以 H^+ 浓度改变对呼吸运动的调节作用主要是通过外周化学感受器途径实现的。

在上述三个因素中，保持其中两个因素不变，只改变一个因素，观察和比较肺通气量的变化。结果发现，缺氧对呼吸的影响最小，PO_2 需降至 10.7kPa(80mmHg)以下时，肺通气量才逐渐增大。而 CO_2 浓度稍增高，即可引起通气量明显的增大。由此可见，在正常的呼吸调节中，CO_2 对呼吸的影响最大，发挥主要的调节功能。

3. 防御性呼吸反射 包括有咳嗽反射、喷嚏反射，是呼吸道黏膜受到刺激时，所引起的复杂的保护性呼吸反射。其意义在于清除鼻腔中的刺激物，清洁、保护和维持呼吸道的通畅。

小结

呼吸系统由呼吸道和肺组成。鼻、咽、喉三部分称为上呼吸道；气管和左、右主支气管称为下呼吸道。肺位于胸腔内，纵隔两侧，左、右各一。

呼吸系统的主要生理功能是实现气体的交换。机体与环境之间的气体交换过程，称为呼吸。呼吸过程由 4 个环节组成：肺通气、肺换气、气体在血液中的运输和组织换气。肺通气的直接动力是肺内压和外界环境压力之差，原动力来自呼吸运动。胸膜腔的密闭性是胸膜腔负压形成的前提，胸膜腔负压主要是由肺回缩力形成，其主要意义在于维持肺扩张状态，促进静脉血和淋巴液的回流。

肺活量反映一次通气最大的能力，在一定程度上可作为肺通气功能的静态指标；用力呼气量不仅仅反映呼吸的幅度，而且反映肺通气速度，是评价肺通气功能的较好指标。

从气体交换而言，深慢呼吸较浅快的呼吸效率高。正常成年人安静时的通气/血流值约为 0.84，此时气体交换的效率高。

延髓是呼吸基本中枢所在部位，能产生基本的呼吸节律。血液中 CO_2 和 H^+ 浓度在一定范围内升高、轻度缺氧都可以引起呼吸中枢兴奋，CO_2 对呼吸的影响是体液因素中最重要的。

自 测 题

一、单项选择题

1. 属于上呼吸道的是( )

A. 鼻 B. 咽以上

C. 喉以上 D. 气管以上

E. 肺

2. 喉腔最狭窄的部位是( )

A. 喉前庭 B. 前庭裂

C. 喉中间腔 D. 声门裂

E. 喉口

3. 右主支管的特点是( )

A. 细而短 B. 粗而长

C. 粗而短 D. 细而长

E. 走行较水平

4. 临床作气管切开时，常选取( )

A. 第 1~2 气管软骨处

B. 第 2~3 气管软骨处

C. 第 3~4 气管软骨处或第 4~5 气管软骨处
D. 第 5~6 气管软骨处
E. 第 6~7 气管软骨处

5. 肺(　　)
A. 位于胸膜腔内
B. 有一尖、一底、两面、两缘
C. 右肺狭长
D. 左肺粗短
E. 左肺分三叶、右肺分两叶

6. 肺的下缘在腋中线上位于(　　)
A. 第 5 肋　　B. 第 6 肋
C. 第 7 肋　　D. 第 8 肋
E. 第 9 肋

7. 肺通气的直接动力是(　　)
A. 肺内压与胸内压之差
B. 肺内压与大气压之差
C. 肺的弹性回缩
D. 呼吸运动
E. 胸内负压变化

8. 在下列哪一时相中,肺内压等于大气压(　　)
A. 呼气全程
B. 吸气末和呼气末
C. 呼气末和吸气初
D. 吸气全程
E. 呼吸全程

9. 胸膜腔内压的数值是(　　)
A. 大气压-非弹性阻力
B. 大气压-弹性阻力
C. 大气压-肺表面张力
D. 大气压-肺回缩力
E. 大气压-肺弹性纤维回位力

10. 维持胸膜腔内负压的必要条件是(　　)
A. 肺内压高于大气压
B. 肺内压高于胸膜腔内压
C. 胸膜腔密闭
D. 气道内压高于大气压
E. 气道跨壁压等于大气压

11. 肺表面活性物质的主要作用是(　　)
A. 保护肺泡上皮细胞
B. 增加肺弹性阻力
C. 降低气道阻力
D. 降低肺泡表面张力
E. 降低呼吸膜通透性

12. 最大呼气末存留于肺中的气体量是(　　)
A. 残气量　　B. 功能残气量
C. 肺泡气量　　D. 闭合气量
E. 补呼气量

13. 影响气道阻力最重要的因素是(　　)
A. 气流速度　　B. 气流形式
C. 呼吸时相　　D. 呼吸道口径
E. 呼吸道长度

14. 决定肺内气体交换方向的主要因素是(　　)
A. 气体的分压差
B. 气体的相对分子质量
C. 气体的溶解度
D. 气体与 Hb 亲和力
E. 呼吸膜通透性

15. 体内氧分压最高的部位是(　　)
A. 肺泡气　　B. 细胞内液
C. 组织液　　D. 动脉血
E. 静脉血

16. 通过兴奋中枢化学感受器增强肺通气的有效刺激是(　　)
A. 脑脊液 H^+浓度升高
B. 脑脊液 CO_2分压升高
C. 脑脊液 O_2分压降低
D. 动脉血 H^+浓度升高
E. 动脉血 O_2分压降低

17. 某人正常平静呼吸时潮气量 500ml,呼吸频率 12 次 / 分。今患肺炎,呼吸变浅、加速,若潮气量减半,呼吸频率加倍,其肺泡通气量(L/min)应为(　　)
A. 1.2　　B. 1.6
C. 2.0　　D. 2.4
E. 3.6

二、简答题

1. 何为鼻旁窦?主要有哪几对?
2. 喉位于何处?由哪几种喉软骨构成?喉腔最狭窄部位在哪里?
3. 气管异物易坠入哪一侧支气管?为什么?
4. 试述胸内负压的形成原因及意义。
5. CO_2潴留、缺氧及 H^+浓度对呼吸运动有何影响?

(覃庆河)

第 8 章 消化系统

引言："人是铁，饭是钢，一餐不吃饿得慌"。人体在进行新陈代谢过程中，要不断地从环境中摄取食物，以提供各种生命活动所需要的营养物质和能量。那么，蛋白质、脂肪和糖类这些复杂的大分子有机物是怎样通过消化系统，将它们分解成结构简单的小分子物质被机体吸收呢？通过对本章的学习，你将揭开消化系统神秘的面纱，了解食物在消化系统中消化和吸收的过程。

案例

消化性溃疡

消化性溃疡是一种病因多样的消化道黏膜慢性溃疡疾病，分为胃溃疡和十二指肠溃疡，其主要病因是幽门螺杆菌感染，并常因精神紧张、心理应激、饮食失调、酗酒、某些药物的不良作用而诱发。临床表现主要是周期性、反复发作的上腹部疼痛，可伴恶心、呕吐、反酸、嗳气等症状，严重者可并发穿孔、大出血、恶变。患者刘某，男性，41 岁，司机，有吸烟、酗酒习惯。上腹部烧灼痛反复发作，常在餐后 1h 内发生，经 1~2h 后逐渐缓解，伴反酸、嗳气半年余。经检查诊断为：胃溃疡。

第 1 节 消化系统的解剖结构

一、概 述

（一）消化系统的组成和功能

消化系统由消化管和消化腺两部分组成。**消化管**是从口腔到肛门的一段粗细不等的管道，包括口腔、咽、食管、胃、小肠（十二指肠、空肠、回肠）及大肠（盲肠、阑尾、结肠、直肠、肛管）。在临床上，通常把口腔到十二指肠的这一段称为**上消化道**；把空肠以下的部分称为**下消化道**。**消化腺**可分为大消化腺和小消化腺两种：大消化腺包括大唾液腺、肝和胰；小消化腺是消化管壁内的许多小腺体，如唇腺、胃腺和肠腺等。消化腺分泌的消化液排入消化管腔内，对食物进行化学性消化（图 8-1）。

消化系统的主要功能是消化食物、吸收营养，并把食物残渣排出体外，为机体新陈代谢提供物质和能量来源。

（二）胸腹部标志线和腹部分区

1. 胸腹部的标志线（图 8-2）

前正中线：沿身体前面正中所作的垂线。

胸骨线：沿胸骨外侧缘最宽处所作的垂线。

锁骨中线:通过锁骨中点的垂线。

胸骨旁线:在胸骨线与锁骨中线之间的中点所作的垂线。

腋前线:沿腋前襞向下所作的垂线。

腋后线:沿腋后襞向下所作的垂线。

腋中线:通过腋前线与腋后线之间中点所作的垂线。

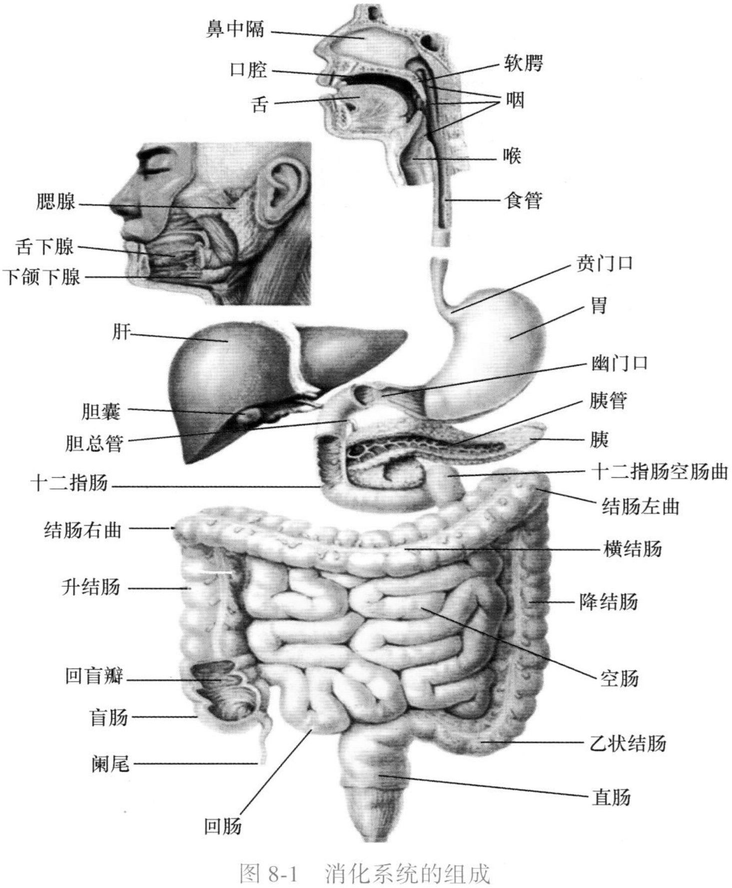

图 8-1 消化系统的组成

肩胛线:通过肩胛骨下角所作的垂线。

后正中线:沿身体后面正中所作的垂线。

2. 腹部的分区 由 2 条横线和两条垂线,将腹部分成 9 个区。2 条横线是两侧肋弓最低点的连线和两侧髂结节的连线,2 条垂线是通过两侧腹股沟韧带中点所作的垂直线。9 个分区为:腹上区和左、右季肋区;脐区和左、右外侧区;耻区和左、右髂区。

临床上,常采用四分法,即用通过脐的水平线和垂线,将腹部分为左上腹、右上腹、左下腹和右下腹四个区(图 8-2)。

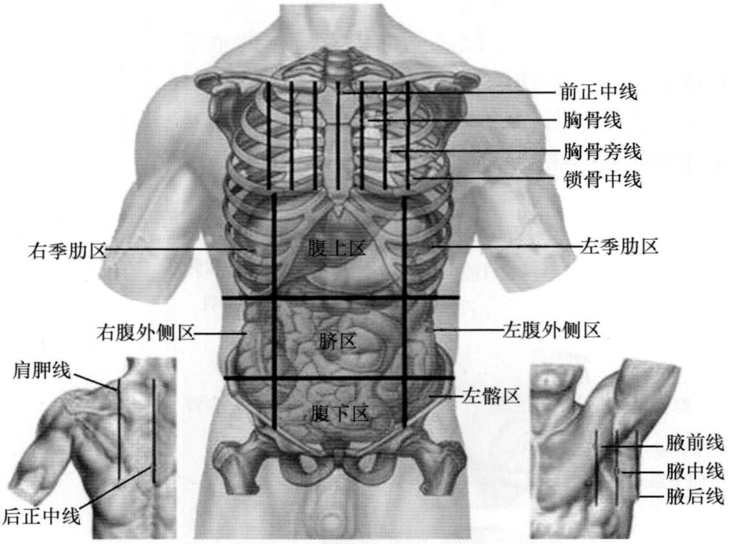

图 8-2 胸部标志线和腹部分区

二、消 化 管

（一）消化管壁的一般结构

除口腔外，消化管壁由内向外一般可分为黏膜、黏膜下层、肌层和外膜四层（图 8-3、表 8-1）。

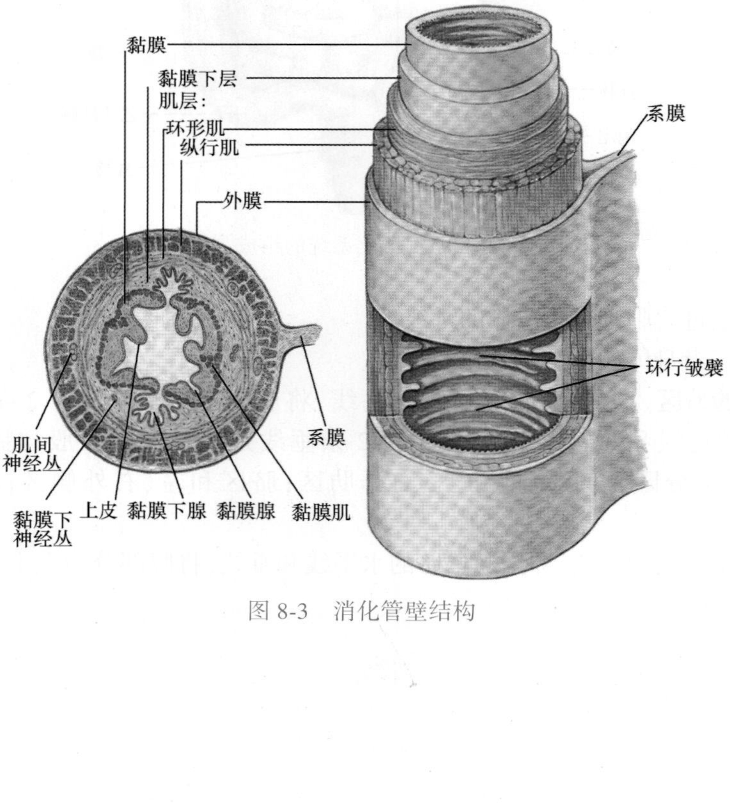

图 8-3 消化管壁结构

表 8-1 消化管壁各层结构

名称		主要结构特点
黏膜	上皮	复层扁平上皮：口腔、咽、食管和肛管下部 单层柱状上皮：胃、小肠和大肠(除肛管下部外)
	固有层	结缔组织、血管、神经、淋巴管、淋巴组织和腺等
	黏膜肌层	为一薄层平滑肌
黏膜下层		疏松结缔组织、血管、淋巴管和黏膜下神经丛
肌层		骨骼肌：口腔、咽、食管和肛门外括约肌 平滑肌：胃、小肠和大肠，分为内环和外纵两层
外膜		纤维膜：咽、食管和肛管 浆膜：胃、小肠

（二）口腔

口腔(图 8-4)为消化管的起始部，它向前经口裂通向外界，向后经咽峡与咽相通。口腔前为上、下口唇，两侧为颊，上为腭，下为口底，内有牙、舌等器官，以上、下牙弓分为**口腔前庭**和**固有口腔**两部分。

1. 口唇和颊 口唇分为上唇和下唇，两唇之间围成口裂，其左右结合处称**口角**。上唇两侧以弧形的鼻唇沟与颊分界，在上唇外面正中有一纵行浅沟，称**人中**，昏迷患者急救时常在此处进行指压或针刺。

2. 腭 为口腔上壁，前 2/3 称硬腭，后 1/3 称软腭。软腭后缘游离，其中央有一向下的突起，称**腭垂**。腭垂两侧各有 2 条弓状黏膜皱襞，前为腭舌弓，后为腭咽弓，两者之间的凹陷，容纳腭扁桃体。腭垂、左右腭舌弓和舌根共同围成**咽峡**，是口腔与咽的分界。

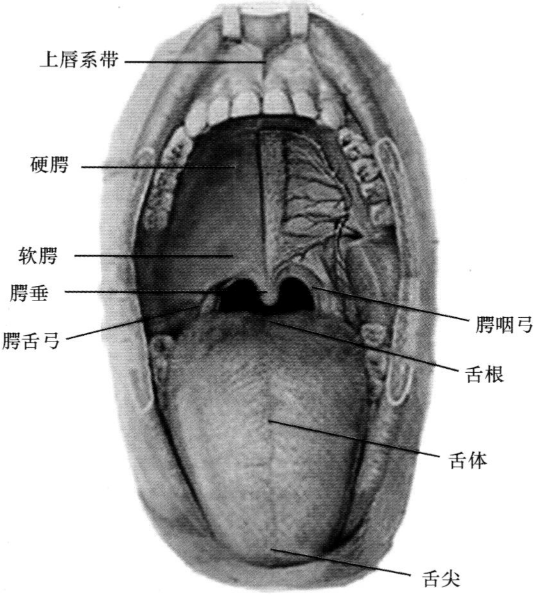

图 8-4 口腔

3. 舌 位于口腔底，由骨骼肌外覆黏膜而成，具有感受味觉、搅拌食物、协助吞咽和辅助发音等功能。

舌分为上、下两面，舌的上面称舌背，其前 2/3 称舌体，后 1/3 称舌根。舌体的前端称舌尖。舌的下面正中有一连于口腔底的黏膜皱襞，称舌系带。舌系带下端两侧，各有一圆形隆起，称舌下阜。舌下阜后外侧的黏膜隆起，称舌下襞。舌下面黏膜深面含有丰富的静脉丛，故临床上舌下含化的药物如硝酸甘油等能经此迅速吸收(图 8-5)。

舌肌分舌内肌和舌外肌两部分，其收缩可改变舌的形态和位置。

4. 牙 是人体内最坚硬的器官，嵌入上、下颌骨牙槽内。牙对食物进行咬切、磨碎，并有辅助发音的作用。

（1）牙的形态及构造：牙可分为牙冠、牙颈和牙根三部分。牙冠是露于口腔内的部分，牙根嵌入牙槽内，牙颈是介于牙冠和牙根之间的部分。

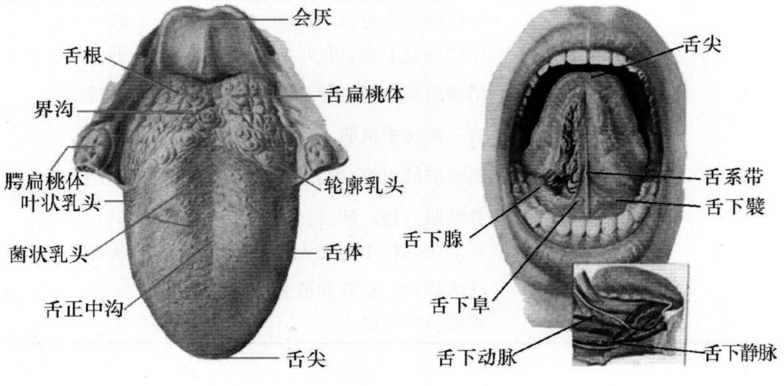

图 8-5　舌

A. 上面观；B. 下面观

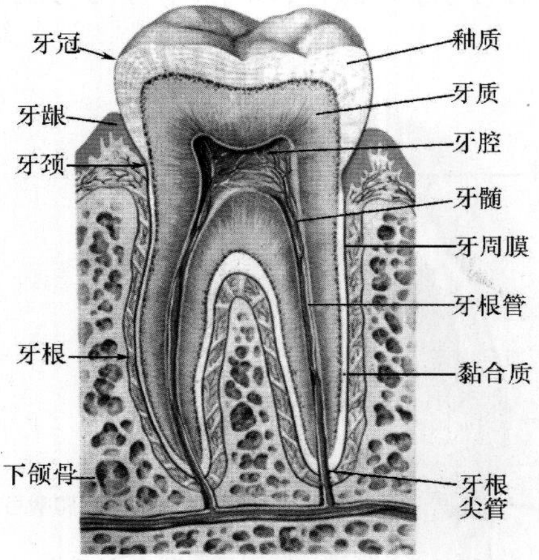

图 8-6　牙的形态与结构

牙由牙质、釉质、牙骨质和牙髓构成。牙质构成牙的主体，在牙冠牙质的表面包有釉质，在牙颈和牙根牙质外面包有牙骨质。牙的内部有牙腔，腔内有富含神经、血管的牙髓(图 8-6)。

（2）牙周组织：由牙周膜、牙槽骨、牙龈三部分构成，对牙有保护和固定的作用。

（3）牙的萌出、排列和分类：人的一生中先后有两套牙。第一套牙称乳牙，一般在出生后 6 个月左右开始萌出，至 3 岁左右出齐，共 20 个。第二套称恒牙，6 岁左右，乳牙开始陆续脱落，长出恒牙，至 13 岁左右出齐。但第三磨牙萌出最迟称迟牙，到成年后才长出，也有人终生不出。因此恒牙数 28~32 个均属正常。乳牙分为切牙、尖牙和磨牙三类(图 8-7)，恒牙分为切牙、尖牙、前磨牙和磨牙四类(图 8-8)。

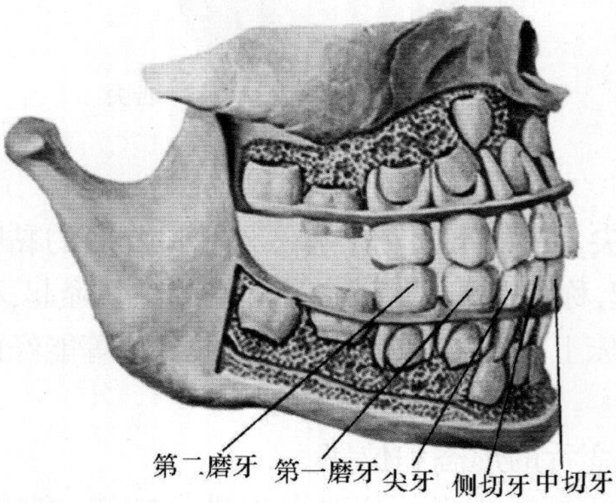

图 8-7　乳牙

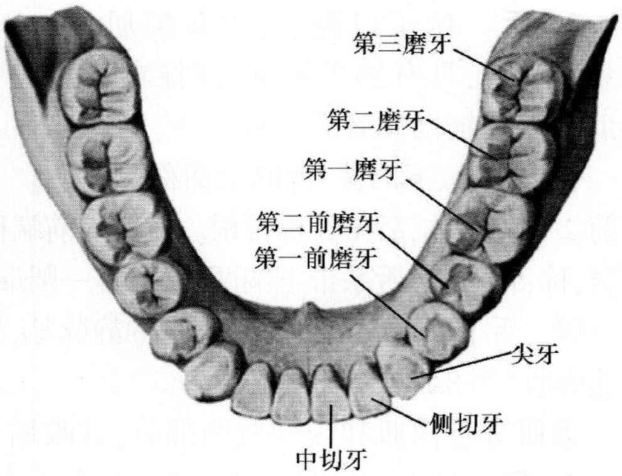

图 8-8　恒牙

(三) 咽

咽是一个前后略扁的漏斗状肌性管道,是消化道与呼吸道的共同通道,位于颈椎前方,上起自颅底,下至第6颈椎下缘与食管相续,全长约12cm。咽自上而下分为鼻咽、口咽和喉咽三部分(图8-9)。

1. 鼻咽 位于颅底与软腭平面之间,向前与鼻腔相通。在鼻咽侧壁上有咽鼓管咽口,借咽鼓管通中耳鼓室。在咽鼓管咽口的后上方有一纵行的凹陷,称**咽隐窝**,为鼻咽癌的好发部位。

2. 口咽 位于软腭水平与会厌上缘之间,向前借咽峡与口腔相通,口咽侧壁腭舌弓与腭咽弓之间有腭扁桃体。

3. 喉咽 位于会厌上缘与第6颈椎下缘之间,向下与食管相续,向前借喉口与喉腔相通。喉口两侧各有一凹陷,称**梨状隐窝**,是异物容易滞留的部位。

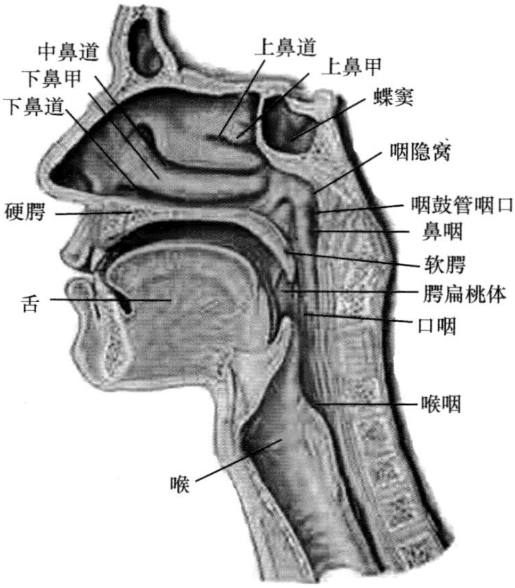

图8-9 鼻腔、口腔、咽的正中矢状面

(四) 食管

食管为肌性管道,上端在第6颈椎下缘与咽相接,沿脊柱前方下行,穿膈的食管裂孔至腹腔,与胃的贲门相连,全长约25cm。根据食管所经过的部位,分为颈部、胸部、腹部三部分。食管全长有三个生理狭窄:第一狭窄在食管起始处,距切牙约15cm;第二狭窄在食管与左主支气管交叉处,距切牙约25cm;第三狭窄为食管穿过膈的食管裂孔处,距切牙约40cm。当进行食管内插管时,要注意这三个狭窄,尤其是第二个狭窄部常为异物滞留和食管癌的好发部位(图8-10)。

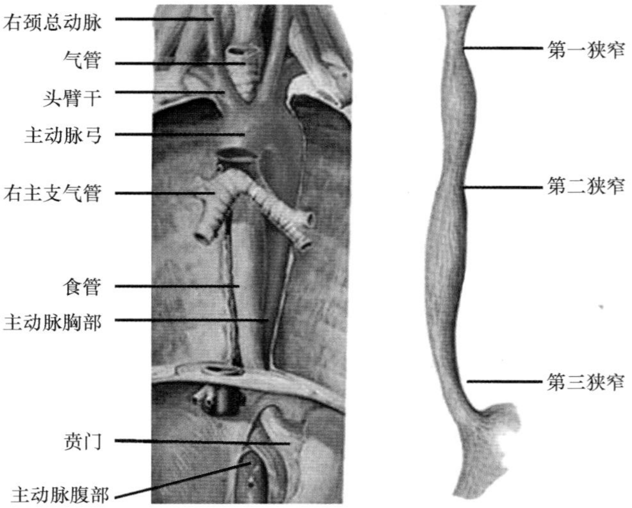

图8-10 食管前面观与三个狭窄

（五）胃

胃是消化管的最膨大部分，上接食管，下续十二指肠，具有容纳食物、分泌胃液和对食物进行初步消化的功能。

1. 胃的形态和分部 胃有两口、两壁和两弯。入口与食管相接称**贲门**；出口与十二指肠相通称**幽门**。两壁即胃前壁和胃后壁。胃的上缘凹向右上方称**胃小弯**，其最低处称角切迹；下缘凸向左下方称**胃大弯**。

胃可分为四部分：近贲门的部分称贲门部；贲门的左侧、高出贲门的部分，称胃底；角切迹与幽门之间的部分，称幽门部，临床上又称为胃窦，该部近幽门的一段呈管状，称幽门管，幽门管与角切迹之间的部分，称幽门窦；胃底与幽门部之间的区域，称胃体（图 8-11）。幽门部和胃小弯附近是胃溃疡的好发部位。

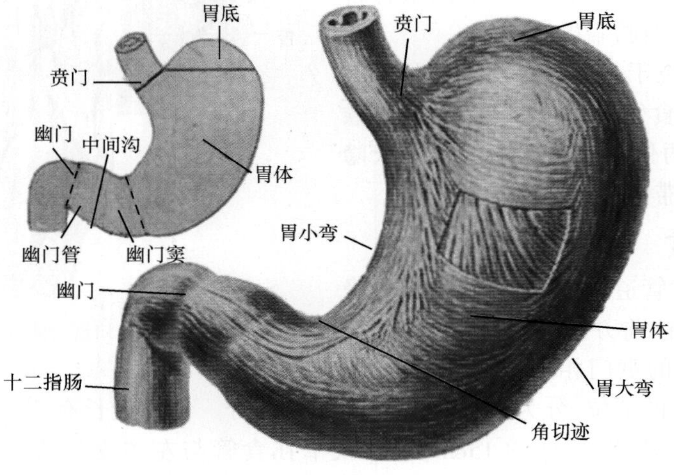

图 8-11 胃的外形与分部

2. 胃的位置和毗邻 在中等充盈时，胃大部分位于左季肋区，小部分位于腹上区。胃的前壁右侧与肝相贴、左侧与膈相邻、中间与腹前壁相贴，胃的后壁与胰腺、横结肠、左肾和肾上腺相邻。

3. 胃壁的微细结构 胃壁由内向外分别为黏膜、黏膜下层、肌层和外膜（图 8-12）。胃空虚时黏膜形成许多皱襞，充盈时皱襞减少、变低。幽门的黏膜突入管腔形成环形皱襞，称**幽门瓣**。幽门瓣有节制胃内容物进入小肠和防止小肠内容物逆流入胃的作用。胃黏膜表面有许多小窝，称**胃小凹**。胃小凹的底部有胃腺开口。胃腺按所在部位分为贲门腺、幽门腺和胃底腺。胃底腺为胃的主要腺体，分布于胃底和胃体，主要有 3 种细胞。

（1）主细胞：又称胃酶细胞，主要功能是分泌胃蛋白酶原。

（2）壁细胞：又称盐酸细胞，主要功能是分泌盐酸和内因子。

（3）颈黏液细胞：可分泌黏液。

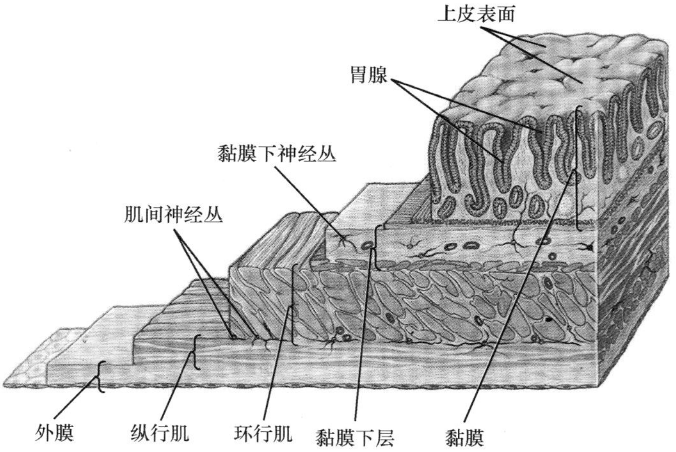

图 8-12 胃壁的微细结构

（六）小肠

小肠为消化管中最长的一段，上接幽门，下连盲肠，全长 5～7m，分为十二指肠、空肠和回肠三部分。小肠是食物消化和吸收的主要部位。

1. 十二指肠 为小肠起始段，介于幽门与空肠之间，长约 25cm。十二指肠呈“C”字形包绕胰头，按其位置不同可分为上部、降部、水平部和升部四部分（图 8-13）。上部壁较薄，黏膜面较光滑无环状襞，称**十二指肠球部**，是十二指肠溃疡的好发部位。降部位于第 1～3 腰椎体右侧，在其后内侧襞上一突起称十二指大乳头，是胆总管和胰管的共同开口处。水平部横行向左至第 3 腰椎左侧，移行为升部。升部自第 3 腰椎左侧上升至第 2 腰椎左侧，弯向前下方，形成十二指肠空肠曲，接续空肠。

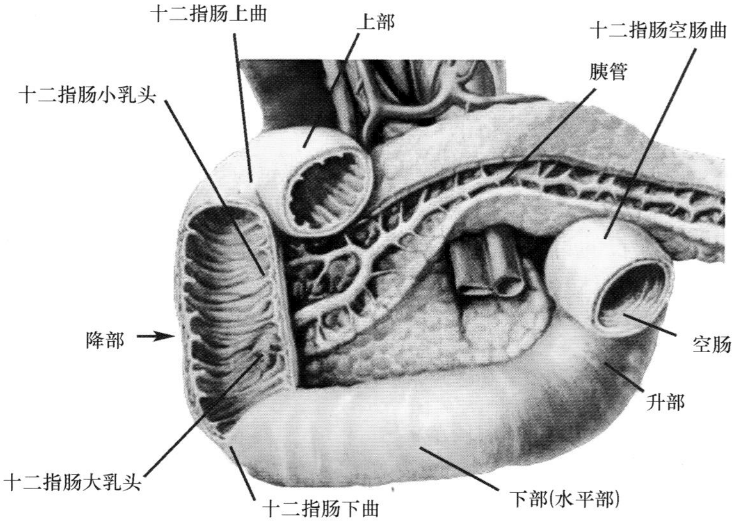

图 8-13 十二指肠

2. 空肠和回肠 盘曲在腹腔中，为结肠所环抱。两者无明显的界限，空肠位于左上腹，约占空、回肠近侧 2/5；回肠位于右下腹部，约占空、回肠远侧 3/5。

3. 小肠黏膜形态与微细结构特点 小肠黏膜腔面有许多环状皱襞和绒毛，固有层有大量肠腺（图 8-14）。黏膜和黏膜下层形成许多环状襞，襞上有大量小肠绒毛，固有层的结缔组织形成绒毛的轴心，内含中央乳糜管及毛细血管和少量平滑肌。绒毛的上皮为单层柱状上皮，细胞的游离面有大量的微绒毛。小肠皱襞、绒毛和微绒毛可极大地扩大小肠的吸收面积。

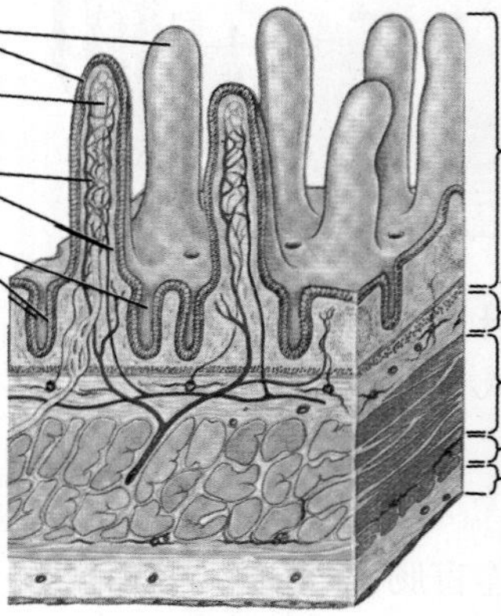

图 8-14 小肠的微细结构

（七）大肠

大肠续于回肠，终于肛门，长约 1.5m，分为盲肠、阑尾、结肠、直肠和肛管五部分。大肠的功能是吸收水分，分泌黏液，使食物残渣形成粪便排出体外。盲肠和结肠在形态上具有三种特征性结构：①结肠带：共三条，与肠管的纵轴平行排列。②结肠袋：是肠壁向外膨出形成的袋状结构。③肠脂垂：是附于结肠带附近的脂肪突起（图 8-15）。这三种结构是区别大肠和小肠的标志。

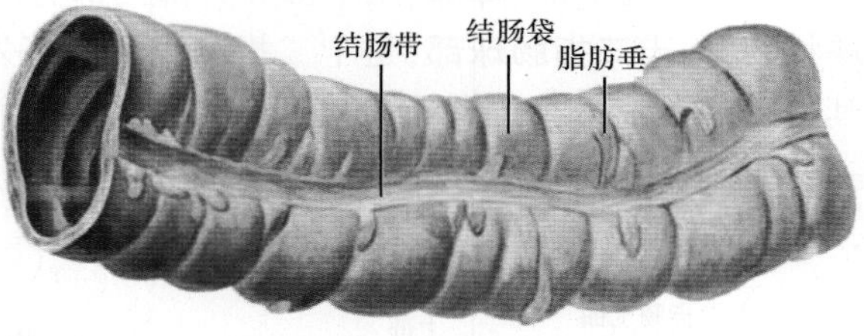

图 8-15 大肠特征性结构

1. 盲肠 位于右髂窝，为大肠的起始部，长 6～8cm。回肠末端经回盲口与盲肠相接，回盲口有上、下两个皱襞，称**回盲瓣**，可控制回肠内容物进入盲肠的速度和防止大肠内容物逆流。

2. 阑尾 是一细长的盲管，上端开口于盲肠的后内侧壁，末端游离，长 6～8cm。阑尾的根部位置较恒定，其体表投影在脐与右髂前上棘连线的中、外 1/3 交点处，此点称麦氏点。急性阑尾炎时此点常有压痛。

3. 结肠 始于盲肠，终于直肠，环绕在空、回肠的周围，可分为升结肠、横结肠、降结肠和乙状结肠四部分。

4. 直肠 位于盆腔内，起于乙状结肠，终于肛管，长 10～14cm，并非笔直，在矢状面上有 2 个弯曲，即骶曲和会阴曲。直肠下份肠腔膨大，称直肠壶腹，有 2～3 个直肠横襞。

5. 肛管 上续直肠，终于肛门，长 3～4cm。肛管内面有 6～10 条纵行的黏膜皱襞，称**肛柱**。相邻肛柱的下端连有半月形的皱襞，称**肛瓣**（图 8-16）。肛瓣与相邻两肛柱围成的小窝，称**肛窦**。肛瓣与肛柱下端共同连成锯齿状的环形线，称齿状线。齿状线下方约 1cm

处，有一浅沟称白线。齿状线与白线之间的环形区，称肛梳或痔环。在肛梳和肛柱的深面，有丰富的静脉丛，此丛如淤血扩张则易形成痔。肛管的下端管壁环形平滑肌增厚，形成肛门内括约肌，能协助排便。在肛门内括约肌的外侧，有由骨骼肌形成的肛门外括约肌，受意识控制，可括约肛门，控制排便（图 8-16）。

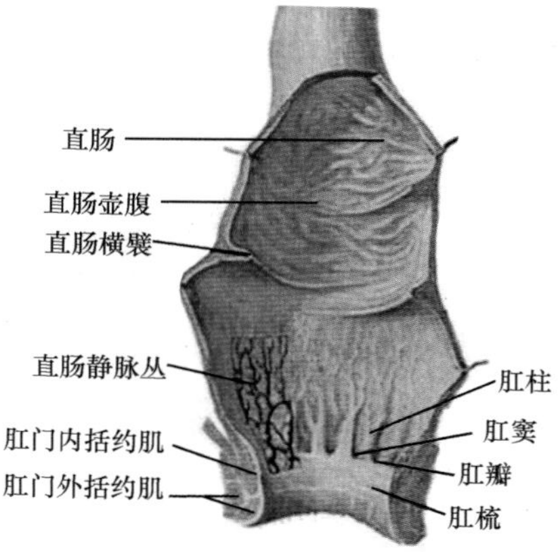

图 8-16　直肠与肛管的内侧观

三、消化腺

（一）唾液腺

唾液腺又称口腔腺，分泌唾液，主要有腮腺、下颌下腺和舌下腺三对（图 8-17）。

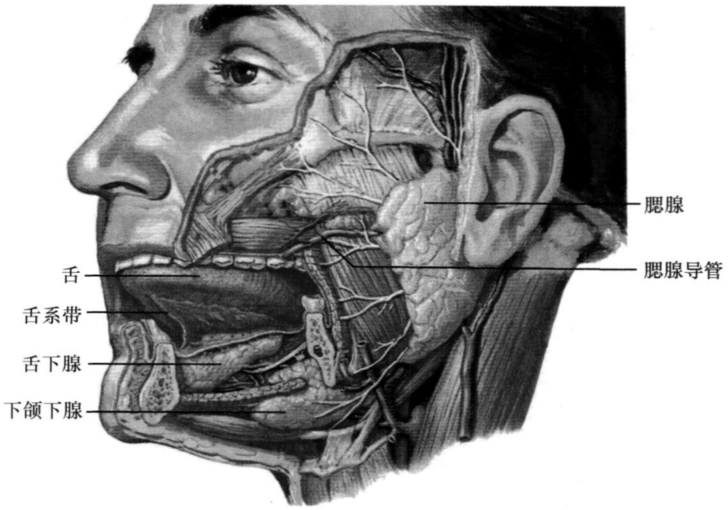

图 8-17　唾液腺

1. 腮腺　是最大的唾液腺，位于耳的前下方。腮腺管在颧弓下一横指处向前越过咬肌表面，穿颊肌，开口于上颌第二磨牙所对的颊黏膜处。

2. 下颌下腺　位于下颌体的深面，导管开口于舌下阜。

3. 舌下腺　位于舌下襞的深面，导管开口于舌下阜与舌下襞。

（二）肝

肝是人体最大的消化腺，呈红褐色，质软而脆。成人肝重约占体重的 1/50。肝具有分泌胆汁、合成蛋白质、储存糖原、解毒等功能，在胚胎时期还有造血功能。

1. 肝的形态　呈楔形，可分上、下两面和前、后两缘。上面隆凸，与膈相邻，称膈面，借镰状韧带分为左、右两叶。下面凹凸不平，邻接腹腔器官，称脏面。脏面有呈“H”形的左、右两条纵沟和一条横沟。右纵沟为胆囊窝和腔静脉沟，左纵沟为肝圆韧带和静脉韧带。横沟即肝门，是肝管、肝固有动脉、门静脉等出入肝的部位。脏面被分为四叶，即右纵沟的右侧为右叶，左纵沟的左侧为左叶，左、右两纵沟之间、横沟前方的为方叶，横沟后方为尾状叶。肝的前缘锐利,后缘圆钝(图 8-18、图 8-19)。

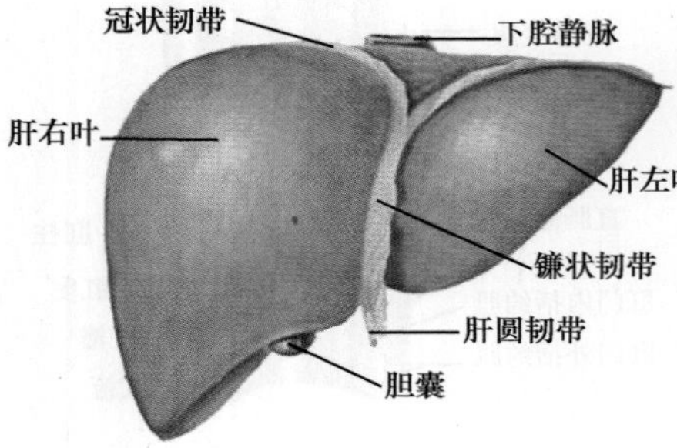

图 8-18　肝的前面观

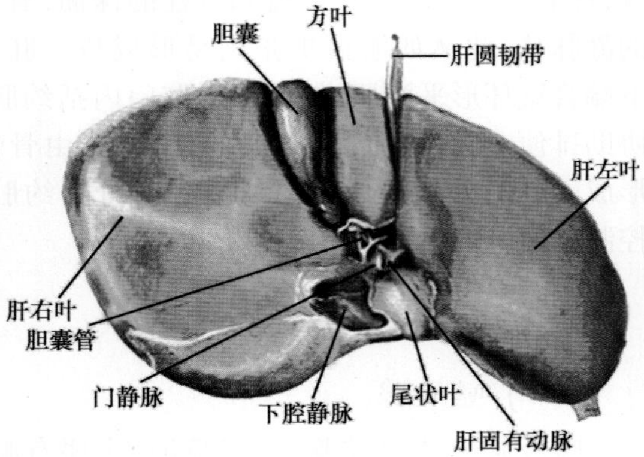

图 8-19　肝的下面观

2. 肝的位置和体表投影　肝大部分位于右季肋区和腹上区,小部分位于左季肋区。肝的上界与膈穹隆一致,成人肝下界右侧与右肋弓一致,在腹上区可达剑突下 3~5cm。7 岁前小儿肝的下界可超过右肋弓,但一般不超过 2cm。

3. 肝的微细结构　肝的表面覆有被膜,被膜在肝门处伸入肝内,将肝实质分隔成许多肝小叶(图 8-20)。

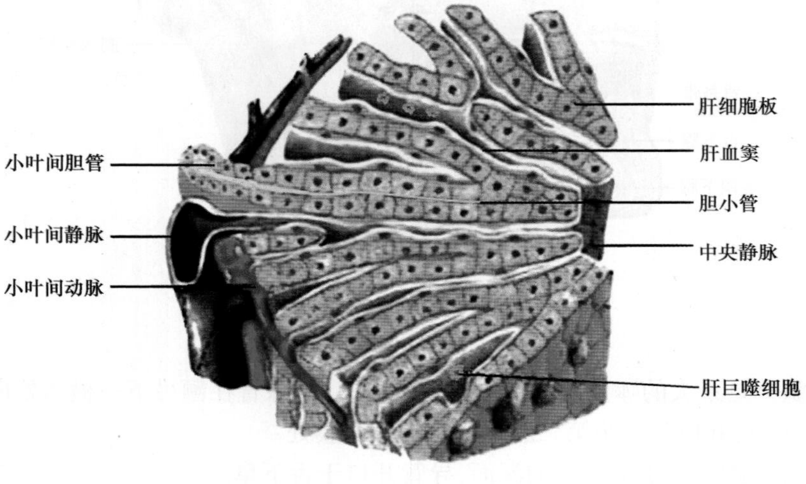

图 8-20　肝的微细结构

(1) 肝小叶:是肝的基本结构和功能单位,呈多面棱柱状。在肝小叶中央有一条沿其长轴走行的中央静脉,肝细胞以中央静脉为中心,向四周呈放射状排列成肝板,肝板之间的空隙是肝血窦,肝板内有胆小管。

1) 肝细胞:呈多边形,核圆而大,位于细胞中央,核仁明显,细胞质内含有丰富细胞器。

2) 肝血窦:位于肝板之间,窦内有吞噬能力较强的肝巨噬细胞。

3) 胆小管:是相邻两个肝细胞膜凹陷形成的微细管道。

(2) 肝门管区:是相邻肝小叶之间的结缔组织区域。内有小叶间动脉、小叶间静脉和小叶间胆管通过。

(3) 肝的血液循环:它接受肝门静脉和肝固有动脉的双重供血。其血液循环途径如下:

门静脉→小叶间静脉 ↘
肝动脉→小叶间动脉 ↗ 肝血窦→中央静脉→小叶下静脉→肝静脉→下腔静脉

4. 胆囊和输胆管道

(1) 胆囊:位于肝下面的胆囊窝内,是储存和浓缩胆汁的器官。胆囊呈梨形,容量40~60ml。胆囊分为底、体、颈、管四部分:前部圆钝的盲端称胆囊底,其体表投影在右锁骨中线与右肋弓交点稍下方,胆囊炎时该点有压痛,临床上称莫非征阳性;中部膨大称胆囊体;后部缩细称胆囊颈;胆囊颈向后下方延续为胆囊管。

(2) 输胆管道:是将胆汁自肝输送到十二指肠的管道(图 8-21)。

肝内的胆小管和小叶间胆管逐级汇合成肝左管、肝右管,肝左管、肝右管出肝门后汇合成肝总管,肝总管与胆囊管汇合成胆总管。胆总管在十二指肠降部后内侧壁与胰管汇合,形成**肝胰壶腹**(又称 Vater 壶腹),开口于十二指肠大乳头。在肝胰壶腹周围有环形的平滑肌,称**肝胰壶腹括约肌**(Oddi 括约肌),可控制胆汁和胰液的排出。胆汁排出的途径可归纳如下:

肝细胞分泌的胆汁→胆小管→小叶间胆管→肝左右、右管→肝总管→胆总管→十二指肠大乳头→十二指肠
肝总管 ↓↑ 胆囊管 ↗ 胆总管
胆囊管 ↓↑ 胆囊

(三) 胰

1. 胰的位置与形态 位于胃的后方,在第 1、2 腰椎体的水平横贴于腹后壁。胰呈长棱形,质软,灰红色,可分头、体、尾三部分。胰头较膨大,在第 2 腰椎体右前方,被十二指肠呈"C"形包绕;胰体为胰的中部,横跨第 1 腰椎体前面;胰尾较细,伸向脾门。胰实质内有贯穿胰全长的胰管,它与胆总管汇合成肝胰壶腹,开口于十二指肠大乳头(图 8-22)。

2. 胰的微细结构 胰实质分为外分泌部和内分泌部两部分(图 8-23)。

(1) 外分泌部:由腺泡和导管组成。腺泡分泌胰液,含有多种消化酶,在食物消化中起重要作用。

(2) 内分泌腺:又称胰岛,是分布于腺泡之间的内分泌细胞团,主要由 A、B、D、PP 四种细胞组成(其功能详见第 13 章内分泌系统)。

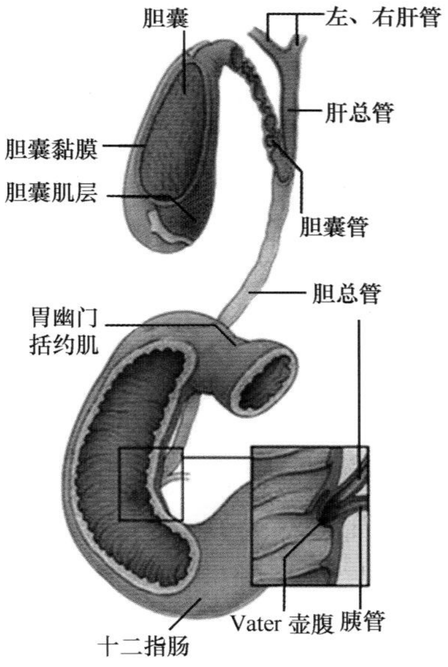

图 8-21 胆囊和输胆管道

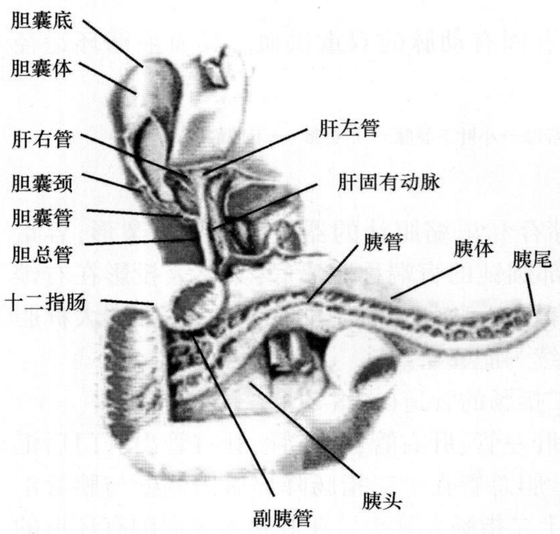

图 8-22　胰腺

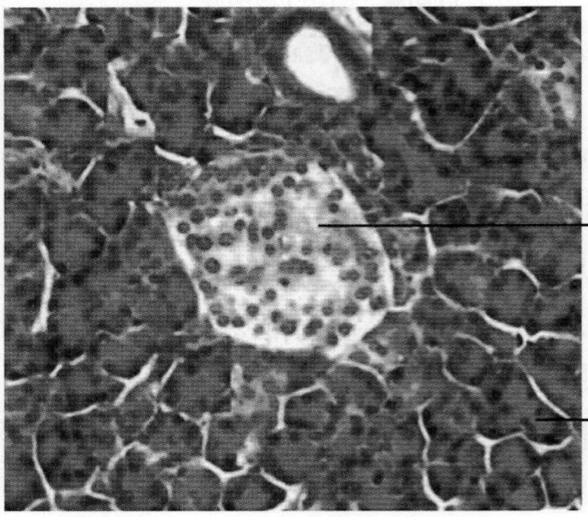

图 8-23　胰的微细结构

四、腹　膜

（一）腹膜与腹膜腔

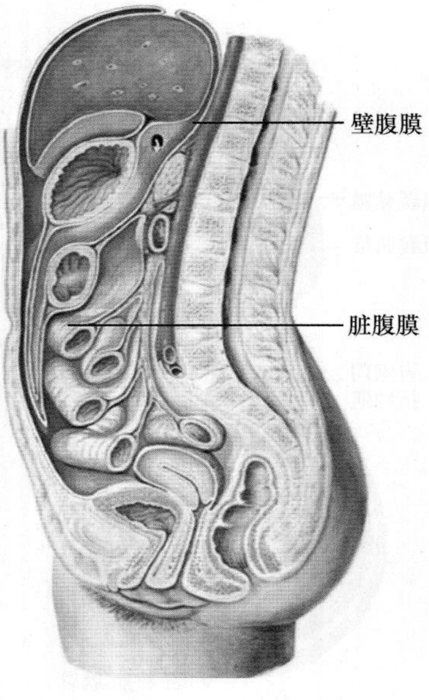

图 8-24　腹膜

腹膜(图 8-24)是一层薄而光滑的浆膜,衬贴于腹、盆壁内面和被覆于器官表面。其中,衬贴于腹壁和盆壁内面的腹膜,称**壁腹膜**;被覆于器官表面的腹膜,称**脏腹膜**。脏、壁腹膜相互移行所围成的潜在性腔隙,称腹膜腔。腹膜腔在男性是密闭的,女性可经输卵管、子宫和阴道与体外相通。腹膜具有分泌浆液(润滑)、固定器官、吸收、支持、修复和防御等功能。

（二）腹膜与器官的关系

根据腹膜被覆程度不同,可将腹、盆腔器官分为三类(图 8-25)。

1. 腹膜内位器官　指器官表面几乎全被腹膜包裹,如胃、空肠和脾等。

2. 腹膜间位器官　指器官的表面大部分被腹膜包裹,如肝、升结肠、降结肠和膀胱等。

3. 腹膜外位器官　指器官只有小部分被腹膜包裹,如肾、肾上腺、输尿管和胰等。

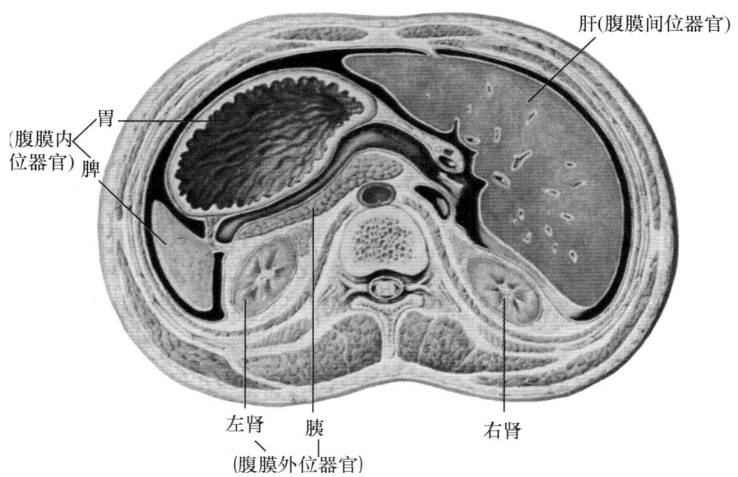

图 8-25 腹膜与器官的关系

(三) 腹膜形成的结构

腹膜在腹、盆腔的器官与器官之间及器官与腹、盆壁之间相互延续、移行,形成网膜、韧带、系膜和陷凹等结构(图 8-26)。

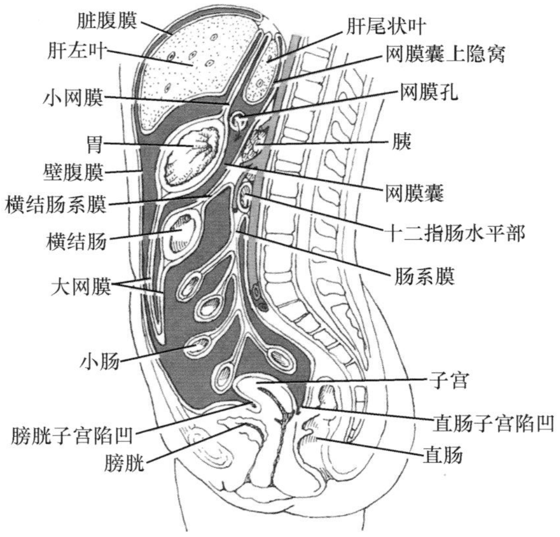

图 8-26 腹膜形成的结构

1. 小网膜 为肝门至胃小弯和十二指肠上部的双层腹膜,包括肝胃韧带和肝十二指肠韧带。

2. 大网膜 为连接胃大弯和横结肠之间的腹膜结构。大网膜内含脂肪、巨噬细胞等,具有包围炎症病灶、限制炎症蔓延等作用。

3. 韧带 是连于腹壁与器官之间或连于相邻器官之间的腹膜结构,如肝胃韧带等。

4. 系膜 由双层腹膜构成,两层间夹有血管、淋巴管、淋巴结等,如小肠系膜等。

5. 陷凹 被覆于盆腔器官的腹膜,在器官之间形成了**腹膜陷凹**。男性有位于直肠

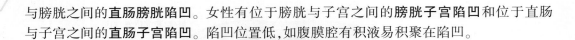

与膀胱之间的**直肠膀胱陷凹**。女性有位于膀胱与子宫之间的**膀胱子宫陷凹**和位于直肠与子宫之间的**直肠子宫陷凹**。陷凹位置低,如腹膜腔有积液易积聚在陷凹。

第2节　消化与吸收

一、消　　化

食物中营养物质包括蛋白质、脂肪、糖类、水、无机盐和维生素。其中水、无机盐和大多数维生素可以直接吸收利用,而蛋白质、脂肪、糖类结构复杂,必须先在消化道内分解成结构简单的小分子物质,才能透过消化道黏膜进入血液循环。食物在消化管内被分解为小分子物质的过程称为**消化**,包括机械性消化和化学性消化。**机械性消化**是指通过消化管的运动,将食物切割、磨碎,与消化液混合并不断顺消化管推进的过程;**化学性消化**是指通过消化液的作用,将食物中的营养物质分解成小分子物质的过程。消化后的小分子物质及水、无机盐和维生素通过消化管黏膜,进入血液或淋巴循环的过程,称为**吸收**。

(一) 口腔内消化

食物的消化从口腔开始,在口腔内食物被咀嚼、切割、磨碎,同时与唾液混合形成食团,通过吞咽经食管进入胃。虽然食物在口腔内停留时间很短(15~20s),只有少量淀粉在口腔内被唾液初步分解,但通过食物对口腔的刺激可反射性引起胃、肠活动增强和消化液分泌增加。

1. 唾液及其作用　食物在口腔内的化学性消化是通过唾液的作用实现的。正常成人每日分泌量为1.0~1.5L。唾液是无色、无味近中性(pH为6.6~7.1)的液体,其中水占99%,主要成分有唾液淀粉酶、溶菌酶和黏蛋白等。

唾液的主要作用是:①唾液能湿润口腔和食物,使食物易于吞咽,并能溶解食物引起味觉。②能清洁和保护口腔。③能初步消化糖类食物,唾液中有淀粉酶能使淀粉分解为麦芽糖。④唾液中的溶菌酶具有杀菌作用。

2. 咀嚼和吞咽

(1) 咀嚼:是由各咀嚼肌舒缩所形成的动作。其作用是对食物进行切割、磨碎,并使食物与唾液充分混合,便于吞咽。

(2) 吞咽:是一种复杂的反射性动作,它使食团从口腔进入胃。吞咽反射的基本中枢在延髓。在昏迷、深度麻醉时,吞咽反射可发生障碍,食管和上呼吸道的分泌物等容易进入气管,造成窒息,因而必须加强对上述患者的护理工作。

(二) 胃内消化

胃具有暂时储存和消化食物的功能。成人的胃一般可容纳1~2L食物。经过胃的机械性和化学性消化,把食团变为食糜并将部分蛋白质初步分解,然后逐渐排入十二指肠。

1. 胃液的成分及作用　食物在胃内的化学性消化是通过胃液的作用实现的。胃液由胃腺(主细胞、壁细胞和黏液细胞)和胃黏膜上皮细胞分泌。胃液是一种无色、酸性液体,pH为0.9~1.5,成人每日胃液分泌量为1.5~2.5L。胃液中除大量水分外,其主要成分有盐酸、胃蛋白酶原、黏液和内因子等。

（1）盐酸作用：胃内的盐酸又称胃酸，由胃腺壁细胞分泌。其主要生理作用有：①激活胃蛋白酶原，使之转变为有活性的胃蛋白酶，并为胃蛋白酶提供适宜的酸性环境；②使食物中的蛋白质变性，易于消化；③杀死随食物进入胃内的细菌；④与钙和铁结合，促进其吸收；⑤胃酸进入小肠后，可促进胰液和胆汁的分泌。

（2）胃蛋白酶原：由主细胞和黏液细胞分泌，无活性，经盐酸激活后转变为胃蛋白酶，胃蛋白酶使蛋白质水解，生成少量多肽和氨基酸。其最适 pH 为 2~3，当超过 5 时，胃蛋白酶活性消失。

（3）黏液：由黏液细胞分泌，覆盖在胃黏膜表面，形成一层保护层，还与胃内的 HCO_3^- 结合构成黏液 - 碳酸氢盐屏障，有效阻挡 H^+ 向胃黏膜扩散，保护胃黏膜免受强酸的侵蚀。

（4）内因子：为壁细胞分泌的一种糖蛋白。与维生素 B_{12} 结合成复合物，使之免受破坏，并促进其吸收。若机体缺乏内因子，维生素 B_{12} 吸收不良，会引起巨幼红细胞性贫血。

2. 胃的运动 食物在胃内的机械性消化是通过胃的运动实现的。

胃的运动方式有三种：容受性舒张、紧张性收缩和蠕动。

（1）容受性舒张：当食物被咀嚼和吞咽时，刺激了咽、食管等处的感受器，可通过迷走神经反射性地引起胃底和胃体部平滑肌舒张，称为胃的容受性舒张。这是胃所特有的一种运动形式。容受性舒张生理意义是进食时保持胃内压力基本不变，使胃容纳和储存更多的食物，如胃容积空腹时约为 50ml，进食后可增加到 1.5~2.0L。

（2）紧张性收缩：胃壁平滑肌经常处于一种持续微弱的收缩状态，称为紧张性收缩。其作用是维持胃正常的位置与形态，保持一定的胃内压。临床上出现的胃下垂或胃扩张与胃的紧张性收缩能力下降有关。

（3）蠕动：食物进入胃约 5min 后即开始蠕动。蠕动波从胃的中部开始，并有节律地向幽门方向推进，约每分钟 3 次。蠕动可使食物与胃液充分混合并推进胃内容物进入小肠。

3. 胃的排空 食物由胃排入十二指肠的过程称为胃的排空。胃排空的速度与食物的理化性质等有关。一般来说，流质或小块食物排空快，黏稠或大块的食物排空慢；在三大营养物质中，糖类的排空较快，蛋白质次之，脂肪类食物排空最慢。混合性食物，由胃完全排空需 4~6h。

4. 呕吐 是将胃及小肠内容物从口腔强力驱出的动作。机械性或化学性刺激作用于舌根、咽、胃、小肠、大肠、胆总管等处的感受器，或视觉、内耳前庭受到某种刺激时，都可引起呕吐。通过呕吐能将胃内有害物质排出，因而呕吐是一种具有保护意义的防御反射。因此，临床上对食物中毒的患者，可借助催吐方法将胃内的毒物排出。但剧烈或频繁的呕吐，不仅影响正常进食，而且由于大量消化液丢失，会造成体内水、电解质和酸碱平衡紊乱。

（三）小肠内消化

小肠内消化是整个消化过程中最重要的阶段。在小肠内，食糜一般停留 3~8h，小肠的运动对食物进行机械性消化，胰液、胆汁和小肠液对食物进行化学性消化，同时许多营养物质也都在小肠内被吸收。因此，食物通过小肠后，消化过程和吸收过程基本完成，未被消化和吸收的食物残渣则进入大肠。

1. 胰液及其作用 胰液是胰腺分泌的无色、碱性液体、pH 约为 8.0,正常人每日分泌量约为 1.5L。胰液中含水、碳酸氢盐和多种消化酶等,是消化液中作用最全面、作用最强的。若胰液分泌减少,将出现消化不良,食物中的脂肪和蛋白质不能被完全消化和吸收。

(1) 碳酸氢盐:主要作用是中和进入十二指肠的胃酸,并保护肠黏膜免受胃酸的侵蚀,同时为肠内多种消化酶提供最适宜的碱性环境。

(2) 胰淀粉酶:可将食物中淀粉水解为麦芽糖和葡萄糖。

(3) 胰脂肪酶:可将食物中脂肪分解成甘油、单酰甘油和脂肪酸。

(4) 蛋白水解酶:主要有胰蛋白酶和糜蛋白酶,这两种酶刚分泌出来时为无活性的酶原。胰蛋白酶原被肠致活酶及胰蛋白酶激活;糜蛋白酶原被胰蛋白酶激活。两种酶共同作用时,可将蛋白质分解成多肽和氨基酸。

2. 胆汁及其作用 胆汁由肝细胞分泌,生成后由肝管流出经胆总管流入十二指肠,或由胆总管经胆囊管而暂时储存在胆囊,当消化时再由胆囊排入十二指肠。

胆汁是一种有苦味的液体。成人每日分泌量为 0.8~1.0L。肝胆汁呈橘黄色,胆囊胆汁则因浓缩使颜色变深。

胆汁含有水、胆色素、胆盐和无机盐等成分,其中胆盐是与消化、吸收有关的主要成分。胆盐的作用主要是:①激活胰脂肪酶,加速其对脂肪的分解作用。②使脂肪乳化成微粒,从而增加胰脂肪酶的作用面积,有利于脂肪的消化。③与脂肪酸结合成水溶性复合物,促进其吸收,并促进脂溶性维生素的吸收。因此,胆汁对脂肪的消化和吸收具有重要意义。

3. 小肠液的成分及其作用 小肠液是一种弱碱性(pH 约 7.6)液体,由十二指肠腺和小肠腺共同分泌,呈弱碱性,成人每日分泌量为 1~3L。小肠液除水和无机盐外,还有肠激酶和黏蛋白,在小肠上皮细胞内存在多种消化酶(肠肽酶、肠脂肪酶和肠双糖酶),对进入小肠上皮细胞内的消化产物再继续消化。此外,大量的小肠液可以稀释消化产物,有利于吸收。

4. 小肠的运动 小肠有紧张性收缩、分节运动和蠕动三种运动方式。

(1) 紧张性收缩:是小肠平滑肌保持的一种微弱持续的收缩状态,是小肠运动的基础。紧张性收缩增强,利于肠内容物的混合与推进。

(2) 分节运动:是以环行肌为主的节律性收缩和舒张的运动,是小肠特有的运动方式。食糜所在的一段肠管,环行肌在许多点同时收缩,把食糜分割成许多节段,随后原收缩处舒张,而原舒张处收缩,使原来的节段分成两半而邻近的两半合拢来形成一个新的节段,如此反复进行(图 8-27)。这样食糜得以不断地分开,又不断地混合。分节运动的意义是:①使食糜与消化液充分混合。②使食糜与肠壁紧密接触,有利于吸收。③促进血液和淋巴的回流。

(3) 蠕动:小肠的蠕动速度慢,推进的距离短,这样可延长食糜在小肠内存留的时间,还能使经过分节运动作用的食糜向前推进一步,到达一个新肠段再开始分节运动。

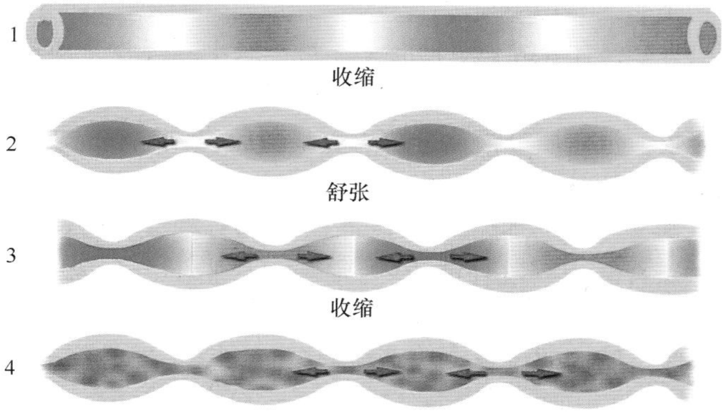

图 8-27 小肠分节运动模式图

二、吸 收

（一）吸收的部位

食物在口腔和食道内没有被吸收，但某些药物（如硝酸甘油）可被口腔黏膜吸收。胃内只吸收酒精、少量水分和某些药物，大肠主要吸收水分和无机盐。小肠是吸收最主要的部位。一般认为糖、蛋白质和脂肪类的消化产物大部分在十二指肠、空肠后已基本吸收。回肠只吸收胆盐和维生素 B_{12}。

小肠成为吸收最主要部位的原因是：①小肠黏膜有巨大的吸收面积。小肠长 5~7m，黏膜形成许多环状皱襞，皱襞上有大量的绒毛，绒毛上有许多微绒毛，由于皱襞、绒毛和微绒毛的存在，使小肠黏膜的吸收面积增加 600 倍，可达 200~250m^2。②食糜在小肠内停留时间较长，一般为 3~8h，能被充分吸收。③食物在小肠内已被充分消化成适于吸收的小分子物质。④小肠黏膜的绒毛内有丰富的毛细血管和毛细淋巴管，有利于营养物质的吸收（图 8-28）。

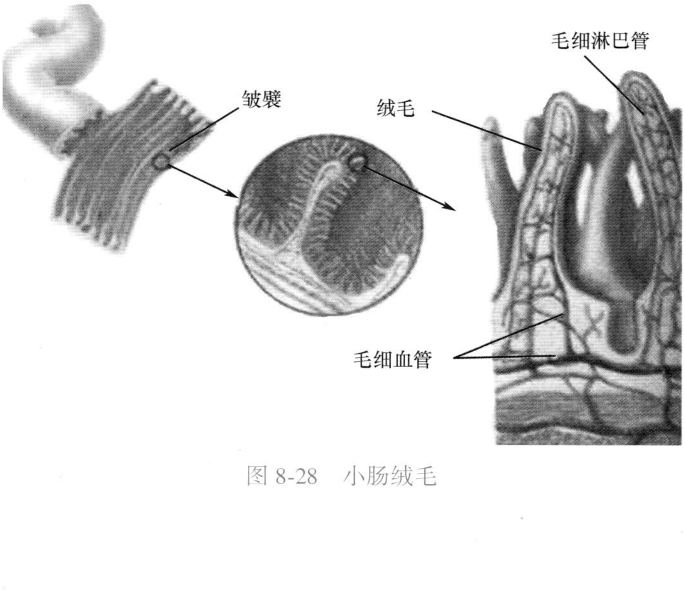

图 8-28 小肠绒毛

（二）主要营养物质的吸收

1. 糖的吸收 糖类只有分解为单糖时才能被小肠主动吸收。葡萄糖吸收最快，果糖次之，甘露糖最慢。

2. 蛋白质的吸收 蛋白质经消化分解为氨基酸后，几乎全部被小肠主动吸收。

3. 脂肪的吸收 脂肪被消化为脂肪酸、甘油、单酰甘油，它们与胆汁中的胆盐结合形成水溶性复合物，再聚集成脂肪微粒。脂肪微粒的各种成分进入小肠绒毛的上皮细胞，在上皮细胞内重新合成为三酰甘油，并与细胞中载脂蛋白合成乳糜微粒后进入中央乳糜管，经淋巴循环进入血液。

4. 胆固醇的吸收 胆固醇主要来源于动物内脏、蛋黄、肉类等食物。胆固醇经淋巴系统进入血循环。胆盐等能促进胆固醇的吸收，而各种植物固醇（如豆固醇等）和食物中的纤维素、果胶等能降低胆固醇的吸收。

5. 水、无机盐、维生素的吸收 水通过渗透而吸收。钠、钾等单价碱性盐吸收很快，而铁、钙等多价碱性盐吸收慢，三价铁不易被吸收，须还原为亚铁后才易被吸收，维生素C能使三价铁还原成亚铁而促进铁的吸收，维生素D能促进钙的吸收。脂溶性维生素的吸收需胆盐存在，水溶性维生素在小肠上段被吸收，而维生素 B_{12} 必须与内因子结合成复合物后在回肠被吸收。

三、大肠的功能

大肠的主要功能是暂时储存食物残渣，吸收其水分，形成粪便并参与排便反射。

（一）大肠液及大肠内细菌的作用

大肠液是一种碱性液体。其主要成分是黏液，具有保护肠黏膜、润滑粪便的作用。

大肠内的细菌可对食物残渣进行分解，还可利用肠内某些简单物质合成B族维生素和维生素K。长期使用广谱抗生素，大肠内细菌被抑制或杀灭，可导致上述维生素缺乏。

（二）大肠的运动

大肠的运动少而慢，使食物残渣停留在大肠内的时间较长，有利于大肠对水分的吸收和储存粪便。

（1）袋状往返运动：这是在空腹时最多见的一种大肠运动形式，由环行肌无规律地收缩所引起，它使结肠袋中的内容物向两个方向做短距离的位移，但并不向前推进。

（2）多袋推进运动：这是一个结肠袋或一段结肠收缩，其内容物被推移到下一段的运动，进食后或结肠受到拟副交感药物刺激时，这种运动增多。

（3）蠕动：大肠的蠕动是由一些稳定向前的收缩波所组成。收缩波前方的肌肉舒张，往往充有气体；收缩波的后面则保持在收缩状态，使这段肠管闭合并排空。

（三）排便

食物残渣经细菌作用后与大肠液混合，形成粪便。排便是一种反射活动。平时粪便主要储存于结肠下段，直肠内并无粪便。当粪便被集团蠕动推进直肠时，可刺激直肠壁内的感受器，冲动沿着盆神经和腹下神经传至脊髓腰骶段的初级排便中枢，同时上传至大脑皮层，产生便意，如条件允许，即可发生排便反射。此时冲动沿着盆神经传出，分别使降结肠、乙状结肠和直肠收缩，肛门内括约肌舒张；同时抑制阴部神经，使其传出冲动减少，肛门外括约肌舒张；此外，通过膈神经和肋间神经，使膈肌和腹部收缩，增加腹内压,使粪便排出体外。如果条件不允许,皮层发出冲动,下行抑制脊髓腰骶段初级排便中枢的排便活动,使括约肌的紧张性加强,结肠、直肠的紧张性降低,便意消失,抑制排便(图 8-29)。

由此可见,大脑皮质可以控制排便活动。如果大脑皮层经常有意抑制排便,会降低直肠壁感受器对粪便压力刺激的敏感性,从而不易产生便意。若粪便在大肠内停留时间延长,水分吸收过多而变得干硬,引起排便困难,这是产生便秘最常见的原因之一,因此,要养成良好的排便习惯。临床上横断脊髓,使大脑皮层与脊髓初级排便中枢联系中断,排便的意识控制作用将丧失,一旦直肠充盈,即可引起排便反射,导致**大便失禁**。若初级排便中枢受损,则中止排便,可出现**大便潴留**。

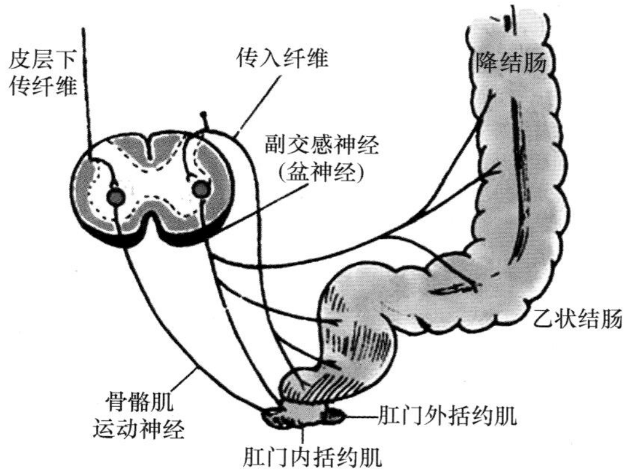

图 8-29 排便反射

四、消化器官活动的调节

消化器官的活动是紧密联系、相互协调的,而这种协调是通过神经调节和体液调节来实现的。

(一)神经调节

1. 消化器官的神经支配及其作用 消化管中除口腔、咽、食管上段及肛门外括约肌为骨骼肌,受躯体神经支配外,其余受交感神经和副交感神经的双重支配。交感神经兴奋对消化功能起抑制作用,表现为胃肠活动减弱、括约肌收缩、腺体分泌减少。副交感神经主要是迷走神经兴奋对消化功能起促进作用,表现为胃肠活动增强、括约肌舒张、腺体分泌增加。

2. 消化器官活动的反射性调节 包括非条件反射调节和条件反射调节两种。

(1)非条件反射调节:非条件反射是由食物的机械性或化学性刺激直接作用于消化管的感受器引起。

(2)条件反射性调节:食物的形状、颜色、气味及进食的环境等能引起条件反射,引起消化液分泌增加,消化管运动增强。

(二)体液调节

在消化管黏膜某些部位,分布着一些散在的内分泌细胞,数量多,它们能合成、分泌具有生物活性的化学物质,进入血液循环,对消化器官的活动进行调节,这些物质统称为**胃肠激素**。这些胃肠激素的化学结构都是肽类,4 种主要的胃肠道激素及其生理作用见表 8-2。

表 8-2　4 种主要胃肠激素的作用

激素名称	分泌部位	主要作用
促胃液素	胃窦、十二指肠	促进胃液分泌和胃的运动，促进胰液和胆汁的分泌
促胰液素	十二指肠、空肠	促进胰液中水和 HCO_3^- 的分泌，抑制胃的运动和分泌
缩胆囊素	十二指肠、空肠	促进胆囊收缩和胆汁分泌，促进胰酶分泌
抑胃肽	十二指肠、空肠	抑制胃液的分泌和胃的运动，促进胰岛素分泌

小结

消化系统由消化管和消化腺两部分组成。消化管包括口腔、咽、食管、胃、小肠和大肠。消化腺包括唾液腺、肝、胰等。

口腔为消化管的起始部。咽分为鼻咽、口咽和喉咽。食管分为颈部、胸部、腹部三部分，有三处生理狭窄。胃有两口、两壁和两弯，分贲门部、胃底部、幽门部和胃体部，具有容纳食物、分泌胃液和对食物进行初步消化的功能。小肠分为十二指肠、空肠和回肠三部分，是食物消化和吸收的主要部位。大肠分为盲肠、阑尾、结肠、直肠和肛管五部分，主要功能是吸收水分、分泌黏液，使食物残渣形成粪便排出体外。肝有分泌胆汁、合成蛋白质等功能。胆囊有储存和浓缩胆汁的作用。胰的外分泌部分泌胰液，对三大营养物质进行消化。

食物消化的方式有机械性消化和化学性消化两种。通过消化管的运动（口腔的咀嚼和吞咽；胃的容受性舒张、紧张性收缩和蠕动；小肠的紧张性收缩、分节运动和蠕动）对食物进行机械性消化。通过消化腺分泌的消化液（唾液、胃液、胰液、胆汁、小肠液）对三大营养物质进行化学性消化。小肠是食物消化和吸收的主要场所。

自 测 题

一、名词解释

1. 上消化道　2. 麦氏点　3. 腹膜腔　4. 消化　5. 吸收　6. 胃排空　7. 容受性舒张　8. 胃肠激素

二、单项选择题

1. 属于上消化道的器官是（　　）
A. 十二指肠　B. 空肠
C. 回肠　D. 阑尾
E. 盲肠

2. 属于牙周组织的是（　　）
A. 釉质　B. 牙质
C. 牙骨质　D. 牙龈
E. 牙髓

3. 关于食管的描述错误的是（　　）
A. 长约 15cm　B. 有三处生理狭窄
C. 第一狭窄距中切牙约 15cm
D. 第二狭窄位于食管与左支气管交叉处
E. 向下续于十二指肠

4. 胃的出口称（　　）
A. 贲门　B. 胃底
C. 胃体　D. 幽门
E. 幽门部

5. 十二指肠大乳头位于（　　）
A. 上部　B. 降部
C. 水平部　D. 升部
E. 球部

6. 关于小肠的描述错误的是（　　）
A. 接幽门
B. 下连盲肠
C. 分为空肠和回肠两部分
D. 消化管中最长的一段
E. 是消化食物和吸收营养的主要部位

7. 最大的消化腺是（　　）
A. 腮腺　B. 下颌下腺
C. 舌下腺　D. 肝
E. 胰

8. 不属于肝小叶的结构（　　）
A. 门管区　B. 肝板

C. 肝血窦　　D. 胆小管
E. 中央静脉

9. 关于胆囊的描述错误的是(　　)
A. 位于胆囊窝内
B. 呈梨形
C. 能分泌胆汁
D. 能储存和浓缩胆汁
E. 胆囊管与肝总管汇合成胆总管

10. 关于腹膜与腹膜腔的叙述，错误的是(　　)
A. 一层浆膜
B. 分壁腹膜和脏腹膜
C. 具有分泌、吸收、支持、修复和防御功能
D. 腹膜腔内含少量浆液
E. 男性和女性的腹膜腔都是密闭的

11. 胃液的成分不包括(　　)
A. 黏液　　B. 盐酸
C. 内因子　　D. 胃蛋白酶原
E. 抑胃肽

12. 能激活胃蛋白酶原的是(　　)
A. K^+　　B. Na^+
C. Ca^{2+}　　D. Cl^-
E. HCl

13. 消化作用最全面、最强的消化液是(　　)
A. 胃液　　B. 胆汁
C. 胰液　　D. 小肠液
E. 唾液

14. 小肠特有的运动方式(　　)
A. 紧张性收缩　　B. 蠕动
C. 集团蠕动　　D. 分节运动
E. 容受性舒张

15. 三大类营养物质的消化产物大部分被吸收的部位(　　)
A. 口腔　　B. 食管
C. 胃　　D. 小肠
E. 大肠

16. 患者，男性，50 岁。出现鼻塞、鼻涕带血、鼻出血、耳鸣等症状 3 个月。检查发现颈部淋巴结肿大，经鼻咽侧位片及 CT 检查证实为鼻咽癌。鼻咽癌的好发部位是(　　)
A. 口咽　　B. 喉咽
C. 梨状隐窝　　D. 咽隐窝
E. 咽后壁

17. 患者，男性，40 岁。上腹部烧灼痛反复发作，伴反酸、嗳气半年余。经纤维胃镜检查被诊断为胃溃疡。下列叙述错误的是(　　)
A. 胃液中含有胃蛋白酶原
B. 胃液呈碱性
C. 胃能吸收酒精
D. 酒精使胃黏膜屏障受损
E. 胃液中含有盐酸

18. 患者，男性，胃大部分切除后出现严重贫血，表现为外周血巨幼红细胞增多。其主要原因是下列哪项减少(　　)
A. HCl　　B. 内因子
C. 黏液　　D. HCO_3^-
E. 胃蛋白酶原

三、简答题

1. 简述肝的位置、功能。
2. 写出胆汁的产生和排出途径。
3. 胃酸有哪些作用？
4. 为什么说小肠是吸收的主要部位？

(胡晓玲)

第 9 章 能量代谢与体温

引言：人的生命总是充满活力，当你活动或劳动的时候，是什么为你提供源源不断的能量？人体的能量又储存在哪里？人体怎样利用这些能量？环境温度千变万化，为什么人体的体温还能保持相对恒定？通过本章的学习，将为我们揭开谜底。

案例

甲状腺功能亢进症

甲状腺功能亢进症简称“甲亢”，是由于甲状腺腺体本身功能亢进，合成和分泌甲状腺激素增加，引起以神经、循环、消化等系统兴奋性增高和代谢亢进为主要表现的一组临床综合征。病因有多种，典型的病例常有高代谢症候群、甲状腺肿和突眼症的临床表现。例如，患者刘某，女性，32 岁，近来出现怕热多汗，皮肤、手掌、面、颈、腋下皮肤红润多汗，心烦、好生气，常感觉自己发热，活动时感觉心悸、气促，夜间失眠、多梦，食欲明显增强，但体重下降。到医院检查：腋窝温度 37.9 ℃，基础代谢率升高，相对值为 +45%，血清中 FT_3 为 3.9nmol/L，FT_4 为 159nmol/L。诊断为：甲状腺功能亢进症。

新陈代谢是生命的基本特征，是实现内环境稳态的基本途径。它包括合成代谢和分解代谢。在合成代谢时，机体从外界摄取营养物质以构筑自身结构或更新自身衰老组织，并储存能量；而在分解代谢时，机体将自身的能量储备物质和组织成分分解或排出体外，同时释放能量以供机体生命活动所利用和保持恒温动物的体温。

第 1 节 能 量 代 谢

机体在物质代谢过程中所伴随着的能量释放、转移、储存和利用，称为**能量代谢**。

一、 能量的来源与利用

（一）能量的来源

一切生命活动都需要能量，但是人体无法直接利用外界环境中各种形式的能量，人体的能量主要来自食物中的糖、脂肪和蛋白质分子结构中蕴藏的化学能。在一般生理情况下，糖和脂肪是机体供能的主要物质，机体所需能量的 70% 来源于糖；脂肪是体内能源储存的主要形式，在饥饿时机体主要靠分解脂肪供能。

机体平时不消耗蛋白质供能，蛋白质在体内主要是构成组织细胞的成分。在特殊情况下，如长期饥饿或体力极度消耗时，当体内糖原和脂肪储备耗竭时，机体才消耗组织蛋白质供能，以维持必需的生理功能活动。

（二）能量的转移、储存与利用

食物中的糖、脂肪和蛋白质被氧化分解时碳氢键断裂，释放出能量，其中 50% 以上的能量转化为热能，维持体温；其余不足 50% 的能量不能直接被细胞利用，而是合成含有高能磷酸键的高能化合物,体内最主要的高能化合物是三磷酸腺苷(ATP),ATP 广泛存在于各种细胞中,ATP 即是体内的能量储存库,又是组织细胞的直接供能物质。当机体需要时,ATP 水解成二磷酸腺苷和磷酸,释放能量,供给机体完成各种生理功能活动,如物质合成、机体生长、肌肉收缩、腺体分泌等。体内储能的物质除 ATP 外,在肌肉组织中还有磷酸肌酸(CP),但它不能直接供能,CP 可与 ATP 进行能量转移,当物质氧化释放的能量过剩时,可通过 ATP 转移给肌酸,合成 CP 而储存起来;当 ATP 被消耗后,CP 中的能量可迅速转移给 ATP,再由 ATP 供能。

从机体能量代谢的整个过程看,ATP 的合成与分解是体内能量转化和利用的关键(图 9-1)。

二、 影响能量代谢的主要因素

机体的能量代谢遵循能量守恒定律,即在整个能量转化过程中,机体摄入的蕴藏在食物中的化学能与最终转化的热能和所做的外功按照能量来折算是相等的,因此,能量代谢高低可以用能量代谢率表示,即单位时间内机体的产热量表示。其单位常用千卡/(平方米·小时)[kcal/(m^2·h)]或千焦耳/(平方米·小时)[kJ/(m^2·h)]来表示。

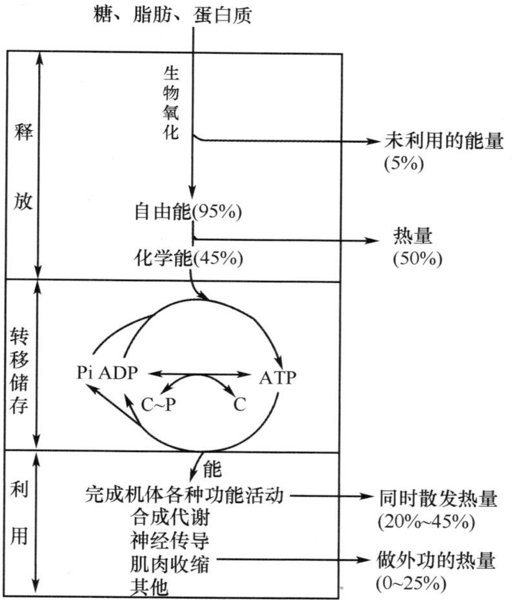

图 9-1 能量的释放、转移、储存和利用

影响机体能量代谢的因素很多,主要有肌肉活动、环境温度、精神活动和食物的特殊动力作用。

(一) 肌肉活动

肌肉活动对于能量代谢影响最为显著,机体任何轻微的运动可提高代谢率。安静状态下,骨骼肌的产热量约占总产热量的 19%;当机体进行劳动或运动时,骨骼肌的活动增强,产热量增高;在剧烈的肌肉运动或强体力劳动可使机体的产热量在几秒钟内提高 50 倍,骨骼肌的产热量可占总产热量的 90% 以上。

(二) 精神活动

安静状态下,脑组织的血力量大,代谢水平高,但在睡眠中和在活跃精神活动情况下脑组织的能量代谢率变化不大。在平静思考问题时,机体的产热量增加一般不超过 4%,但当精神活动处于紧张状态,如烦恼、愤怒、恐惧或强烈情绪激动时,机体的产热量可显著增加,这是由无意识的肌肉张力增加及刺激代谢的甲状腺激素、肾上腺素等释放增加等原因所致。

(三) 食物的特殊动力作用

机体在进食后的一段时间内其释放的热量会比进食前有所增加,食物的这种能使机体产生“额外”热量的现象称为**食物的特殊动力作用**。一般在进食后 1h 左右产热量开始增加,可延续 7~8h。在三大营养物质中,进食蛋白质的特殊动力作用约 30%,进食糖和

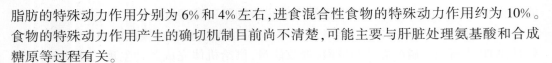

脂肪的特殊动力作用分别为6%和4%左右，进食混合性食物的特殊动力作用约为10%。食物的特殊动力作用产生的确切机制目前尚不清楚，可能主要与肝脏处理氨基酸和合成糖原等过程有关。

（四）环境温度

机体安静时的能量代谢，在环境温度20～30 ℃中最为稳定。当环境温度高于30 ℃或低于20 ℃时，能量代谢率都将增加。当温度低于20 ℃时，代谢率开始增加，低于10 ℃时，明显增加，主要是由寒冷的刺激引起寒战及骨骼肌的张力增强所致；当温度升高时代谢率也增加，这可能是因为细胞内的生化反应速度加快，呼吸、循环功能增强，汗腺分泌使机体的产热量增加所致。

三、基础代谢

（一）基础代谢

基础代谢是指基础状态下的能量代谢。所谓基础状态，是指把影响能量代谢的主要因素限制在清醒状态下的较低水平，以维持机体基本生命活动、能量代谢比较稳定的状态。基础状态要求的条件是：①清晨、清醒、静卧，肌肉放松，排除肌肉活动的影响；②无精神紧张，精神保持安宁，排除精神因素的影响；③禁食在12h以上，排除食物特殊动力作用的影响；④室温保持在20～25 ℃，排除环境因素的影响。

（二）基础代谢率

基础代谢率是指单位时间内的基础代谢，以每小时每平方米体表面积的产热量为单位，通常以kJ/(m^2·h)来表示。人的基础代谢率随着年龄、性别不同而有差异（表9-1）。男性的基础代谢率平均高于女性，儿童高于成人；年龄越大，基础代谢率越低。

临床上测定的基础代谢率为实测值，它需与同年龄组的正常平均值比较，如相差在±10%至±15%以内均属正常。当相差之数超过20%时，才有可能是病理变化。

表9-1　我国正常人基础代谢率各年龄组的平均值[kJ/(m^2·h)]

年龄（岁）	11～15	16～17	18～19	20～30	31～40	41～50	>51以上
男性	195.5	193.4	166.2	157.8	158.6	154.0	149.0
女性	172.5	181.7	154.0	146.5	146.9	142.4	138.6

基础代谢率（BMR）主要反映机体能量代谢的水平和甲状腺的功能。在临床上，一些疾病常伴有BMR的变化，如甲状腺功能亢进，BMR升高，BMR可比正常高出20%～80%；甲状腺功能低下时，BMR下降，BMR常低于正常20%～40%。体温的变化对BMR也产生重要影响，一般体温每升高1 ℃，BMR可升高13%左右。其他如糖尿病、红细胞增多症、白血病等可伴有BMR升高。肾上腺皮质及腺垂体功能低下、肾病综合征等可伴有BMR降低。

第2节　体　　温

人的体温相对比较恒定，体温恒定可以使细胞内酶的活性保持正常，使细胞内的生化反应正常进行，从而保证新陈代谢和生命活动正常进行。当机体的体温过高或过低时都将改变细胞内酶的活性，影响细胞的新陈代谢过程，严重时可危及生命。体温的相对恒定依赖于体内存在的体温调节系统。

一、 正常体温及其生理变化

（一）体温的测量部位及正常值

生理学中的**体温**是指机体深部组织的平均温度，即体核温度。临床上通常用直肠、口腔和腋窝等处的温度来代表体温。直肠温度正常值为 36.9～37.9 °C，口腔温的正常值为 36.7～37.7 °C，腋窝温的正常值为 36.0～37.4 °C。腋窝皮肤表面温度较低，不能正确反映体温，只有让被测者将上臂紧贴其胸廓，使腋窝紧闭形成人工体腔，机体内部的热量才能逐渐传导过来，使腋窝的温度逐渐升高至接近于体核的温度水平，因此，测定腋窝温度的时间需要 10min 左右，而且腋窝处在测温时还应保持干燥。腋窝温度的测量简单、方便易行、卫生，是生活中最常用的体温测量部位。

（二）体温的正常变动

正常情况下，人的体温虽然比较稳定，但在一定范围内可随昼夜变化、年龄、性别及机体功能状态的不同而改变，但变化幅度小，一般不超过 1 °C。

1. 昼夜节律 人的体温在一天内会呈现一个周期性变化，一般在清晨 2～6 时体温最低，午后 13～18 时体温最高，波动一般不超过 1 °C，体温的这种昼夜周期性波动称为昼夜节律。体温的昼夜节律受下丘脑生物钟的调节。

2. 年龄 儿童和青少年的体温略高；新生儿，尤其是早产儿，体温调节中枢发育不成熟，体温调节能力差，体温易受环境温度的影响。老年人，因基础代谢率低，体温也偏低，故应注意保暖。

3. 性别 男、女性的体温有一定的差异，一般成年女性体温平均比男性高 0.3℃，而且其基础体温可随月经周期呈现周期性改变（图 9-2），在月经期和排卵前期体温偏低，排卵日最低，排卵后渐升高，直到下次月经来潮。这种变化规律与体内孕激素水平的周期性变化有关。临床上，可以通过测定成年女性基础体温从而检测其是否排卵及排卵日期。

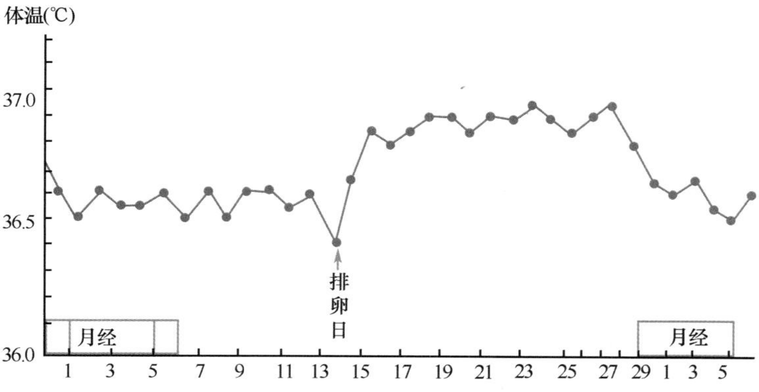

图 9-2 女性月经周期中基础体温的变化

4. 其他因素 肌肉运动、情绪激动、精神紧张和进食等都会增加机体产热，使体温升高，上述因素的影响是在正常生理变化范围内产生的，故称为体温的生理变动。

链 接

发 热

当体温超过正常范围的最高值0.5℃时（如腋窝温度＞37.5℃），称为发热，在临床上最常见的是感染（包括各种细菌感染、病毒感染，支原体感染等），某些结缔组织病（胶原病）、恶性肿瘤、甲状腺功能亢进、药物中毒等也会引起发热。发热对人体有利也有害。发热时人体免疫功能明显增强，这有利于清除病原体和促进疾病的痊愈。因此，体温不太高时，可通过多喝水来减少发热带来的不适感。非细菌感染引发的发烧不必使用抗生素（如青霉素）。许多发热疾病具有特殊的热型，如大叶性肺炎可出现稽留热，疾病特殊的热型有助于疾病的诊断和鉴别诊断。

二、机体的产热与散热

体温的相对恒定取决于机体产热和散热的平衡，当机体的产热与散热失衡时，体温则异常，出现体温升高或下降。

（一）机体的产热

1. 主要产热器官 人体的热能主要是各组织器官内三大营养物质在氧化分解代谢中产生。由于各器官的代谢水平不同，产热量有较大差异，肝和骨骼肌是机体主要的产热器官。安静状态下，体内主要产热器官是内脏，尤其是肝脏。劳动或运动时，产热的主要器官是骨骼肌。

2. 产热形式 在寒冷环境中，机体主要依靠寒战产热和非寒战产热（又称代谢产热）两种形式来增加产热量。当机体处于寒冷状态时，骨骼肌的不随意性收缩引起的寒颤可最大限度提高机体的产热量，代谢率可增加4~5倍。此外，交感神经兴奋、甲状腺激素和肾上腺髓质激素分泌增多，都可促进分解代谢而增加产热量。

（二）机体的散热

皮肤是机体散热的主要部位，机体产生的热量大部分是通过皮肤散发的，当环境温度低于表层温度时，皮肤可以通过辐射、传导、对流等方式将体热散发到体外，也有少量的热量通过呼吸、排尿和排便散失到体外。当环境温度高于表层温度时，则通过蒸发散热散发体热。

1. 辐射散热 机体以热射线方式将体热传给体外较冷物体的散热方式，称**辐射散热**。辐射散热的多少与机体有效散热面积、体温与环境之间的温差呈正变。有效散热面积越大、皮肤与环境温差越大，辐射散热越多。安静时，辐射散热量约占机体总散热量的60%。

2. 传导散热 机体将体热直接传给与其接触的低温物体的散热方式，称**传导散热**。传导散热的多少与接触物的温度、导热性和接触面积有关。物体的导热性越好，传导散热越快。水和冰的导热性能很好，临床上常用冷水、冰袋和冰帽为高热患者降温。

3. 对流散热 机体将体热直接传给与皮肤接触的空气，再通过空气的流动将体热带走的散热方式，称对流散热。对流散热量取决于环境温度和风速，风速大，散热量多，风速小则散热量少。

4. 蒸发散热 机体通过体表水分蒸发吸收体热的散发热量方式。正常体温条件下，1g 水分从体内蒸发需要从机体吸收 2.43kJ 的热能。因此，水分的蒸发可从机体带走大量的热能，是一种有效的散热方式。特别是在环境温度高于体温时，蒸发则成为机体唯一有效的散热方式。

蒸发包括**不感蒸发**和**发汗**。不感蒸发是指水分通过皮肤及口腔、呼吸道黏膜蒸发掉而不为人们所觉察，它不受气温变化的影响，是持续性进行的。人体每天不感蒸发的水分约为 1000ml，带走的热量约为 2430kJ。在活动或运动状态下，不感蒸发可以增加，婴幼儿不感蒸发的速率比成人高，在缺水状态下，婴幼儿更容易发生脱水。发汗是指汗腺分泌的汗液在皮肤表面形成汗滴后再被蒸发的散热方式，又称为可感蒸发。在环境温度升高、剧烈运动或劳动时，出汗明显增多，机体可通过汗液蒸发散发体热、防止体温升高，故发汗是气温高于皮肤温度时机体散热的有效途径。

（三）散热的调节

机体的散热主要是通过调节皮肤的血流量和控制出汗实现的。

1. 皮肤血流量的调节 皮温与环境之间的温度差决定辐射、传导和对流散热的多少，皮肤温度的高低是由流经皮肤的血流量来控制的，而皮肤血流量又由皮肤血管的收缩和舒张来调节。在寒冷环境中，交感神经活动加强，皮肤的小血管收缩，皮肤血流量减少，皮肤温度下降，散热量减少。在炎热环境中，交感神经活动下降，皮肤的小血管舒张，皮肤血流量增大，皮肤温度升高，散热量增加。当环境温度在 20~30 °C，机体安静时，既不发汗也无寒战，仅靠调节皮肤血流量控制皮肤温度，即可达到体热的“收支”平衡。

2. 发汗的调节 发汗是一种反射性活动，分为温热性发汗和精神性发汗。温热性发汗是指当环境温度升高或运动与劳动时引起的出汗，当环境温度升高时，可刺激皮肤的外周温度感受器，或温度升高的血液流经下丘脑时，刺激中枢温度感受器，从而兴奋下丘脑的发汗中枢，使交感神经兴奋，引起汗腺分泌，通过汗液蒸发散发体热、调节体温。与蒸发散热有关的汗腺主要分布于全身皮肤，这些汗腺主要受交感胆碱能神经支配，神经末梢释放乙酰胆碱，有促进汗液分泌的作用。精神性发汗是指精神紧张引起的出汗。出汗主要发生在手掌、足跖和前额等部位，与体温调节关系不大，是精神紧张的表现。

三、体温调节

体温调节包括行为性体温调节和自主性体温调节。自主性体温调节是指在体温调节中枢的控制下，通过调节机体产热和散热，使体温保持相对稳定。它是体温调节的主要方式，调节的中枢位于下丘脑。行为性体温调节是指机体在内外环境温度变化时有意识的采取的姿势和发生行为，特别是人为保温和降温所采取的措施以维持体温恒定的一种方式。它是体温调节的辅助手段，是对自主性体温调节的补充。

（一）温度感受器

温度感受器是感受机体内、外环境温度变化的特殊装置，可分为外周温度感受器和中枢温度感受器。

1. 外周温度感受器　是指分布于皮肤、黏膜和内脏器官专门感受温度变化的游离神经末梢，包括冷感受器和热感受器。寒冷刺激可引起冷感受器兴奋，温热性刺激可导致热感受器兴奋。因皮肤中冷感受器的数目远远高于热感受器，故外周温度感受器主要对冷的刺激敏感。

2. 中枢温度感受器　是指分布于脊髓、脑干网状结构和下丘脑等处的直接感受血液温度变化的神经元。在中枢神经系统，特别是在视前区-下丘脑前部存在着许多对温度敏感的神经元，包括热敏神经元和冷敏神经元。当流经该部脑组织的血流温度变化时，可改变温度敏感神经元的兴奋性并影响其放电。当血液温度升高时，热敏神经元兴奋放电频率增加；而在血液温度下降时，冷敏神经元兴奋放电频率增加。中枢温度感受器主要对温热性刺激敏感。

（二）体温调节中枢

体温调节中枢是指中枢神经系统中参与体温调节的神经元。调节体温的基本中枢位于下丘脑，特别是视前区-下丘脑前部（PO/AH）在体温调节的中枢整合中具有非常重要的作用。

视前区-下丘脑前部（PO/AH）的温度敏感神经元既能感受局部温度的变化，又能对其他部位温度感受器的传入信息进行整合。当外界环境温度改变时，可通过兴奋外周温度感受器和中枢温度感受器，将温度变化信息传给下丘脑前部，通过体温调节中枢的整合作用调节机体的产热和散热，维持体温的恒定。

（三）体温调定点学说

调定点学说认为，体温的调节类似于恒温器的调节。**调定点**是指设定的较为稳定的温度值。PO/AH 的温度敏感神经元在体温调节中起调定点作用，决定着体温的恒定水平。正常人体调定点温度为 37 °C 左右。若体温偏离此温度时，可通过负反馈机制来改变温度敏感神经元的活动，对产热及散热的过程进行调节，体温便恢复到调定点温度（图 9-3）。例如，当体温低于 37 °C 时，冷敏神经元兴奋放电频率增加，引起产热大于散热，使降低了的体温回升到 37 °C，然后产热与散热达到平衡，进而使体温稳定在 37 °C 水平。当体温高于 37 °C 时，则引起热敏神经元兴奋放电频率增加，引起散热大于产热，将升高了的体温降至 37 °C，然后产热与散热达到平衡，进而使体温稳定在 37 °C 水平。由细菌感染所引起的发热，就是由于致热原的作用使 PO/AH 中热敏神经元的温度反应阈值升高，而冷敏神经元的阈值下降，调定点因而上移（如 40 °C）。此时机体先是出现寒战、皮肤血管收缩等方式使产热增加、散热减少，直到体温上升到 40 °C。如果致热因素不消除，机体的产热和散热过程就在此温度水平上保持相对的平衡；如果致热因素解除（使用退热药如阿司匹林），体温调定点下移（如 37 °C），则机体通过发汗等方式使散热大于产热，直至体温回落到 37℃。因此，临床上发热患者常出现寒战、高热和出汗退热“三部曲”表现。实际上，发热时体温调节功能并无障碍，只是由于调定点上移，体温才被调节到发热水平。而中暑时的体温升高是由体温调节功能失调引起的。

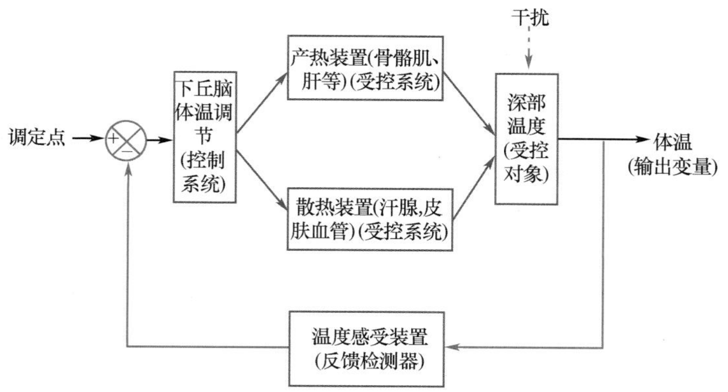

图 9-3 体温调节自动控制示意图

小结

能量代谢是机体内物质代谢过程中所伴随的能量释放、转移、储存和利用的过程。机体的能量主要来自于糖、脂肪和蛋白质。约 50% 转化为热能以维持体温,其余部分以化学能的形式储存于 ATP,后者分解时释放出能量供各种生命活动需要。机体在单位时间内的产热量称为能量代谢率。能量代谢率受肌肉运动的显著影响。基础状态下的能量代谢为基础代谢,单位时间的基础代谢叫基础代谢率。基础状态包括:清晨、清醒、静卧;禁食 12h 以上;室温 25℃。基础代谢率主要反映甲状腺的功能状态。

体温是机体深部的温度,正常体温是:直肠 36.9~37.9℃,口腔比直肠低约 0.3℃,腋窝温度比口腔低约 0.4℃。人的体温恒定是体温调节中枢使机体产热和散热过程保持动态平衡的结果。安静时的主要产热器官是肝脏;劳动或运动时的主要产热器官为骨骼肌。机体主要的散热部位是皮肤,散热主要经过辐射、传导、对流、蒸发等方式进行。人体的体温调节为行为性和自主性两种调节方式。人和恒温动物体温调节的基本中枢位于下丘脑,视前区-下丘脑前部是体温调节整合的中心部位。

自测题

一、名词解释

1. 体温 2. 基础代谢率 3. 调定点

二、单项选择题

1. 机体约 70% 的能量来自( )
   A. 糖的氧化 B. 脂肪的氧化
   C. 蛋白质的氧化 D. 核酸的分解
2. 人体内直接供能的物质是( )
   A. 磷酸肌酸 B. 三磷酸腺苷
   C. 葡萄糖 D. 环磷酸腺苷
3. 影响能量代谢最显著的因素是 ( )
   A. 肌肉运动 B. 进食
   C. 寒冷 D. 精神活动
4. 正常人在下列哪种情况下能量代谢率最低( )
   A. 进食 12h 后 B. 完全安静时
   C. 18~25℃环境中 D. 熟睡时
5. 下列疾病中,基础代谢率明显增高的是( )
   A. 甲状腺功能亢进
   B. 肾上腺皮质功能低下
   C. 肾病综合征
   D. 糖尿病
6. 下列哪项不是测定基础代谢率的条件( )
   A. 静卧、精神安宁 B. 室温 20~25℃
   C. 空腹 D. 睡眠
7. 基础代谢率变化的意义正确的是( )
   A. 反映生长发育状况
   B. 反映精神紧张情况

C. 反映甲状腺激素分泌情况

D. 反映肌肉松弛状况

8. 正常人的体温在一昼夜中最高的时间是(　　)

A. 清晨 2~6 时　　B. 早晨起床后

C. 午后 13~18 时　　D. 晚上睡觉前

9. 人在安静时的主要产热量器官是(　　)

A. 肌肉　　B. 肝脏

C. 皮肤　　D. 脑

10. 人在劳动时的主要产热器官是(　　)

A. 肺　　B. 心脏

C. 肝脏　　D. 骨骼肌

11. 给高热患者使用冰袋,将有助于增加(　　)

A. 辐射散热　　B. 传导散热

C. 对流散热　　D. 蒸发散热

12. 当外界温度高于皮肤温度时,机体的散热形式是(　　)

A. 辐射　　B. 传导

C. 对流　　D. 蒸发

13. 给高热患者乙醇擦浴,将有助于增加(　　)

A. 辐射散热　　B. 对流散热

C. 传导散热　　D. 蒸发散热

14. 体温调节最重要的中枢部位是(　　)

A. 延髓网状结构

B. 脑桥网状结构

C. 中脑中央灰质

D. 视前区-下丘脑前部

三、简答题

1. 人体体温有何生理变动?

2. 以体温调定点学说解释人体体温为什么能维持在 37℃左右。

3. 人体的散热方式主要有哪几种? 试根据散热原理,说明如何给高热患者降温?

(罗　岷)

第 10 章 泌尿系统

引言：人体物质代谢的过程中总会产生各种代谢产物，某些摄入过多或不需要的物质也会通过食物等途径进入我们的体内，这些物质就像生活垃圾一样，如果不及时清除的话会对人体产生危害，那么人体通过哪些组织器官将它们排出到体外？人体为什么会有尿液？尿液是怎么形成的？尿液不正常又说明有什么问题？带着这些问题我们一起探讨和学习泌尿系统，共同揭开谜底。

案例

肾、输尿管结石

肾、输尿管结石，又称为上尿路结石，多发生于中壮年，男、女比例为 3~9∶1，左右侧发病相似，双侧结石占 10%。当尿路结石下降时，常停留或嵌顿于生理狭窄处，即输尿管狭窄处，男性还有尿道狭窄处，可引起绞痛。肾、输尿管结石的主要症状是绞痛和血尿，常见并发症是梗阻和感染。通过病史、体检、必要的 X 线和化验检查，多数病例可确诊。例如，李某，男性，30 岁，突发腰腹部剧烈疼痛难以忍受，烦躁不安，床上翻滚，不能安静平卧，急诊入院。经检查，发现输尿管有结石，直径 1. 2cm。经对症处理后，疼痛缓解，医生建议体外冲击波碎石，自行排石。

机体将在物质代谢的过程中产生的各种代谢终产物（如尿素、尿酸等）、某些摄入过多或不需要的物质等（包括进入体内的一些异物和药物代谢产物）经血液循环运输由排泄器官排出体外的过程，称为**排泄**。

人体的排泄器官主要有肾、肺、皮肤及消化器官等。肾脏排泄的种类多、数量大，对维持机体的水、电解质和酸碱平衡具有十分重要的作用，是人体最重要的排泄器官。肾脏的排泄功能是通过尿的生成和排出实现的。泌尿系统由肾、输尿管、膀胱及尿道组成（图 10-1），肾生成的尿液经输尿管输送至膀胱暂时储存，达到一定量后，再经尿道排出体外。此外，肾脏还产生多种生物活性物质，如肾素、促红细胞生成素、前列腺素和羟化维生素 D_3 等，调节血压、骨髓红细胞生成、全身或局部血管活动及钙吸收等生理过程。

尿生成包括：肾小球滤过、肾小管和集合管的重吸收及分泌三个基本过程。

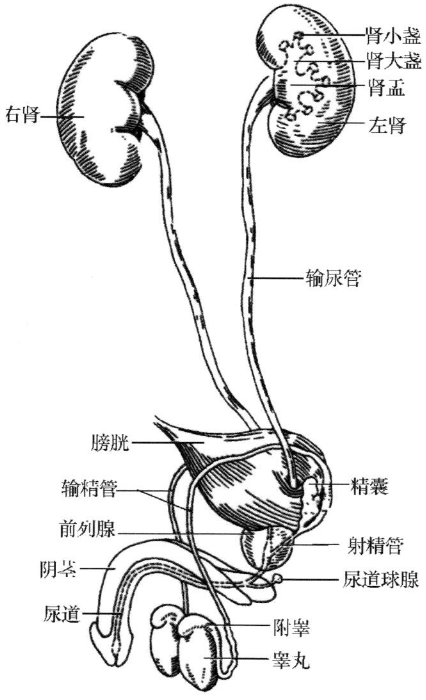

图 10-1　男性泌尿（生殖）系统概貌

第1节　泌尿系统的解剖结构

一、肾的形态与位置

（一）肾的形态

肾形似蚕豆，为一对实质性器官，新鲜时呈红褐色，表面光滑，质柔软。肾分为上、下端，前、后面及内、外侧缘。肾的上、下端钝圆，上端宽而薄，下端窄而厚。肾的前面较凸，后面较扁平，紧贴腹后壁。外侧缘隆凸，内侧缘中部凹陷，称**肾门**，是肾的血管、神经、淋巴管和肾盂等出入的部位（图10-2）。出入肾门的结构被结缔组织包裹，称**肾蒂**。由于下腔静脉邻近右肾，故右侧肾蒂较左侧短。肾门向肾实质内凹陷形成一个较大的腔，称**肾窦**，其内容有肾盂、肾大盏、肾小盏、肾血管、淋巴管、神经及脂肪等。

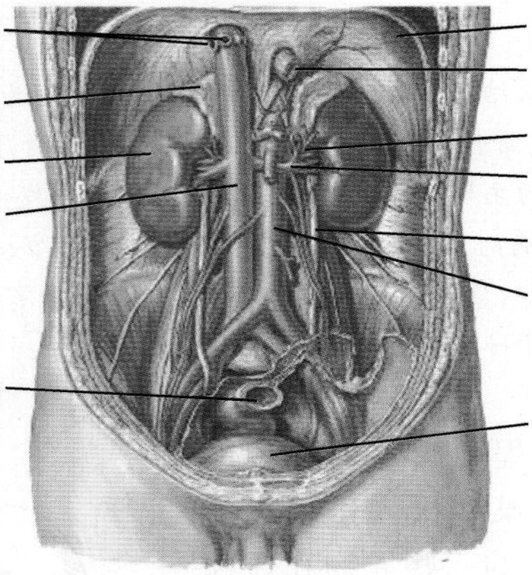

图10-2　肾的位置与形态（前面观）

（二）肾的位置

肾紧贴于腹后壁，在脊柱的两侧，腹膜后方，是腹膜外位器官。右肾上端约平第12胸椎体上缘，下端约平第3腰椎体上缘；第12肋斜过右肾后面的上部。右肾由于受肝的影响，比左肾略低半个椎体；第12肋斜过左肾后面的中部。成人的肾门约平第1腰椎体，距后正中线约5cm（图10-3）。肾门在背部的体表投影点位于竖脊肌外侧缘与第12肋所形成的夹角处，称**肾区**，肾病患者叩击或触压此区可引起疼痛。在胚胎时期，肾发育异常导致肾的畸形或数量与位置的异常，如马蹄肾、单肾、低位肾等。若两侧肾的下端相连，呈马蹄铁形，称为马蹄肾；如一侧肾发育不全或缺如，称为单肾；如一侧或双侧肾发育过程中不能上升致正常位置，称低位肾，一侧者多见。如

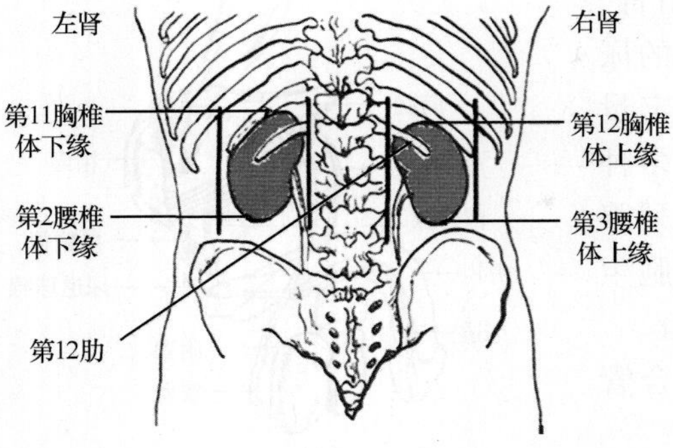

图10-3　肾的位置（后面观）

果肾的位置发生改变，肾区也随之改变。

（三）肾的被膜

肾的周围有3层被膜，由内向外依次为纤维囊、脂肪囊和肾筋膜（图10-4）。

1. 纤维囊 包裹于肾实质的表面，由致密结缔组织和少量弹性纤维构成。纤维囊与肾实质结合疏松，易于剥离。

2. 脂肪囊 是位于纤维囊周围的脂肪组织，经肾门与肾窦内的脂肪组织相连。脂肪囊对肾起保护作用。临床上可通过将麻醉药物注射到肾周围脂肪囊内，使肾脏周围的神经均被阻滞，从而起到麻醉和止痛的作用。

3. 肾筋膜 位于脂肪囊外周，分前、后两层包裹肾和肾上腺，其间有输尿管通过。由它发出许多结缔组织小束，穿过脂肪囊连于纤维囊，对肾起固定作用。

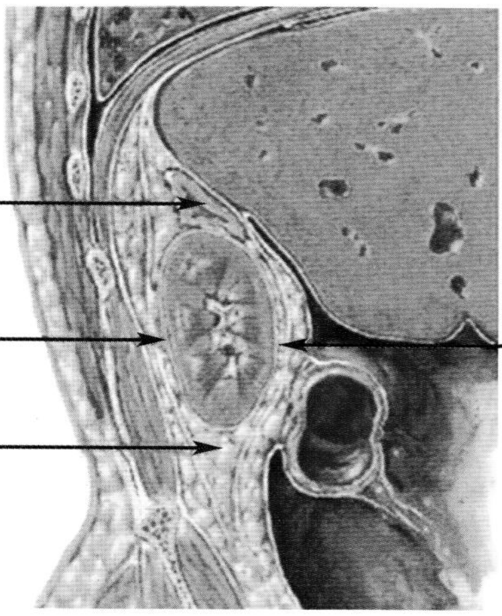

图10-4 肾的被膜（水平切面）

二、肾的微细结构

肾实质分为皮质和髓质两部分（图10-5）。肾皮质主要位于肾的浅部，富含血管，新鲜标本呈红褐色，肾皮质伸入肾髓质内的部分称**肾柱**。肾髓质位于肾皮质的深部，血管较少，色泽较浅，主要由15~20个**肾锥体**组成。肾锥体呈圆锥形，其底朝向皮质，尖端钝圆，朝向肾窦，2~3个肾锥体的尖端合并成**肾乳头**。肾乳头的尖端有许多乳头管的开口，尿液由此流入**肾小盏**。肾小盏呈漏斗状包绕肾乳头，2~3个肾小盏汇合成肾大盏，2~3个肾大盏最后汇合成**肾盂**。肾盂出肾门后移行为**输尿管**。

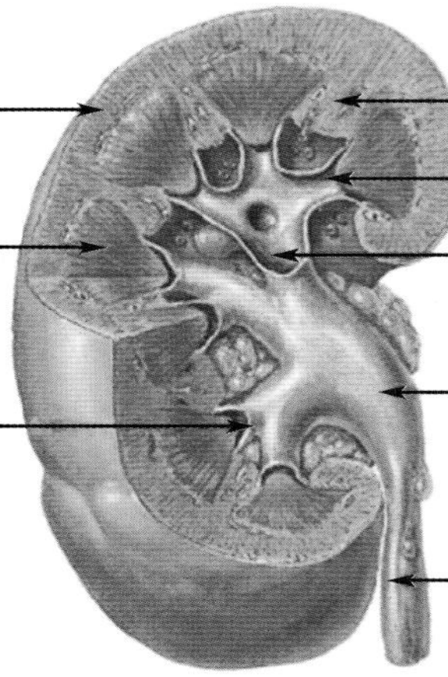

图10-5 右肾剖面（冠状位）

肾实质主要由大量泌尿小管构成，在泌尿小管之间有少量的结缔组织及血管和神经，构成肾的间质。尿液生成的结构是泌尿小管，由肾单位和集合管组成。泌尿小管的组成可归纳如下：

- 泌尿小管
  - 肾单位
    - 肾小体
      - 肾小球
      - 肾小囊
    - 肾小管
      - 近端小管
        - 曲部
        - 直部
      - 细段
      - 远端小管
        - 直部
        - 曲部
      - （近端小管直部、细段、远端小管直部）肾单位袢
  - 集合管

（一）肾单位

肾单位是肾的结构和功能基本单位，它与集合管共同完成尿的生成过程。肾单位由肾小体和肾小管组成（图 10-6），肾不能再生新的肾单位。

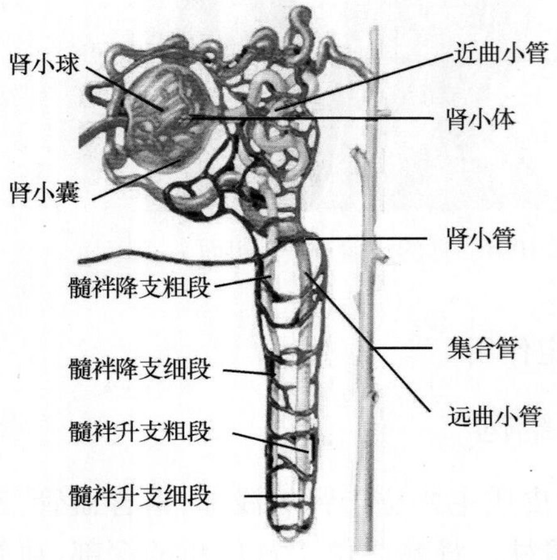

图 10-6　泌尿小管模式图

1. 肾小体　由肾小球和肾小囊两部分构成，人类每个肾约有 100 万个肾单位。

（1）肾小球：是被肾小囊包绕、介于入球小动脉和出球小动脉之间、盘曲成球形的毛细血管。肾小球毛细血管壁极薄，仅由一层有孔的内皮细胞及其基膜构成。

（2）肾小囊：是肾小管的起始端，为肾小球周围膨大并凹陷形成的双层盲囊。壁层由单层扁平上皮细胞构成；脏层由足细胞构成（图 10-7），贴附于肾小球毛细血管内皮基膜周围。肾小囊脏、壁两层之间的腔隙，称肾小囊腔。足细胞的胞体较大，从胞体伸出数个较大的初级突起，初级突起又伸出许多指状的次级突起。相邻足细胞的次级突起相互交叉嵌合，相邻次级突起之间有宽约 25nm 的裂隙称裂孔，此孔被裂孔膜封闭。

有孔的毛细血管内皮细胞、基膜和裂孔膜，这 3 层结构是尿生成时血浆滤过的结构基础，称为**滤过膜**或**滤过屏障**（图 10-8），当血液流经血管球时，血浆中的部分物质可通过这 3 层结构滤过到肾小囊腔形成原尿。若滤过屏障受损，则大分子物质甚至血细胞均可漏入肾小囊腔内，出现蛋白尿或血尿。

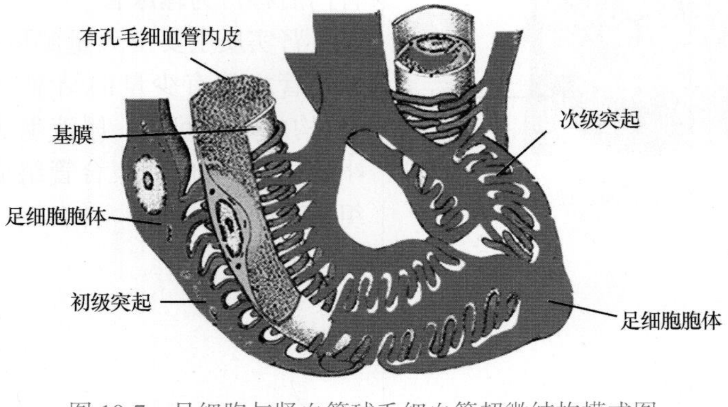

图 10-7　足细胞与肾血管球毛细血管超微结构模式图

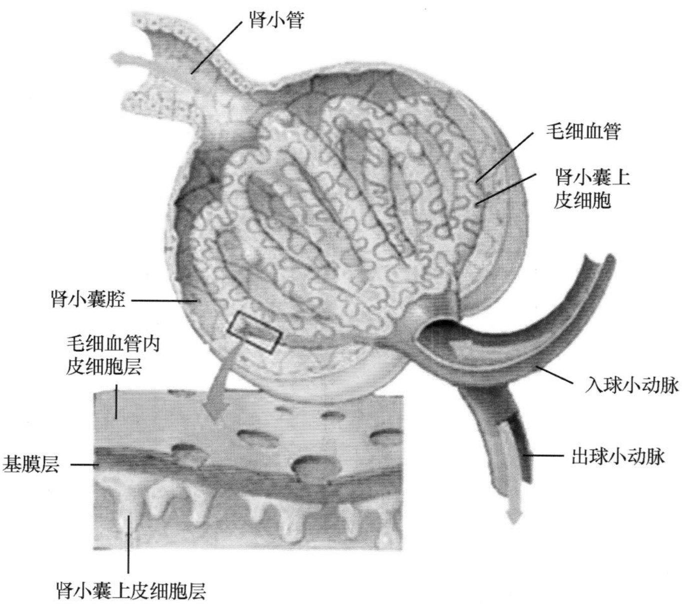

图 10-8　滤过膜结构模式图

2. 肾小管　是与肾小囊壁层相连的一条细长而弯曲的管道，走行于肾皮质与髓质之间。肾小管包括近端小管、细段和远端小管。近端与肾小囊腔相通，远端与集合管相连。

（1）近端小管：分为曲部和直部。

1）近端小管曲部（近曲小管）：是肾小管的起始部，与肾小囊相连，是肾小管各段中最粗最长的一段。管壁由单层立方形或锥形细胞构成，其游离面的刷状缘为密集排列的微绒毛，可扩大吸收面积。

2）近端小管直部：近侧端与曲部相续，远侧端管径变细移行为细段。其结构与曲部相似。

（2）细段：由单层扁平上皮围成。

（3）远端小管：连接于细段和集合管之间，按其行程可分为直部和曲部，两者都由单层立方上皮构成。

1）远端小管直部：近侧端与细段相续，远侧端与曲部相连，其管壁上皮的结构与近端小管直部相似。由近端小管直部、细段和远端小管直部共同构成的“U”形结构称**髓袢**。

2）远端小管曲部（远曲小管）：远端小管的曲部比近端小管的曲部短，盘曲于肾小体的附近，管壁上皮细胞的游离面，微绒毛短而少。

3. 皮质肾单位和近髓肾单位　肾单位按其所在部位不同分为皮质肾单位和近髓肾单位两类（图 10-9）。

皮质肾单位的肾小体主要分布于外皮质和中皮质层，占肾单位总数的 85% ~ 90%。这类肾单位的肾小球体积相对较小，髓袢较短，只达外髓质层，有的甚至不到髓质。入球小动脉粗短，出球小动脉细长，两者之比约为 2 ∶ 1。故血管球的毛细血管内压较高，有利于原尿的生成。

近髓肾单位的肾小体分布于靠近髓质的内皮质层，占肾单位总数的10%～15%。这类肾单位的肾小球体积较大，髓袢长，可深入到内髓质层，有的甚至到达乳头部。入球小动脉和出球小动脉的口径相当。出球小动脉进一步分支形成两种毛细血管，一种为网状毛细血管，缠绕于邻近的近曲小管或远曲小管周围；另一种是细而长的“U”形直小血管。网状血管有利于肾小管的重吸收，直小血管在维持肾髓质高渗中起着重要作用。

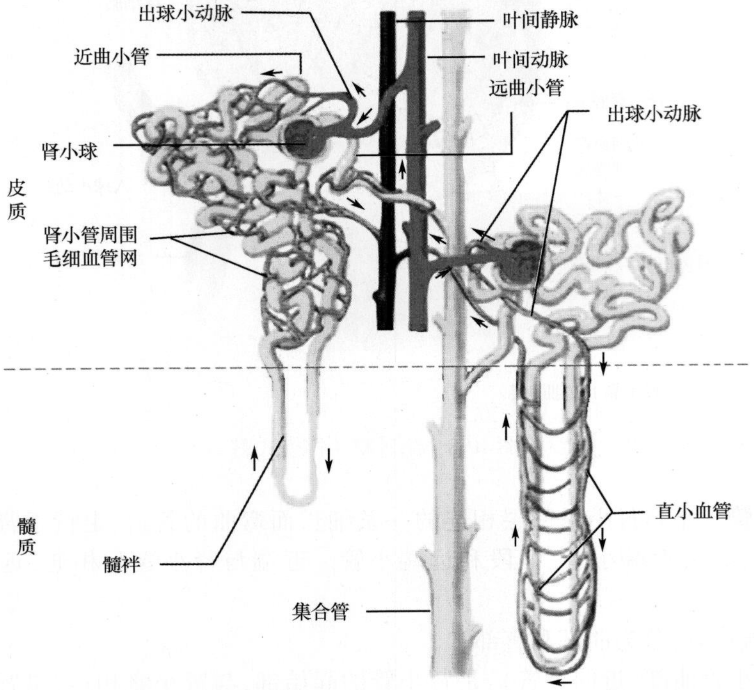

图 10-9　皮质肾单位和近髓肾单位示意图

（二）集合管

集合管不属于肾单位，续接远端小管曲部，自肾皮质行向肾髓质，当到达髓质深部后，先后与其他集合管汇合，最后形成管径较粗的乳头管，开口于肾乳头。每个集合管与多个肾单位的远端小管相连，接受来自远端小管的液体。许多集合管又汇入乳头管，最后形成的尿液经肾盏、肾盂、输尿管进入膀胱，由膀胱排出体外。集合管与远端小管在尿液浓缩过程中具有重要作用。

（三）球旁复合体

球旁复合体由球旁细胞和致密斑等组成，主要分布于皮质肾单位（图 10-10）。

1. 球旁细胞　是入球小动脉近血管球处管壁的平滑肌分化而成的上皮样细胞，细胞呈立方形或多边形，细胞核呈圆形，细胞内含有颗粒，能合成、储存和释放肾素。

2. 致密斑　位于远曲小管与球旁细胞邻接处，是远曲小管管壁上皮细胞分化所形成的椭圆形结构。细胞呈高柱状，排列紧密，细胞核多位于细胞的顶部。致密斑穿过同一肾单位入球小动脉与出球小动脉间的夹角并与球旁细胞相接触，能感受远端小管内Na^+浓度的变化，调节球旁细胞对肾素的分泌。

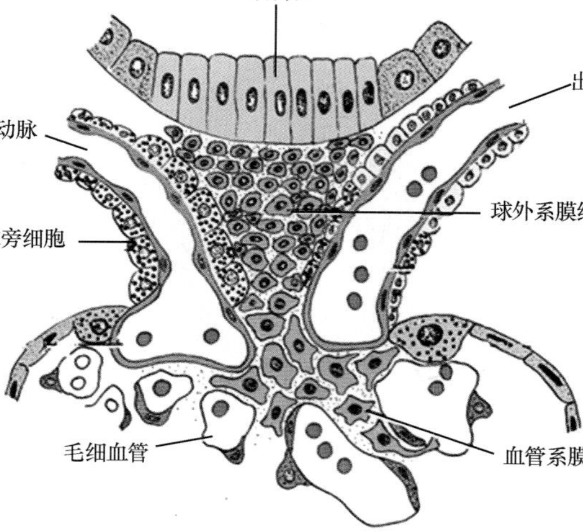

图 10-10 球旁复合体结构模式图

三、 输尿管、膀胱和尿道

（一）输尿管

输尿管为一对细长的肌性管道，是膜外位器官，起自肾盂止于膀胱，长 20～30cm，管径 0.5～1.0cm。输尿管分 3 段：输尿管腹部、输尿管盆部、输尿管壁内部。

输尿管全程有 3 处狭窄：① 输尿管起始处；② 穿小骨盆上口 5 处，或与髂血管交叉处；③斜穿膀胱壁处即输尿管的壁内部（图 10-11）。当尿路结石下降时，易嵌顿于狭窄处，引起绞痛。

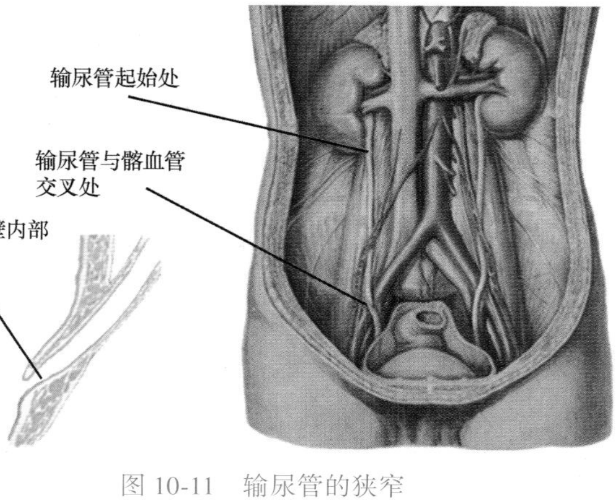

图 10-11 输尿管的狭窄

（二）膀胱

膀胱为储存尿液的肌性囊状器官，正常成人膀胱的容量一般为 350～500ml。

1. 膀胱的形态 膀胱空虚时呈锥体形，分为尖、底、体和颈四部分。其尖朝向前上方，称**膀胱尖**；底近似三角形，朝向后下方，称**膀胱底**；膀胱底与膀胱尖之间的部分称**膀胱**

体;膀胱的最下部称**膀胱颈**。膀胱颈位于最下部,借尿道内口与尿道相通(图 10-12)。

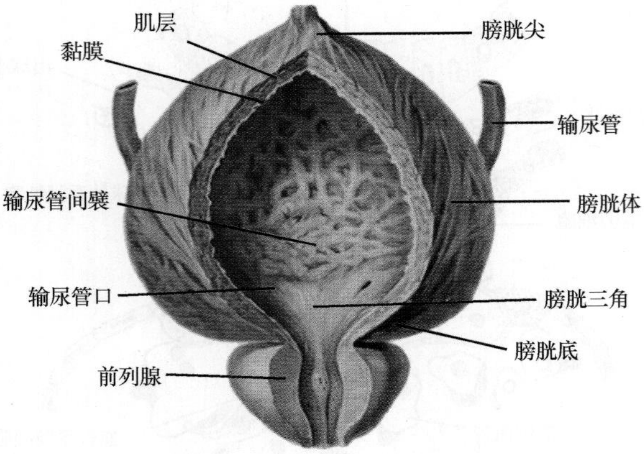

图 10-12　膀胱的形态及膀胱壁的结构

2. 膀胱的位置和毗邻　成人膀胱位于小骨盆腔前部,耻骨联合后方(图 10-13)。其位置随充盈程度、年龄、性别不同而有差异。膀胱空虚时,全部位于骨盆腔内,当充盈时,可上升至耻骨联合以上,使其前下壁与腹前壁直接相贴,因此当膀胱充盈时在耻骨联合上缘进行膀胱穿刺,穿刺针可不经腹膜腔而直接进入膀胱。膀胱的前方为耻骨联合,膀胱底在男性与精囊腺、输精管末段和直肠相邻,在女性则与子宫颈和阴道相邻。膀胱颈在男性与前列腺邻接,在女性与尿生殖膈相邻。

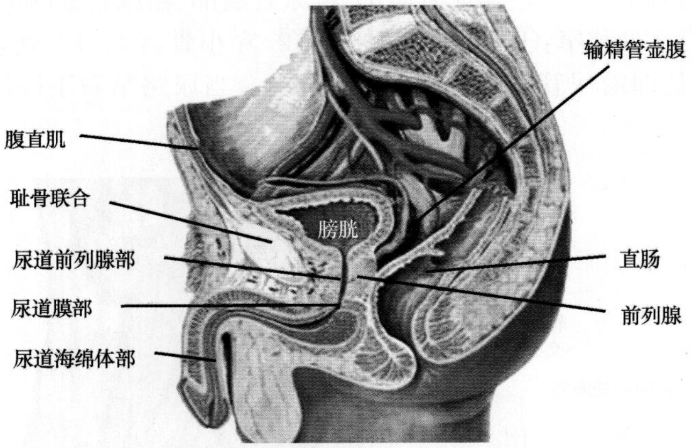

图 10-13　男性盆腔正中矢状切面

3. 膀胱壁的结构　分 3 层,由内向外依次为黏膜、肌层和外膜(图 10-12)。

(1) 黏膜:黏膜层的上皮是变移上皮。

膀胱空虚时黏膜形成许多皱襞,充盈时皱襞消失。膀胱底的内面,位于两输尿管口与尿道内口之间的三角形区域,黏膜光滑无皱襞,称**膀胱三角**(图 10-12)。由于此区缺少黏膜下层,黏膜与肌层紧密相连,无论膀胱处于空虚或充盈,黏膜均保持平滑状态,是肿瘤、结核和炎症的好发部位。

(2) 肌层:由内纵行、中环行、外纵行三层平滑肌组成,三层肌束相互交错,共同构成逼尿肌。

(3) 外膜：膀胱的前下部为纤维膜，其他部分为浆膜。

(三) 尿道

尿道分为男性尿道和女性尿道。男性尿道兼有排尿和排精的功能，详见第 11 章第 1 节男性生殖系统。

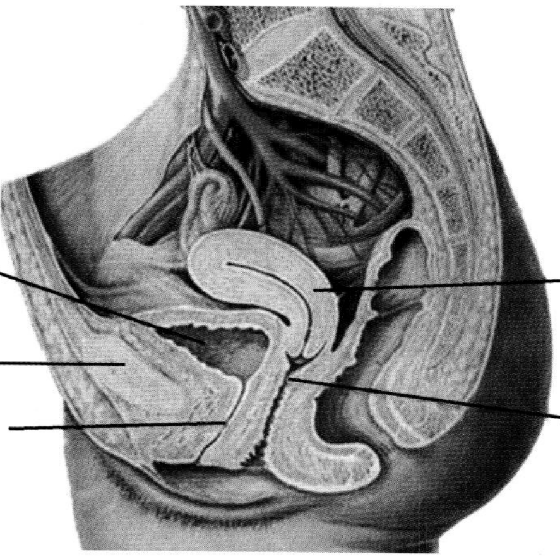

图 10-14 女性膀胱与尿道(冠状切面)

女性尿道短、宽、直，长 3~5cm(图 10-14)，起于膀胱的尿道内口，穿过尿生殖膈以尿道外口开口于阴道前庭。穿过尿生殖膈时，周围有尿道阴道括约肌环绕，可控制排尿。由于女性尿道短、宽、直，故易引起逆行尿路感染。

四、肾的血液循环

(一) 肾的血液循环

肾的血液供应由单一的肾动脉供血，肾动脉由腹主动脉垂直分出，其分支依次形成叶间动脉、弓形动脉、小叶间动脉，入球小动脉。入球小动脉分支成肾小球毛细血管网，后者汇集成出球小动脉，出球小动脉再次分支形成肾小管周围毛细血管网或直小血管，然后才汇合成静脉，经小叶间静脉、弓形静脉、叶间静脉，最后汇入肾静脉。肾血液循环主要作用是营养肾组织和参与尿的生成。

(二) 肾血液循环特点

1. 肾血流丰富 肾血流量大，流速快，正常成人安静时每分钟有 1.2L 血液流过两侧肾，相当于心排血量的 20%~25%。丰富的血流量与肾的泌尿功能密切相关。

2. 肾血流分布不均匀 肾脏各个部位的血流量并不相等。流经肾脏的血液 94% 分布在肾皮质层，5%~6% 分布在外髓，其余不到 1% 供应内髓。通常所说的肾血流量主要指肾皮质血流量。

3. 两次形成毛细血管网 肾脏血管分布的特点是有 2 套毛细血管网，即肾小球毛细血管网和肾小管周围毛细血管网，两者之间由出球小动脉相连。肾小球毛细血管网介于入球小动脉和出球小动脉之间，由于皮质肾单位入球小动脉的口径比出球小动脉的粗 1

倍，因此，肾小球毛细血管内血压较高，有利于肾小球的滤过。肾小管周围毛血管网由出球小动脉的分支形成，血液流经过入球小动脉和出球小动脉时，阻力较大，故肾小管周围毛细血管网内的血压较低，有利于肾小管和集合管对小管液中物质的重吸收。

（三）肾血流量的调节

肾血流量每分钟约为1200ml，占心排血量的20%~25%。肾血流量增大时，滤过增多；肾血流量减少时，滤过减少。肾血流量的变化受神经、体液和自身调节的影响。

1. 自身调节 实验表明，当动脉血压在80~180mmHg范围变动时，肾血流量能保持相对稳定。当动脉血压降低时，肾血管舒张，肾血流阻力减小，肾血流量不随动脉血压降低而减少；当动脉血压升高时，肾血管则收缩，肾血流阻力增大，肾血流量不随动脉血压升高而增多。这种在没有外来神经支配的情况下，肾血流量在动脉血压一定的变动范围内能保持恒定的现象，称为肾血流量的自身调节。肾血流量的这种调节不仅使肾血流量保持相对恒定，而且使肾小球滤过率保持相对恒定。

2. 神经和体液调节 入球小动脉和出球小动脉的平滑肌受交感神经支配，安静时，肾交感神经使平滑肌有一定程度的收缩。肾交感神经活动加强时，引起肾血管收缩，肾血流量减少。例如，低温、恐惧、失血、疼痛和剧烈运动时，肾交感神经活动加强，肾血流量减少，而其他重要器官如脑、心脏的血液供应增加，这对维持脑和心脏的血液供应有重要意义。而体液因素中，肾上腺素、去甲肾上腺素、血管升压素、血管紧张素等，均可使肾血管收缩，肾血流量减少。在剧烈运动或劳动等生理情况下，交感神经活动增强，肾血流量明显减少；而当机体处于大失血等病理状态时，神经体液因素的影响使肾血管强烈收缩，肾血流量急剧减少，以保证心、脑等重要器官的血液供应。

第2节 尿的生成过程

一、尿生成的基本过程

尿的生成包括3个基本过程，即肾小球的滤过、肾小管和集合管的重吸收、肾小管和集合管的分泌。

（一）肾小球的滤过

肾小球的滤过指血液流经肾小球毛细血管时，血浆中的水分和小分子溶质通过滤过膜滤入肾小囊腔形成原尿的过程。除蛋白质以外，原尿中其他成分及含量与血浆基本一致（表10-1）。

表10-1 血浆、原尿和终尿成分比较（g/L）

成分	血浆	原尿	终尿
水	900	980	960
蛋白质	80	0.3	微量
葡萄糖	1.0	1.0	极微量
Na^+	3.3	3.3	3.5
Cl^-	3.7	3.7	6.0
K^+	0.2	0.2	1.5
尿酸	0.02	0.02	0.5
尿素	0.3	0.3	20.0
肌酐	0.01	0.01	1.5
氨	0.001	0.001	0.4

1. 滤过的结构基础 滤过膜是肾小球滤过的结构基础，由3层结构组成：①内层是肾小球毛细血管内皮细胞，此层具有许多直径70~90nm的小孔，小分子的溶质及小分子质量的蛋白质可以自由通过，但血细胞不能

通过；内皮细胞表面富含唾液酸蛋白等带负电的糖蛋白。②中间层是非细胞性的基膜，是滤过膜的主要滤过屏障，膜上有直径为2~8nm的多角形网孔，网孔的大小决定分子大小不同的溶质是否可以通过，基膜上有带负电的硫酸肝素和蛋白聚糖。③外层是肾小囊的脏层上皮细胞，上皮细胞具有足突，足突附着在基膜的外层，相互交错的足突之间形成裂隙，裂隙上有一层滤过裂隙膜，膜上有直径4~11nm的小孔，它是滤过的最后一道屏障。物质能否通过滤过膜，取决于物质分子的大小及其所带电荷。滤过膜上有大小不同的孔道，构成了滤过膜的机械屏障，分子较小的物质如水、无机盐离子、尿素、葡萄糖等很容易通过滤过膜上的孔，但大分子的物质如血浆蛋白则很难或不能通过滤过膜。此外在滤过膜上还有带负电荷的物质，起着电学屏障的作用，排斥带负电荷的血浆蛋白，限制它们的滤过。一般情况下，血浆中除大分子物质外，均可经滤过膜滤入肾小囊腔，形成原尿。

2. 滤过的动力 肾小球滤过的动力是肾小球有效滤过压，其产生与组织液生成的机制类似。肾小球有效滤过压=（肾小球毛细血管血压+囊内液胶体渗透压）-（血浆胶体渗透压+囊内压）。由于肾小囊内的滤过液中蛋白质浓度甚微，其胶体渗透压可以忽略，故肾小球有效滤过压=肾小球毛细血管血压-（血浆胶体渗透压+囊内压）（图10-15）。

正常情况下，肾小球毛细血管血压约为45mmHg，入球端与出球端几乎相等。血浆胶体渗透压在入球端约为25mmHg，在出球端约为35mmHg，这是因为血浆中水分及小分子溶质不断滤出，血浆蛋白浓度逐渐增高。囊内压约为10mmHg。根据以上数值计算：

肾小球有效滤过压（入球端）= 45-（25+10）= 10（mmHg）

肾小球有效滤过压（出球端）= 45-（35+10）= 0（mmHg）

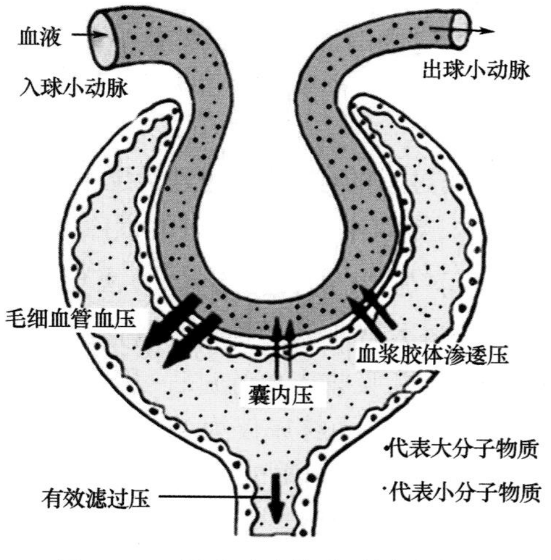

图10-15　肾小球有效滤过压示意图

结果表明：肾小球的滤过作用是从入球端的毛细血管开始，至出球端的毛细血管逐渐终止。当血液流经肾小球毛细血管全长时，由于不断生成超滤液，血液中的血浆蛋白浓度不断增加，因而血浆胶体渗透压也随之升高，有效滤过压也逐渐下降。当有效滤过压下降到零时，即达到**滤过平衡**，滤过也就停止。由此可见，不是肾小球毛细血管全段都有滤过作用，只有从入球微动脉端到滤过平衡这一段才有滤过作用。滤过平衡越靠近入球微动脉端，有效滤过的毛细血管长度就越短，肾小球滤过率就越低。相反，滤过平衡越靠近出球微动脉端，有效滤过的毛细血管长度越长，肾小球滤过率就越高。如果达不到滤过平衡，全段毛细血管都有滤过作用。

3. 肾小球滤过率 每分钟两肾生成的原尿量为**肾小球滤过率**，正常成人安静时约为125ml/min。

4. 影响肾小球滤过的因素

（1）肾小球毛细血管血压：当动脉血压变动于80~180mmHg时，肾血流量通过自身调节保持稳定，肾小球毛细血管血压也保持相对恒定，从而使有效滤过压及肾小球滤过

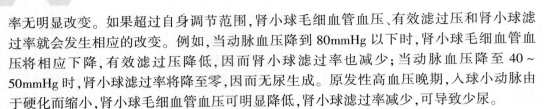

率无明显改变。如果超过自身调节范围，肾小球毛细血管血压、有效滤过压和肾小球滤过率就会发生相应的改变。例如，当动脉血压降到80mmHg以下时，肾小球毛细血管血压将相应下降，有效滤过压降低，因而肾小球滤过率也减少；当动脉血压降至40～50mmHg时，肾小球滤过率将降至零，因而无尿生成。原发性高血压晚期，入球小动脉由于硬化而缩小，肾小球毛细血管血压可明显降低，肾小球滤过率减少，可导致少尿。

（2）囊内压：正常情况下囊内压是比较稳定的。肾盂或输尿管结石、肿瘤压迫或其他原因引起输尿管阻塞，小管液或终尿排不出去，都可引起囊内压升高，致使有效滤过压和肾小球滤过率减少。

（3）血浆胶体渗透压：正常情况下血浆胶体渗透压不会有很大变动。但若全身血浆蛋白的浓度明显降低时，则血浆胶体渗透压降低，有效滤过压增加，肾小球滤过率也随之增加。静脉快速注入生理盐水，或肝功能严重受损而使血浆蛋白合成减少，都会导致血浆蛋白浓度降低，血浆胶体渗透压下降，肾小球滤过率增加，尿量增多。

（4）肾血浆流量：对肾小球滤过率的影响是通过改变滤过平衡的位置而实现的。肾小球毛细血管并非全长都有滤液形成，即血流在到达出球小动脉之前滤过已经停止。当肾血浆流量增多时，血浆胶体渗透压上升速度减慢，滤过平衡点将向出球端移动，使有滤过作用的毛细血管长度增加，肾小球滤过率随之增加；而肾血浆流量减少时，则发生相反变化，如在剧烈运动、严重缺氧和中毒性休克等情况下，由于交感神经兴奋，肾血流量和肾血浆流量明显减少，肾小球滤过率也显著减少。

（5）滤过膜的改变

1）滤过膜的面积：在某些疾病如急性肾小球肾炎时，毛细血管腔狭窄甚至完全阻塞，具有滤过功能的肾小球数目减少，有效滤过面积减小，肾小球滤过率减少，导致少尿甚至无尿。

2）滤过膜的通透性：病理情况下，由于滤过膜的电学屏障或机械屏障作用的减弱，通透性增大，导致本来不能滤过的蛋白质甚至血细胞滤出，而出现蛋白尿或血尿。

（二）肾小管和集合管的重吸收

原尿进入肾小管后称为**小管液**。小管液流经肾小管和集合管时，其中的水和溶质被上皮细胞重新吸收入血的过程，称肾小管和集合管的**重吸收**。正常成人两侧肾每天生成的原尿达180L，而终尿仅为1.5L左右，说明原尿中约99%的水被重吸收，只有约1%被排出体外，同时其他物质也被不同程度的重吸收。

1. 重吸收的部位　肾小管和集合管都有重吸收能力，但以近端小管的重吸收能力最强。正常情况下，小管液中全部营养物质、大部分的水和无机盐等在近端小管重吸收，其余的水和无机盐等在肾小管其他各段和集合管重吸收（图10-16）。

2. 重吸收的特点

（1）选择性：肾小管的对物质的转运是有选择性的，如滤过液中的葡萄糖全部被重吸收回血，Na^+、Cl^-大部分被重吸收，尿素部分被重吸收，而肌酐则完全不被重吸收，H^+、NH_3、K^+和肌酐等则可被分泌到肾小管中。这既保留了机体需要的物质，又能有效地清除代谢终产物、过剩的及有害的物质，从而维持内环境的稳态。

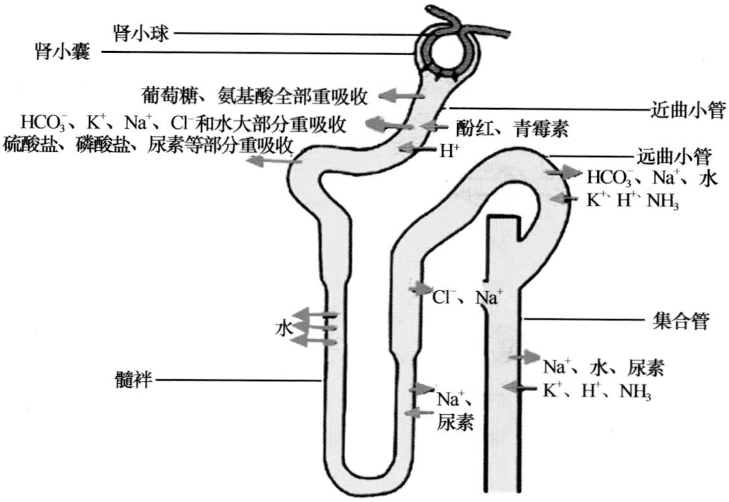

图 10-16　肾小管和集合管重吸收及分泌示意图

（2）有限性：由于肾小管和集合管上皮细胞膜上转运物质的载体或通道数量有限，当小管液中某种物质的浓度过高，超过上皮细胞对其重吸收的极限时，则不能被全部重吸收而随终尿排出。例如，当血糖浓度过高，小管液中葡萄糖浓度超出肾小管重吸收限度时，终尿中就会出现葡萄糖，称为糖尿。通常将开始出现糖尿时的血糖浓度称为**肾糖阈**，其正常值为 8.88 ~9.99mmol/L。

（3）重吸收的方式：主要有主动重吸收和被动重吸收。主动重吸收是小管上皮细胞逆浓度差或电位差的转运，需要消耗能量，如 Na^+、K^+、Ca^{2+}、葡萄糖、氨基酸等为主动重吸收。被动重吸收是顺浓度差、电位差进行的转运，包括渗透和扩散，不需要消耗能量，如 HCO_3^-、尿素、水和大部分 Cl^-等是被动重吸收。

3. 几种物质的重吸收

（1）Na^+、Cl^-、K^+的重吸收：小管液中的 Na^+绝大多数在近端小管经钠-钾泵（钠泵）主动重吸收，Cl^-和水随之被动重吸收；但在远端小管直部，Cl^-通过 Na^+ ：$2Cl^-$ ：K^+同向转运实现，为继发性主动重吸收。绝大部分 K^+在近端小管主动重吸收，终尿中的 K^+是由远曲小管和集合管分泌的。

（2）葡萄糖和氨基酸的重吸收：正常情况下，葡萄糖和氨基酸在近端小管全部重吸收，二者均通过继发性主动转运的方式重吸收。小管液中的 Na^+和葡萄糖（或氨基酸）与肾小管上皮细胞膜上的同向转运载体结合，Na^+顺电化学梯度进入上皮细胞内，同时释放的能量将葡萄糖（或氨基酸）转运入细胞。进入细胞的 Na^+被细胞膜上钠泵转运至细胞间隙，葡萄糖（或氨基酸）通过易化扩散进入血液（图 10-17）。

（3）水的重吸收：完全是一种渗透过程。小管液中的水约 99% 被重吸收。水的重吸收有两种情况：一种是在近端小管伴随溶质重吸收而重吸收，占重吸收总量的 60% ~70%，与机体是否缺水无关，属必需重吸收；另一种是在远端小管和集合管，重吸收的量与体内是否缺水有关，受抗利尿激素的调节，属调节性重吸收。当机体缺水时，调节性重吸收量增多；反之，则减少。

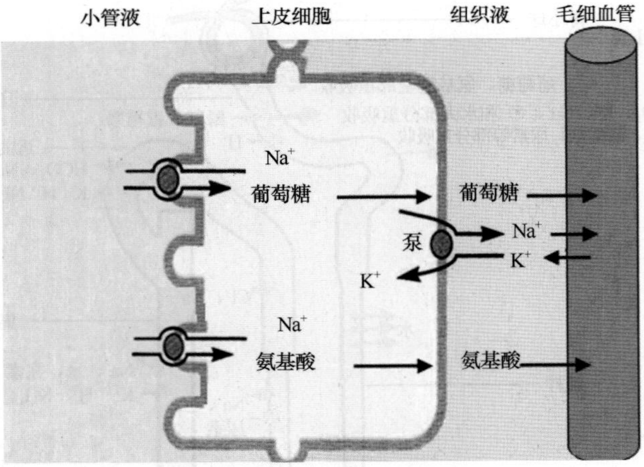

图 10-17　近端小管对葡萄糖、氨基酸重吸收示意图

(4) HCO_3^-的重吸收:绝大部分的HCO_3^-在近端小管重吸收。小管液中的$NaHCO_3$可解离成Na^+和HCO_3^-,HCO_3^-不易透过管腔上皮细胞膜,与上皮细胞分泌的H^+结合生成H_2CO_3,并在碳酸酐酶作用下分解为CO_2和H_2O。CO_2迅速通过细胞膜进入上皮细胞内,在碳酸酐酶作用下,与H_2O结合生成H_2CO_3,H_2CO_3又解离成H^+和HCO_3^-,HCO_3^-即与Na^+一起转运入血,而H^+通过Na^+-H^+交换分泌入小管液(图 10-18)。

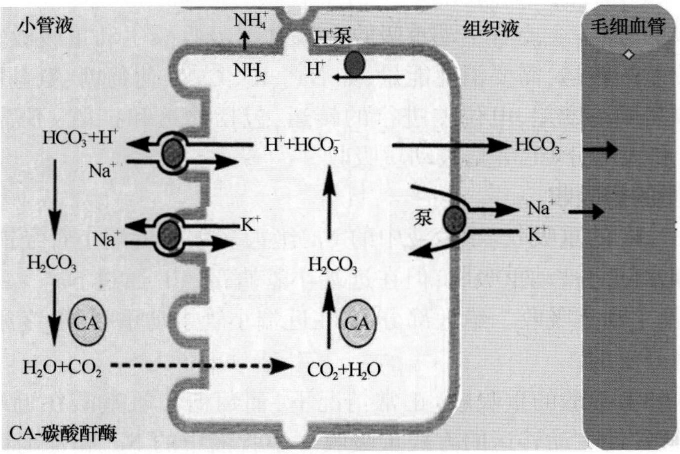

图 10-18　HCO_3^-重吸收及NH_3、H^+、K^+分泌示意图

链　接

药物性肾功能损害

肾脏是循环血量最多的器官,血中的药物可随血流大量进入肾脏。很多药物经肾排泄,因而易导致肾功能损害。药物及其代谢产物经肾小球滤过膜滤过后,在通过肾小管腔时可直接损伤小管上皮细胞,而造成药物性肾损害。所以,肾病患者在需要服用药物时应慎重选择,否则会造成肾脏细胞的大量受损,导致肾功能减退加快。可能引起肾功能损害的药物:①解热镇痛药,如布洛芬、吲哚美辛等;②氨基糖苷类抗生素,如庆大霉素、卡那霉素等;③降压药,

如血管紧张素转换酶抑制剂;④某些化疗药;⑤含马兜铃酸类的中药,如关木通、马兜铃等,以及龙胆泻肝丸、冠心苏合丸等中成药;⑥利福平等。

(三) 肾小管与集合管的分泌功能及意义

肾小管和集合管上皮细胞将代谢产物或血液中的某些物质排入管腔的过程,称为**肾小管和集合管的分泌**。肾小管和集合管分泌的物质主要有 H^+、K^+、NH_3 等(图 10-18)。其主要作用是调节机体的酸碱平衡及 Na^+ 和 K^+ 的平衡。

1. H^+的分泌 近端小管、远曲小管和集合管可分泌 H^+,近端小管分泌 H^+的能力最强,是通过 Na^+-H^+交换实现的,属于继发性主动转运。在近端小管,上皮细胞内的 CO_2和 H_2O 经碳酸酐酶催化生成 H_2CO_3,H_2CO_3可电离成 H^+ 和 HCO_3^-。H^+ 主动分泌至小管液,同时 Na^+被动转移到上皮细胞内,留在上皮细胞内的 HCO_3^- 与重吸收的 Na^+以 $NaHCO_3$的形式转移入血。$NaHCO_3$是体内重要的“碱储备”,所以 H^+ 的分泌起到了排酸保碱的作用,对调节体内的酸碱平衡有重要意义。

2. K^+的分泌 K^+的分泌量主要是在远曲小管和集合管。K^+的分泌是以 Na^+-K^+交换的方式进行的,小管液中的 Na^+重吸收入细胞内的同时,K^+被分泌到小管液内。终尿中 K^+的排泄量与 K^+的摄入量有关,高钾饮食时可排出大量的 K^+,低钾饮食时则尿中排 K^+减少,使机体 K^+的摄入量与排出量保持平衡,维持血 K^+浓度的相对稳定。K^+的排泄规律是:多“吃”多排,少“吃”少排,不“吃”也排。

3. NH_3的分泌 NH_3主要来源于由远曲小管和集合管上皮细胞内的谷氨酰胺脱氨基生成,酸中毒时近端小管也可分泌 NH_3。NH_3具有脂溶性,能够通过细胞膜向小管周围组织间液和小管液自由扩散。扩散量取决于两种液体的 pH,小管液的 pH 较低,所以 NH_3较易向小管液中扩散。分泌的 NH_3能与小管液中的 H^+结合生成 NH_4^+,NH_4^+与小管液中的强酸盐(如 NaCl 等)的负离子结合,生成酸性铵盐(如 NH_4C1)并随尿排出。强酸盐的正离子(如 Na^+)则与 H^+交换而进入肾小管细胞,然后和细胞内 HCO_3^-一起被转运回血。H^+的分泌使小管液中 NH_3浓度下降,促进 NH_3向小管液中的扩散。由此可见,NH_3的分泌与 H^+的分泌密切相关,NH_3的分泌降低了小管液 H^+的浓度,促进了 H^+的分泌,H^+分泌增加促进 NH_3的分泌。因此 NH_3的分泌有间接排酸保碱的作用。

4. 其他物质的分泌 肾小管上皮细胞可将血浆中的某些物质(如肌酐及进入人体的某些异物,如青霉素、酚红、呋塞米等)直接排入小管液。肌酐既可从肾小球滤过,又可经肾小管和集合管细胞排入小管液,每日随尿排出的肌酐量大于滤过的量。当肾小球滤过率减少或肾小管功能受损时,可致血肌酐浓度升高。因此,血肌酐水平是判定肾功能的一个重要指标。进入体内的青霉素、酚红、呋塞米等,在血中大多与血浆蛋白结合而运输,很少经肾小球滤过,主要由近端小管排入小管液。

二、 泌尿功能的调节

(一) 肾内自身调节

1. 小管液溶质浓度 小管液渗透压是对抗肾小管重吸收水分的力量,其高低与小管液的溶质浓度有关。当小管液溶质浓度升高时,其渗透压增大,肾小管、集合管特别是近端小管对水的重吸收减少。这种由于小管液中溶质浓度增加,渗透压升高,使水的重吸收减少、尿量增多的现象，称为**渗透性利尿**。糖尿病患者或正常人摄入大量葡萄糖后，血糖升高超过肾糖阈，这时滤过的葡萄糖不能全部被近端小管重吸收，造成小管液中葡萄糖的浓度增加，小管液渗透压升高，结果阻碍了 NaCl 和 H_2O 的重吸收，出现尿量增加和尿糖现象，所以糖尿病患者的多尿即由渗透性利尿所致。

临床上给患者静脉输入能被肾小球滤过但不易被肾小管重吸收的药物，如 20% 甘露醇、25% 山梨醇等，可提高小管液中溶质的浓度及渗透压，水和 NaCl 的重吸收减少，以达到利尿和消除水肿的目的。

2. 球-管平衡 近端小管对溶质（特别是 Na^+）和水的重吸收随肾小球率过滤的变化而改变，肾小球滤过率增加时，近端小管对 Na^+ 和水的重吸收增加；反之，肾小球滤过率减少时，近端小管对 Na^+ 和水的重吸收也减少，这种现象称为**球-管平衡**。实验证明，不论肾小球滤过率增减，近端小管的重吸收率始终占肾小球滤过率的 65%～70%，即近端小管对 Na^+ 和水的重吸收为**定比重吸收**。

球管平衡的意义在于使尿中排出的溶质和水不致因肾小球滤过率的增减而出现大幅度的变化。

（二）神经和体液调节

1. 肾交感神经 入球小动脉和出球小动脉的平滑肌受交感神经支配。安静时，肾交感神经使平滑肌有一定程度的收缩。肾交感神经活动加强时，如低温、恐惧、失血、疼痛和剧烈运动时，引起肾血管收缩，肾血流量减少，导致肾小球滤过率降低，出现少尿或无尿。

在一般情况下，肾主要依靠自身调节来保持肾血流量的相对稳定，以维持其正常的泌尿功能。在紧急情况下，通过交感神经和一些体液因素的调节，血液重新分配，使肾血流量与全身的血液循环调节相配合。

2. 抗利尿激素 也称血管升压素，主要由下丘脑的视上核合成，沿神经纤维运输至神经垂体储存。其主要作用是提高远曲小管和集合管上皮细胞对水的通透性，增加水的重吸收，从而使尿量减少。影响抗利尿激素分泌的主要因素是血浆晶体渗透压升高和循环血量减少。

（1）血浆晶体渗透压：大量出汗、严重呕吐或腹泻等情况时，机体失水过多，血浆晶体渗透压升高，导致抗利尿激素释放增多，远曲小管和集合管对水的重吸收增多，尿量减少；相反，大量饮清水后，血浆晶体渗透压降低，使抗利尿激素释放减少，远曲小管和集合管对水的重吸收减少，尿量增多。

正常人一次饮用 1000ml 清水后，约半个小时尿量开始增加，到第 1h 末，尿量达到最高值，随后尿量减少，2～3h 后尿量恢复到原来水平。如果饮用的是等渗盐水（生理盐水），则排尿量无明显增多（图 10-19）。这种大量饮用清水后引起尿量增多的现象，称**水利尿**。

（2）血容量：增多可刺激心肺感受器，心肺感受器兴奋后通过迷走神经将冲动上传到下丘脑，抑制抗利尿激素的合成和释放，使远曲小管和集合管重吸收水减少，尿量增多；反之，当循环血量减少时，心肺感受器受到刺激减弱，经迷走神经传入至下丘脑的信号减少，抗利尿激素合成、释放增多，可致尿量减少。

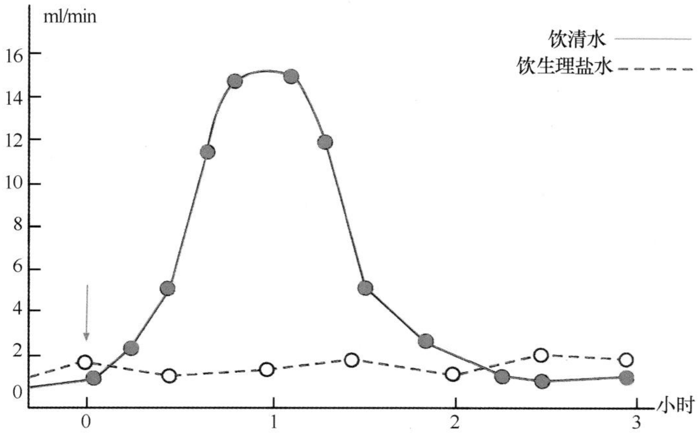

图 10-19　饮水后尿量的变化

此外，动脉血压升高、弱的寒冷刺激等可抑制抗利尿激素的分泌，而强烈的疼痛刺激、高度的精神紧张则可促进其分泌。

链　接

尿　崩　症

正常人24h尿量常在1～2L。如果尿量超过3L/d称尿崩，引起尿崩的常见疾病称尿崩症，尿崩症24h尿量可多达5～10L。尿崩症是由于下丘脑-神经垂体功能低下，抗利尿激素分泌和释放不足或缺如，或者肾脏远曲小管、集合管对抗利尿激素反应缺陷而引起的一组临床综合征，主要表现为多尿、烦渴、多饮、低比重尿和低渗透压尿。如果病变在下丘脑-神经垂体者，称为中枢性尿崩症或垂体性尿崩症；病变在肾脏者，称为肾性尿崩症。尿崩症常见于青壮年，男女之比为2∶1，遗传性尿崩症多见于儿童。常见的病因有下丘脑和垂体肿瘤、颅脑外伤、手术、放射治疗、颅内感染、浸润性病变（如黄色瘤、组织细胞增生症和自身免疫性病变）等。

3. 醛固酮　由肾上腺皮质球状带细胞分泌，其主要作用是促进远曲小管和集合管主动重吸收 Na^+，同时促进 Cl^- 和水的重吸收，促进 K^+ 的排泄。故醛固酮有保 Na^+、排 K^+ 和保水的作用。醛固酮的分泌主要受肾素-血管紧张素-醛固酮系统及血 K^+、血 Na^+ 浓度的调节。

（1）肾素-血管紧张素-醛固酮系统：当人体大量失血时，循环血量减少、交感神经兴奋，可促进肾素的释放。肾素能催化由肝脏产生的血管紧张素原转变为血管紧张素Ⅰ，血液和组织中的血管紧张素转换酶，可使血管紧张素Ⅰ变为血管紧张素Ⅱ，血管紧张素Ⅱ在氨基肽酶的作用下可转变为血管紧张素Ⅲ。血管紧张素Ⅱ和血管紧张素Ⅲ可刺激肾上腺皮质球状带合成和分泌醛固酮，从而实现保 Na^+、保水、排 K^+ 的作用。由于肾素、血管紧张素、醛固酮之间有密切的功能联系，因此称为肾素-血管紧张素-醛固酮系统。

（2）血 Na^+、血 K^+ 浓度：当血 Na^+ 浓度降低或血 K^+ 浓度升高时，醛固酮分泌增多，可保 Na^+、排 K^+；相反，当血 Na^+ 浓度增高或血 K^+ 浓度降低时，醛固酮分泌减少，从而维持机体血 Na^+ 和血 K^+ 浓度的相对恒定。

4. 心房钠尿肽　又称心钠素，由心房肌细胞合成并释放的肽类激素，在心房壁受牵拉时释放，其主要作用是抑制 Na^+ 的重吸收，因而水的重吸收减少，有较强的排 Na^+、排水作

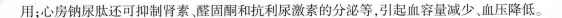

用;心房钠尿肽还可抑制肾素、醛固酮和抗利尿激素的分泌等,引起血容量减少、血压降低。

第3节 尿液的排放

一、尿量及尿的一般理化性质

（一）尿量

正常成人每24h尿量为1000~2000ml,平均约为1500ml。尿量的多少取决于机体的摄水量和其他途径的排水量。长期保持24h尿量在2500ml以上,为**多尿**;24h尿量小于400ml或每小时尿量少于17ml,称为**少尿**;24h尿量不足100ml,称**无尿**。正常人每天代谢产生的固体代谢终产物,至少溶解在500ml的尿中才能排出。多尿可使机体水分大量丢失,而致脱水,少尿和无尿时,体内的代谢终产物不能有效排出,而在体内积蓄。尿量异常将导致内环境稳态的破坏,严重时可危及生命。

（二）尿液的一般理化性质

1. 颜色 正常新鲜尿液为淡黄色透明液体。尿液颜色主要来自于胆红素的代谢产物。大量饮清水后,尿液被稀释,颜色变浅;机体缺水时,尿量减少,尿液浓缩,颜色加深。

2. 比重 尿的比重一般介于1.015~1.025,且随尿量而变动,最大变动范围为1.001~1.035。

3. 渗透压 尿液的渗透压一般高于血浆渗透压。尿液的渗透压低于血浆渗透压时称**低渗尿**,尿液的渗透压高于血浆渗透压时称**高渗尿**。

4. 酸碱度 尿液通常为酸性,pH介于5.0~7.0,素食者尿液偏碱性,肉食者则偏酸性。

5. 药物对尿理化性质的影响 食用大量胡萝卜或维生素 B_{12},尿液呈亮黄色;抗结核药利福平可经尿排泄,患者尿液可被其染成橘红色。服用氯化铵、维生素C等酸性药物可使尿液呈酸性,故此类药物可促进碱性药物从尿中排出;而碳酸氢钠呈碱性可碱化尿液,促进酸性药物的排泄。

（三）尿液的化学成分

尿液的主要成分是水,占95%~97%,溶质占3%~5%,正常尿液中的溶质主要是电解质和非蛋白含氮化合物。电解质中以 Na^+、Cl^- 含量最多,非蛋白含氮化合物以尿素为主。此外,正常尿中还含有微量的糖、蛋白质、酮体等,但一般不易检出。

二、排尿反射

由肾生成的终尿经输尿管输送到膀胱暂时储存,达到一定量时,发生排尿。

（一）膀胱与尿道的神经支配

参与排尿的肌肉主要有膀胱逼尿肌、尿道内括约肌和尿道外括约肌。膀胱逼尿肌和尿道内括约肌受盆神经(属副交感神经)和腹下神经(属交感神经)的双重支配。盆神经兴奋时,膀胱逼尿肌收缩,尿道内括约肌松弛,促进排尿;腹下神经兴奋时,膀胱逼尿肌松弛,尿道内括约肌收缩,抑制排尿。尿道外括约肌受阴部神经(属躯体神经)支配,其舒缩活动受意识控制(图10-20)。

（二）排尿反射

排尿是一种脊髓反射，并受大脑皮质的控制，可以由意识促进或抑制。

当膀胱内的尿量达到150ml时，膀胱内压开始升高，膀胱壁牵张感受器受刺激而兴奋。冲动沿盆神经传入，到达脊髓骶段的初级排尿中枢，同时上传至大脑皮质排尿反射的高级中枢，产生尿意。当尿量达到400～500ml时，可产生较强的尿意。在环境条件不允许时，高级中枢将抑制初级中枢，排尿反射不能进行。若环境条件允许，则盆神经兴奋引起膀胱逼尿肌收缩、尿道内括约肌舒张，尿液进入后尿道。尿液对后尿道的刺激，反射性地加强脊髓初级排尿中枢的活动，并使尿道外括约肌舒张，尿液经尿道排出体外。这种正反馈调节会使排尿反射不断加强，直至膀胱排空。

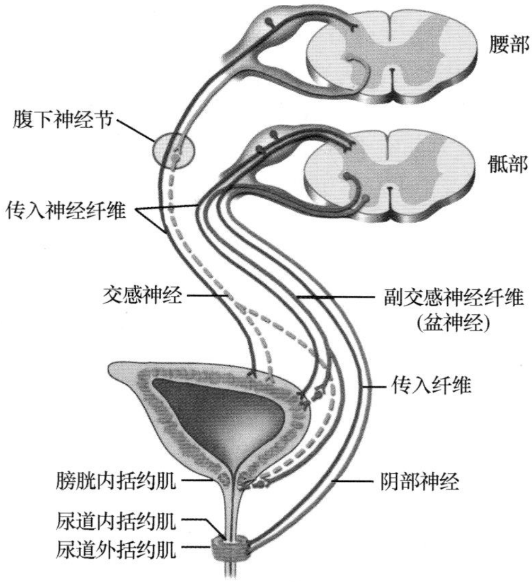

图10-20 膀胱尿道的神经支配示意图

婴幼儿大脑发育不完善，对初级排尿中枢的控制能力较弱，因此小儿排尿次数较多，且易发生夜间遗尿。

（三）排尿异常

1. 尿频 尿意频繁、排尿次数增多称尿频。多由膀胱炎症或机械刺激（如膀胱结石）等引起。

2. 尿潴留 膀胱内充满尿液但不能自主排出，称为尿潴留。多为脊髓初级排尿中枢或支配膀胱的神经受损所致。

3. 尿失禁 排尿失去意识的控制，尿液不自主地流出，称为尿失禁。多见于脊髓损伤，是由导致排尿反射的初级中枢与高级中枢联系中断而引起。

小结

泌尿系统由肾、输尿管、膀胱和尿道组成。肾单位是肾的基本结构和功能单位，由肾小体和肾小管组成。输尿管可分为腹部、盆部和壁内部三段，全长有三处狭窄，是输尿管结石易滞留的部位。膀胱分尖、底、体和颈四部分，膀胱底内面的膀胱三角，是肿瘤和结核的好发部位。女性尿道仅有排尿功能，其特点为短、宽、直，故易引起尿路逆行感染。

肾是重要的排泄器官，其主要功能是通过尿液的生成和排出维持机体内环境稳态。尿生成过程包括肾小球滤过、肾小管和集合管的重吸收和分泌。

尿的生成受自身调节、神经和体液调节的共同影响。交感神经兴奋可使尿量减少；抗利尿激素有抗利尿的作用，血浆晶体渗透压升高、循环血量减少，可使抗利尿激素分泌增多；醛固酮的主要作用是保 Na^+、排 K^+、保水，肾素-血管紧张素-醛固酮系统活动增强、血 K^+ 浓度升高或血 Na^+ 浓度降低，均使醛固酮分泌增多。

正常成人每24h尿量平均为1500ml。长期保持24h尿量在2500ml以上，为多尿；24h尿量小于400ml或每小时尿量少于17ml，称为少尿；24h尿量不足100ml，称无尿。正常人每天代谢产生的固体代谢终产物,至少溶解在500ml的尿中才能排出。尿液的主要成分是水,溶质主要是电解质和非蛋白含氮化合物。

由肾生成的尿液,经输尿管至膀胱暂时储存,再经尿道排出体外。排尿过程是一种正反馈性反射活动,其初级中枢在脊髓,并受大脑高级中枢的控制。排尿反射的反射弧任何环节受损,或初级中枢与高级中枢联系中断等,都将出现排尿异常。临床上常见的排尿异常有尿频、尿潴留和尿失禁。

自 测 题

一、名词解释

1. 排泄 2. 肾门 3. 肾区 4. 膀胱三角
5. 肾单位 6. 肾小球 7. 滤过膜
8. 肾小球滤过率 9. 渗透性利尿 10. 肾糖阈

二、单项选择题

1. 下列哪个不属于泌尿系统( )
   A. 输尿管 B. 膀胱
   C. 肾 D. 前列腺
   E. 尿道
2. 肾( )
   A. 属于腹膜内位器官
   B. 左肾比右肾高
   C. 内侧缘中部有肾门
   D. 位于脊柱前方
   E. 肾门约平第2腰椎体
3. 肾区在( )
   A. 竖脊肌外侧缘与第11肋所形成的夹角处
   B. 腰大肌外侧缘与第12肋所形成的夹角处
   C. 竖脊肌外侧缘与第12肋所形成的夹角处
   D. 腰大肌外侧缘与第11肋所形成的夹角处
   E. 以上说法均为错
4. 肾小体包括( )
   A. 血管球和肾小管
   B. 血管球和肾小囊
   C. 肾小管和肾小囊
   D. 血管球和集合管
   E. 肾小管和集合管
5. 输尿管第二狭窄位于( )
   A. 在小骨盆上口跨过髂血管处
   B. 输尿管口
   C. 输尿管与肾盂移行处
   D. 输尿管的壁内部
   E. 以上说法均为错
6. 膀胱三角位于( )
   A. 膀胱尖的内面 B. 膀胱体的内面
   C. 膀胱颈的内面 D. 膀胱底的内面
   E. 以上说法均为错
7. 成人肾门约平( )
   A. 第11胸椎体下缘 B. 第12胸椎体
   C. 第1腰椎体 D. 第2腰椎体上缘
   E. 第3腰椎体
8. 肾小管重吸收的主要部位是( )
   A. 集合管 B. 近端小管
   C. 细段 D. 远端小管
   E. 远曲小管
9. 原尿与血浆相比,成分上最显著的差别在于( )
   A. 葡萄糖 B. 蛋白质
   C. 尿素 D. 无机盐
   E. 肌酐
10. 正常人一昼夜排出的尿量为( )
    A. 500~1000ml B. 1000~2000ml
    C. 2000~3000ml D. 3000~3500ml
    E. 3500~4000ml
11. 肾小管溶质浓度增高时,尿量是( )
    A. 较少 B. 增多
    C. 先增多,后减少 D. 先减少,后增多
    E. 不变
12. 生成原尿的有效滤过压等于( )
    A. 肾小球毛细血管血压-血浆胶体渗透压+囊内压
    B. 肾小球毛细血管血压+血浆胶体渗透压-囊内压
    C. 肾小球毛细血管血压+血浆胶体渗透压+囊内压
    D. 肾小球毛细血管血压-(血浆胶体渗透压+囊内压)
    E. 肾小球毛细血管血压-(血浆胶体渗透压-

囊内压)

13. 抗利尿激素的主要作用是( )
    A. 增强髓袢升支粗段对 NaCl 的主动重吸收
    B. 提高远曲小管和集合管对水的通透性
    C. 提高外髓部集合管对尿素的通透性
    D. 促进近端小管对水的重吸收
    E. 以上均不是

14. 醛固酮的主要作用是( )
    A. 保钠排钾　　B. 保钾排钠
    C. 保钠保钾　　D. 排氢排钾
    E. 排氢保钠

15. 家兔静脉注入 20% 葡萄糖 10ml 尿量增加的主要原因是( )
    A. ADH 分泌减少
    B. 醛固酮分泌增多
    C. 肾小球滤过率增加
    D. 肾小球有效滤过压增高
    E. 肾小管液溶质浓度增高

16. 大量出汗时尿量减少,主要是因为( )
    A. 血浆晶体渗透压升高,引起抗利尿激素分泌
    B. 晶体渗透压降低,引起抗利尿激素分泌
    C. 交感神经兴奋,引起抗利尿激素分泌
    D. 血容量减少,导致肾小球滤过率减少
    E. 血浆胶渗压升高,导致肾小球滤过率减少

三、简答题

1. 简述泌尿系统的组成和功能。
2. 试述肾单位的结构和功能。
3. 简述输尿管的狭窄部位及其临床意义。
4. 简述尿液生成的基本过程。
5. 简述抗利尿激素与醛固酮的生理作用,以及影响其分泌的主要因素。

(罗　岷)

第 11 章　生殖与胚胎

引言：人有生老病死，是不可抗拒的自然规律，生物生长发展到一定阶段就要产生新的个体，这就要通过生殖来完成。高等动物的生殖过程是经过两性生殖系统的共同活动实现的。当你翻开本章的时候，你将坦然面对身体里隐藏的小秘密，那些曾经困扰你、令你吃不好睡不好的生理变化，那些曾经令你忐忑不安的成长困惑，那些曾经令你苦恼并难以启齿的话题，都将在本章给你一个科学的解释与答案。

案例

宫 外 孕

宫外孕也称异位妊娠，是指受精卵在子宫体腔以外的部位着床。临床上以输卵管妊娠最常见。宫外孕如果发现不及时，常破裂引起大出血，危及孕妇生命。早诊断、早治疗是预防宫外孕大出血的主要措施。治疗以手术切除为主。例如，患者，女性，26 岁，停经 2 个月。今突感右下腹剧痛，面色苍白出冷汗急诊入院。入院查体：T37.6℃，P104 次/分，BP80/50mmHg，满腹压痛，右侧明显，阴道后穹穿刺抽出暗红色不凝固血液。诊断为：宫外孕（右侧输卵管妊娠）。

生殖系统分男性生殖系统和女性生殖系统，其功能是产生生殖细胞、繁殖新个体和分泌性激素。按器官所在的部位不同可分为内生殖器和外生殖器。内生殖器多位于盆腔内，包括生殖腺、生殖管道及附属腺；外生殖器位于体表，是性交接器官。

第 1 节　男性生殖系统的解剖结构

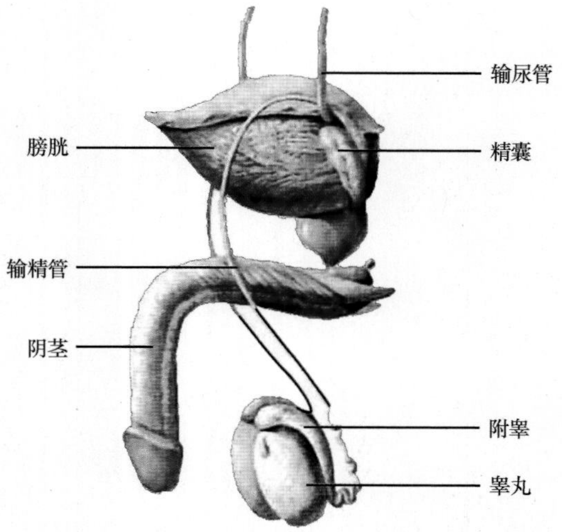

图 11-1　男性生殖系统概观

男性内生殖器由睾丸、附睾、输精管、射精管、尿道、精囊、前列腺、尿道球腺组成（图 11-1）。外生殖器包括阴囊和阴茎。

一、内生殖器

（一）睾丸

睾丸是男性的生殖腺，其主要功能是产生精子和分泌男性激素。

1. 睾丸的位置和形态　睾丸（图 11-2）位于阴囊内，为成对实质性器官，呈扁椭圆形。睾丸分上、下两端，前、后两缘，内侧、外侧两面。睾丸上端和后缘有附睾相连。睾丸除后缘外均被有鞘膜，称睾丸鞘膜。睾丸鞘膜分脏、壁两层，脏层紧贴睾丸表面，壁层贴附于阴囊内面；脏、壁两层在睾丸后缘处相互移行，形成一个密闭的腔，称鞘膜腔，内有少量浆液，起润滑作用。

2. 睾丸的微细结构　睾丸表面有一层坚厚的致密结缔组织膜，称白膜。白膜在睾丸后缘处增厚，并深入睾丸内形成睾丸纵隔。从睾丸纵隔发出许多放射状小隔将睾丸实质分成许多呈锥形的睾丸小叶。每个睾丸小叶内含有2~4条细长的精曲小管。精曲小管向睾丸纵隔方向集中并汇合成精直小管，进入睾丸纵隔后交织成睾丸网。从睾丸网发出12~15条睾丸输出小管经睾丸后缘上部进入附睾(图11-3)。

(1) 精曲小管：是产生精子的部位。管壁上皮由支持细胞和生精细胞构成(图11-4)。

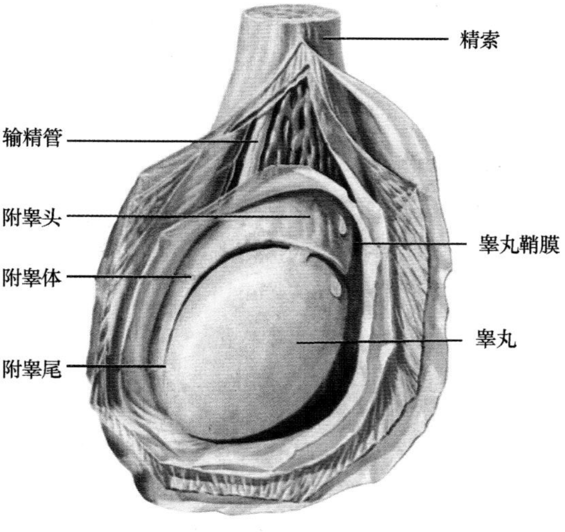

图11-2　睾丸、附睾和精索

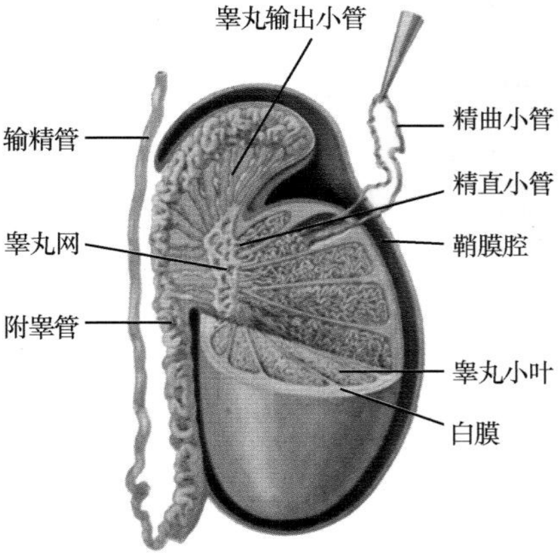

图11-3　睾丸和附睾的结构

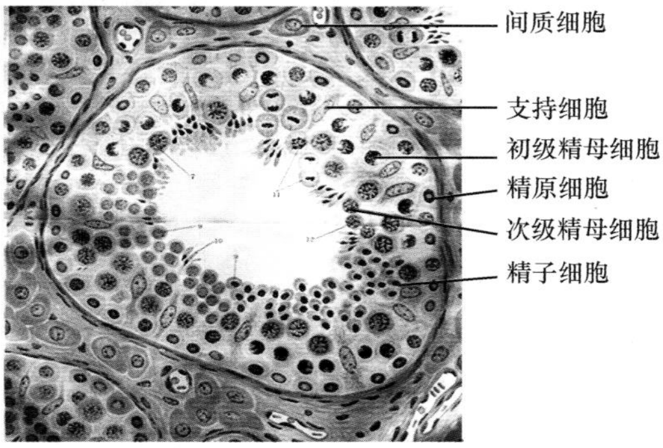

图11-4　精曲小管的微细结构

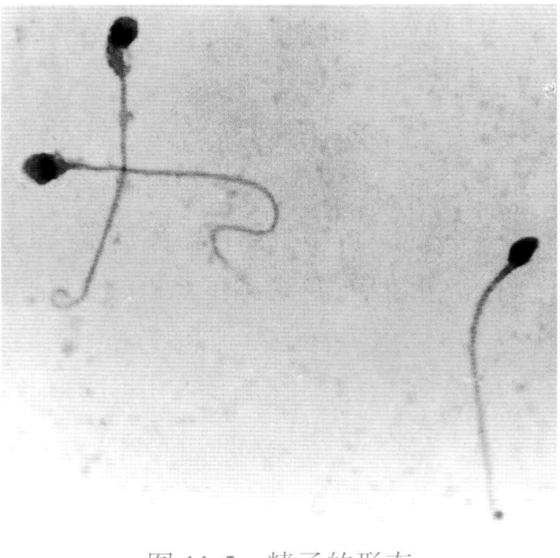

图11-5　精子的形态

1）支持细胞：对生精细胞起支持和营养作用。

2）生精细胞：是一系列处于不同发育阶段的生殖细胞。生精细胞的最幼稚阶段是精原细胞。从青春期开始，精原细胞不断分裂增殖发育成精子。

精子(图11-5)形似蝌蚪，可分为头、尾两部分。头部有浓缩的细胞核。头前2/3有顶体覆盖，内含多种水解酶。尾细长，能使精子向前游动。

(2) 睾丸间质：是精曲小管之间的疏松结缔组织。内含有间质细胞，单个或成群分布，能分泌雄激素。

（二）附睾

附睾（图 11-2、图 11-3）紧贴于睾丸的上端和后缘，分为头、体、尾三部分。附睾尾折向后上方移行为输精管。附睾有储存精子、营养精子和促进精子成熟的作用。

（三）输精管和射精管

输精管是输送精子的细长肌性管道，长约 50cm，管壁较厚，活体触摸有绳索感。输精管全长分为四部：①睾丸部，始于附睾尾，沿睾丸后缘上行至睾丸上端；②精索部，介于睾丸上端与腹股沟管浅环之间，位于皮下，易触摸，为输精管结扎术的常选部位；③腹股沟管部，位于腹股沟管内；④盆部，自腹股沟管深环至膀胱底的后面，在此膨大成输精管壶腹。末端变细，与精囊的排泄管汇合成射精管。射精管长约 2cm，向前下穿前列腺实质，开口于尿道的前列腺部（图 11-6）。

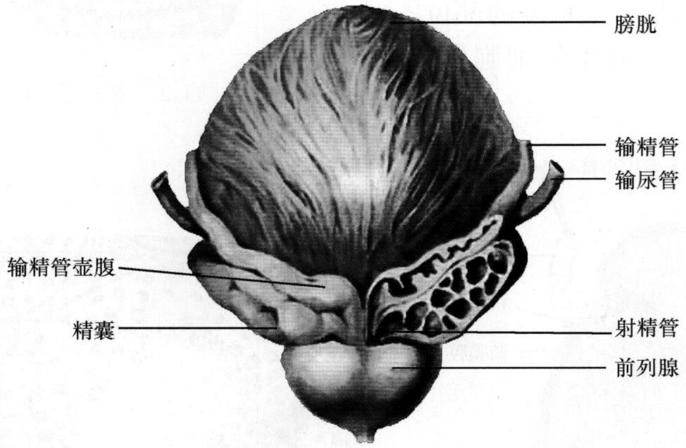

图 11-6　膀胱、精囊和前列腺的后面观

输精管自睾丸上端至腹股沟管深环的一段，与伴行的血管、神经、淋巴管及外包的筋膜等共同组成的圆索状结构，称精索（图 11-2）。

（四）附属腺

1. 精囊　是一对扁椭圆形囊状腺体，位于膀胱底的后方，输精管壶腹的下外侧。其分泌物参与组成精液，其排泄管和输精管末端汇合成射精管（图 11-6）。

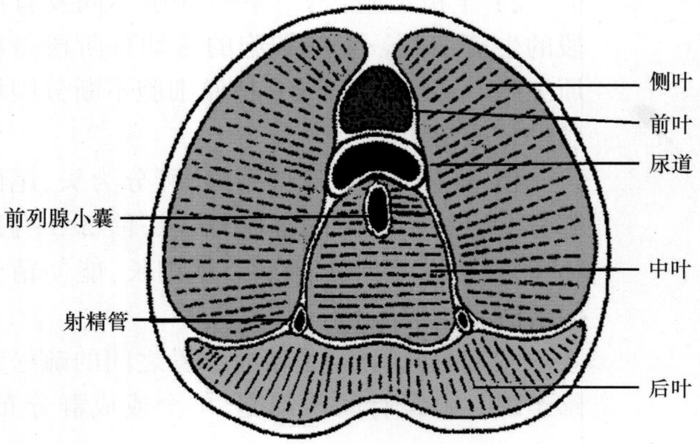

图 11-7　前列腺的分叶模式图

2. 前列腺　为一实质性器官，位于尿生殖膈和膀胱颈之间（图 11-6），中央有尿道穿过。形似前后稍扁的栗子，上端宽大称底，下端尖细称为尖，两者之间为体。其后面平坦，中间有一纵行浅沟，称前列腺沟。前列腺一般分为 5 叶（图 11-7），即前叶、中叶、后叶和两侧叶。其分泌物是精液的主要组成部分。

3. 尿道球腺　是一对豌豆

大的球形腺体，位于会阴深横肌内。腺的排泄管细长，开口于尿道球部，其分泌物参与精液的组成。

精液呈乳白色，弱碱性，由睾丸产生的精子和附属腺的分泌物组成。正常成年男性一次射精排出精液 2~5ml，含精子 3 亿~5 亿个。

二、外生殖器

（一）阴囊

阴囊位于阴茎的后下方，为一皮肤囊袋。阴囊的皮肤薄而柔软，色素沉着明显。阴囊壁由皮肤和肉膜组成（图 11-8）。阴囊被肉膜形成的阴囊中隔分为左、右两腔，容纳睾丸、附睾和精索等结构。

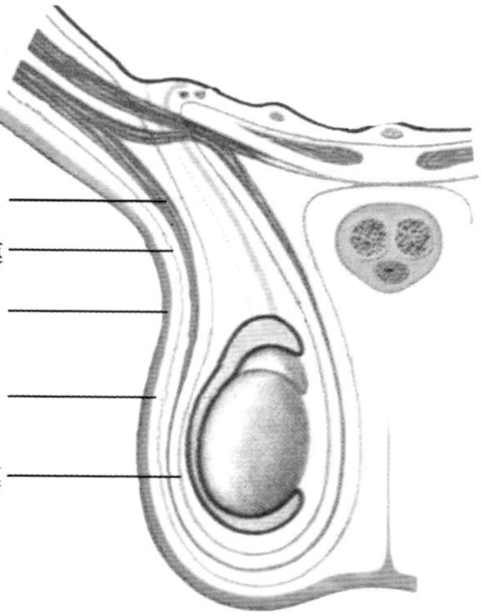

图 11-8 阴囊的结构模式图

（二）阴茎

阴茎（图 11-9）悬垂于耻骨联合的前下方。阴茎前部膨大为阴茎头，头的尖端有呈矢状位的尿道外口。后端为阴茎根，固定于耻骨下支、坐骨支和尿生殖膈上。头与根之间为圆柱形的阴茎体。阴茎头与体交接处缩细称阴茎颈。

阴茎主要由两条阴茎海绵体和一个尿道海绵体组成。阴茎海绵体左、右各一，位于阴茎的背侧，尿道海绵体位于阴茎海绵体的腹侧，尿道贯穿其全长。尿道海绵体前端膨大为阴茎头。

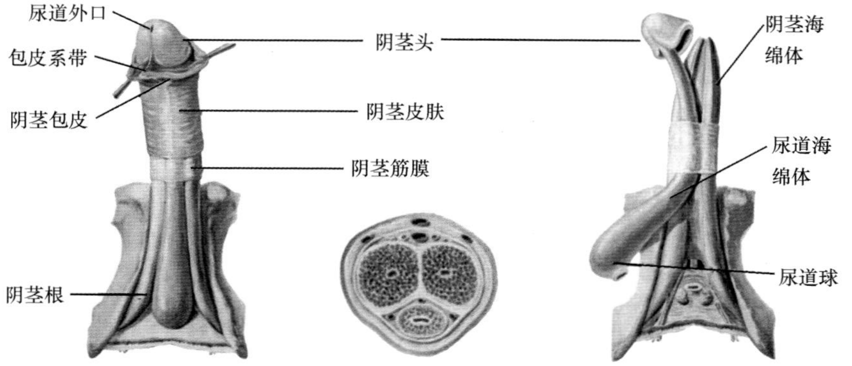

图 11-9 阴茎的外形与构造

阴茎海绵体和尿道海绵体的外面共同包有皮肤和浅、深筋膜。在阴茎的前端，阴茎的皮肤向前延伸并反折成双层的皮肤皱襞包绕阴茎头，称阴茎包皮。阴茎包皮与阴茎头的腹侧中线处有一皮肤皱襞，称包皮系带。幼儿包皮较长，包绕整个阴茎头，随年龄增长，包皮逐渐退缩。

(三) 男性尿道

男性尿道(图 11-10)为排尿和排精的共同通道,起于膀胱的尿道内口,止于阴茎头的尿道外口。

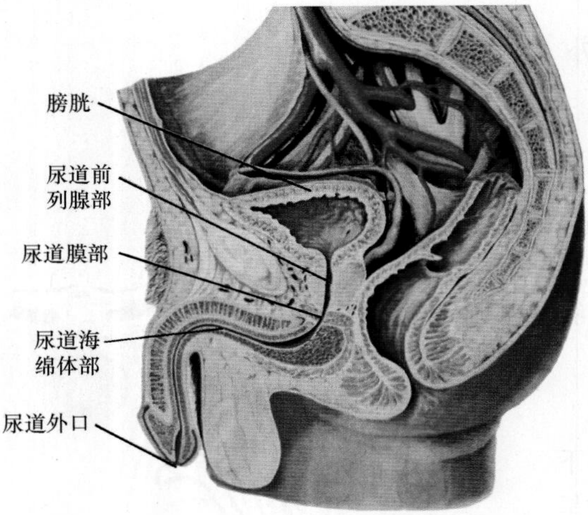

图 11-10 男性盆腔正中矢状切面

1. 尿道的分部 男性尿道分为前列腺部、膜部和海绵体部三部分。临床上把海绵体部称为前尿道,前列腺部和膜部称为后尿道。

(1) 前列腺部:为尿道穿过前列腺的一段,是尿道的最宽处。其后壁上有射精管和前列腺排泄管的开口。

(2) 膜部:为尿道穿过尿生殖膈的一段。短而窄,周围有尿道膜部括约肌环绕,该肌属横纹肌,受意识支配,可控制排尿。

(3) 海绵体部:为尿道穿过尿道海绵体的一段,最长。起始部膨大,称尿道球部,尿道球腺开口于此。

2. 尿道的狭窄和弯曲 男性尿道全长有三处狭窄和两个弯曲。三处狭窄分别位于尿道内口、膜部和尿道外口,其中以尿道外口最为狭窄。尿道的两个弯曲,一个是耻骨下弯,在耻骨联合下方,凹向上,此弯曲固定无变化;另一个为耻骨前弯,位于耻骨联合的前下方,凹向下,将阴茎向上提起时,此弯曲即可消失变直。临床上导尿或行膀胱镜检查时应注意这些结构特点。

第 2 节 女性生殖系统的解剖结构

女性内生殖器包括卵巢、输卵管、子宫、阴道和前庭大腺(图 11-11)。外生殖器即女阴。

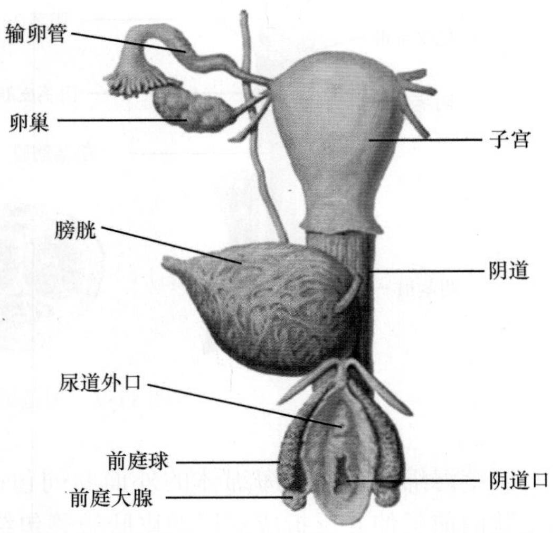

图 11-11 女性生殖系统概观

一、内生殖器

(一) 卵巢

卵巢是女性的生殖腺,其主要功能是产生卵子和分泌女性激素。

1. 卵巢的位置和形态 卵巢为成对的实质性器官,位于盆腔内,髂总动脉分叉处的下方,呈扁卵圆形,灰红色。性成熟前卵巢较小,表面光滑。性成熟期体积最大,由于多次排卵,其表面形成瘢痕,变得凹凸不平。绝经后逐渐萎缩(图 11-12)。

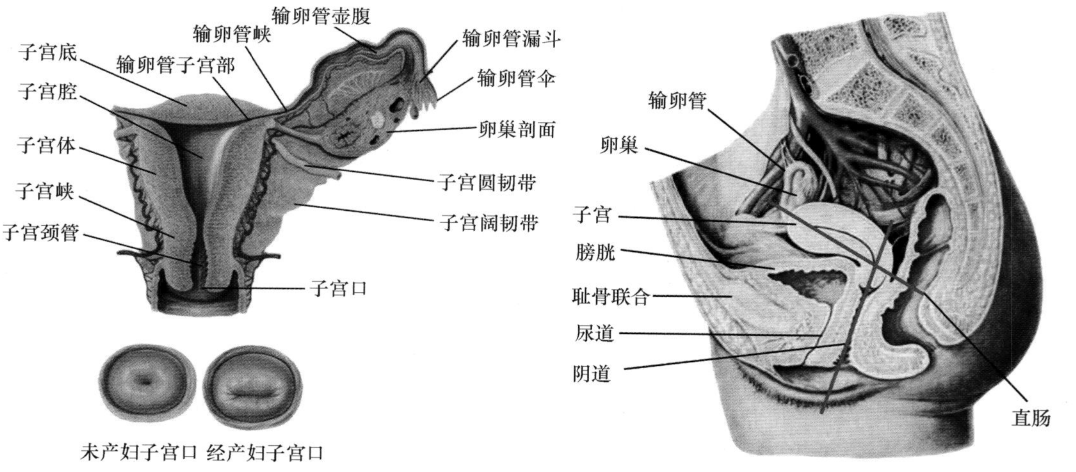

图 11-12　女性内生殖器

2. 卵巢的微细结构及卵泡的发育

成熟卵巢表面覆盖一层浆膜，其深面为薄层致密结缔组织构成的白膜。卵巢实质可分为两部：周围部称皮质，主要由不同发育阶段的卵泡和结缔组织构成；中央部称髓质（图 11-13），由疏松结缔组织、血管、淋巴管和神经组成。

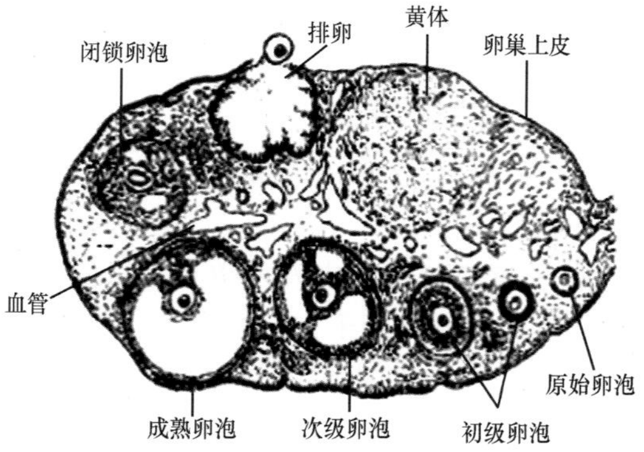

图 11-13　卵巢微细结构

女性出生时两侧卵巢内有 30 万～40 万个原始卵泡。青春期后，在垂体分泌的促性腺激素刺激下，每个月经周期中卵巢皮质内有一批卵泡发育，一般只有一个发育成熟并排卵；通常左、右卵巢交替排卵。女性一生排400～500 个卵，其余卵泡相继退化。绝经期后，排卵停止。卵泡的发育分三个阶段。

（1）原始卵泡：位于皮质浅层，体积小，由一个初级卵母细胞和周围一层扁平的卵泡细胞构成。

（2）生长卵泡：从青春期开始，原始卵泡开始发育。初级卵母细胞增大，卵泡细胞增生，由扁平变为立方形或柱状，由单层变为多层，最里面的一层柱状卵泡细胞呈放射状排列，称放射冠。在初级卵母细胞与放射冠之间出现一层均质状、折光性强、嗜酸性的透明带。随着卵泡细胞不断增生，卵泡细胞之间出现一些含液体的小腔并逐渐融合成一个大腔，称卵泡腔，腔内充满卵泡液。随着卵泡液增多，卵泡腔逐渐扩大，初级卵母细胞、透明带、放射冠及部分卵泡细胞突入卵泡腔内形成卵丘。

（3）成熟卵泡：生长卵泡发育到最后阶段为成熟卵泡。此时，卵泡细胞停止增殖，卵泡由于卵泡液急剧增多而体积显著增大，直径可超过 2cm；卵泡壁越来越薄，卵泡向卵巢表面突出。在排卵前，初级卵母细胞完成第一次减数分裂，形成次级卵母细胞和第一极体。

3. 排卵 成熟卵泡破裂,次级卵母细胞连同放射冠、透明带和卵泡液从卵巢排出的过程称排卵。排卵一般发生在月经周期的第 14 天。次级卵母细胞于排卵后 24h 内若不受精,即退化消失;若受精,则继续发育,完成第二次减数分裂,形成卵细胞和第二极体。

4. 黄体的形成与退化 排卵后,残留的卵泡细胞和卵泡膜细胞分化增殖形成一个具有内分泌功能的细胞团,新鲜时呈黄色,故称黄体。

若排出的卵没有受精,黄体维持 12~14 天后退化,称月经黄体。若受精,黄体则继续发育,直径可达 4~5cm,称妊娠黄体,妊娠黄体可维持 4~6 个月。黄体退化后被致密结缔组织替代,形成瘢痕,称为白体。

(二) 输卵管

输卵管(图 11-12)连于子宫底的两侧,是一对输送卵子的肌性管道。内侧端与子宫腔相通,外侧端开口于腹膜腔。输卵管细长弯曲,长 10~12cm,由内向外分为四部。①子宫部:位于子宫壁内,管径最细。②输卵管峡部:是子宫部向外延伸的部分,短而细,是输卵管结扎术的常选部位。③输卵管壶腹部:粗而弯曲,约占输卵管全长的 2/3,卵子通常在此部受精。④输卵管漏斗部:是输卵管外侧端膨大的部分,呈漏斗状,漏斗部中央有输卵管腹腔口开口于腹膜腔,卵巢排出的卵子由此口进入输卵管。漏斗的边缘有许多细长的指状突起,称输卵管伞,是手术时识别输卵管的标志。

(三) 子宫

子宫(图 11-12)为中空的肌性器官,主要由平滑肌构成,富于伸展性,为孕育胎儿和产生月经的场所。

1. 子宫的形态 成人未孕子宫,呈前后略扁的倒置梨形,自上而下可分为底、体、颈三部分。两侧输卵管子宫口水平以上钝圆的部分为子宫底。下段缩细呈圆柱状的部分为子宫颈,可分为伸入阴道内的子宫颈阴道部和阴道以上的子宫颈阴道上部。子宫底与子宫颈之间的部分称子宫体。在子宫颈与子宫体相接处稍狭细,长约 1cm,称子宫峡。在非妊娠期,子宫峡不明显;妊娠末期,此部可延达 7~11cm,产科常在此处进行剖宫取胎术。

子宫内腔分子宫腔和子宫颈管。子宫腔呈倒三角形,底向上,两侧与输卵管相通,向下通子宫颈管。子宫颈管,位于子宫颈内,呈梭形。上口通子宫腔,下口称子宫口,通阴道。未产妇的子宫口呈圆形;经阴道分娩的产妇子宫口则呈横裂状。

2. 子宫的位置 子宫位于骨盆腔的中央,膀胱与直肠之间,成年女性子宫的正常姿势呈前倾前屈位(图 11-12)。前倾是指子宫整体向前倾斜,子宫的长轴与阴道的长轴形成一个向前开放的钝角。前屈是指子宫体与子宫颈之间形成向前开放的钝角。

3. 子宫的固定装置 子宫的正常位置和姿势依赖于盆底肌的承托、子宫韧带的牵拉与固定。维持子宫正常位置的韧带如下。

(1) 子宫阔韧带(图 11-12):可限制子宫向两侧移动。

(2) 子宫圆韧带(图 11-12):其主要功能是维持子宫前倾。

(3) 子宫主韧带(图 11-14):防止子宫向下脱垂。

(4) 骶子宫韧带(图 11-14):参与维持子宫的前屈位。

4. 子宫的微细结构 子宫壁由外向内分为外膜、肌层和内膜。

(1) 外膜:大部分为浆膜,只有子宫颈为纤维膜。

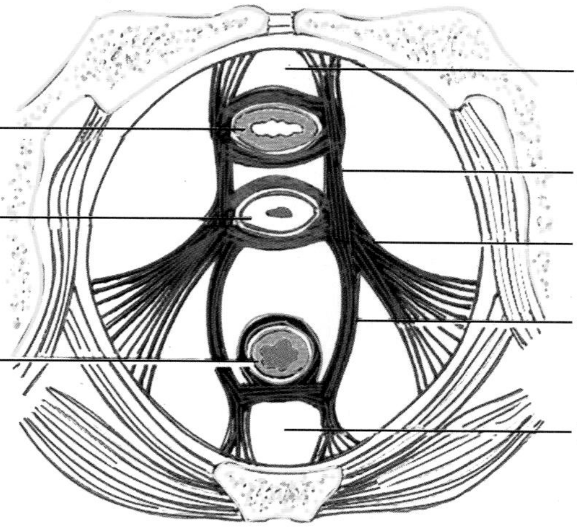

图 11-14 子宫的固定装置

(2) 肌层:由平滑肌构成,内含丰富的血管。

(3) 内膜:由单层柱状上皮和固有层构成。固有层较厚,含有大量血管和子宫腺。子宫内膜可分为浅部的功能层和深部的基底层。功能层较厚,自青春期始,受卵巢激素的影响,功能层发生周期性的剥脱和出血,即月经。基底层能增生、修复月经期后的功能层(图 11-15)。

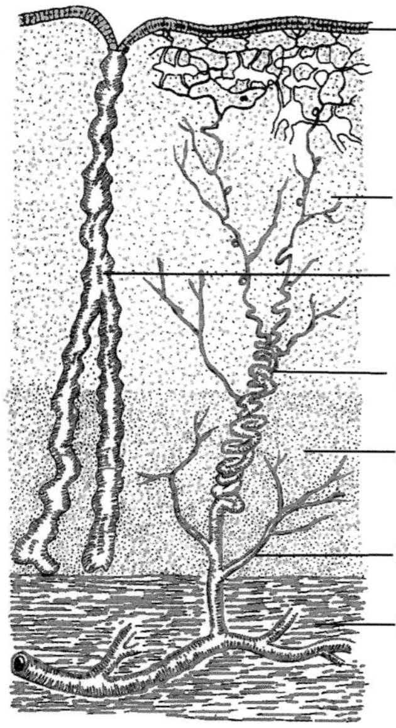

图 11-15 子宫壁的微细结构

(四) 阴道

阴道(图 11-11、图 11-12)是排出月经和娩出胎儿的器官。阴道位于盆腔中央,前邻膀胱和尿道,后邻直肠和肛管。上端包绕子宫颈阴道部,下端以阴道口开口于阴道前庭。在处女,阴道口周围有处女膜附着。阴道为前后略扁的肌性管道。其上端与子宫颈阴道部之间有一环形间隙称阴道穹。阴道穹后部最深,并与直肠子宫陷凹紧邻。

阴道黏膜形成许多环形皱襞。阴道上皮为复层扁平上皮,受雌激素的影响而发生周期性变化。

(五) 前庭大腺

前庭大腺左、右各一,形如豌豆,位于阴道口的后外侧、前庭球后端的深面。其导管开口于阴道口两侧的阴道前庭,其分泌物有润滑阴道的作用。

二、外生殖器

女性外生殖器又称女阴(图 11-16),包括阴阜、大小阴唇、阴道前庭、阴蒂和前庭大腺。

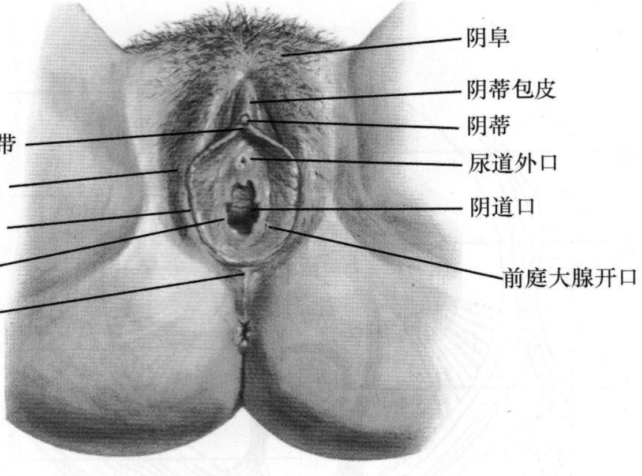

图 11-16　女性外生殖器

第 3 节　乳房和会阴

一、乳　房

男性乳房不发育，女性乳房为授乳器官。

（一）位置和形态

乳房（图 11-17）位于胸大肌的前面。成年女性乳房呈半球形，紧张而有弹性。乳房中央有乳头，其顶端有输乳管的开口。乳头周围的环形色素沉着区称为乳晕。

（二）结构

乳房外面覆盖皮肤，内部主要由乳腺和脂肪组织构成。乳腺被纤维组织分割成 15～20 个乳腺叶。每个乳腺叶有一条排泄管称输乳管，输乳管开口于乳头。乳腺叶和输乳管均以乳头为中心，呈放射状排列，乳腺手术时应采取放射状切口，以减少对输乳管的损伤（图 11-17）。

乳房表面的皮肤与深部的胸肌筋膜和乳腺之间，连有许多结缔组织小束，称乳房悬韧带，对乳房有支持和固定作用。乳腺癌时，乳房悬韧带缩短，牵拉皮肤，使皮肤表面形成许多点状小凹陷，形似橘皮样，是乳腺癌的早期体征之一。

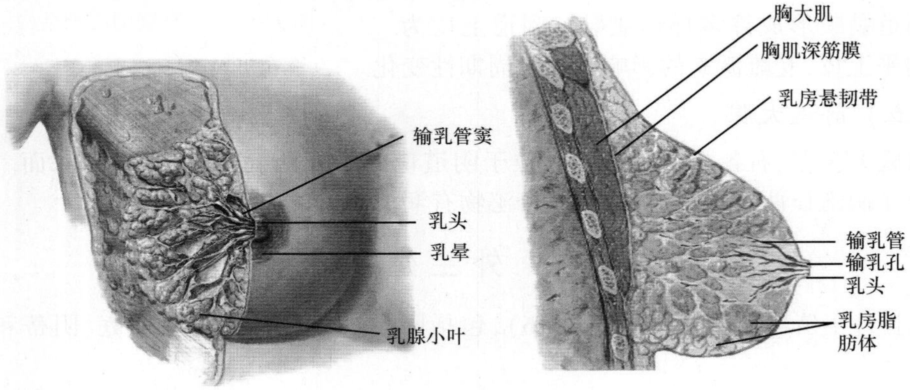

图 11-17　女性乳房

二、会　阴

会阴有广义和狭义之分。临床将肛门和外生殖器之间的狭小区域，称为狭义会阴，也称为产科会阴。女性分娩时该区伸展扩张较大，应注意保护，避免撕裂。广义的会阴是指封闭小骨盆下口的所有软组织。此区呈菱形，前方男性有尿道通过，女性有尿道和阴道通过；后方有肛管通过（图 11-18）。

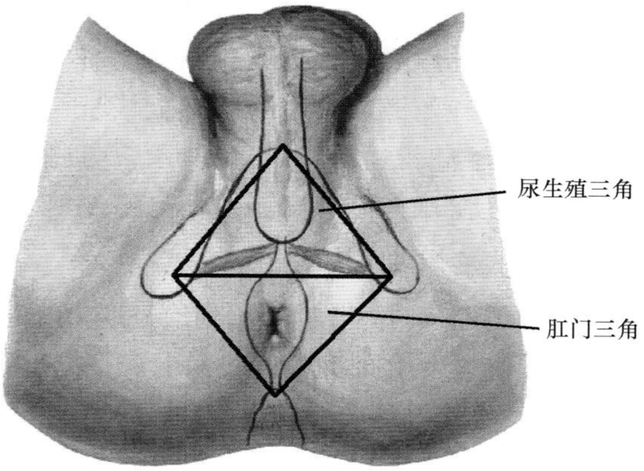

图 11-18　会阴的境界与分部

第 4 节　生殖系统的功能

一、男性生殖

男性的生殖功能主要包括睾丸的生精功能和内分泌功能等。

（一）睾丸的生精功能

精子由生精小管内的生精细胞发育而成，最原始的生精细胞是精原细胞。从青春期开始，在腺垂体促性腺激素的作用下，精原细胞分阶段发育成精子，其分化过程：精原细胞→初级精母细胞→次级精母细胞→精子细胞→精子。它们从管壁的基膜向管腔依次排列。

精子生成后，被移入附睾内储存并进一步发育成熟，同时获得运动能力。

（二）睾丸的内分泌功能

睾丸的间质细胞能分泌雄激素，主要为睾酮，其主要的生理作用有：①促进男性生殖器官的生长发育及副性征的出现；②维持生精作用；③维持正常性欲；④促进蛋白质合成，同时还能促进骨骼生长和红细胞生成等。

二、女性生殖

女性生殖功能主要包括卵巢的生卵功能、内分泌功能及子宫内膜的周期性变化等。

（一）卵巢的生卵功能

卵子由卵巢内的原始卵泡发育而成。女性进入青春期后，在垂体分泌的促性腺激素刺激下，每个月经周期中卵巢皮质内有一批卵泡发育，一般只有一个发育成熟并排卵，其余卵泡相继退化。绝经期后，排卵停止。卵泡发育的次序为：原始卵泡→生长卵泡→成熟卵泡。

（二）卵巢的内分泌功能

卵巢分泌的激素主要有雌激素和孕激素。

1. 雌激素的作用　雌激素由卵泡细胞和黄体分泌，其生理作用主要是促进女性生殖器官的生长发育和副性征的出现。具体作用有：①使子宫内膜发生增生期变化，血管和腺体增生，但腺体不分泌；②促进输卵管的运动，有利于精子和卵子的运行；③刺激阴道上皮细胞增生、角化并合成大量糖原，使阴道分泌物呈酸性，增强阴道抗菌能力；④刺激乳腺导管和结缔组织增生,促进乳腺发育。

2. 孕激素的作用 孕激素由黄体分泌,其生理作用是保证胚泡着床和维持妊娠。具体作用有:①在雌激素作用的基础上,使子宫内膜进一步增生,并出现分泌期的改变;②抑制子宫和输卵管运动,有安胎作用;③促进乳腺腺泡发育,为产后泌乳做准备;④促进机体产热,使基础体温升高。

(三) 月经周期

1. 月经周期 自青春期开始到绝经期,在卵巢分泌的雌激素和孕激素的周期性作用下,子宫内膜随之发生周期性变化,称月经周期。每个月经周期大约 28 天,是从月经的第 1 天起至下次月经来潮的前一天止。月经周期中,子宫内膜的形态结构变化通常分为 3 期。

(1) 增生期:为月经周期的第 5~14 天。在卵泡分泌的雌激素作用下,子宫内膜增厚,血管、腺体增生,但腺体不分泌。此期末,卵巢内的卵泡成熟并排卵。

(2) 分泌期:为月经周期的第 15~28 天。排卵后,卵巢内黄体形成。在黄体分泌的雌激素和孕激素作用下,子宫内膜进一步增生,子宫腺迂曲并分泌黏液。

(3) 月经期:为月经周期的第 1~4 天。排出的卵未受精,月经黄体退化,雌激素和孕激素水平急剧下降,子宫内膜崩溃、出血,即月经来潮,月经出血 30~100ml,内含纤维蛋白溶解酶,故月经血不凝固。月经期子宫内膜脱落形成创面易感染,应注意经期保健。

2. 月经周期形成的原理 月经周期的形成主要是下丘脑-腺垂体-卵巢轴作用的结果(图 11-19)。

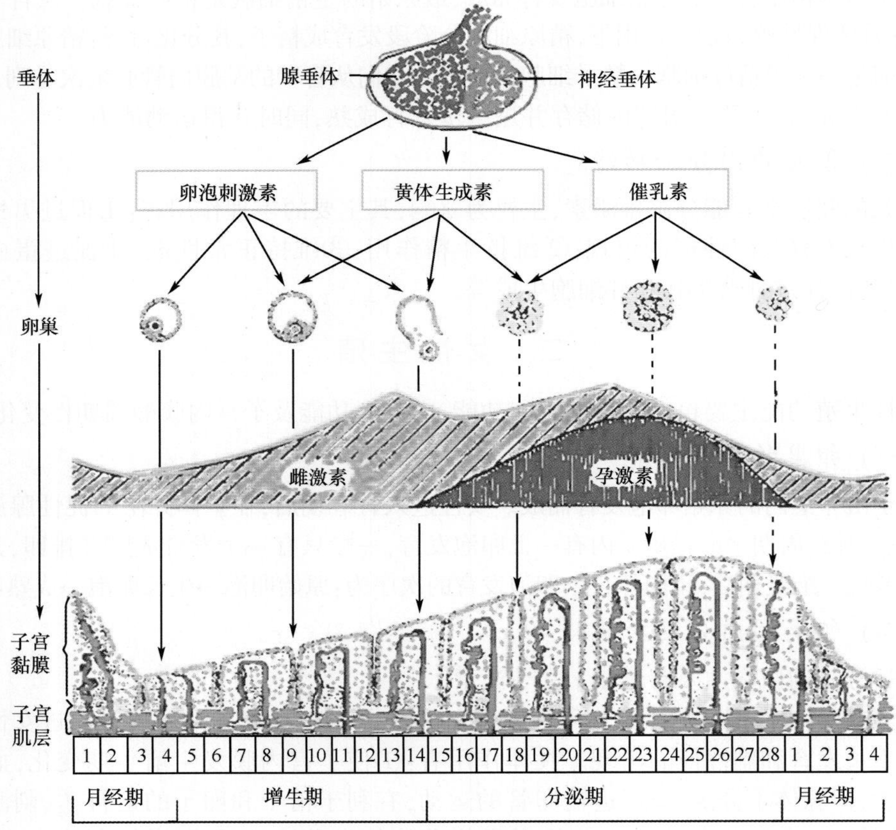

图 11-19 月经周期形成机制

（1）增生期的形成：下丘脑分泌的促性腺激素释放激素（GnRH）增多，使腺垂体分泌卵泡刺激素（FSH）和黄体生成素（LH）增多。FSH使卵泡生长发育成熟，与LH共同作用，使卵泡分泌雌激素。在雌激素的作用下，子宫内膜呈增生期的变化。增生期末，血中雌激素浓度达高峰，通过正反馈使GnRH分泌增加，进而使FSH，特别是LH分泌增加，引起成熟卵泡破裂，发生排卵。

（2）分泌期和月经期的形成：排卵后的卵泡壁细胞在LH的作用下，形成黄体并继续分泌雌激素和大量孕激素。这两种激素使子宫内膜呈分泌期的变化。排卵后8~10天，雌、孕激素在血中的浓度达高峰，对下丘脑-腺垂体起负反馈作用，抑制GnRH、FSH、LH的分泌。由于LH减少，黄体开始退化、萎缩，使雌激素、孕激素分泌迅速减少。子宫内膜失去这两种激素的支持而崩溃出血，形成月经。

随着血中雌激素、孕激素浓度降低，对下丘脑-腺垂体的抑制解除，卵泡又在FSH的作用下生长发育，新的月经周期开始。

第5节　胚胎学基础

人体胚胎发育始于受精卵，经历约38周（约266天），此过程分为两个阶段：第一阶段是指第1~8周的发育阶段，称胚胎期，包括受精、卵裂、胚泡形成、植入和三胚层的形成及分化、胎膜和胎盘等；第二阶段是指9~38周的发育阶段，称胎儿期。

一、受精、卵裂与胚泡

（一）受精

受精是指精子与卵子结合形成受精卵的过程称受精。

1. 受精的过程　受精一般发生在排卵后的24h内，地点多在输卵管壶腹部。受精时，已获能的精子释放顶体酶，溶解放射冠及透明带与卵子接触，然后，精、卵细胞膜融合，精子的核与胞质进入卵子。卵子受到精子的激发，迅速完成第二次减数分裂，形成成熟的卵子。此时精、卵的核分别称雄性原核和雌性原核，两者汇合后，受精卵形成（图11-20）。

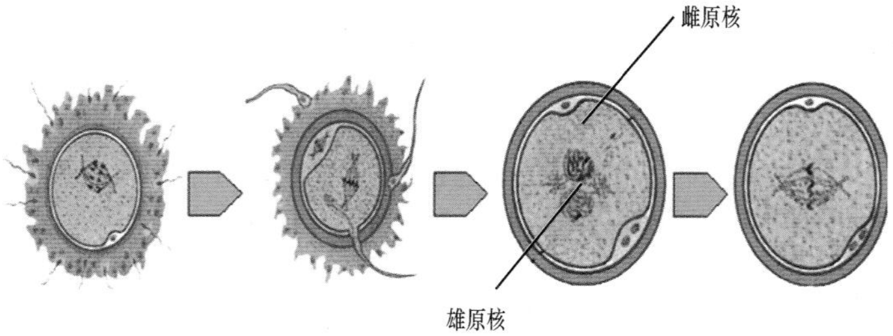

图11-20　受精过程

2. 受精的意义

（1）受精标志着新生命的开始。

（2）受精卵染色体恢复为23对染色体。

（3）决定性别。

(二)卵裂

受精卵一边向子宫腔方向运行,一边分裂。受精卵进行的有丝分裂称卵裂,产生的细胞称卵裂球。到第3天,卵裂球达12~16个细胞,形成实心的形似桑葚的结构,称为桑葚胚。此时,卵裂球已经由输卵管进入子宫腔(图11-21)。

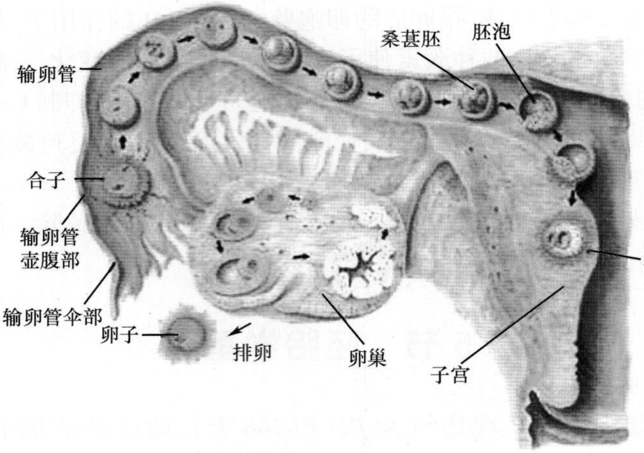

图11-21 从排卵到植入过程示意图

(三)胚泡形成

桑葚胚进入子宫腔后,其细胞继续分裂,逐渐形成一个含液体的泡腔,称为胚泡。构成胚泡的细胞,称滋养层。其内腔称胚泡腔,胚泡腔的一侧有一细胞团附于滋养层,称内细胞群,内细胞群附着处的滋养层称极端滋养层。

二、植入与蜕膜

(一)植入

胚泡埋入子宫内膜的过程称植入或着床。

1. 植入的时间 植入于受精后第5~6天开始,第11~12天完成。

2. 植入的过程 植入时,极端滋养层首先与子宫内膜接触,并分泌蛋白水解酶将子宫内膜溶蚀,胚泡由此逐渐埋入子宫内膜。

3. 植入的部位 植入部位即将来形成胎盘的部位,通常在子宫体部或底部,多见于后壁。若植入位置靠近子宫颈内口,会形成前置胎盘;若植入在子宫以外部位,称异位妊娠或宫外孕。

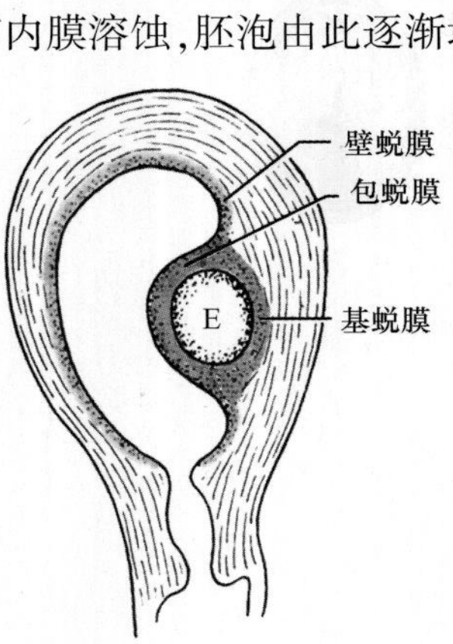

图11-22 蜕膜

(二)蜕膜

胚泡植入后,子宫内膜功能层即改称蜕膜,并随分娩而脱落。蜕膜分为三部分(图11-22):①基蜕膜,是位于胚胎深面;②包蜕膜,覆盖于胚胎表面;③壁蜕膜,是其余部分的蜕膜。随着胚胎的生长发育,包蜕膜与壁蜕膜逐渐相贴融合,子宫腔消失。

三、 三胚层的形成与分化

（一）内胚层和外胚层的形成

随着胚泡的发育，胚泡的内细胞群增殖分化，逐渐形成两层细胞：靠近胚泡腔的一层称为内胚层；内胚层与极端滋养层之间的称外胚层。内胚层和外胚层紧密相贴，形成一个圆盘状结构，称胚盘（图 11-23）。胚盘的外胚层面为背面，内胚层面为腹面。胚盘是形成胎儿的原基。在内、外胚层形成的同时，外胚层的背侧出现一个腔，称羊膜腔，由羊膜上皮围成。在内胚层的腹侧出现一囊，称卵黄囊。

（二）中胚层的形成

第 3 周初，外胚层正中线的一侧，细胞增殖形成一条细胞索，称原条。原条的细胞分裂增殖并向深部迁移，进入内、外胚层之间，并在此形成新的细胞层，称中胚层（图 11-23）。胚盘由两个胚层演化成具有三个胚层的胚盘。

在胚胎发育过程中，三胚层的细胞经过分化和增殖，逐渐形成人体的各种细胞核组织，各种组织又构成人体的器官。

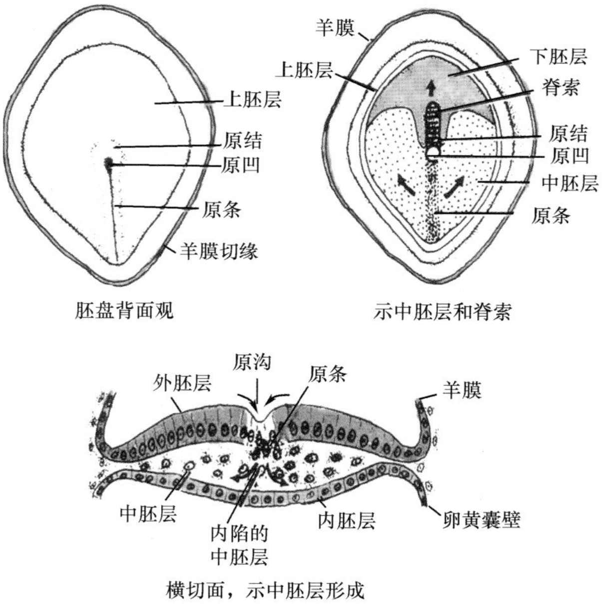

图 11-23　三胚层胚盘

四、 胎膜与胎盘

（一）胎膜

胎膜是胎儿发育中的附属结构，包括绒毛膜、羊膜、卵黄囊和脐带。

1. 绒毛膜　由滋养层和胚外中胚层发育而成。胚胎第 2 周末，滋养层增殖，形成许多细小的突起，称为绒毛。此时胚泡的滋养层就称为绒毛膜。在绒毛内的胚外中胚层形成血管（内含胎儿血液）。最初绒毛膜表面都有绒毛，后来，与包蜕膜相邻的绒毛退化逐渐消失称平滑绒毛膜；而与基蜕膜相邻的绒毛发育旺盛，称丛密绒毛膜。

绒毛膜的功能主要是从母体的子宫吸收营养物质，供给胚胎生长发育，同时排出胚胎的代谢产物。

2. 羊膜 为半透明薄膜，是由羊膜上皮和胚外中胚层组成，附于胚盘周缘。羊膜腔位于胚盘的背侧，腔内充满羊水。羊水主要由羊膜分泌，又不断地被羊膜吸收、被胎儿吞饮，故羊水不断更新。羊膜和羊水对胚胎和母体起保护作用。

3. 卵黄囊 人类卵黄囊内卵黄，不发达，退化早。

4. 脐带 是连于胚体与胎盘间的条索状结构，外覆羊膜，由两条脐动脉和一条脐静脉以及结缔组织构成。是胎儿和母体之间进行物质交换的重要通道。

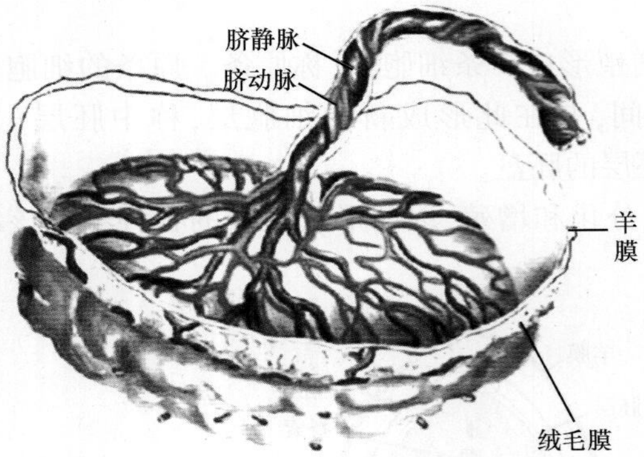

图 11-24 胎盘

（二）胎盘

1. 胎盘的形态结构 胎盘是由胎儿的丛密绒毛膜与母体的基蜕膜共同组成的圆盘形结构（图 11-24）。其胎儿面有羊膜及脐带附着。母体面由 15～20 个胎盘小叶组成，小叶间的基蜕膜形成胎盘隔，胎盘隔之间的腔隙称绒毛间隙，其内充满母体血液，绒毛浸于其中。

2. 胎儿与母体的物质交换

（1）胎盘屏障：在胎盘内，胎儿和母体的血液循环在各自封闭的管道系统内进行，互不相混，但能进行物质交换。胎儿血与母体血在胎盘内进行物质交换所通过的结构，称胎盘屏障。胎盘屏障能阻止母体血中的大分子物质进入胎儿体内，但对于抗体、大多数药物、部分病毒、螺旋体无屏障作用，故孕妇用药需慎重。

（2）交换过程：母体血液由子宫动脉至螺旋动脉流入绒毛间隙，再由基蜕膜的小静脉回流入子宫静脉。胎儿血液经由脐动脉进入绒毛内毛细血管时，血液即透过胎盘屏障与绒毛间隙中的母体血液进行物质交换，然后再由小静脉汇入脐静脉。

3. 胎盘的功能

（1）物质交换：胎儿通过胎盘从母体血中获得营养和 O_2，排出代谢产物和 CO_2。

（2）内分泌功能：胎盘能够分泌多种激素，对维持妊娠起重要作用。主要有绒毛膜促性腺激素、绒毛膜促乳腺生长激素、孕激素和雌激素等。

五、分　娩

分娩是指成熟的胎儿及其附属物从子宫娩出体外的过程。人类的妊娠期约 38 周。在妊娠末期，子宫平滑肌的兴奋性提高，最后引起强烈而有节律的收缩，驱使胎儿离开母体。

小结

男、女性生殖系统均由内、外生殖器组成。生殖系统的主要功能是产生生殖细胞、繁殖新个体和分泌性激素、维持性功能、激发和维持第二性征。

男性内生殖器包括生殖腺（睾丸）、输精管道（附睾、输精管、射精管、尿道）和附属腺（精囊、前列腺、尿道球腺）。睾丸产生精子。附属腺的分泌物参与精液的组成。外生殖器包括阴囊和阴茎。

女性内生殖器包括生殖腺(卵巢)、输卵管道(输卵管、子宫、阴道)和附属腺(前庭大腺)。卵巢产生的卵子,排至腹膜腔,经输卵管腹腔口进入输卵管,在输卵管受精后移至子宫,而后植入子宫内膜发育成胎儿。分娩时,胎儿经子宫和阴道娩出。前庭大腺的分泌物有润滑阴道的作用。外生殖器即女阴。

乳房呈半球形,位于胸前部第3~6肋之间,由皮肤、乳腺、脂肪组织和纤维组织构成。会阴有广义和狭义之分。

人体胚胎发育包括生殖细胞的产生、受精、胚胎发育及分娩等重要环节。

精、卵结合形成受精卵的过程称受精。它标志着新生命的开始。受精卵经卵裂形成桑葚胚、胚泡。胚泡接触并埋入子宫内膜的过程称植入,植入部位异常会严重影响后期妊娠或分娩的进行。蜕膜包括基蜕膜、包蜕膜和壁蜕膜。胚胎通过蜕膜获取营养,三胚层逐渐形成并分化,形成的结构主要有胚盘、原条、脊索等,其中,胚盘是人体发生的原基。

胚胎的发育依赖于胎膜和胎盘的支持、保护、营养等。胎膜包括绒毛膜、羊膜、卵黄囊、尿囊和脐带。胎盘连接母体与胎儿,不断进行物质交换,兼具内分泌功能等。

自 测 题

一、名词解释

1. 精索 2. 排卵 3. 黄体 4. 月经 5. 会阴 6. 受精 7. 植入 8. 胎盘

二、单项选择题

1. 男性生殖腺是( )
A. 前列腺 B. 尿道球腺
C. 精囊 D. 睾丸
E. 附睾

2. 输精管的描述哪一项是错误的( )
A. 长约50cm B. 发部位
C. 管腔较粗,管壁较薄 D. 起自附睾
E. 结扎部位在精索部

3. 关于前列腺的叙述错误的是( )
A. 是最大的男性附属腺
B. 分为前列腺底、前列腺体和前列腺尖三部分
C. 前叶是前列腺肿瘤的好发部位
D. 老年时常形成前列腺肥大
E. 其分泌物是末端扩大成输精管壶腹

4. 射精管开口于( )
A. 尿道内口 B. 尿道膜部
C. 尿道球部 D. 尿道前列腺部
E. 尿道海绵体部

5. 在男性,经直肠前壁可触及( )
A. 精囊 B. 输精管
C. 射精管 D. 前列腺
E. 尿道球腺

6. 后尿道是指( )
A. 前列腺部与海绵体部
B. 膜部、前列腺部和海绵体部
C. 海绵体部
D. 膜部和海绵体部
E. 前列腺部和膜部

7. 卵巢属于( )
A. 生殖腺 B. 输卵管道
C. 附属腺 D. 外生殖器
E. 以上都不对

8. 合成和分泌孕激素的细胞( )
A. 卵泡细胞
B. 黄体细胞
C. 卵泡细胞和黄体细胞
D. 子宫上皮细胞
E. 输卵管上皮细胞

9. 结扎输卵管常选( )
A. 输卵管子宫部 B. 输卵管峡
C. 输卵管漏斗部 D. 输卵管壶腹部
E. 输卵管伞

10. 直肠子宫陷凹穿刺部位( )
A. 阴道穹前部 B. 阴道穹后部
C. 阴道穹左侧部 D. 阴道穹右侧部
E. 以上均不是

11. 卵子受精的部位通常在( )
A. 子宫 B. 阴道

C. 输卵管子宫部　　D. 输卵管壶腹部
E. 输卵管漏斗部

12. 有关输卵管的说法正确的是(　　)
A. 位于卵巢系膜内
B. 全程在子宫阔韧带上缘
C. 全长分 4 部分
D. 腹腔口是手术时识别输卵管的标志
E. 女性结扎常选在壶腹部

13. 经过腹股沟管的结构是(　　)
A. 子宫阔韧带　　B. 子宫圆韧带
C. 卵巢固有韧带　　D. 输卵管系膜
E. 子宫系膜

14. 尿生殖区和肛区的分界线是(　　)
A. 两侧坐骨结节之间的连线
B. 两侧髂结节之间的连线
C. 两侧坐骨棘之间的连线
D. 两侧耻骨结节之间的连线
E. 两侧髂前上棘之间的连线

15. 人体胚胎在母体内发育的时间是(　　)
A. 266 天　　B. 280 天
C. 300 天　　D. 40 周
E. 以上都错误

16. 胚泡是由(　　)
A. 受精卵形成　　B. 卵裂球形成
C. 桑葚胚形成　　D. 胎膜形成
E. 胎盘形成

三、简答题

1. 雄激素的生理功能有哪些？
2. 男性导尿应注意哪些问题？
3. 试述子宫的形态与分部及子宫的位置和固定装置。
4. 雌激素和孕激素的作用各有哪些？
5. 何为月经周期？月经周期中子宫内膜有哪些变化？
6. 简述受精的意义。
7. 简述胎盘的功能。

（朱　刚）

第 12 章 感觉器官

引言:“月有阴晴圆缺,人有喜怒悲欢”。生活就像一道菜,有酸,有甜,有苦,有辣,各种不同的味道,交织在一起,让生活变得多姿多彩。人生活在五彩缤纷的世界里,是怎样感受到的呢?各种感觉是怎样产生的?因为,我们机体上存在有许多感觉器官,如眼睛就像一架高级数码照相机,所以我们能看到物体;耳朵就像一个声音换能器,能感受声音;皮肤就像一个非常灵敏的感受器,能感受到冷热等刺激。那么,它们具有什么样的结构?这些结构的组成各有何特点和功能?下面就像你对手机的兴趣一样去探讨学习吧。

案例

白 内 障

刘某,女性,67 岁,左、右眼先后出现眼前有阴影,且渐进性、无痛性视力减弱,双眼有畏光现象,左眼有复视,右眼有多视现象,散瞳后,裂隙灯显微镜检查晶状体有浑浊改变。综合临床表现及相关检查确诊为:老年性白内障。

感觉器官也称感觉器,是机体接受内、外环境中各种刺激的器官。感觉器官由感受器及其附属结构组成,如视器、前庭蜗器、嗅器、味器和皮肤等。感受器在接受了内、外环境的刺激后,把刺激转化为神经冲动,经感觉神经和中枢神经系统的传导通路传至大脑皮质的特定中枢,产生相应的感觉。

第 1 节 视觉器官结构

视器又称眼,由眼球和眼副器两部分组成。

一、眼 球

眼球由眼球壁及其内容物两部分组成。眼球位于眶内,近似球形,前有眼睑保护,后经视神经连于脑。眼球前、后两极之间的连线称眼轴(图 12-1)。

(一) 眼球壁

眼球壁从外向内由三层膜构成,即外膜、中膜和内膜(图 12-1、图 12-2)。

1. 外膜 又称**纤维膜**,由坚韧的致密结缔组织构成,具有保护眼球内容物和维持眼球形态的作用。外膜分角膜和巩膜两部分。

(1) 角膜:占外膜的前 1/6,无色透明,呈球面向前凸,有折光作用。角膜无血管,但神经末梢丰富,故感觉十分灵敏,临床上常利用该特点做角膜反射检查,以判断患者的昏迷程度。患角膜炎时可疼痛剧烈,角膜损伤后常导致失明。

(2) 巩膜:占外膜的后 5/6,不透明,呈乳白色。在巩膜与角膜交界处深部有一环形小管,称巩膜静脉窦,为房水回流的通道。

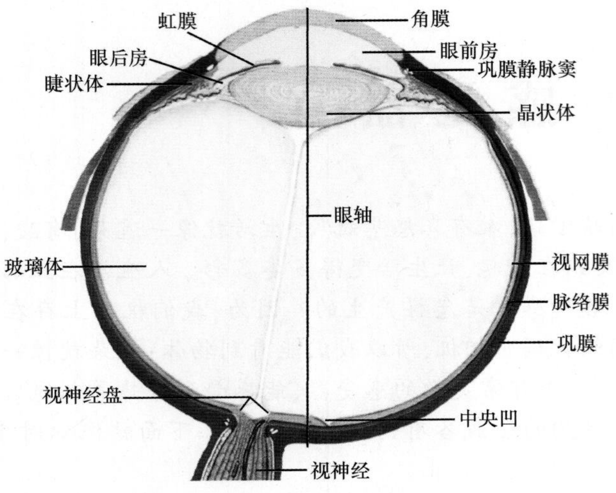

图 12-1　眼球的结构

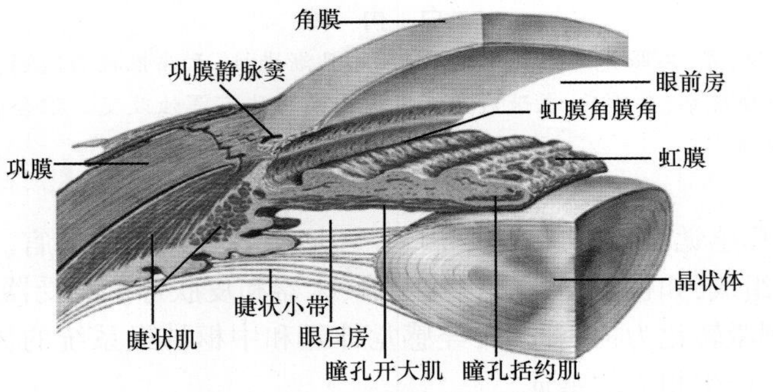

图 12-2　眼球前半部后面观

2. 中膜　又称血管膜或色素膜，位于外膜的内面，含有丰富的血管和色素，呈棕黑色，有营养眼球和遮光的作用。从前向后分为虹膜、睫状体和脉络膜三部分。

(1) 虹膜：位于角膜后方，呈冠状位棕黑色圆盘状薄膜(图 12-2)，其中央的圆孔称**瞳孔**，直径为 2.5~4mm，光线经此孔进入眼球内。虹膜上有 2 种排列方向不同的平滑肌，即环绕在瞳孔周围的瞳孔括约肌和呈放射状排列的瞳孔开大肌，受自主神经调节，可使瞳孔缩小或开大。外界光线强弱或视物的远近可反射性地改变瞳孔大小，具有调节进入眼球内光线量的作用。

虹膜把角膜与玻璃体之间的腔隙分成眼前房和眼后房，两者借瞳孔相通，其内填充有房水。在前房内，虹膜与角膜交界处形成前房角，又称虹膜角膜角。

(2) 睫状体：位于虹膜外后方，角膜与巩膜移行处的内面，为中膜增厚的部分，呈环状。睫状体内含平滑肌称为**睫状肌**，其前部较厚，有放射状的突起称睫状突。睫状突发出的睫状小带与晶状体相连。睫状肌收缩与舒张通过睫状小带可改变晶状体的厚度，具有调节晶状体的曲度和产生房水的作用(图 12-2)。

(3) 脉络膜：位于巩膜的内面，约占中膜的后 2/3，富含血管和色素细胞，具有营养眼球壁和吸收散射光线的作用。

3. 内膜　又称视网膜，衬贴于中膜的内面，为眼球壁的最内层，是一种高度分化的神经组织。按其部位和功能不同分为虹膜部、睫状体部和视部。前两部分别贴附于虹膜和睫状体的内面,无感光作用,又称盲部。视部在脉络膜内面,即通常所指的视网膜,具有感光作用。

视网膜分为2层,外层为色素上皮,内层为神经部。色素上皮由一层胞质内含有大量黑色素颗粒的细胞,可防止过强光线对感光细胞的损害。神经部贴于色素上皮内面,由外向内由3层神经细胞构成,依次为:感光细胞、双极细胞和节细胞。感光细胞有视锥细胞和视杆细胞两种,是光的感受器。双极细胞和节细胞均为联络神经元,具有传导视觉神经冲动的作用(图12-3)。

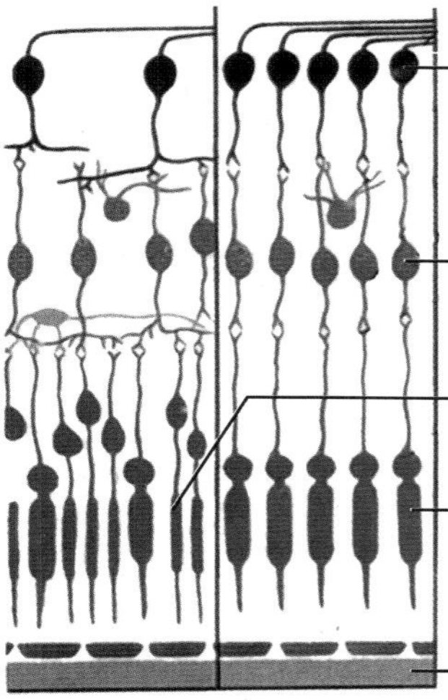

图12-3 视网膜的微细结构示意图

神经节细胞的轴突汇集于眼球后部,形成视神经并穿出眼球。借助于眼底镜观察,视网膜上有两个重要结构。①视神经盘:位于视网膜后部中央偏鼻侧处,为直径1.5mm的圆盘形或椭圆形隆起,也称视神经乳头。它是视神经的起始处,也是视网膜中央动、静脉自此穿过的部位,此处无感光细胞,称**盲点**。②黄斑:位于视神经盘颞侧3~4mm处的一黄色小区,其中央凹陷处称为**中央凹**,由密集的视锥细胞构成,是感光、辨色最敏锐的部位(图12-4)。

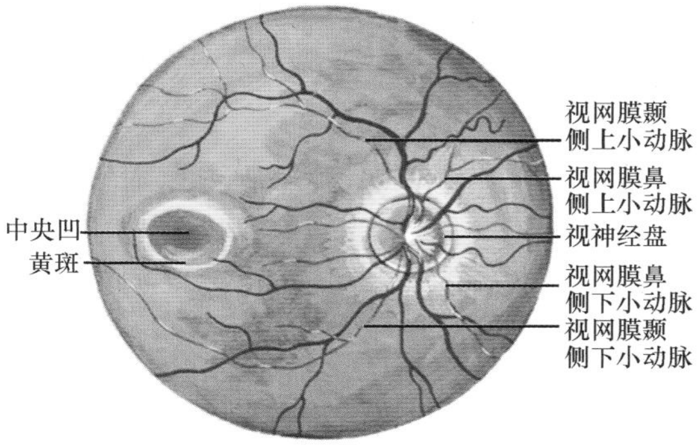

图12-4 眼底像模式图(右侧视网膜后部)

(二)眼球内容物

眼球内容物包括房水、晶状体和玻璃体三部分(图12-1、图12-2),是无血管分布的透明结构,与角膜共同组成折光系统。

1. 房水 填充于眼房内,为无色透明液体,由睫状体产生。具有折光、营养和维持眼内压力的作用。

房水的产生及循环途径:睫状体产生房水→眼后房→瞳孔→眼前房→虹膜角膜角→巩膜静脉窦→眼静脉。正常情况下,房水的产生和排出经常保持动态平衡。若房水循环回流受阻,滞留于眼房内,会造成眼压升高而影响视力,称为青光眼。

2. 晶状体 位于虹膜与玻璃体之间,为富有弹性的双凸透镜状,无色透明。晶状体周缘借睫状小带与睫状体相连,故曲度可随睫状肌的舒缩而改变,以调节视远物或视近物时,其光线都能聚焦于视网膜上,形成清晰的物像。凡各种原因导致晶状体混浊而造成的视力降低或致盲,称为白内障。

3. 玻璃体 填充于晶状体与视网膜之间,为无色透明的胶状物质,具有折光和支撑视网膜的作用。

链　接

眼与照相机

眼睛与照相机的光学结构非常相似，眼看物体时就像照相机拍照一样。角膜相当于照相机的镜头，巩膜犹如照相机的外壳，血管膜构成了照相机的暗箱，虹膜如同照相机可调节的光圈，可控制进入眼的光线量，晶状体相当于凸透镜，视网膜就是感光装置或胶片。但是人眼这部超高级照相机的调节和适应各种光照的能力，就是当前最高级的照相机也相形见绌。

二、眼 副 器

眼副器包括眼睑、结膜、泪器和眼球外肌等，具有保护、支持和运动眼球的功能。

1. 眼睑　俗称眼皮，分上睑和下睑，位于眼球前方，具有保护眼球的作用。眼睑的结构由浅入深为皮肤、皮下组织、肌层、睑板和睑结膜（图 12-5）。

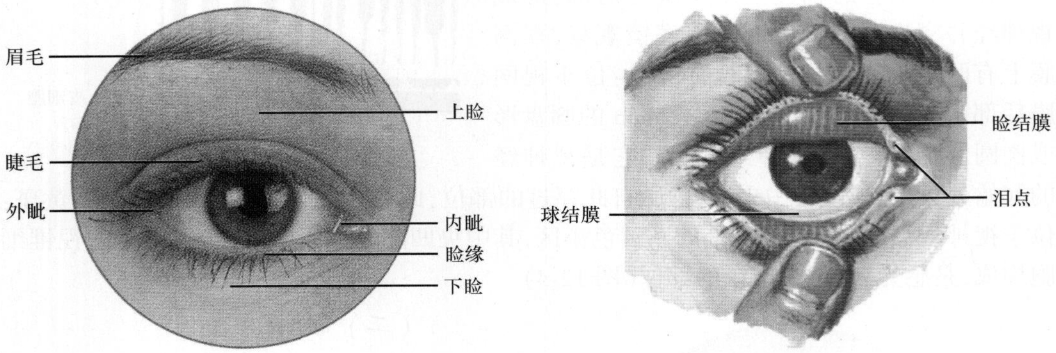

图 12-5　眼睑与结膜

2. 结膜　为富含血管的光滑透明薄膜，分睑结膜和球结膜，球结膜为覆盖于巩膜前部表面的部分。

3. 泪器　由泪腺和泪道组成。泪腺位于眶上外方的泪腺窝内，可分泌泪液。泪道包括泪点、泪小管、泪囊、鼻泪管。泪液可经泪道流入鼻腔（图 12-6）。

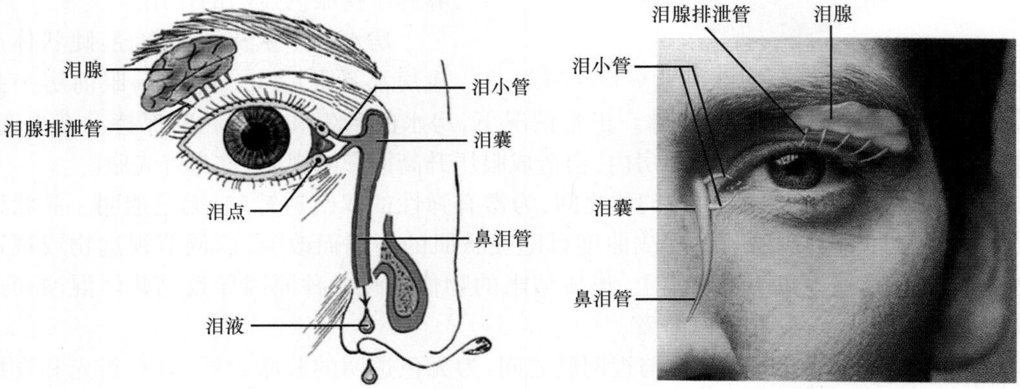

图 12-6　泪器

4. 眼球外肌 分布于眼球周围,共 7 块,即上睑提肌、上直肌、下直肌、内直肌、外直肌、上斜肌和下斜肌。上睑提肌位于上睑,可上提上睑,其余 6 块肌均运动眼球(图 12-7)。

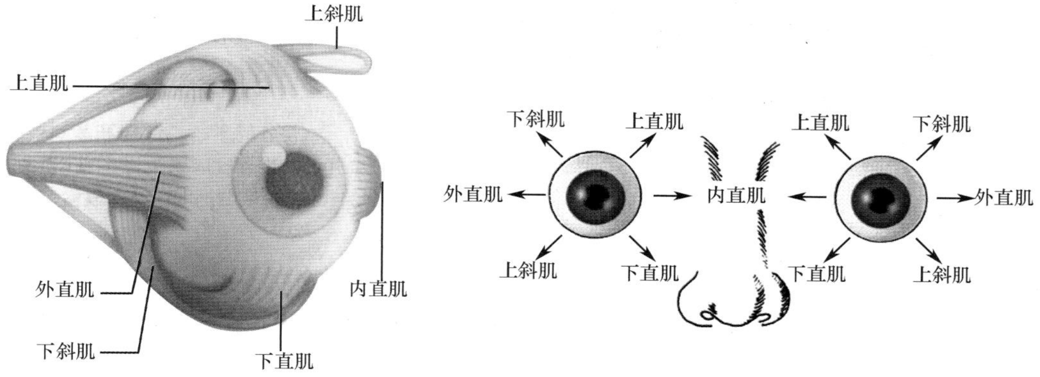

图 12-7 眼球外肌及运动方向示意图

三、眼的血管

1. 眼动脉 是颈内动脉入颅后的第一分支,经视神经管出颅到眶,分布于眼球及眼副器等处。其中最主要的是视网膜中央动脉,穿行于视神经内,至视盘处分为颞侧上、下动脉和鼻侧上、下小动脉,但黄斑区中央凹无血管分布。

2. 眼静脉 主要静脉有视网膜中央静脉,眼各处的静脉汇合后形成眼静脉,向前与内眦静脉相通,向后进入海绵窦(图 12-4)。

视网膜的动、静脉可用眼底镜观察,对判断动脉硬化和颅内病变有一定的帮助。

第 2 节 位听觉器官结构

位听觉器官又称为耳,也称为前庭蜗器,包括听觉器官和位置觉器官。耳分为 3 部分,即外耳、中耳、内耳(图 12-8)。

一、外 耳

外耳由耳郭、外耳道和鼓膜三部分组成。

1. 耳郭 俗称**耳廓**,位于头部的两侧,由皮肤和软骨组成,下部无软骨部分为耳垂,是临床常用的采血部位(图 12-8)。

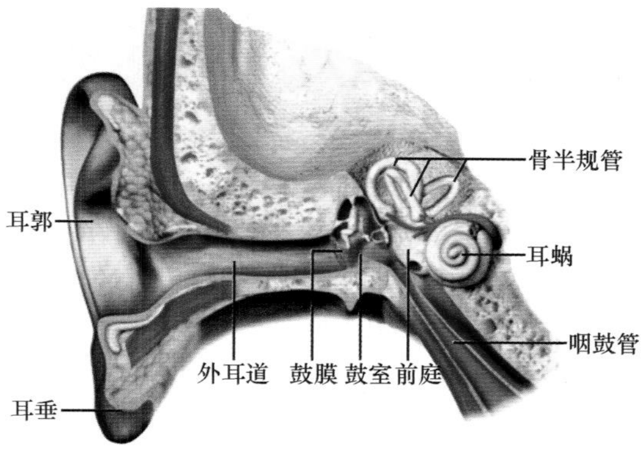

图 12-8 耳模式图

2. 外耳道 是位于外耳门至鼓膜之间的弯曲通道,长度为 2 ~ 2.5cm。外耳道分为外 1/3 的软骨部和内 2/3 的骨性部。外耳道内覆盖有皮肤,内含有耵聍腺,分泌耵聍,有保护外耳道皮肤的功能。

3. 鼓膜 位于外耳道与中耳的鼓室之间的椭圆形半透明薄膜。分为前上方 1/4 的松弛部和后下方 3/4 的紧张部,活体观察时可见到紧张部锥形的反光区称光锥(图12-9)。鼓

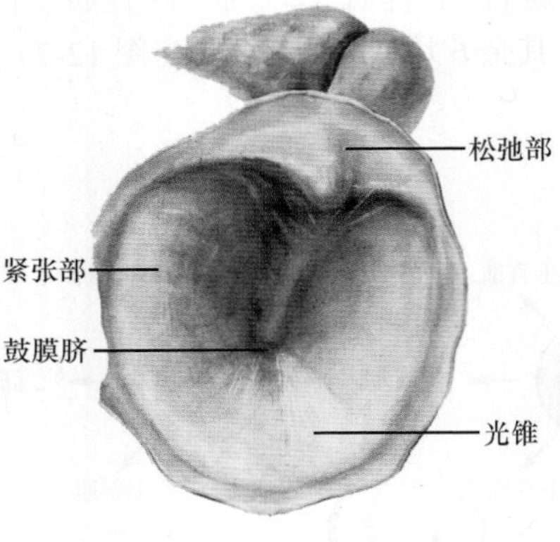

图 12-9　鼓膜

膜可随声波振动，并牵动中耳听骨链振动。

二、中　耳

中耳包括鼓室、听小骨、咽鼓管和乳突小房等部分。

1. 鼓室　为颞骨岩部内含有空气的小腔隙，介于鼓膜与内耳之间，室腔内面覆有黏膜，向前借咽鼓管与鼻咽相通，向后经乳突窦与乳突相通。内有听小骨和运动听小骨的肌等，鼓室有 6 个壁(图 12-10)。

2. 听小骨　位于鼓室腔内，是全身最小的骨，每侧 3 块，从外向内依次为锤骨、砧骨和镫骨，其借关节相连构成听骨链，锤骨柄连于鼓膜，镫骨底覆盖前庭窗，在声波传递过程中起减小振幅、增加压强的传导和调节作用(图 12-11)。

3. 咽鼓管　为连通咽与鼓室之间的管道(图 12-10)。空气可经此管进入鼓室，以保持鼓室内、外压力的平衡，维持鼓膜的正常位置、形状和良好的振动性能。当咽鼓管阻塞，室内空气逐渐被吸收，可造成鼓膜内陷产生耳鸣、影响听力等症状。

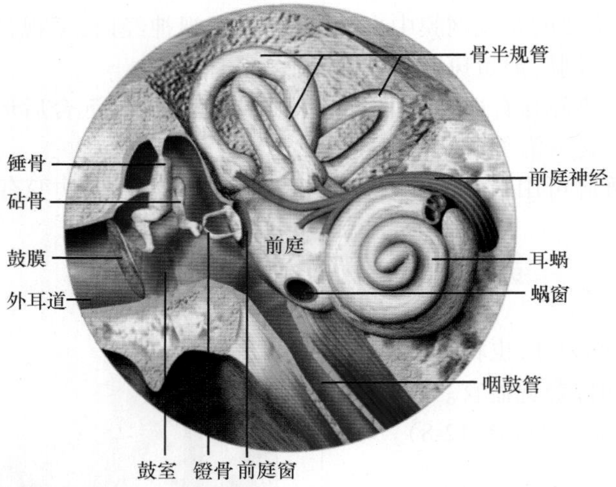

图 12-10　中耳和内耳模式图

成人咽鼓管长而弯曲，而幼儿的咽鼓管短而平，管径相对较大，食物(如乳汁)易从咽鼓管流入中耳，咽部的感染也易沿此管进入鼓室，发生化脓性感染称中耳炎。

4. 乳突小房　为颞骨乳突内的许多含气的小腔隙，互相连通，向前经乳突窦开口于鼓室后壁上部。

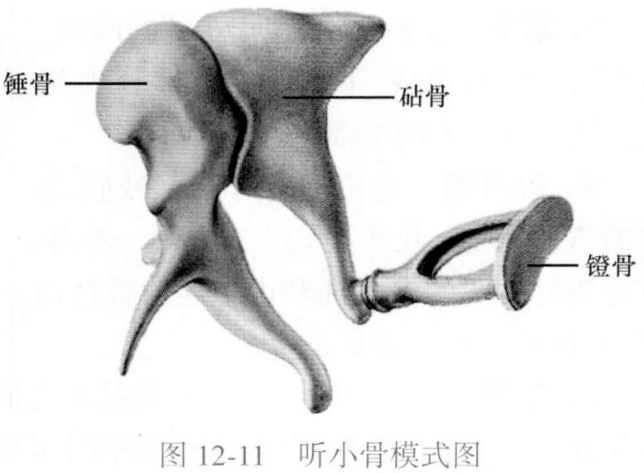

图 12-11　听小骨模式图

三、内　耳

内耳又称迷路，位于颞骨岩部骨质内，由两套复杂的管道系统组成，即骨迷路和膜迷路。骨迷路是颞骨岩部骨密质构成的骨性管道，膜迷路是套在骨性管道内的膜性管和囊，两者形状基本相似。两迷路之间的间隙充满外淋巴，膜迷路内含内淋巴，内、外淋巴之间互不相通(图 12-12)。听觉和位置觉感受器位于膜迷路内。

(一) 骨迷路

骨迷路由后外向前内分为三部分，即骨半规管、前庭和耳蜗。

1. 骨半规管　为三个半环状相互垂直排列的骨性管道，包括前、后和外侧骨半规管，三个骨半规管借其骨脚连于前庭，骨脚的膨大部称为骨壶腹。

2. 前庭　位于骨迷路的中部，呈椭圆形空腔，是耳蜗与骨半规管之间的膨大部分，其外侧壁上有前庭窗(卵圆窗)和蜗窗(圆窗)，内侧壁为内耳道的底。前庭向前通耳蜗，向后通骨半规管。

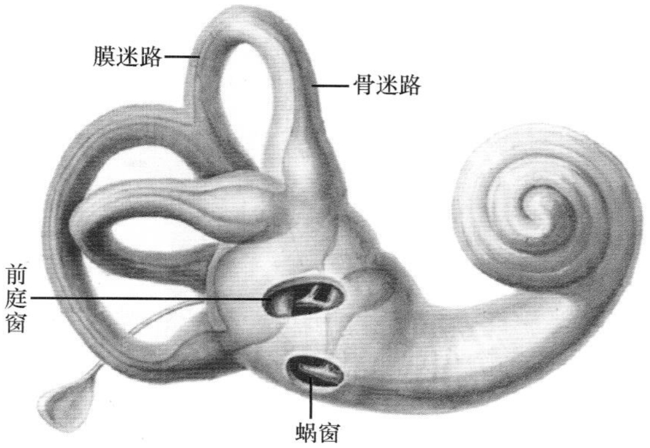

图 12-12　骨迷路与膜迷路

3. 耳蜗　位于前庭的前方，形如蜗牛壳，蜗底朝向内耳道底，蜗顶朝向前外方。耳蜗由骨螺旋管围绕蜗轴约两圈半形成，蜗轴向骨螺旋管内伸出骨螺旋板(图 12-13)。

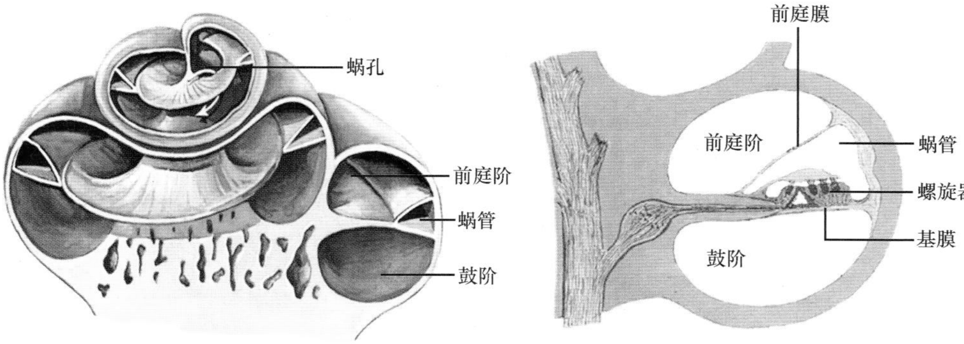

图 12-13　耳蜗与螺旋器

(二) 膜迷路

膜迷路为结缔组织构成的小管和小囊，分为膜半规管、椭圆囊和球囊、蜗管三部分(图 12-12)。

1. 膜半规管　位于同名骨半规管内，为结缔组织构成的半环状管道。在骨壶腹内的膜半规管相应膨大，称膜壶腹，其内壁上有突向腔内的嵴状突起，称为壶腹嵴，是位置觉感受器。

2. 椭圆囊和球囊　位于前庭内，椭圆囊位于后上方与膜半规管相通，球囊位于前下方与蜗管相连。两囊相互连通，其内壁上分别有椭圆囊斑和球囊斑，是位置觉感受器。

3. 蜗管 位于耳蜗螺旋管内，为前庭阶与鼓阶之间的膜性管道，横切面上呈三角形，其上壁为前庭膜，其下壁为基膜。基膜上有螺旋器，是听觉感受器（图 12-13）。

链 接

耳与雷达

耳就像是人体内的“雷达”，是一名优秀的“侦查员”，专司捕捉外界的声波、内部的位置和运动的信号，完成听觉和位置觉功能。耳郭和外耳道相当于雷达的天线，收集和输送声波信号，鼓膜是放大器，鼓室是一个工作房间，听骨链是房间中的声波传送装置，将声波传入内耳。内耳是雷达的核心接收装置，蜗管基膜上的螺旋器是听觉感受器，前庭内的椭圆囊、球囊和半规管内的壶腹嵴是位置觉感受器，它们把接受的刺激翻译成电信号，通过神经专线报告给最高司令部——大脑皮质，完成听觉和位置觉，并做出相应的反应。

第3节 皮 肤

一、皮肤的微细结构

皮肤覆盖于体表，总面积达 1.2~2m^2，约占体重的 16%，是人体面积最大的器官。皮肤分为表皮和真皮两层（图 12-14）。

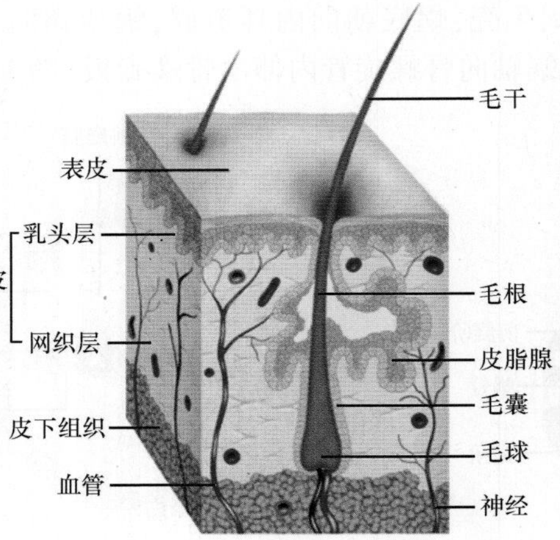

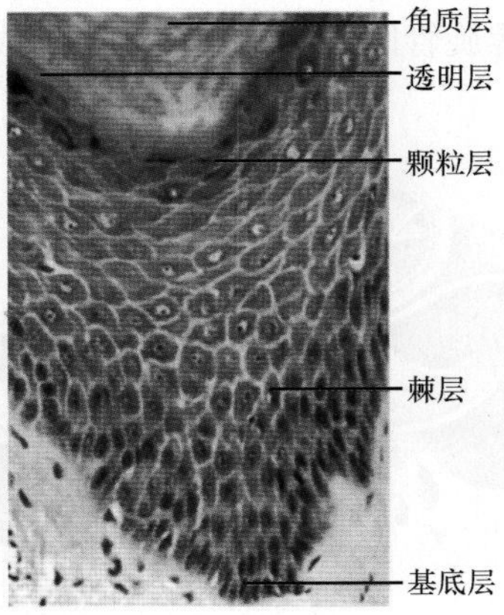

图 12-14 皮肤微细结构与表皮模式图

（一）表皮

表皮位于皮肤的浅层，由角化的复层扁平上皮构成。无血管分布，但有丰富的神经末梢。由深至浅可分为基底层、棘层、颗粒层、透明层和角质层，其表浅的细胞不断死亡脱落，形成皮屑，深层的细胞则不断增殖加以补充。基底层含有少量黑色素细胞，能产生黑色素，吸收紫外线，保护皮肤。黑色素细胞的多少决定着人的肤色。

链 接

青霉素的皮肤过敏试验

临床上使用青霉素等某些药物，常可引起过敏反应，甚至发生过敏性休克，严重时危及生命。因此，在应用此类药物时，除需详细询问用药史、过敏史和家族史外，还必须做药物的皮肤过敏试验；将少许稀释后的药液注入表皮与真皮之间，20min 后观察反应结果，以确定能否应用此种药物。注射部位多选择在前臂掌面下 1/3 处。真皮结构致密，使药液不易扩散，但因神经末梢极为丰富，局部疼痛较重。

（二）真皮

真皮位于表皮与皮下组织之间，由致密结缔组织构成，含有血管、神经、淋巴管、感受器、毛囊、皮脂腺、汗腺等结构，真皮可分为乳头层和网状层（图 12-14）。

皮肤覆盖于体表，有保护机体深部结构、感受刺激、调节体温、排泄和吸收等多种功能。

二、皮肤的附属器

皮肤的附属器（图 12-14）包括毛、皮脂腺、汗腺、指（趾）甲。

1. 毛 人体皮肤除了手掌、足底等处外，均有毛分布。毛分为毛干、毛根和毛球三部分，其中毛球是毛和毛囊的生长点。在毛囊的一侧有竖毛肌，收缩时能使毛竖起。

2. 皮脂腺 多位于毛囊与竖毛肌之间，其导管开口于毛囊或直接开口于皮肤表面。皮脂腺排出的皮脂有润滑和保护毛发的作用。

3. 汗腺 遍布于全身大部分皮肤内，以手掌和足底等处最多，分为分泌部和导管两部分。分泌部位于真皮深层皮下组织内，导管开口于皮肤表面的汗孔。汗腺分泌是机体散热的主要方式，具有调节体温、湿润皮肤和排泄部分代谢产物的作用。此外，在腋窝、乳晕、会阴等处还有大汗腺。

4. 指（趾）甲 位于指和足的背面，主要由甲体和甲根构成，甲根附着处的上皮为甲母质，是甲体的生长区，指（趾）甲具有保护和感觉等功能。

第 4 节 感觉器官的生理功能

一、概　　述

感觉是指人脑对直接作用于感觉器官的客观事物个别属性的反映，其产生是通过感受器、感觉神经通路和大脑皮质三部分的共同活动来完成。**感受器**是指机体专门接受内、外环境刺激的特殊装置，本质是感觉神经末梢。感受器在接受了内、外环境的刺激后，把刺激转化为神经冲动，经感觉传导通路传至大脑皮质，产生相应的感觉。**感觉器官**是由感受器及其附属结构组成，如视器，前庭蜗器等。

感受器的种类较多，结构繁简不一，功能各异，分布于人体各部，不同的感受器接受不同的刺激。感受器可分为三类。①外感受器：分布于皮肤、口腔和鼻腔的黏膜、视器和内耳的耳蜗，可感受外环境的刺激变化，如触、压、温、痛、光线、声波、气味等刺激。②内感受器：分布于内脏、血管等处，可感受内环境的刺激变化，如压力、牵拉、膨胀、疼痛等刺激。③本体感受器：分布于肌、腱、关节和前庭等处，感受本体内刺激的变化。

各种感受器的结构和功能虽然各不相同，在感受刺激时都存在有适宜刺激、换能作用、编码作用和适应现象四个生理特征。

二、 眼的视觉功能

（一）眼的折光功能及调节

1. 眼的折光系统 由角膜、房水、晶状体和玻璃体组成，完成折光功能。外界光线进入眼球，需要经过折光系统的多次折射，最后聚焦于视网膜上，形成缩小倒立的实像，由感光细胞感受并转化为神经冲动，经传导通路至大脑皮质，产生视觉。

2. 眼的调节 当眼看 6m 以外的远物时，从物体上各点发出的光线，在通过瞳孔时可认为近似平行光线，经眼的折光系统折射后，不需要调节，恰好聚焦在视网膜上形成清晰的物像。当眼看 6m 以内的近物时，则从物体上发出光线进入眼内呈不同程度的辐散状，经折光系统折射后成像在视网膜之后，故视物不清。此时需要通过眼的调节，才能成像于视网膜上。这种通过眼的调节能看清近物的过程，称为眼的调节（视调节），调节方式有 3 种。

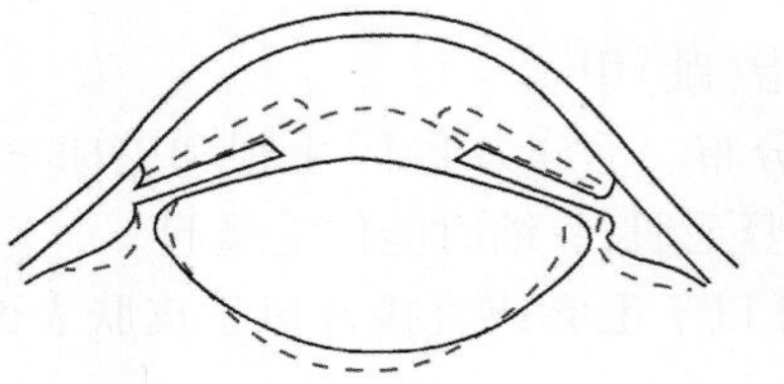

图 12-15 晶状体的调节示意图

（1）晶状体调节：是眼调节的主要方式，眼看近物时，副交感神经兴奋，睫状肌的环形纤维收缩，睫状小带松弛，晶状体因自身弹性变凸，折光力增强，视物清晰。眼的调节力主要决定于晶状体变凸的最大限度，常用近点表示。近点是指人眼能看清物体的最近距离。正常情况下，近点越近，眼的调节力越强，表明晶状体弹性越好（图 12-15）。晶状体弹性可随年龄增长而弹性降低，眼的调节力下降。一般 45 岁以后调节能力明显减退，近点变远，这时看远物正常，看近物模糊，称老视，需配戴凸透镜矫正。

（2）瞳孔调节：包括两种反射。①瞳孔近反射：指看近物时，在晶状体凸度增加的同时瞳孔缩小。具有调节进入眼内的光线量而保护视网膜，同时减少球面像差和色差使成像清晰。②瞳孔对光反射：是指看强光时瞳孔缩小，看弱光时瞳孔扩大。具有在强光下保护视网膜和在弱光时能看清物体的功能。该反射是双侧性的，其中枢在中脑。临床上通过检查该反射可用以判断中枢神经系统病变的部位、全身麻醉的深浅度及病情的危重程度。

（3）双眼球会聚：看近物时，双侧眼球同时向鼻侧聚合，避免复视。

3. 眼的折光异常 包括近视、远视和散光（图 12-16）。

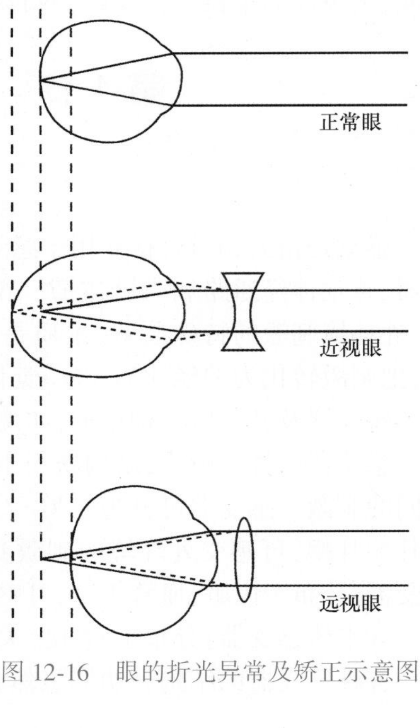

图 12-16 眼的折光异常及矫正示意图

（1）近视：由于眼球前后径过长或折光能力过强，故远物发出的平行光线被聚焦在视网膜之前，而视物模糊。近视眼视近物时，由于近物发出的是辐散光线，故眼不需调节或只做较小程度的调节，就能使光线聚焦在视网膜上，因此近视眼的近点小于正常眼。可配戴凹透镜矫正。

（2）远视：由眼球前后径过短引起。远视眼在看远物时，所形成的物像落在视网膜之后，若是轻度远视，经适当调节可以看清物体。看近物时，物像更后移，晶状体的调节即使达到最大限度也难于看清物体。可见，远视眼无论看近物或看远物都需要眼的调节，容易产生疲劳。可配戴凸透镜矫正。

（3）散光：多数是由于角膜表面不呈正球面所致，角膜表面不同方位的曲率半径不相等，平行光线进入眼内不能在视网膜上聚焦成一点，造成视物不清或物像变形。可配戴圆柱形透镜纠正。

（二）眼的感光功能

1. 视网膜感光细胞的功能

（1）视锥细胞：主要分布在视网膜的中央，对光的敏感度差，只能感受强光，对物体的分辨能力强，可产生精确视觉和分辨颜色。具有维持昼或强光觉和辨色功能。

（2）视杆细胞：主要分布在视网膜的周边，对光的敏感度强，能感受弱光刺激，对物体的分辨能力差，不能分辨颜色。具有维持夜或暗光觉功能(图 12-3)。

2. 视网膜的光化学反应 视网膜的感光细胞中存在感光物质，在受到光刺激时，首先发生光化学反应，把光能转换成生物电，在神经节细胞诱发动作电位，传向视觉中枢。

目前对视杆细胞的感光物质研究比较清楚，它是由视蛋白和视黄醛构成的一种色素蛋白，称为视紫红质。视紫红质的光化学反应是可逆的，在光照下，视紫红质迅速分解为视蛋白和视黄醛，并刺激视杆细胞膜发生电位改变。在暗处视黄醛与视蛋白又重新合成视紫红质(图 12-17)。

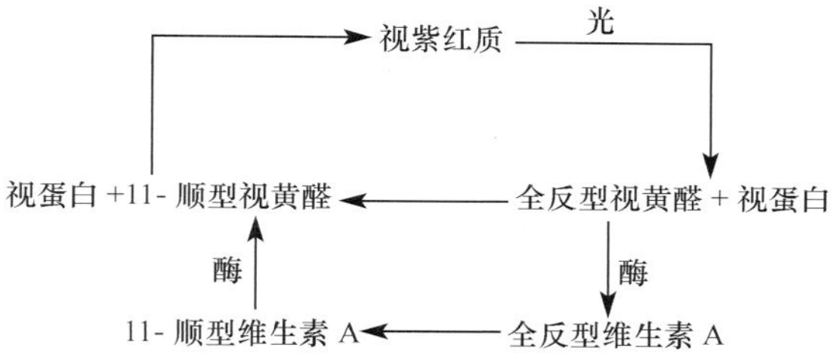

图 12-17 视紫红质的光化学反应

视紫红质在分解和再合成的过程中，部分视黄醛被消耗，需要维生素 A 来补充。若维生素 A 缺乏，影响暗视觉，引起**夜盲症**。

3. 色觉与色觉障碍

（1）色觉是指人眼分辨颜色的能力，是视锥细胞的功能，视网膜上有感红、感蓝和感绿三种视锥细胞，当不同波长的光线照射视网膜时，这三种细胞会发生不同程度的兴奋，从而产生不同颜色的视觉。

（2）色觉障碍分色盲和色弱两种。**色盲**是指对全部或某种颜色缺乏分辨力，多由遗传因素引起，常见有**红绿色盲**。色弱则是辨别颜色能力降低，多由后天因素引起。

（三）与视觉有关的生理现象

1. 视力 也称**视敏度**，是指眼对物体细微结构的最大分辨能力。通常以辨别两点之间的最小距离为判断标准，视力表即据此原理而设计的，是视力测定的最常用方法。

2. 视野 是单眼在正视前方固定不动时所能看到的空间范围，临床上检查视野有助于视网膜和视神经等病变的诊断。

3. 暗适应与明适应 人由亮处突然进到暗处，起初看不清物体，经过一定时间后，视敏度逐渐升高，称为暗适应。相反，人从暗处来到强光下，最初感到光亮耀眼不能视物，但稍待片刻后又能恢复视觉，称为明适应。

三、耳的位、听觉功能

（一）前庭功能

前庭功能又称位置觉及运动觉功能，是通过前庭器官来完成的。前庭器官包括椭圆囊和球囊、三个半规管。

1. 椭圆囊斑和球囊斑 为头部空间位置及直线变速运动的位置觉感受器，当头部空间位置与做直线变速运动时，可刺激椭圆囊斑和球囊斑，引起兴奋并将冲动传至中枢，产生头部空间位置改变和直线运动的感觉。

2. 三个半规管 其内的壶腹嵴是感受头部旋转变速运动的位置觉感受器。当头部进行不同方向的旋转运动时，可刺激壶腹嵴，引起兴奋并将冲动传至中枢，产生头部旋转运动的感觉。

前庭器官在受刺激而产生不同位置感觉和运动觉的同时，还产生各种姿势调节反射和内脏功能的变化，称为前庭反应。当位置觉感受器受到过强或过久的刺激时，可引起一系列内脏性功能反应，如恶心、呕吐、眩晕、皮肤苍白、心率加快、血压下降等。部分人此现象特别明显，表现为晕车、晕船症等。

（二）感音功能

声波传入内耳，是引起听觉的前提。声波传至内耳的途径有 2 条（图 12-18）。

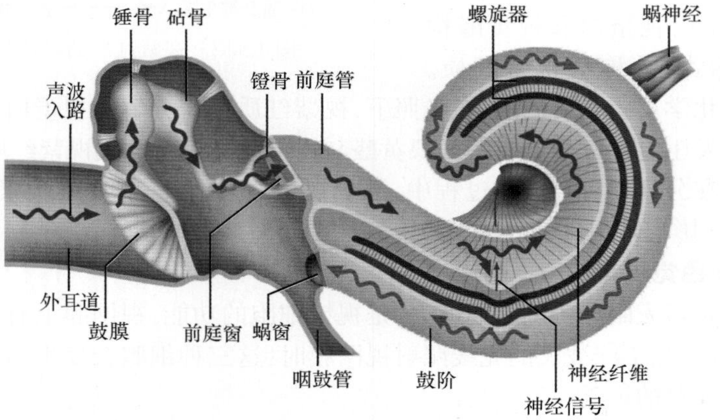

图 12-18 声波传导途径

（1）气传导：声波经外耳道引起鼓膜振动，再经听骨链和前庭窗进入内耳，是气传导的主要途径。当听骨链损坏时，气传导可通过鼓膜振动后，由鼓室内的空气振动，经蜗窗再传至内耳，但其听力将明显下降，是气传导的次要途径。

（2）骨传导：声波直接引起颅骨的振动，继而引起颞骨内的内淋巴振动。

正常情况下骨传导敏感性比气传导要差，几乎不能感到其存在。临床上可通过检查患者气传导和骨传导受损的情况，判断听觉异常产生的部位和原因。

小结

感觉器官由感受器及其附属结构组成，主要有视器、位听器和皮肤等。感受器是指机体专门接受内、外环境刺激的特殊装置。

视器由眼球和眼副器组成。眼球包括眼球壁和内容物，眼球壁又分为外膜、中膜和内膜。眼球内容物包括房水、晶状体和玻璃体，并与角膜共同组成折光系统。眼副器有保护、支持和运动眼球的功能。

眼具有折光和感光两个功能。折光系统的作用是使入眼的光线经折射后在视网膜上形成清晰的物像。在视近物时眼要做相应的调节，主要是通过晶状体变凸来实现。眼的折光异常包括近视、远视和散光。感光系统的作用是接受光的刺激，并把光能转变为电信号，由视神经传入中枢。视网膜的视锥细胞产生昼视觉和色觉，视杆细胞产生暗视觉。

耳可分为外耳、中耳、内耳三部分。听觉功能包括外耳、中耳的传音功能和内耳耳蜗的感音功能。内耳的位置觉和运动觉功能是由前庭器官来完成，包括椭圆囊和球囊、半规管。

皮肤覆盖于体表，分为表皮和真皮两层。皮肤有保护机体深部结构、感受刺激、调节体温、排泄和吸收等多种功能。

自 测 题

一、名词解释

1. 感受器　2. 视盘　3. 黄斑　4. 视力
5. 瞳孔对光反射

二、单项选择题

A 型题

1. 组成视器的结构(　　)
   A. 眼球壁和眼副器　B. 眼球壁和眼内容物
   C. 眼球和眼副器　D. 眼球和眼内容物
   E. 眼内容物和眼副器
2. 角膜(　　)
   A. 占眼球纤维膜的前 5/6
   B. 无感觉神经末梢
   C. 有丰富的血管
   D. 有丰富的色素
   E. 占眼球纤维膜的前 1/6
3. 眼球的内膜是(　　)
   A. 角膜　B. 巩膜
   C. 视网膜　D. 脉络膜
   E. 虹膜
4. 瞳孔位于(　　)
   A. 角膜　B. 虹膜
   C. 脉络膜　D. 视网膜
   E. 巩膜
5. 产生房水的结构是(　　)
   A. 睫状体　B. 晶状体
   C. 玻璃体　D. 泪腺
   E. 眼副器
6. 调节晶状体曲度的肌是(　　)
   A. 上睑提肌　B. 眼轮匝肌
   C. 瞳孔括约肌　D. 睫状肌
   E. 眼直肌
7. 视觉器官中可调节眼折光力的是(　　)
   A. 角膜　B. 房水
   C. 晶状体　D. 玻璃体
   E. 眼副器
8. 视紫红质的合成需要(　　)
   A. 维生素 A　B. 维生素 B
   C. 维生素 C　D. 维生素 D
   E. 维生素 K
9. 瞳孔对光反射的中枢在(　　)
   A. 大脑　B. 延髓
   C. 中脑　D. 脑桥
   E. 脊髓
10. 眼视远物时，物体成像在视网膜之前，这种折光异常的类型是(　　)
    A. 近视　B. 远视
    C. 散光　D. 老视
    E. 近视加散光
11. 正常眼由远看近时，其主要变化为(　　)
    A. 晶状体变凸，折光能力降低
    B. 晶状体变凸，折光能力增强
    C. 瞳孔由小变大

D. 瞳孔大小不变
E. 两眼会聚使物像落在盲点上

12. 关于皮肤叙述下列哪种是错误的( )
A. 皮肤覆盖于体表
B. 皮肤是人体面积最大的器官
C. 皮肤分为表皮和真皮两层
D. 表皮无血管分布,但有丰富的神经末梢
E. 真皮含有少量黑色素细胞

13. 视网膜的感光细胞是( )
A. 色素上皮细胞
B. 视锥细胞和视杆细胞
C. 双极细胞
D. 神经节细胞
E. 水平细胞

14. 声音传向内耳的主要途径是( )
A. 外耳→鼓膜→听小骨→蜗窗→内耳
B. 外耳→鼓膜→听小骨→前庭窗→内耳
C. 颅骨→耳蜗内淋巴
D. 外耳→鼓膜→听小骨→前庭窗→蜗窗→内耳
E. 外耳→鼓膜→鼓室空气→蜗窗→内耳

15. 振动由鼓膜经听骨链传向卵圆窗时( )
A. 幅度增大、压强增大
B. 幅度减小、压强减小
C. 幅度增大、压强减小
D. 幅度减小、压强增大
E. 幅度不变、压强增大

16. 听觉螺旋器位于( )
A. 前庭膜
B. 前庭窗膜
C. 鼓膜
D. 基底膜
E. 蜗窗膜

B 型题

(第 17~20 题共用选项)
A. 眼球前后径过短
B. 眼球前后径过长
C. 晶状体弹性降低
D. 眼的折光不变
E. 角膜经纬曲率不一致

17. 近视眼是由于( )
18. 远视眼是由于( )
19. 散光是由于( )
20. 老视是由于( )

三、简答题

1. 简述房水的产生、循环途径及作用。
2. 简述光线进入眼球到达视网膜需经过哪些结构?
3. 简述声波传入内耳的途径。

(荆正生)

第 13 章　内分泌系统

引言：世界无奇不有，有身高不到 1m 的“小矮人”，也有身高超过 2m 的“超人”，为什么呢？一直以来都以为是大脑(神经系统)出现了问题。直到 1902 年，英国 2 位著名的生理学家贝利斯(Bayliss)和施他林(Starling)在狗的空肠黏膜上发现了一种促进胰液分泌的化学物质——促胰液素，这是有史以来被人们发现的第一种激素。他们冲破了机体功能调节神经主导论的束缚，大胆设想，提出机体功能调节除神经系统外，体内还可能存在一个通过化学物质传递以调节器官活动的方式。他们的发现宣告了内分泌学的诞生。那么，激素在我们体内有多么神奇呢？让我们共同探索吧！

案例

糖　尿　病

糖尿病是由多种致病因子作用于机体导致胰岛功能减退、胰岛素抵抗等而引发的糖、蛋白质、脂肪、水和电解质等一系列代谢紊乱综合征，临床上以高血糖为主要特点，典型病例可出现多尿、多饮、多食、消瘦等表现，即“三多一少”症状。糖尿病可导致感染、心脏病变、脑血管病变、肾衰竭、双目失明、下肢坏疽等而成为致死致残的主要原因，故应引起患者及医务工作者的高度重视。例如，患者，女性，48 岁，2 年前无诱因出现口渴多饮，每日饮水量超过 2500ml，食量增加，尿量明显增多，2 年来体重减轻约 5kg，近 3 周感视物模糊，经查体和实验室检查，确诊为糖尿病。

第 1 节　概　　述

内分泌系统由内分泌腺和散在于机体某些组织器官中的内分泌细胞组成。

由内分泌细胞集中而组成结构上独立的器官称内分泌腺，如垂体、甲状腺、甲状旁腺、肾上腺、胸腺等(图 13-1)。有些内分泌组织无典型的腺体结构，内分泌细胞散在分布于不同组织器官中，如胰岛、睾丸的间质细胞及卵巢的卵泡，心、肺、肾、胃肠道、呼吸道、泌尿生殖管道黏膜及中枢神经系统等处。

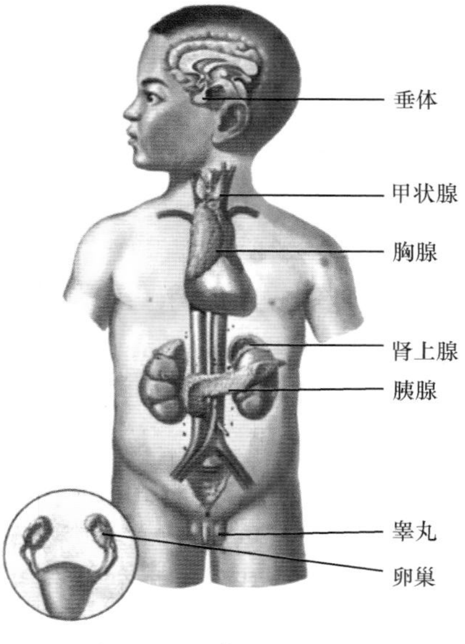

图 13-1　人体的内分泌腺

内分泌系统作为体内一个重要的信息传递系统，与神经系统密切联系，相互作用，共同调节各器官、系统的功能活动。

一、激素的概念、分类与特点

(一) 激素的概念

激素是指由内分泌细胞分泌的能传递信息的

高效能生物活性物质。内分泌系统对机体的调节作用,是通过激素来实现的。

(二) 激素的分类

激素按其化学本质可分为以下两大类。

1. 含氮类激素 包括蛋白质类、肽类及胺类,人体多数内分泌腺分泌的激素属于此类,这类激素易被胃肠道消化酶所破坏,作为药物时不宜口服。

2. 类固醇激素 主要包括肾上腺皮质激素和性激素,该类激素不易被消化酶破坏,作为药物时可口服。

(三) 激素作用的一般特点

人体内的激素种类繁多,作用各异,但它们在发挥调节作用的过程中,表现出一些共同的特点。

1. 特异性 激素能选择性地作用于某些特定器官、组织和细胞的特性称激素作用的特异性。被激素选择性作用的特定器官、组织和细胞分别称为该激素的靶器官、靶组织和靶细胞。激素这一特性与其特异结合的靶细胞相应受体的分布有关,不同激素作用的特异性差别比较大。

2. 高效能生物放大作用 正常情况下,激素在血液中含量很低,但作用却十分显著。当激素与受体结合后,可引起细胞内一系列酶促反应,效应逐级放大,形成一个效能极高的生物放大系统。因此,当体内某激素水平稍有升高或降低,便可引起该激素所调节的功能出现明显异常。

3. 信息传递作用 激素在发挥作用的过程中,犹如传递信息的信使,其所携带的信息只调节靶细胞原有的生理生化过程,既不增加新的功能活动,也不为原有功能活动提供能量,只起传递信息作用,实现内分泌系统对机体功能的调节,使靶细胞固有的功能活动增强或减弱。

4. 激素间的相互作用 多种激素在发挥作用时,常相互影响,呈现出相互协同、相互拮抗或**允许作用**,共同调节某项生理活动。某些激素虽然不能直接对某器官、组织和细胞发挥作用,但其存在就是其他激素发挥作用的必要条件,这种现象称为激素的允许作用,如皮质醇本身无缩血管效应,但它的存在使去甲肾上腺素能更有效地发挥缩血管作用。

二、 激素的作用原理

(一) 含氮类激素作用机制——第二信使学说

第二信使学说认为,含氮类激素先与靶细胞膜上的特异性受体结合,激素作为携带调节信息的**第一信使**,激活细胞膜上的腺苷酸环化酶(AC),在 Mg^{2+} 的参与下,腺苷酸环化酶促使 ATP 转化为环磷酸腺苷(cAMP),cAMP 作为**第二信使**,激活胞质中无活性的蛋白激酶系统,进而引起细胞内特有的生理效应,实现激素的调节作用(图 13-2)。此外,环磷酸鸟苷(cGMP)、三磷酸肌醇(IP_3)、二酰甘油(DG)和 Ca^{2+} 等也可作为第二信使。

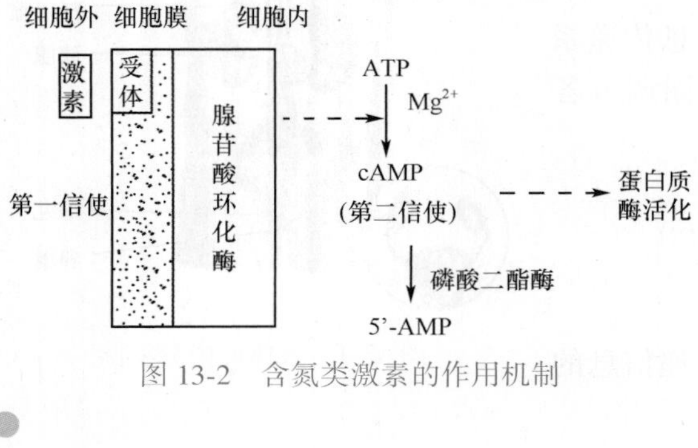

图 13-2 含氮类激素的作用机制

（二）类固醇激素作用机制——基因表达学说

类固醇激素相对分子质量小且脂溶性高，可透过细胞膜进入细胞内，与胞质内特异性受体结合成激素-胞质受体复合物，复合物再进入细胞核，与核内受体结合，形成激素-核受体复合物，再与染色质的特异位点结合，进而启动或抑制该部位DNA的转录，促进或抑制信使RNA（mRNA）的形成，诱导或减少某种蛋白质酶的合成，产生相应的生理效应（图13-3）。

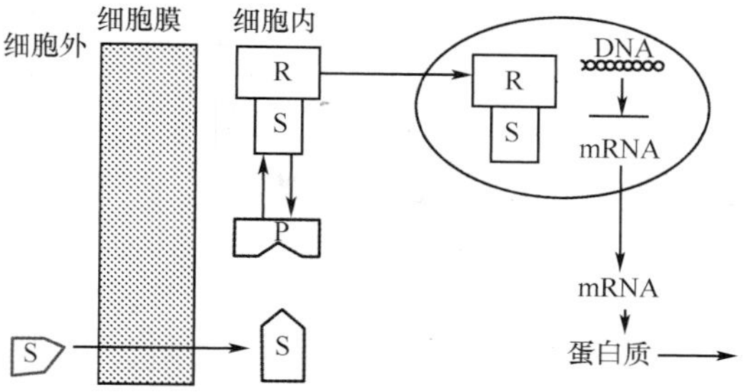

图13-3 类固醇激素的作用机制

第2节 内分泌系统的解剖结构

一、垂 体

（一）垂体位置与分部

垂体又称脑垂体，位于颅中窝蝶骨体上的垂体窝内，上端借漏斗与下丘脑相连，呈椭圆形，色灰红，表面有一薄层被膜。垂体体积很小，重量不足1g，但它是人体内最复杂的内分泌腺，对人体的生命活动十分重要（图13-4）。

（二）垂体的微细结构

垂体的构造和功能都比较复杂，根据其发生和结构上的特点，可分为腺垂体和神经垂体两部分。腺垂体由腺细胞组成，腺细胞可分三种：嗜酸性粒细胞分泌生长素、催乳激素；嗜碱性粒细胞分泌促甲状腺激素、促肾上腺皮质激素和促性腺激素；嫌色细胞功能不详（图13-5）。神经垂体由无髓神经纤维、垂体细胞核丰富的毛细血管组成。没有腺细胞，不能合成激素，仅储存与释放下丘脑视上核和室旁核所分泌的血管升压素（VP）和缩宫素（OXT）。

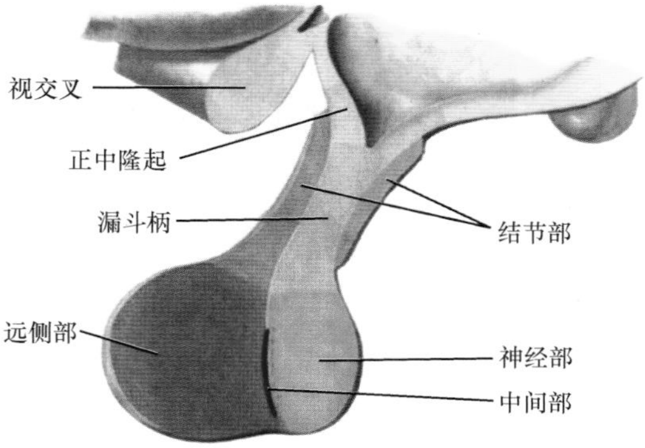

图13-4 垂体（矢状面观）

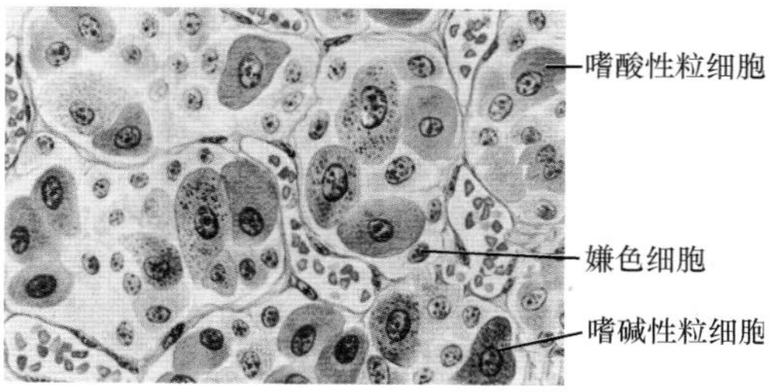

图13-5 腺垂体微细结构

二、甲状腺与甲状旁腺

（一）甲状腺的形态、位置和结构

甲状腺是人体内最大的内分泌腺，略呈“H”形，由左、右两个侧叶和中间的甲状腺峡

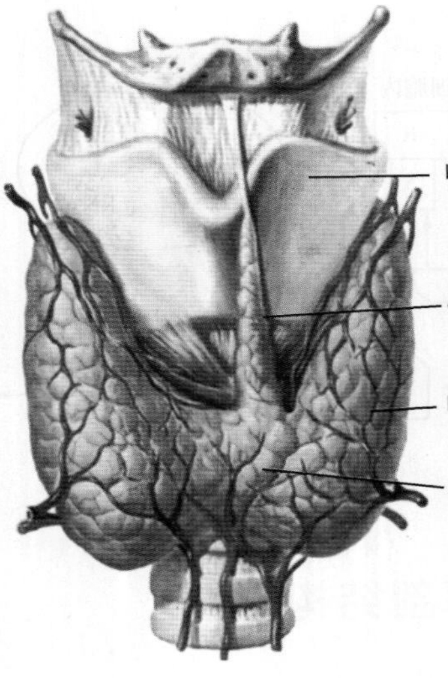

图 13-6 甲状腺(正面观)

部组成,成人重约 25g。甲状腺侧叶上端可达甲状软骨中部,下端可达第 6 气管软骨环。峡部连接左、右两侧叶,位于第 2~4 气管软骨的前面,有的在峡部上方有锥状叶(图 13-6)。甲状腺血液供应丰富,呈棕红色,借结缔组织固定于喉和气管壁上,因此吞咽时甲状腺可随喉上、下移动。甲状腺过度肿大时可压迫喉和气管而致吞咽和呼吸困难。

(二) 甲状腺的微细结构

甲状腺表面有一薄层结缔组织被膜,被膜向实质内伸入,将甲状腺分成多个小叶。内含有许多大小不等的圆形或椭圆形滤泡,滤泡由单层上皮细胞围成。滤泡上皮细胞是合成与释放甲状腺激素的部位。滤泡腔是激素的储存库,其内充满胶质,胶质是滤泡上皮细胞的分泌物,主要成分是甲状腺球蛋白。在甲状腺滤泡之间或滤泡上皮细胞之间有滤泡旁细胞,又称 C 细胞,能分泌降钙素(图 13-7)。

(三) 甲状旁腺的形态、位置和结构

甲状旁腺为棕黄色、扁椭圆形、黄豆大小的腺体,位于甲状腺侧叶的后面,一般有上、下两对,有时甲状旁腺可埋入甲状腺组织内(图 13-8)。

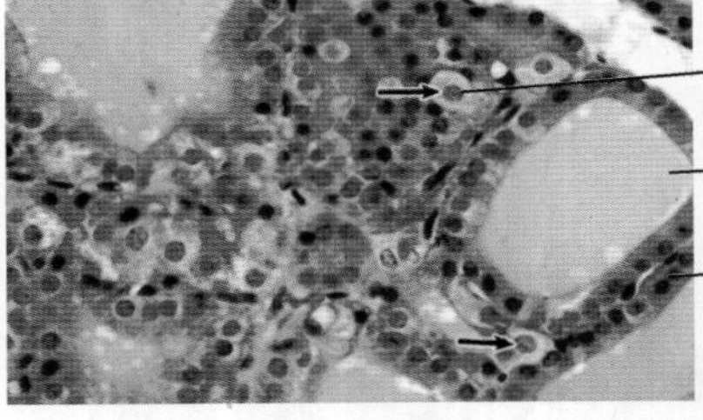

图 13-7 甲状腺的微细结构

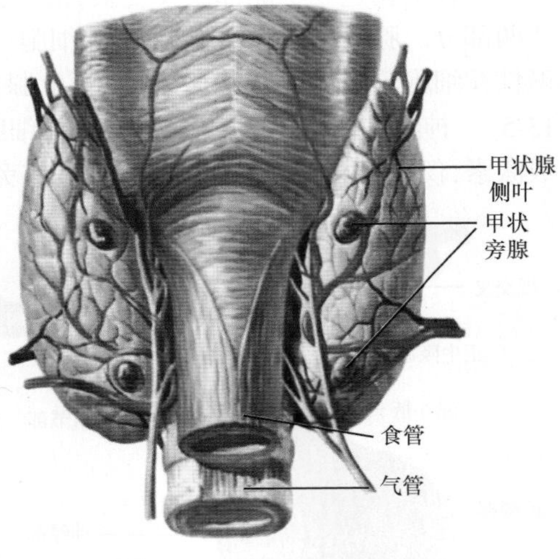

图 13-8 甲状旁腺(后面观)

(四) 甲状旁腺的微细结构

甲状旁腺表面包有结缔组织被膜,实质由主细胞和嗜酸性粒细胞组成。主细胞分泌甲状旁腺激素(PTH);嗜酸性粒细胞胞质内含有密集的嗜酸性颗粒,功能目前尚不清楚(图 13-9)。

三、肾 上 腺

(一) 肾上腺的位置、形态和结构

肾上腺位于两肾的内上方,与肾共同包在肾筋膜内(图 13-10)。肾上腺左、右各一,左侧者近似半月形,右侧者呈三角形。肾上腺实质包括周围部分的皮质和中央部分的髓质,两者在胚胎发生、组织结构和功能上均不相同,实际上是两个独立的内分泌腺。

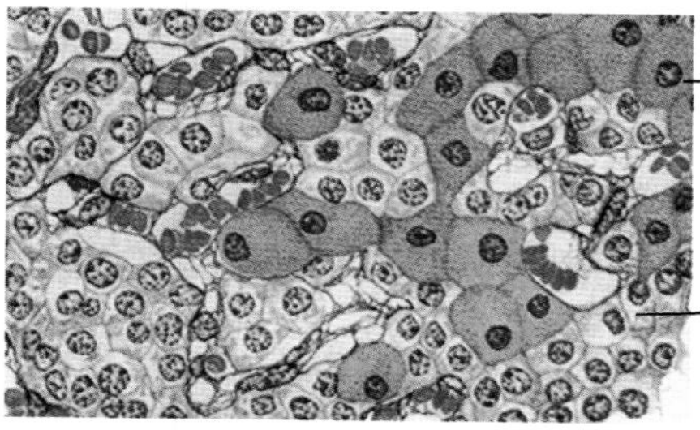

图 13-9 甲状旁腺的微细结构

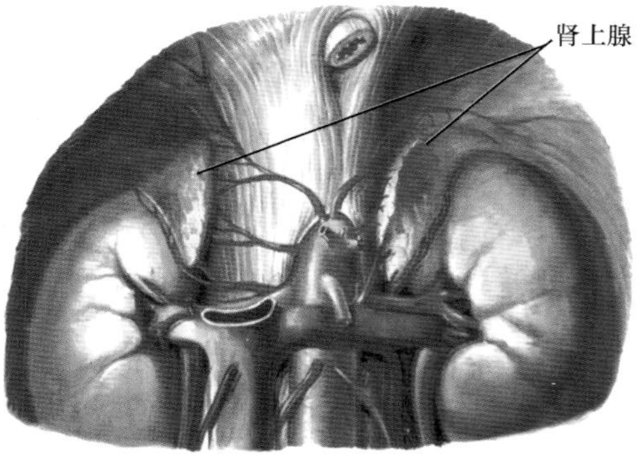

图 13-10 肾上腺

(二) 肾上腺的微细结构

肾上腺表面包有一层结缔组织被膜,实质包括周围的皮质和中央的髓质。

肾上腺皮质由外向内可分为球状带、束状带和网状带。球状带细胞分泌盐皮质激素,主要是醛固酮;束状带细胞分泌糖皮质激素,主要是皮质醇,有少量是皮质酮;网状带细胞分泌少量糖皮质激素和少量性激素(图 13-11)。

肾上腺髓质位于肾上腺的中央,占肾上腺的 10%~20%。肾上腺髓质的腺细胞内含有细小颗粒,一些颗粒与铬盐呈棕色反应,含有这种颗粒的细胞称为嗜铬细胞。肾上腺髓质的嗜铬细胞分泌肾上腺素(E)和去甲肾上腺素(NE),两者都是儿茶酚胺类激素。

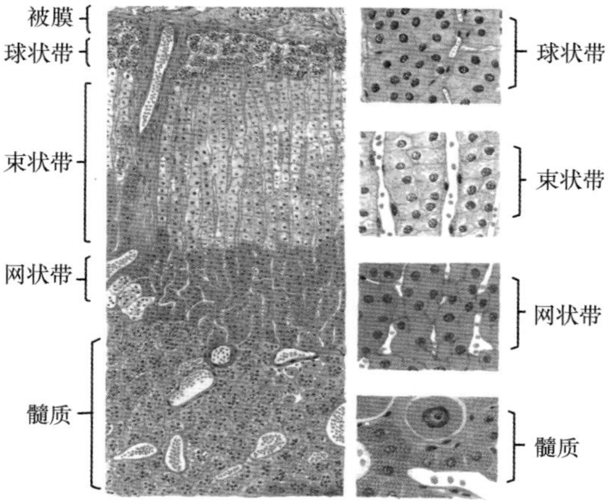

图 13-11 肾上腺的微细结构

四、胰 岛

胰岛为胰腺内散在分布的内分泌细胞团块。现已知的胰岛细胞主要有 A 细胞、B 细胞、D 细胞和 PP 细胞 4 种。其中 A 细胞分布于胰岛外周,占总数的 20%,分泌胰高血糖素;B 细胞占总数的 75%,分布于胰岛中央,分泌胰岛素;D 细胞最少,占总数的 5%,分泌生长抑素;PP 细胞胰多肽。

第 3 节 内分泌系统的生理作用

一、下丘脑与垂体

(一) 下丘脑与垂体的功能联系

下丘脑位于丘脑的前下方,紧贴颅底中部,下借漏斗与垂体相连。下丘脑的内部结

构比较复杂，内有两组重要的神经内分泌细胞。一组是集中在下丘脑内侧基底部，构成下丘脑“促垂体区”，其分泌的下丘脑调节肽，经垂体门脉系统运送到腺垂体，调节腺垂体功能，形成**下丘脑-腺垂体系统**。另一组是视上核和室旁核，其神经纤维下行至神经垂体，构成下丘脑-垂体束。由视上核和室旁核所合成的血管升压素和缩宫素沿垂体束的轴质运输至神经垂体储存，组成**下丘脑-神经垂体系统**（图 13-12）。

（二）腺垂体分泌的激素及其生理作用

腺垂体是人体最重要的内分泌腺，可合成和分泌 7 种激素：生长激素（GH）、催乳素（PRL）、促黑激素（MSH）、促甲状腺激素（TSH）、促肾上腺皮质激素（ACTH）、卵泡刺激素（FSH）和黄体生成素（LH）。其中 TSH、ACTH、FSH、LH 对各自的靶腺均有促增生和促分泌的作用，所以又称为促激素。

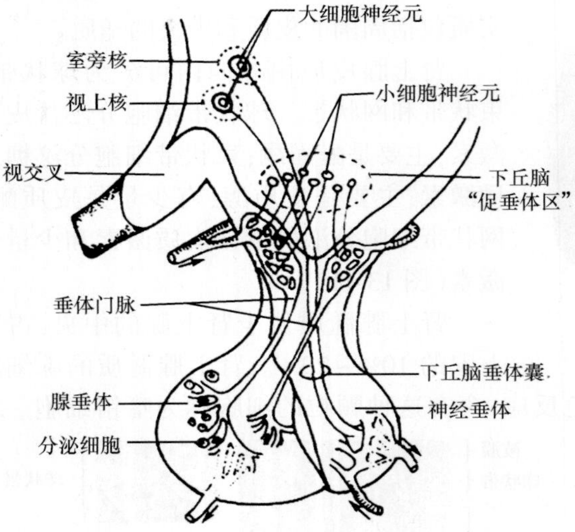

图 13-12　下丘脑与垂体功能联系示意图

1. 生长激素（GH）　是一种蛋白质激素，有较强的特异性。生理作用主要是促进生长发育及物质代谢。

（1）促进生长：机体生长发育受多种激素调节，GH 是起关键作用的因素。它能促进各组织器官的生长，尤其是对骨骼、肌肉及内脏器官（对脑组织无作用）作用显著。在幼年时 GH 分泌不足，可引起生长发育迟缓、身材矮小（智力正常），称侏儒症；若分泌过多，可引起长骨生长超过正常，身材高大，称巨人症；当成人 GH 分泌过多，可出现手足粗大、鼻高唇厚、下颌突出，肝、肾等内脏器官也增大，称之为肢端肥大症。

（2）调节代谢：GH 可促进氨基酸进入细胞，使蛋白质合成加强，分解减少；能加速脂肪分解，增强脂肪酸氧化；可抑制外周组织摄取与利用葡萄糖，使血糖升高。当 GH 分泌过多时，可产生垂体性糖尿病。

2. 催乳素（PRL）　女性分泌较多，尤其是在妊娠期和授乳期。PRL 的生理作用主要有：①促进乳腺的生长发育，引起和维持产后泌乳。②促进排卵、黄体生成和分泌孕激素、雌激素；在男性可促进前列腺和精囊的生长，促进睾酮合成。③参与应激反应。

3. 促黑激素（MSH）　主要作用是刺激黑色素细胞合成黑色素，使皮肤和毛发的颜色变深。

4. 促激素

（1）促甲状腺激素（TSH）：促进甲状腺腺体增生和甲状腺激素的合成与分泌。

（2）促肾上腺皮质激素（ACTH）：促进肾上腺皮质的生长发育和皮质激素的合成与分泌。

（3）促性腺激素：有 2 种，即卵泡刺激素（FSH）和黄体生成素（LH）。FSH 促进卵泡的生长发育，LH 促进排卵和黄体生成，当两者协同作用可使卵泡分泌雌激素。在男性，卵泡刺激素称为精子生成素，可促进睾丸的生精作用；黄体生成素称为间质细胞刺激素，刺激睾丸间质细胞分泌雄激素。

（三）神经垂体释放的激素及其生理作用

1. 血管升压素 生理情况下，血管升压素（VP）主要作用是促进肾远曲小管和集合管对水的重吸收，使尿量减少，故又称**抗利尿激素**（ADH）。当机体大失血时，血中VP浓度升高，能使小动脉平滑肌收缩、外周阻力增大、血压升高，对维持血压相对稳定有一定作用，临床可用于肺、食管等出血时的止血。

2. 缩宫素（OXT） 具有刺激乳腺和子宫的双重作用。一方面促进子宫特别是妊娠子宫的收缩，临床上常用于引产和产后子宫收缩无力而引起的出血。另一方面使乳腺腺泡周围的肌上皮细胞收缩，乳汁排出，并维持乳腺泌乳。当婴儿吸吮母亲乳头时，刺激OXT释放入血，引起排乳。

二、 甲状腺激素、甲状旁腺激素的生理作用

（一）甲状腺激素及生理作用

甲状腺激素由甲状腺滤泡上皮细胞合成，在血液中有两种形式：一种是甲状腺素，又称四碘甲腺原氨酸（T_4），另一种是三碘甲腺原氨酸（T_3）。它们都是酪氨酸碘化物。碘和甲状腺球蛋白是合成甲状腺激素的原料，碘主要来自食物。

甲状腺激素的作用十分广泛，几乎对全身各组织细胞均有影响，其主要作用是促进人体代谢和生长发育的过程。

1. 对代谢的作用

（1）能量代谢：甲状腺激素可提高绝大多数组织细胞的能量代谢水平，增加组织的耗氧量和产热量，使基础代谢率升高。故测定基础代谢率，有助于了解甲状腺的功能。临床上甲状腺功能亢进时，患者基础代谢率将升高，患者因产热过多而表现为怕热多汗。甲状腺功能低下时则相反，患者基础代谢率会降低，因产热不足而怕冷。

（2）物质代谢：①蛋白质代谢，根据甲状腺激素分泌量的多少而有3种情况：生理剂量时可促进蛋白质的合成，尤其是肌肉、肝及肾的蛋白质合成明显增加；甲状腺激素过量时则使蛋白质分解加速，特别是骨骼肌蛋白质的分解增强，故临床上甲状腺功能亢进患者可出现消瘦乏力；甲状腺激素分泌不足时，蛋白质合成减少，肌肉萎缩无力，并可引起黏液性水肿，是甲状腺功能低下的典型表现。②糖代谢：甲状腺激素可促进肠道对糖的吸收，增强糖原分解，使血糖升高。故甲状腺功能亢进时，血糖升高，甚至出现糖尿。③脂类代谢：甲状腺激素既可促进脂肪酸氧化和胆固醇降解，又可促进脂肪和胆固醇的合成，但总的效果是分解大于合成。故甲状腺功能亢进患者血中胆固醇含量常低于正常，甲状腺功能低下患者则高于正常。

2. 对生长发育的作用 甲状腺激素是维持正常生长发育不可缺少的激素，对婴儿脑和长骨的发育尤为重要。甲状腺功能低下的婴幼儿，不仅身材矮小，而且智力低下，称为呆小症（克汀病）。此外，甲状腺激素还对生长素有允许作用，缺少甲状腺激素，生长素便不能很好地发挥作用。

3. 其他作用

（1）对神经系统的作用：甲状腺激素能提高中枢神经系统的兴奋性。甲状腺功能亢进患者常表现为情绪易激动、兴奋失眠，可出现手指震颤等；甲状腺功能低下时则有记忆力减退、反应迟钝、表情淡漠、嗜睡等表现。

（2）对心血管活动的作用：甲状腺激素可使心率加快，心肌收缩力增强，心排血量增

多,故甲状腺功能亢进患者可表现为心动过速。

(3) 对胃肠活动的影响:甲状腺激素可使胃肠蠕动增强、消化腺分泌增加。甲状腺功能亢进患者可出现食欲增强;甲状腺功能低下时,则可出现腹胀和便秘。

侏儒症是婴幼儿时期垂体功能减退致生长素分泌不足所引起。主要表现为生长迟缓,身材矮小,但各部分发育的比例相称;头较大而圆,毛发少而质软,皮肤细而滑腻,胸较窄,手足亦较小,面容常比其实际年龄幼稚;性器官发育不良,外生殖器小似婴幼儿,第二性征缺乏。其特征为身体矮小,智力正常。

呆小症系胎儿期或出生后几个月因甲状腺功能低下致甲状腺激素分泌不足所造成。主要表现为生长迟缓,身材矮小,舌大而厚,常伸出口外;外貌常停留在幼童状态,鼻梁下陷,眉间距增宽;智力低下,动作笨拙。特征为身材矮小,智力低下。

(二) 甲状旁腺激素及生理作用

甲状旁腺激素(PTH)主要作用是调节钙、磷代谢,使血钙升高,血磷降低。

1. 对骨的作用 骨骼是体内最大的钙库。PTH 一方面可提高骨细胞膜对 Ca^{2+} 的通透性,动员骨钙入血;另一方面可增强破骨细胞的活动,使骨钙溶解入血,提高血钙浓度。

2. 对肾的作用 促进远曲小管对钙的重吸收而抑制肾小管对磷的重吸收,使血钙升高,血磷降低。

3. 对肠的作用 激活 1,25-羟化酶,从而促进活性更高的 1,25-二羟维生素 D_3 的生成,促进小肠上皮细胞对钙的吸收,使血钙升高。

甲状旁腺素和降钙素共同作用,调节钙、磷的代谢,维持血钙水平的相对稳定。若甲状腺手术时不慎误将甲状旁腺摘除,将导致严重的低血钙,患者出现手足搐搦,严重者可因呼吸肌痉挛而窒息。甲状旁腺激素和降钙素的分泌主要受血钙水平的负反馈调节。

三、 肾上腺皮质激素及生理作用

盐皮质激素(醛固酮)的作用和调节见第 10 章泌尿系统,本章主要讲解糖皮质激素的作用。

1. 对物质代谢的调节作用 ①糖代谢:糖皮质激素能增强糖异生,抑制外周组织对葡萄糖的利用,具有显著的升血糖效应。糖皮质激素分泌过多,可使血糖升高,甚至出现糖尿,引起类固醇性糖尿病;肾上腺皮质功能低下时,可出现低血糖。②蛋白质代谢:糖皮质激素可促进肝外组织(尤其是肌肉组织)的蛋白质分解。糖皮质激素分泌过多或长期使用糖皮质激素时,可引起生长停滞、肌肉消瘦、皮肤变薄、骨质疏松、伤口不易愈合、淋巴组织萎缩等现象。③脂肪代谢:糖皮质激素对不同部位脂肪的作用不同,它可使四肢脂肪组织分解,而面部和躯干脂肪合成增多。肾上腺皮质功能亢进或长期大量使用糖皮质激素,可出现脂肪的异常分布,即面、肩、背及腹部的脂肪合成增加,四肢的脂肪组织分解增强,出现"向心性肥胖"的特殊体形。

2. 对水盐代谢的作用 糖皮质激素有弱的保钠排钾作用。糖皮质激素还可增加肾小球血流量,使肾小球滤过作用增强,从而促进水的排泄。皮质功能减退致水排出障碍,严重时可出现"水中毒",此时若补充适量的糖皮质激素可使症状缓解。

3. 对其他器官组织的作用 ①血细胞:能使血液中中性粒细胞、血小板和红细胞数量增加,而使淋巴细胞和嗜碱性粒细胞减少。故临床上可用糖皮质激素治疗血小板减少性紫癜、淋巴肉瘤和淋巴细胞性白血病。②心血管系统:糖皮质激素能提高血管平滑肌对儿茶酚胺类物质的敏感性(即激素的允许作用),对维持正常血压有重要意义。③神经系统:可提高中枢神经系统的兴奋性。小剂量可引起欣快感,大剂量则可引起注意力不集中、烦躁、失眠,严重时可出现幻觉等。④消化系统:糖皮质激素可以促进胃液、胃蛋白酶等的分泌,抑制胃黏膜的保护和修复功能,因此长期大剂量应用可诱发或加剧溃疡病。糖皮质激素分泌降低时,可出现消化功能障碍。

4. 在应激反应中的作用 当人体受到有害刺激时,如创伤、失血、感染、中毒、饥饿、缺氧、寒冷、休克等,引起血中促肾上腺皮质激素和糖皮质激素浓度急剧增高,并引起一系列的非特异性反应,称为**应激反应**。通过应激反应,可增强人体对各种有害刺激的耐受力,对保护机体、维持生命极为重要。

大量使用糖皮质激素还具有抗炎、抗毒、抗过敏、抗休克等药理作用。

四、 肾上腺髓质激素及生理作用

肾上腺素和去甲肾上腺素的部分生理作用已在血液循环中讨论过,这里主要讨论其在应急反应中的作用。

肾上腺素和去甲肾上腺素能使中枢神经系统兴奋性增高,反应灵敏;心率加快,心肌收缩力加强,心排血量增加,血压升高;呼吸加深加快,肺通气量增大;肝糖原和脂肪分解增加,血糖升高,血中游离脂肪酸增多,以适应在应急情况下对能量的需要。这些变化都是在紧急情况下,通过交感-肾上腺髓质系统活动的加强所产生的适应性反应,称为**应急反应**。应急反应有利于人体随时调整各种功能,以应付环境的急变。引起应急反应的各种刺激同样也可引起应激反应,两者既有区别又相辅相成,共同提高机体抵抗病害的能力。

五、 胰岛素、胰高血糖素的生理作用

(一) 胰岛素的生理作用

胰岛素是促进合成代谢的激素,对维持血糖浓度的相对稳定具有重要作用。

1. 调节糖代谢 胰岛素一方面可加速全身组织摄取和利用葡萄糖,促进糖原的合成;另一方面又抑制糖异生,从而使血糖降低。体内缺乏胰岛素可使血糖显著升高,超过肾糖阈而引起糖尿。

胰岛素是体内调节血糖水平的主要激素,其主要功能是降低血糖。当机体胰岛素缺乏时,血糖水平明显升高,超过肾糖阈而出现糖尿,称为糖尿病。此时,大量葡萄糖由尿排出,可引起渗透性利尿,由于糖代谢障碍,下丘脑摄食中枢活动增强而引起食欲增强,因而患者表现出典型的多饮、多尿、多食、消瘦,即“三多一少”的症状。

2. 调节脂肪代谢 胰岛素可促进脂肪的合成和储存,抑制脂肪的分解。胰岛素缺乏时,脂肪分解加强产生大量脂肪酸,在肝内氧化生成大量酮体,引起酮血症与酸中毒,血脂升高还易引起动脉硬化。

3. 调节蛋白质代谢 胰岛素能促进蛋白质的合成,而抑制蛋白质的分解,有利于生长。同时,生长激素促进蛋白质合成的作用,必须在有胰岛素存在的情况下才能表现出来。因此,对人体的生长来说,胰岛素也是不可缺少的激素之一。

(二) 胰高血糖素的生理作用

与胰岛素的作用相反,胰高血糖素是促进分解代谢的激素。它能显著促进糖原分解

和糖异生作用，使血糖明显升高。它还可激活脂肪酶，促进脂肪分解，同时又能加强脂肪酸氧化，使酮体生成增多。它对蛋白质也有促进分解和抑制合成的作用，并能促进氨基酸进入肝细胞转化为葡萄糖。

小结

内分泌系统由内分泌腺和散在的内分泌细胞组成。内分泌系统对机体的调节作用是通过其分泌的激素来实现的。激素具有特异性、高效能生物放大作用、信息传递作用及激素间的相互作用等特性。下丘脑与垂体通过下丘脑-腺垂体系统和下丘脑-神经垂体系统之间的关系起作用。垂体是人体最重要的内分泌腺，分泌的生长素主要作用是促进生长发育及物质代谢。甲状腺是人体最大的内分泌腺，其分泌的甲状腺激素作用广泛，主要是促进代谢和生长发育，对婴儿脑和长骨发育尤为重要。甲状旁腺激素的主要作用是调节钙、磷代谢。肾上腺包括皮质和髓质两部分，皮质分泌的激素有盐皮质激素、糖皮质激素和少量性激素，糖皮质激素的主要作用是调节物质代谢和参与应激反应。胰岛素对维持血糖浓度的相对稳定起重要作用。

自测题

一、名词解释

1. 激素 2. 允许作用 3. 应激反应

二、单项选择题

1. 第一信使指的是
   A. 受体
   B. 基因
   C. 激素
   D. 激素-受体复合物
2. 不符合糖皮质激素作用的是
   A. 嗜酸性粒细胞减少 B. 中性粒细胞增多
   C. 红细胞增多 D. 淋巴细胞增多
3. 关于糖皮质激素作用错误的是
   A. 促进胃蛋白酶分泌
   B. 促进胃酸分泌
   C. 抑制胃蛋白酶分泌
   D. 使血管平滑肌收缩
4. 临床上长期服用泼尼松，对腺垂体的影响是
   A. 促进生长激素分泌
   B. 促进 ACTH 分泌
   C. 抑制 ACTH 分泌
   D. 促进甲状腺激素分泌
5. 切除肾上腺引起动物死亡的原因，主要是由于缺乏
   A. 糖皮质激素
   B. 去甲肾上腺素
   C. 醛固酮和糖皮质激素
   D. 醛固酮
6. 糖皮质激素过多时，会产生
   A. 侏儒症 B. 水中毒
   C. 向心性肥胖 D. 肢端肥大症
7. 不能促进生长发育的激素是
   A. 甲状旁腺激素 B. 生长激素
   C. 甲状腺激素 D. 性激素
8. 降低血糖的激素是
   A. 胰岛素 B. 糖皮质激素
   C. 胰高血糖素 D. 甲状旁腺激素
9. 影响神经系统发育的最重要的激素是
   A. 糖皮质激素 B. 生长激素
   C. 肾上腺素 D. 甲状腺激素
10. 糖皮质激素本身没有缩血管效应，但能加强去甲肾上腺素的缩血管作用，这称为
    A. 协同作用 B. 增强作用
    C. 拮抗作用 D. 允许作用
11. 肾上腺皮质功能不足的患者，排除水分的能力大为减弱，可出现“水中毒”，补充下列哪种激素可缓解症状
    A. 胰岛素 B. 糖皮质激素
    C. 醛固酮 D. 肾上腺素

三、问答题

1. 简述肾上腺糖皮质激素的生理作用。
2. 简述胰岛素的生理作用。

（朱 刚）

《解剖生理学基础》实验指导

实验一　光学显微镜的构造与使用

【实验目的】

1. 了解并熟悉光学显微镜的构造。

2. 掌握光学显微镜的使用方法。

【实验器材及材料】　多媒体电教系统(包括电脑、投影设备、实验软件),光学显微镜,组织切片。

【实验内容和方法】

1. 实验示教　通过多媒体电教系统对光学显微镜的构造及使用方法进行示范教学。

2. 光学显微镜的构造　由机械部分和光学部分组成(实验图 1)。

(1)机械部分:包括镜座、镜臂、镜筒、载物台、玻片夹、推进器、粗细调节螺旋、旋转盘。

(2)光学部分:包括目镜、物镜、聚光器、反光镜。目镜镜头上标有 5×或 10×等放大倍数,物镜分低倍镜(4 倍或 10 倍)、高倍镜(40 倍)和油镜(100 倍)三种。显微镜的放大倍数是:目镜放大倍数×物镜放大倍数。

3. 光学显微镜的使用

(1)取镜放镜:取放显微镜时,应右手握镜臂,左手托镜座,动作要轻缓。显微镜放在胸前左侧,镜臂朝向自己,镜座离实验台边 5~10cm,以便于观察,实验台右侧放绘图用具。

(2)对光调光:调节旋转盘,将低倍镜转至与镜筒、目镜在一条线上,用左眼对准目镜,打开聚光器底部光圈,调节反光镜角度,使视野内光照最明亮最均匀。自带光源的显微镜,接通电源后通过调节旋钮调节光照的强弱。

(3)低倍镜的使用:对光完成后,取一组织切片,先用肉眼观察切片标本的颜色和轮廓。然后将其正面朝上放到载物台上,用玻片夹固定好。调节推进器,把标本正对载物台的透光孔。调节粗调节螺旋,先使物镜与切片距离调至最近,注意不要压碎切片。然后再调节粗调节螺旋缓慢提升镜筒,当视野中出现物像时,改用细调节

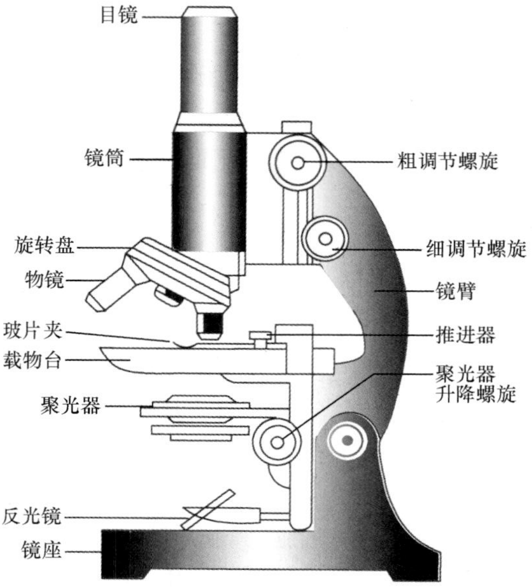

实验图 1　光学显微镜的构造

螺旋微调,直至看清物像为止。

(4) 高倍镜的使用:用低倍镜看清物像后,把需要进一步放大观察的结构移至视野中央,然后转换成高倍物镜头,同时调节细调节螺旋,到物像清晰为止。

(5) 显微镜的存放:观察结束,抬高镜筒,取下切片。转动旋转盘,使物镜头呈八字形位置与透光孔相对,并将镜筒下降至最低点,同时将反光镜与聚光器垂直。有内置光源的需关闭光源并拔下电源插头。将显微镜擦拭干净后,放回镜箱内。

【注意事项】

1. 使用显微镜时,学会左手调焦,右手进行绘图和其他操作。

2. 在使用高倍镜调焦时,只能用细调节螺旋进行调节,避免压碎切片。

实验二 细胞及基本组织

一、被覆上皮、结缔组织、肌组织和神经组织

【实验目的】 学生通过光学显微镜观察,辨认单层柱状上皮、复层扁平上皮、疏松结缔组织、平滑肌、血细胞和神经细胞的微细结构,进一步掌握各种基本组织的结构特点。

【实验器材及材料】 多媒体教学投影设备,显微镜,空肠切片,食管切片,气管切片,肾脏切片,膀胱切片,疏松结缔组织铺片,血涂片,骨磨片,心肌切片,小肠切片,骨骼肌切片,脊髓横切片。

【实验内容和方法】

1. 实验示教 通过多媒体教学投影设备连接显微镜,对所观察的组织切片进行示范教学。示教内容有:肾脏切片(HE 染色)、膀胱切片(HE 染色)、气管横切片(HE 染色)、骨磨片(HE 染色)、心肌切片(HE 染色)、骨骼肌切片(HE 染色)。

2. 观察切片

(1) 单层柱状上皮(空肠切片,HE 染色)

1) 肉眼观察:表面高低不平的一侧是空肠皱襞,其最表面是染成紫蓝色的黏膜。

2) 低倍镜观察:皱襞表面的许多指状突起为绒毛,其表面是一层排列整齐且紧密的单层柱状上皮。

3) 高倍镜观察:上皮中柱状细胞的核呈椭圆形,染成紫蓝色,靠近上皮基底部。上皮的游离面有淡红色的薄层纹状缘,杯形细胞散在于柱状细胞之间。

(2) 复层扁平上皮(食管横切片,HE 染色)

1) 肉眼观察:食管腔面紫蓝色的部分为复层扁平上皮。

2) 低倍镜观察:上皮由多层细胞密集排列而成,从基底面至游离面染色逐渐变浅。上皮的基底面呈波浪状。

3) 高倍镜观察:上皮中的表层细胞呈扁平状,中间层细胞为数层多边形细胞,基底层细胞为一层矮柱状细胞,其胞质嗜碱性强于其他各层细胞。

(3) 疏松结缔组织铺片(HE 染色)

1) 肉眼观察:标本呈淡紫红色,纤维互相交织成网状。

2) 低倍镜观察:可见许多深染的细胞,胶原纤维和弹性纤维交织成网状,细胞分散其间呈蓝点状。

3）高倍镜观察：①胶原纤维数量多，弯曲呈波纹状，交织成网，染色呈浅红色。②弹性纤维多为单根，呈细丝状且有分支。③成纤维细胞数量最多，有突起，胞质淡红色，细胞核椭圆形，紫蓝色。

（4）血涂片（瑞氏染色）

1）肉眼观察：血涂片染成粉红色。

2）低倍镜观察：可见大量呈圆形、无核的红细胞和少量胞体较大、核呈紫蓝色的白细胞。

3）高倍镜观察：①红细胞染成淡红色，中央部色浅，周围部色深，无细胞核。②中性粒细胞体积比红细胞大，细胞质淡红色，可见紫红色的细小颗粒，细胞核呈紫蓝色，分成2~5叶不等，核叶间有细丝相连。③淋巴细胞较小，细胞质少，细胞核大呈圆形，往往一侧有凹陷，染成深蓝色。④血小板呈不规则的紫蓝色小体，成群分布。

（5）平滑肌（小肠切片，HE染色）

1）肉眼观察：肠壁靠近光滑面染成深红色的部分为平滑肌。

2）低倍镜观察：可见平滑肌分为纵、横两层。

3）高倍镜观察：纵切面平滑肌纤维呈长梭状，交错排列，细胞核呈杆状，位于肌纤维中央，肌质呈红色。横切面呈大小不同的圆形或多边形，有的可见到核，有的未切到核。

（6）多极神经元（脊髓横切片，HE染色）

1）肉眼观察：脊髓横切面呈扁椭圆形，中央深染的部分为灰质，周围浅淡的部分为白质。

2）低倍镜观察：在灰质前角内可见紫红色多突起的细胞，即多极神经元。小而圆的是神经胶质细胞的细胞核。

3）高倍镜观察：多极神经元的胞体不规则，突起多已被切断，可呈星形、多边形，只能见到突起的根部，不易区别它是树突还是轴突。细胞核位于中央，大而圆，染色淡，核仁明显；胞质内有大小不等、强嗜碱性的尼氏体颗粒。

【实验报告】 绘单层柱状上皮（高倍镜下）彩图和血涂片（高倍镜下）彩图，分别标注出柱状细胞、杯状细胞、游离面、基底面和柱状细胞的细胞核，以及血涂片中的红细胞、中性粒细胞、淋巴细胞等。

二、 ABO血型的鉴定

【实验目的】 学会用玻片鉴定ABO血型的方法，加深理解血型的分型依据和鉴定血型的意义。

【实验原理】 依据A抗原（A凝集原）与抗A抗体（抗A凝集素）相遇或B抗原（B凝集原）与抗B抗体（抗B凝集素）相遇，会使红细胞发生凝集反应的原理。用已知的抗A抗体和抗B抗体，去鉴定受试者红细胞膜上的未知抗原，根据是否发生凝集反应来确定血型。

【实验器材及材料】 多媒体电教系统，显微镜，抗A抗体，抗B抗体，双凹玻片，生理盐水，采血针，小试管，滴管，玻璃蜡笔，75%乙醇棉球，干棉球，竹签等。

【实验内容和方法】

1. 实验示教 利用多媒体电教系统示教“用玻片鉴定ABO血型的方法”。

2. 实验操作

（1）取一洁净双凹玻片，凹面朝上，用玻璃蜡笔在两端分别标记A、B字样。

(2) 在A侧小凹中滴入A型抗体一滴,在B侧小凹中滴入B型抗体一滴,注意不可混淆。

(3) 用75%乙醇棉球消毒耳垂或指端后,以消毒采血针刺破皮肤,取1~2滴血加入盛有1ml生理盐水的小试管中混匀,制成红细胞混悬液。

(4) 用吸管吸取红细胞混悬液各1滴加入到A、B两端的抗体中,分别用竹签两端搅拌使其充分混匀。放置10~15min后用肉眼观察有无凝集现象出现,如肉眼不易分辨,可借用显微镜低倍观察。

(5) 根据有无凝集现象判定受试者血型(实验图2)。

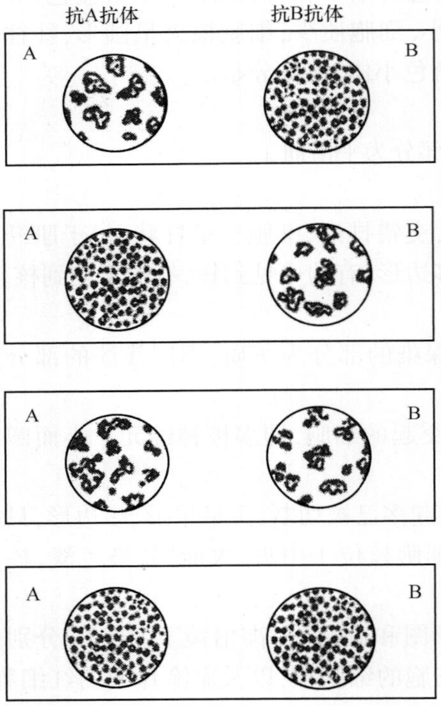

实验图2 ABO血型的鉴定

【实验结果记录及分析】

1. 实验结果记录内容 姓名、性别、室温(℃)、抗A抗体凝集情况、抗B抗体凝集情况、血型判定情况。

2. 分析 受试者血型鉴定的依据。

【注意事项】

1. 采血时必须严格消毒,以免感染。
2. 玻片、试管、滴管等物品在实验前必须清洗干净,以免出现假凝集现象。
3. 制备红细胞混悬液不能过浓或过稀,以免造成假结果。
4. 滴抗体的滴管必须专用。用竹签搅拌混匀时,竹签两端不能相混,以保证两种抗体绝对不能混淆。
5. 红细胞混悬液分别加入到抗A抗体、抗B抗体内时,滴管头不能接触抗体液面。
6. 注意区别红细胞凝集与红细胞沉淀现象。红细胞凝集时,肉眼观察呈朱红色颗粒状,且液体变得清亮。

实验三 运动系统

一、躯干骨和四肢骨

【实验目的】

1. 熟悉骨的形态、构造。
2. 掌握躯干骨、四肢骨的组成及各骨的名称、位置和形态结构特点。
3. 在活体上能准确触摸人体的主要骨性标志。

【实验器材及材料】 多媒体电教系统,人体骨架,躯干骨和四肢骨游离标本。

【实验内容和方法】

1. 实验示教 利用多媒体电教系统,示范教学人体躯干骨和四肢骨的组成、分类及各自的形态特点。

2. 观察骨骼形态 在人体骨架标本上，辨认长骨、短骨、扁骨和不规则骨，观察其形态特点和分布部位。

3. 观察人体骨架标本

（1）躯干骨：掌握椎骨、胸骨、肋骨的形态特点、位置和分部，在寰椎、枢椎、隆椎、胸椎和腰椎标本上观察其各自的形态特点，确认胸骨角的临床意义。并在活体上触摸颈静脉切迹、第7颈椎棘突、胸骨角、肋弓、剑突和骶角等重要骨性标志。

（2）上肢骨：掌握上肢骨的组成及各骨的名称，辨认各散骨标本的主要结构。并在活体上触摸锁骨、肩胛冈、肩峰、肩胛下角、肱骨内上髁、肱骨外上髁、尺骨鹰嘴、尺骨茎突等重要骨性标志。

（3）下肢骨：掌握下肢骨的组成及各骨的名称，辨认各散骨标本的主要结构。并在活体上触摸髂嵴、髂前上棘、髂结节、坐骨结节、耻骨结节、股骨大转子、髌骨、胫骨粗隆、内踝、外踝、跟骨结节等重要骨性标志。

【实验报告】 列表归纳躯干骨和四肢骨的重要骨性标志及其临床意义(作用)。

二、颅 骨

【实验目的】

1. 掌握颅的组成及各颅骨的名称、位置和形态结构。
2. 结合标本，在活体上能准确地触摸到颅骨的重要骨性标志。

【实验器材及材料】 多媒体电教系统，整颅标本，颅的水平切和正中矢状切标本，下颌骨标本，鼻旁窦标本。

【实验内容和方法】

1. 实验示教 利用多媒体电教系统，重点示教颅的组成、各颅骨的名称、位置和邻接关系。

2. 观察颅骨 在整颅和颅的水平切标本上，依次观察颅底内面、颅底外面、颅侧面和颅前面的主要形态结构，了解颅底内面各窝内的主要裂孔。

3. 观察鼻旁窦 在颅的正中矢状切和显示各鼻旁窦的标本上，观察各鼻旁窦的位置和形态，并探查其各自的开口。

4. 触摸主要骨性标志 结合标本，能在活体上触摸人体的主要骨性标志：颧弓、下颌角、乳突、枕外隆凸等。

【实验报告】 列表归纳颅的组成及各颅骨的名称、数量。

三、骨连结和骨骼肌

【实验目的】

1. 掌握关节的基本结构及辅助结构，脊柱和胸廓的组成，肩关节、肘关节、髋关节和膝关节的组成及结构特点，骨盆的组成和分部。

2. 掌握肌的形态和构造，熟悉胸锁乳突肌、斜方肌、背阔肌、竖脊肌、胸大肌、三角肌、肱二头肌、肱三头肌、臀大肌、缝匠肌、股四头肌、小腿三头肌的位置和作用，以及膈的位置和3个裂孔分别通过的结构。

3. 观察腹前外侧壁各肌的位置和形成的主要结构。

【实验器材及材料】 多媒体电教系统，人体骨架标本，成人肩关节、肘关节、髋关节、膝关节标本（已打开关节囊），脊柱、骨盆标本或模型腹前外侧壁肌标本或模型，解剖好的全身骨骼肌标本。

【实验内容和方法】

1. 实验示教 利用多媒体电教系统，重点示教肩关节、肘关节、髋关节和膝关节的组成、结构特点，示教脊柱、胸廓、骨盆的组成及全身主要骨骼肌。

2. 观察关节 在成人肩关节、肘关节、髋关节和膝关节标本上，观察各关节的组成和形态结构特点，并在活体上了解并体会各关节的运动。

3. 观察脊柱和胸廓 在人体骨架标本上，观察脊柱和胸廓的位置和组成。在脊柱标本上从侧面观察脊柱的四个生理弯曲的位置和方向，观察椎间盘和韧带。

4. 观察骨盆 在男、女性骨盆标本或模型上，观察骨盆的组成，确认大小骨盆的分界，比较男、女性骨盆的差异。

5. 观察骨骼肌

（1）在解剖好的全身骨骼肌标本上辨认斜方肌、背阔肌、竖脊肌、胸锁乳突肌、三角肌、胸大肌、肱二头肌、肱三头肌、臀大肌、缝匠肌、股四头肌、小腿三头肌。

（2）结合膈肌标本，观察其位置及形态，理解其作用。辨认各个裂孔的位置及通过的结构。

（3）在腹前外侧壁肌的标本或模型上，观察腹前外侧壁肌各肌的位置，确认腹直肌鞘和白线，观察腹股沟管的位置和通过的结构。

【实验报告】 绘膝关节结构模式图，并标注下列结构：股骨、胫骨、腓骨、髌骨、胫侧副韧带、腓侧副韧带、内侧半月板、外侧半月板、前交叉韧带、后交叉韧带，归纳与膝关节运动有关的肌肉。

实验四 神经系统

一、中枢神经系统

【实验目的】

1. 掌握脊髓的位置、外形，脑的分部，脑干的组成、外形，第Ⅲ~Ⅻ对脑神经的连脑部位，大脑半球的分叶和主要沟回，内囊的位置，各脑室的位置及沟通，脑脊液的产生及循环途径。

2. 熟悉脊髓灰、白质的分部。掌握脑和脊髓的被膜，理解硬膜外隙和蛛网膜下隙的定义。

3. 掌握小脑和间脑的位置、分部及第三、四脑室的位置。

4. 了解脑血管的组成及分布。

【实验器材及材料】 多媒体电教系统，整脑标本或模型，脑正中矢状切面、冠状切面、水平切面标本或模型，脑干、间脑标本或模型，离体小脑标本或模型，离体脊髓标本或模型，脊髓横切面标本或模型，脑室标本或模型，硬脑膜窦标本，脑血管标本或模型，基底核模型，脑脊液循环电动模型，电动脑干模型。

【实验内容和方法】

1. 实验示教 利用多媒体电教系统，重点示教脑的组成、脑和脊髓的形态结构及特点、脑和脊髓的被膜及血管分布。

2. 观察脊髓 在离体脊髓标本或模型上，观察脊髓外形，确认颈膨大、腰骶膨大、终丝、脊髓圆锥。辨认脊髓表面的前正中裂、后正中沟、前外侧沟、后外侧沟。在脊髓横切面标本及模型上，观察脊髓灰、白质的分部及相连的脊神经根、脊神经节，明确中央管的位置。

3. 观察脑 在整脑标本和脑各种切面标本上，观察脑的组成及各部分的位置关系。

4. 观察脑干 在脑干标本或模型上，确认延髓、脑桥和中脑。分别观察其腹侧面和背侧面的重要结构，并辨认连接于脑干各部的脑神经。利用电动脑干模型，观察脑干内的神经核团和上、下行纤维束。

5. 观察小脑 在离体小脑标本或模型上观察小脑半球、小脑蚓、小脑扁桃体。结合小脑与脑干的位置关系，确认第四脑室，并解释小脑扁桃体疝的临床意义。

6. 观察间脑 在间脑、脑干正中矢状切面标本或模型上，观察间脑的位置、形态，确认第三脑室、背侧丘脑、内侧膝状体和外侧膝状体。由前向后观察下丘脑的各组成部分。

7. 观察端脑 在整脑标本上观察左、右端脑之间的大脑纵裂，大脑半球和小脑之间的大脑横裂。在脑正中矢状切标本或模型上，辨认其上外侧面、内侧面和下面，确认大脑半球的3条沟和5个叶，了解大脑半球各面的主要沟回及其所在的部位。

8. 观察基底核 在基底核模型上，观察豆状核、尾状核及杏仁体形态。在大脑水平切面标本或模型上，观察大脑皮质、基底核、侧脑室及内囊的位置和形态。

9. 观察脑、脊髓被膜 在包有被膜的整脑和脊髓标本上依次观察脊髓的硬脊膜、硬膜外隙、蛛网膜、蛛网膜下隙及大脑的硬脑膜窦、蛛网膜下隙。

10. 观察脑脊液 在脑室标本或模型上观察各脑室的位置及沟通，在脑脊液循环电动模型上，观察并掌握脑脊液的产生及循环途径。

11. 观察脑血管 在脑血管标本或模型上，确认颈内动脉、大脑前（后）动脉、椎动脉、基底动脉及大脑动脉环的位置和血管分布。

【实验报告】 绘脑干腹侧面结构模式图，并标注以下结构：延髓、椎体、延髓脑桥沟、脑桥、基底沟、中脑、大脑脚、脚间窝。

二、 周围神经系统

【实验目的】

1. 掌握12对脑神经的名称及主要脑神经的行程和分布。
2. 掌握脊神经的组成和分支概况，熟悉胸神经前支的分布。
3. 熟悉交感神经、副交感神经低级中枢的部位。
4. 了解颈丛、臂丛、腰丛、骶丛的组成、位置、重要分支及分布。

【实验器材及材料】 多媒体电教系统，脑、脊髓标本或模型，脊神经标本或模型，胸神经标本或模型，腹下壁、腹后壁及腰部神经标本或模型，头颈部神经标本或模型，眶内结构标本，三叉神经标本或模型，上、下肢神经标本或模型，面部浅层结构标本或模型，切除脑的颅底标本，颈部深层的神经标本或模型，迷走神经和膈神经标本。

【实验内容和方法】

1. 实验示教 利用多媒体电教系统，重点示教12对脑神经的连接部位，脊神经丛的组成、位置、分支和行程。

2. 观察脑神经 在脑标本或模型上，确认12对脑神经的连脑部位，总结脑神经的性质。在眶内结构标本上，辨认视神经、动眼神经、滑车神经及展神经，观察神经的走行。在三叉神经和颅底标本或模型上，观察眼神经、上颌神经、下颌神经的行程、出颅部位及分布范围。在面部浅层结构标本或模型上，观察面部神经的行程及分布。在颈部深层神经标本或模型上，辨认舌咽神经、舌下神经。在迷走神经标本上观察迷走神经的行程、分布范围。

3. 观察脊神经 在脊神经标本或模型上，确认脊神经前、后根，脊神经节和脊神经分出的前、后支。

4. 观察脊神经丛和胸神经前支

（1）颈丛：取头颈和膈神经标本或模型，在胸锁乳突肌后缘中点寻找颈丛皮支，观察膈神经的行程和分布。

（2）臂丛：利用头颈部和上肢神经标本或模型，在锁骨中点后方寻找臂丛，在腋窝内观察臂丛的主要分支，即尺神经、正中神经、桡神经、肌皮神经、腋神经，确认各自的走行及分布范围。

（3）胸神经前支：取胸神经标本或模型，观察第1胸神经和第12胸神经前支分别参与臂丛和腰丛的构成，辨认肋间神经和肋下神经，并观察其各自的走行。

（4）腰丛：取腹下壁、腰及下肢神经标本或模型，在腰大肌的深面观察腰丛的位置、组成及分支，观察闭孔神经、股神经的走行和分布。

（5）骶丛：取腹下壁、腰及下肢的神经标本或模型，在盆腔梨状肌前方观察骶丛的位置、组成及分支，观察坐骨神经的走行、分支和分布。

5. 观察交感、副交感神经 在胸、腹后壁神经标本上观察交感干的位置、组成及分支。理解交感、副交感神经对全身器官的支配。

【实验报告】 列表归纳12对脑神经的名称和各脊神经丛的重要分支。

三、 脑和脊髓的传导通路

【实验目的】

1. 了解躯干、四肢的本体觉和精细触觉传导通路。
2. 了解头面部和躯干、四肢的痛、温、触（粗）觉传导通路。
3. 了解视觉传导通路和运动传导通路。

【实验器材及材料】 多媒体电教系统，本体觉传导通路模型，痛、温、触觉传导通路模型，视觉传导通路模型，运动传导通路模型。

【实验内容和方法】

1. 实验示教 利用多媒体电教系统，示教各传导通路。

2. 观察模型 分别在本体觉传导通路模型、痛温及触觉传导通路模型、视觉传导通路模型和运动传导通路模型上观察如下内容。

（1）各传导通路的组成及各级神经元胞体的位置。

（2）观察各传导通路纤维交叉部位及与脑和脊髓纤维束的关系。分析不同部位损伤时各会出现什么样的临床表现？分析视觉传导通路不同部位损伤时各会出现什么样的症状？结合所学知识分析锥体系受损后的临床症状。

（3）理解各传导通路与感受器、效应器的关系。

四、人体腱反射检查

【实验目的】 熟悉人体腱反射的检查方法。

【实验原理】 腱反射是指快速牵拉肌腱时发生的牵张反射，是一种单突触反射。反射中枢在脊髓前角。腱反射的减弱或消退，常提示反射弧的传入、传出通路中断或反射中枢受损；腱反射的亢进，则提示高位反射中枢的病变。

【实验器材及材料】 多媒体电教系统，叩诊锤。

【实验内容和方法】

1. 实验示教 利用多媒体电教系统示教“人体腱反射的检查方法”。

2. 肱二头肌腱反射（屈肘反射） 受试者取端坐位，检查者用左手托住受试者右肘部，受试者右前臂呈放松状态。检查者的左手拇指按于受试者的右肘部肱二头肌肌腱上，然后用叩诊锤叩击自己的左拇指。正常反应为受试者的肱二头肌收缩，表现为前臂做快速的屈曲运动。

3. 肱三头肌腱反射（伸肘反射） 受试者上臂稍外展，前臂屈曲成90°。检查者用手托住其右肘部，然后用叩诊锤轻叩尺骨鹰嘴上方1~2cm处，即肱三头肌肌腱。正常反应为肱三头肌收缩，表现为前臂做快速的伸展运动。

4. 膝反射 受试者取坐位，小腿自然下垂悬空。检查者手持叩诊锤，轻叩膝盖下方股四头肌肌腱。正常反应为股四头肌收缩，表现为小腿做伸展运动。

5. 跟腱反射 受试者跪于椅子上，踝关节以下悬空。检查者用叩诊锤轻叩跟腱。正常反应为腓肠肌收缩，表现为踝关节做跖屈运动。

【实验结果记录及分析】

1. 实验结果记录内容 受试者的姓名、性别、年龄及各种腱反射的程度。

2. 分析 临床腱反射检查的意义。

【注意事项】

1. 检查者应动作轻缓，消除受试者紧张情绪。受试者应避免精神紧张，予以充分配合，四肢保持放松状态。
2. 各项实验必须检查左、右两侧，以便比较两侧有无差异。
3. 用叩诊锤叩击肌腱时，部位要准确，力度要适中。

实验五 循环系统

一、心脏的解剖结构

【实验目的】

1. 掌握心的位置、外形及心脏各腔的形态、结构及其相互关系。
2. 掌握左、右冠状动脉的起止、行程及重要分支。
3. 熟悉心壁的构造、心的传导系统和心包结构。
4. 了解心脏的体表投影。

【实验器材及材料】 多媒体电教系统，切开心包的胸腔纵隔标本，离体心标本或模型，切开心房和心室的离体成人心脏标本或模型，心的血管标本，心脏传导系统模型。

【实验内容和方法】

1. 实验示教 利用多媒体电教系统，重点示教心脏的位置、外形、内腔结构特点、心的传导系统等。

2. 观察心包 在切开心包的胸腔纵隔标本上，辨认纤维心包和浆膜心包，理解心包腔的构成。

3. 观察心外形 在完整离体心标本或模型上，确认心尖、心底、左缘、右缘、下缘、胸肋面、膈面，辨认心表面的冠状沟和前、后室间沟，理解它们与心房、心室的关系。

4. 观察心内腔 在切开心房和心室的离体成人心脏标本或模型上分别观察如下结构。

（1）右心房：观察右心耳及其内面的梳状肌，辨认上腔静脉口、下腔静脉口、冠状窦口和右房室口，在房间隔下部确认卵圆窝。

（2）右心室：在房室口处观察三尖瓣的形态，理解三尖瓣与腱索、乳头肌之间的连接关系。在右房室口的左前方寻找肺动脉口，并观察肺动脉瓣的形态和开口方向。

（3）左心房：观察左心耳及其内面的梳状肌，确认 4 个肺静脉口和左房室口。

（4）左心室：在左房室口处观察二尖瓣的形态，以及二尖瓣与腱索、乳头肌之间的连接关系。在主动脉口处观察主动脉瓣的形态和开口方向。

5. 观察心血管 利用心的血管标本观察左、右冠状动脉的起始、走行、分支和分布。在冠状沟的后部辨认冠状窦，观察其形态和接受的属支。

6. 观察心体表投影 结合标本确定心在胸前壁的体表投影，并在活体上确认心尖的搏动部位。

7. 观察心壁 在切开心房和心室的离体成人心脏标本或模型上，观察心房壁与心室壁，比较左、右心室壁的厚度。

8. 观察心传导系统 在心脏传导系统的模型上，观察窦房结和房室结的位置，以及房室束、左右束支的分支和分布。

【实验报告】 列表归纳心脏各腔入口、出口的名称及瓣膜。

二、 血管和淋巴系统

【实验目的】

1. 掌握主动脉的起止、行程、分部及其分支，头颈、上肢、胸部、腹部、盆部和下肢的动脉主干名称、行程、主要分支和分布。

2. 熟悉颈总动脉、面动脉、颞浅动脉、肱动脉、桡动脉、股动脉、足背动脉的搏动部位和压迫止血点。指出测量血压和中医切脉的部位。

3. 掌握全身主要浅静脉的起始、行程及注入部位，上、下腔静脉的组成、主要属支及收集范围。

4. 熟悉胸导管的起始、行程和注入部位，在标本上指出肝门静脉的组成及收集范围。

【实验器材及材料】 多媒体电教系统，离体心及全身血管标本或模型，头颈部、躯干、上下肢的动静脉标本或模型，全身各部的主要静脉标本或模型，肝门静脉的标本或模型。

【实验内容和方法】

1. 实验示教 利用多媒体电教系统，重点示教全身主要动脉的分支和分布范围，四肢浅静脉的起始和注入部位，胸导管的行程和注入部位，肝门静脉的属支和收集范围。

2. 观察主动脉 利用躯干动脉及离体心标本或模型观察主动脉的行程、分段、分布及其主要分支。

3. 观察头颈部动脉 利用头颈部的动脉标本或模型观察头颈部动脉的起始、行程和分支，在活体上找到面动脉、颞浅动脉的压迫止血点。

4. 观察上肢动脉 利用躯干及上肢的动脉标本或模型观察锁骨下动脉、腋动脉、肱动脉、桡动脉和尺动脉的分支、分布及主要止血点。对照标本，在活体上确定测量血压的听诊部位，触摸桡动脉的搏动部位，明确肱动脉的压迫止血点。

5. 观察下肢动脉 利用躯干及下肢的动脉标本或模型观察股动脉、腘动脉的行程、分支及分布，触摸股动脉和足背动脉的搏动部位，明确股动脉的压迫止血点。

6. 观察浅静脉 利用上、下肢浅静脉的标本或模型观察头静脉、肘正中静脉、贵要静脉、大隐静脉和小隐静脉的起始、行程及注入部位。

7. 观察胸导管 利用头颈部、躯干的动静脉标本或模型，观察上、下腔静脉的组成、行程、属支及注入部位。确认奇静脉的行程、收集范围和注入部位。观察胸导管的起始、行程及注入部位。

8. 观察肝门静脉 利用肝门静脉的标本或模型，观察门静脉的属支、收集范围及注入部位，并确认食管静脉丛、直肠静脉丛和脐周静脉网。

【实验报告】

1. 描述体循环和肺循环的途径。

2. 列表归纳出全身各部的动脉主干名称。总结人体常用的动脉压迫止血点、测量血压听诊点、中医切脉点。

三、 人体心音的听取

【实验目的】 理解心音产生的原理，熟练指出心音听诊的部位，准确识别第一心音和第二心音。

【实验原理】 心音是心动周期中由心肌收缩和心瓣膜关闭引起震动所产生的声音。将听诊器置于心前区的胸壁上，可在每一心动周期中听到两个心音，即第一心音和第二心音。

【实验器材及材料】 多媒体电教系统，听诊器。

【实验内容和方法】

1. 实验示教 利用多媒体电教系统示范教学“人体心音的听诊方法”。

2. 确定听诊部位

(1) 受试者坐在检查者对面，仔细观察(或用手触诊)受试者心尖搏动的位置和范围。

(2) 找准心音听诊的部位(实验图 3)。

1) 二尖瓣听诊区：左锁骨中线第 5 肋间稍内侧(心尖部)。

2) 三尖瓣听诊区：胸骨右缘第 4 肋间或胸骨剑突下。

3) 主动脉瓣听诊区：胸骨右缘第 2 肋间；主动脉瓣第二听诊区在胸骨左缘第 3 肋间。

4) 肺动脉瓣听诊区：胸骨左缘第 2 肋间。

3. 听取心音

(1) 听诊步骤：检查者正确佩戴听诊器，手持听诊器的胸件，使其紧贴受试者胸部的皮肤。依次(二尖瓣听诊区→主动脉瓣听诊区→肺动脉瓣听诊区→三尖瓣听诊区)仔细听取心音。如果呼吸音影响听诊，可令受试者暂停呼吸，以便听清心音。

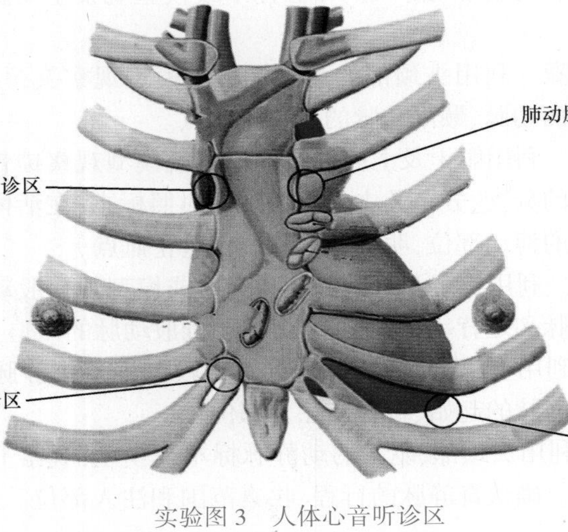

实验图3　人体心音听诊区

(2) 听诊内容:计算心率(正常成人为60~100次/分);判断心律(心音节律是否整齐),区分第一心音和第二心音。如果难以辨别两心音,可同时用左手触摸心尖或颈动脉搏动,触及搏动时所听见的心音即为第一心音。然后,再从音调高低、历时长短去辨别,直到准确识别为止。

【实验结果记录及分析】

1. 实验结果记录内容　受试者的姓名、性别、年龄及检测结果(第一心音和第二心音的特点)。

2. 分析　第一、二心音产生的原因及临床意义。

【注意事项】

1. 室内应保持安静,受试者要体位舒适,避免肌肉紧张等干扰心音听取。

2. 听诊器胸件应与受试者体壁直接紧贴,避免听诊器橡皮管交叉、扭曲或与衣物等接触而影响听诊。

四、 人体动脉血压测量

【实验目的】

1. 理解动脉血压产生的原理,学习间接测定人体动脉血压的方法。

2. 准确测量人体肱动脉的收缩压和舒张压,掌握人体正常血压及脉压标准。

【实验原理】　血压计的袖带在上臂肱动脉外施加压力,通过改变血管口径和血流量,产生不同的血管音,根据血管音的变化来判断血压数值。

【实验器材及材料】　多媒体电教系统,台式血压计,听诊器。

【实验内容和方法】

1. 实验示教　利用多媒体电教系统示范教学"人体动脉血压的测量方法"。

2. 血压计测量血压的方法

(1) 受试者准备受试前需静坐5~10min,取仰卧位或坐位。裸露被测量侧的上肢(常为右上肢),其肘部应与心脏同一水平,上臂伸直,掌心向上。

(2) 检查者松开血压计橡皮球的螺旋阀,将血压计袖带内余气排尽后,将螺旋阀旋紧。

将袖带紧贴受试者皮肤，平整地缚于上臂，袖带下缘应距肘关节上2~3cm，松紧要适中。

（3）检查者戴好听诊器，在肘窝处触及肱动脉搏动，再将听诊器胸件置于肱动脉搏动处。轻压听诊器胸件使之与皮肤紧密接触。

（4）检查者挤压橡皮球向袖带内充气，边充气边听诊，待肱动脉搏动消失后继续充气，使血压计读数升高20~30mmHg后，松开螺旋阀，缓慢放气，两眼平视水银柱，仔细听诊（实验图4）。当听到第一声时的血压计读数即为收缩压，继续缓慢放气，随着水银柱下降，声音逐渐加强，而后突然变弱，直至消失。声音消失时血压计读数即为舒张压。收缩压与舒张压之差为脉压。

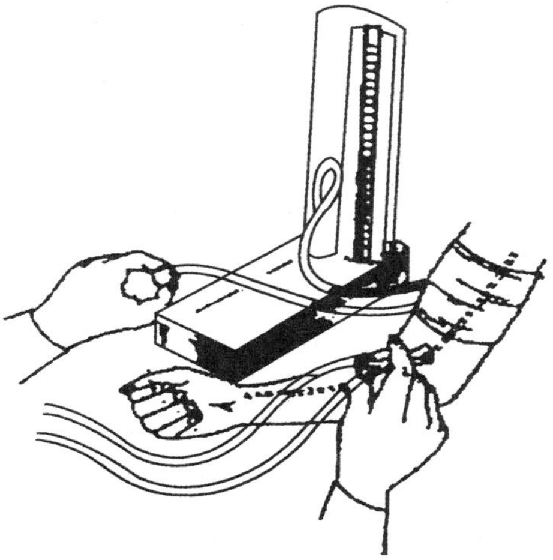
实验图4　测血压

血压常以收缩压/舒张压的形式记录，如收缩压为110mmHg，舒张压为70mmHg，应记为110/70mmHg。

3. 其他　有条件时，熟悉表式血压计、电子血压计的操作和使用。

【实验结果记录及分析】

1. 实验结果记录内容　受试者的姓名、性别、年龄、收缩压/舒张压数值。

2. 分析　收缩压、舒张压产生的原因。

【注意事项】

1. 室内必须保持安静，以利于听诊。

2. 袖带缠绕要平整、松紧适中。听诊器胸件不得与袖带接触，更不可塞在袖带下，应压力适中地置于肱动脉上方。

3. 每次测量应在30s内完成，如发现血压超出正常范围时，应让受试者休息10min后重新测量。

4. 测量结束，应将袖带内气体排尽，卷好，置于盒内。血压计向右略倾斜，使水银柱内水银退回储槽，然后关闭，避免水银外泄。

实验六　呼 吸 系 统

一、呼吸道、肺、胸膜与纵隔

【实验目的】

1. 掌握呼吸系统的组成和呼吸道各器官的连通关系。
2. 掌握肺的位置、形态及分叶。
3. 掌握气管的位置、形态，区别左、右主支气管的形态特点。
4. 熟悉鼻与喉的位置、形态、结构特点，鼻旁窦的开口部位。
5. 熟悉胸膜分部、胸膜腔的构成及肋膈隐窝的位置。
6. 了解纵隔的境界和分部。

【实验器材及材料】 多媒体电教系统，呼吸系统概观标本或模型，头颈部正中矢状切面标本或模型，鼻旁窦标本或模型，喉软骨标本或模型，离体气管及主支气管树标本或模型，胸、腹前壁剖开标本或模型，离体左、右肺标本或模型，纵隔模型。

【实验内容和方法】

1. 实验示教 利用多媒体电教系统，重点示教呼吸系统的组成及各器官的位置、形态和结构特点。

2. 系统概观 在呼吸系统概观标本或模型上，观察鼻、咽、喉、气管、主支气管和肺的位置及连通关系。

3. 观察鼻 活体观察鼻根、鼻背、鼻尖、鼻翼、鼻孔。在头颈部正中矢状切面标本和鼻旁窦标本或模型上，观察鼻腔的分部、鼻旁窦的开口。

4. 观察喉 在喉软骨标本或模型上，观察喉的组成，各喉软骨的位置、形态及连接在头颈部正中矢状切面标本或模型上，观察喉腔的分部。

5. 观察气管 在离体气管及主支气管树标本或模型上，观察气管的组成并鉴别左、右主支气管形态的差异。

6. 观察肺 在胸、腹前壁剖开标本或模型上，观察肺的位置，注意左、右肺外形的差异。在离体左、右肺标本或模型上，进一步观察肺的形态结构。

7. 观察胸膜 在胸、腹前壁剖开标本或模型上，观察胸膜的配布，确认肋胸膜与膈胸膜转折形成的肋膈隐窝。比较胸膜下界与肺下缘的位置关系。

8. 观察纵隔 在纵隔模型上，观察纵隔的境界和分部。

【实验报告】 绘气管、主支气管和肺的结构模式图，并标注出气管、左右主支气管、气管杈、左右肺叶的名称、心切迹等结构。

二、 呼吸系统的微细结构

【实验目的】 观察气管和肺的组织切片，掌握气管和肺的微细结构。

【实验器材及材料】 多媒体教学投影设备、显微镜、气管横切片、肺切片。

【实验内容和方法】

1. 实验示教 通过多媒体教学投影设备连接显微镜，对肺、气管的组织学结构特点进行示范教学。

2. 观察切片

(1) 气管横切片(HE 染色)

1) 肉眼观察：气管软骨呈浅蓝色。

2) 低倍镜观察：由内向外观察气管的黏膜、黏膜下层和外膜层。靠近腔面呈紫红色的区域为黏膜，黏膜外周染成粉红色的区域为黏膜下层，外膜由染成浅蓝色的气管软骨(透明软骨)及其外周的结缔组织构成。

3) 高倍镜观察：①黏膜层，上皮为假复层纤毛柱状上皮，内含有少量杯形细胞；上皮游离面可见清晰的纤毛，上皮外周染成粉红色的是固有层。②黏膜下层，为疏松结缔组织，内有许多小气管和小血管。③外膜，由气管软骨(透明软骨)和结缔组织构成，气管软骨缺口处有平滑肌束。

(2) 肺切片(HE 染色)

1) 肉眼观察：结构疏松。

2）低倍镜观察：可见许多染成浅红色、大小不等、形态不规则的肺泡断面。肺泡之间的薄层结缔组织为肺泡隔，肺泡之间还可找到细支气管、呼吸性细支气管和肺泡管的断面。

3）高倍镜观察：肺泡壁极薄，上皮细胞的界限不明显。肺泡隔内可见许多毛细血管的断面。在肺泡隔或肺泡腔内，可找到体积较大、外形不规则的肺泡巨噬细胞。

A. 细支气管：上皮为单层柱状上皮，有纤毛或无纤毛。固有层外周有完整的平滑肌，没有腺体和软骨。

B. 呼吸性细支气管：管壁不完整，有肺泡或肺泡管的开口，上皮为单层立方上皮，管壁内有少量结缔组织和平滑肌。

C. 肺泡管：管壁连有许多肺泡，因此管壁不连续，只是在相邻肺泡开口的连接处可见残留管壁的痕迹。

D. 肺泡：呈大小不等、形状不规则的囊泡，由单层肺泡上皮和基膜构成。

【实验报告】 绘肺(高倍镜下)彩图，标注出肺泡、肺泡隔、呼吸性细支气管、肺泡管等结构。

三、肺活量测定

【实验目的】 掌握肺活量的测定方法，了解不同性别肺活量的差异。

【实验器材及材料】 多媒体电教系统，肺活量仪，酒精棉球。

【实验内容和方法】

1. 实验示教 利用多媒体电教系统示范教学“肺活量测定方法”。

2. FHL-I 型回转式肺活量仪的检测方法 受试者取站立位，做 1~2 次深呼吸，而后尽力深吸气，吸气停止后憋住气向肺活量仪口嘴内尽力呼气，直到不能再呼为止，按指示器指示位置进行肺活量读数。每人测试 3 次，其中最大值为受试者的肺活量值。

3. 测定时间肺活量 方法同上，只是分别记录受试者在 1s、2s、3s 末的呼出气量，并分别除以肺活量，正常时应分别为其肺活量的 83%、96%、99%。

【实验结果记录及分析】

1. 实验结果记录内容 受试者的姓名、性别、年龄及三次肺活量检测数值(ml)。

2. 分析 肺活量检测的临床意义。

【实验注意事项】

1. 测试前，受试者可先做练习，掌握方法。
2. 每一单项测定结束，受试者平静呼吸几次，然后再测下一项指标。
3. 测试前，口嘴应进行消毒，避免交叉感染。

实验七　消 化 系 统

一、消化管、消化腺、腹膜

【实验目的】

1. 掌握消化系统的组成。
2. 掌握口、咽、食管、胃、小肠和大肠的位置、形态、结构特点。
3. 掌握唾液腺、肝和胰的位置、形态及其导管开口部位。

【实验器材及材料】 多媒体电教系统，消化管各段离体标本或模型，头颈矢状切面标本或模型，头颈部解剖标本或模型，牙标本或模型，胸、腹腔解剖标本或模型，胃冠状切面标本或模型，剖开的空肠、回肠、直肠、肛管标本或模型，男、女性盆腔正中矢状切面标本或模型，离体肝、胰标本或模型。

【实验内容和方法】

1. 实验示教 利用多媒体电教系统，重点示教消化系统的组成及各器官的位置、形态和结构特点。

2. 系统概观 在胸、腹腔解剖标本或模型上观察消化系统的组成和上、下消化道的分界。

3. 观察口腔

(1) 唇和颊：活体观察唇的颜色，辨认人中和鼻唇沟，在颊黏膜上寻找腮腺导管的开口。

(2) 腭：标本观察硬腭和软腭，辨认腭垂、腭舌弓、腭咽弓、咽峡等。

(3) 舌：观察舌的形态、分部、舌乳头、舌系带、舌下阜及舌下襞。

(4) 牙：活体观察牙的排列。在牙标本或模型上，观察牙的形态、构造及其分类。

(5) 口腔腺：在头颈部解剖标本上观察三大对唾液腺的位置，并确认各自的开口部位。

4. 观察咽 在头颈正中矢状切面标本或模型上观察其位置、分部及连通关系，咽鼓管咽口、咽隐窝、咽扁桃体等。

5. 观察食管 在胸、腹腔解剖标本或模型上观察其位置，确认三个狭窄的部位。

6. 观察胃和肠 在腹腔解剖、胃冠状切面和盆腔正中矢状切面标本可模型上观察胃、小肠、大肠的位置、形态、毗邻和分部。确认十二指肠大乳头、回盲瓣、结肠带、结肠袋、肠脂垂、齿状线等结构。

7. 观察肝和胰 在腹腔解剖标本或模型上观察肝和胰的位置、肝外胆道的组成、胰腺导管的开口位置。在离体肝、胰标本或模型上观察肝、胰的形态结构，辨认肝膈面、肝脏面、肝的分叶、肝门的结构、胆囊的位置和形态。

8. 观察腹膜 在胸、腹腔解剖标本或模型上观察脏、壁腹膜的配布和大、小网膜的位置、形态。在男、女盆腔正中矢状切面标本或模型上，确认直肠膀胱陷凹、膀胱子宫陷凹、直肠子宫陷凹等结构。

【实验报告】

1. 绘胃的形态结构图，并标注出如下结构：贲门、幽门、胃大弯、胃小弯、角切迹、胃底、贲门部、胃体、幽门部。

2. 总结胆汁的产生部位及排入十二指肠的途径。

二、 消化系统的微细结构

【实验目的】

1. 掌握消化管壁的一般结构。

2. 掌握胃、小肠、肝、胰的结构特点。

【实验器材及材料】 多媒体教学投影设备，显微镜，胃底切片，空肠切片，肝切片，胰切片。

【实验内容和方法】

1. 实验示教 通过多媒体教学投影设备连接显微镜，对胃底、空肠、肝、胰的组织学结构特点进行示范教学。

2. 观察切片

(1) 胃底切片(HE 染色)

1) 肉眼观察：表面呈波浪形，染成紫蓝色的一面为黏膜，由内向外依次为黏膜下层、肌层和外膜。

2）低倍镜观察：从黏膜由内向外分辨胃壁的4层结构。

A. 黏膜：黏膜上皮为单层柱状上皮，上皮细胞呈柱状，细胞界限清楚，细胞核呈椭圆形，位于细胞基底部。固有层位于上皮深面，有大量胃底腺，在切片中胃底腺被切成长管状、椭圆形和圆形等形状。

B. 黏膜下层：染色较浅，为疏松结缔组织，内有血管和神经。

C. 肌层：由平滑肌构成。

D. 外膜：由间皮和深层结缔组织构成。

3）高倍镜观察：观察胃底腺的主细胞和壁细胞。

A. 主细胞：数目较多，多位于腺的中、下部，细胞呈柱状，细胞核呈圆形，位于细胞基部，胞质呈淡蓝色。

B. 壁细胞：多位于腺的中、上部，体积大，胞体呈锥体状或圆形，圆形细胞核位于细胞中央，胞质染成红色。

（2）肝切片（HE染色）

1）肉眼观察：肝切片呈紫红色。

2）低倍镜观察。

A. 肝小叶：呈多边形，观察小叶的中央静脉、肝索、肝血窦。

B. 肝门管区：汇集小叶间动脉、小叶间静脉和小叶间胆管。

3）高倍镜观察。

A. 中央静脉：位于肝小叶的中央，管腔中偶见到血细胞。

B. 肝索：肝细胞体积较大，呈圆形或多边形，核大而圆，位于细胞中央。肝细胞连接形成肝索，以中央静脉为中心，向周围呈放射状排列。

C. 肝血窦：位于相邻两条肝索之间，窦内可见少量血细胞。

D. 肝门管区：辨认小叶间动脉腔小壁厚、有环行的平滑肌；小叶间静脉腔大壁薄；小叶间胆管管壁由单层立方上皮围成，核圆形，排列整齐，细胞染成紫蓝色。

（3）胰切片（HE染色）

1）肉眼观察：胰切片呈深紫红色。

2）低倍镜观察：分辨外分泌部和内分泌部。染成深紫红色部分为胰外分泌部的腺泡。分散在腺泡之间，染色较浅的细胞团为胰内分泌部的胰岛。

3）高倍镜观察：腺泡细胞为锥体形，核圆形，位于细胞的基底部；胰岛为着色较浅的细胞团，内有毛细血管。

【实验报告】 绘肝（高倍镜下）彩图，标注出肝细胞、肝索、肝血窦、中央静脉、肝门管区中的小叶间动脉、小叶间静脉、小叶间胆管等结构。

实验八　泌尿系统

【实验目的】

1. 掌握男、女性泌尿系统的组成。
2. 掌握肾的位置、形态和剖面结构。
3. 熟悉输尿管的行程和狭窄。

4. 熟悉膀胱的形态、位置和毗邻，膀胱三角的位置。

5. 了解女性尿道的形态特点。

【实验器材及材料】 多媒体电教系统，男、女性泌尿系统概观标本或模型，离体肾、肾的剖面结构标本或模型，腹膜后间隙的器官标本或模型，男、女性盆腔正中矢状切面标本或模型，离体膀胱、膀胱冠状切面标本或模型。

【实验内容和方法】

1. 实验示教 利用多媒体电教系统，重点示教泌尿系统的组成及各器官的位置、形态和结构特点。

2. 系统概观 男、女性泌尿系统概观标本或模型，观察泌尿系统的组成及各器官的连接关系。

3. 观察肾 在腹膜后间隙的器官标本或模型上观察肾的位置和形态，比较左、右肾的位置差异及其与第12肋的关系。观察肾门的位置，辨认出入肾门的肾动、静脉和肾盂，观察输尿管的形成。在肾的剖面结构标本或模型上，观察肾皮质和肾髓质的构造特点，辨认肾皮质、肾锥体、肾乳头、肾柱、肾小盏、肾大盏、肾盂等。

4. 观察膀胱 取离体膀胱标本或模型，结合男、女性盆腔正中矢状切面标本或模型，观察膀胱的位置、形态和毗邻。取膀胱冠状切面标本或模型，辨认输尿管的开口和尿道内口，观察膀胱三角的黏膜特点。

5. 观察女性尿道 在女性盆腔正中矢状切面标本或模型上，观察女性尿道的形态特点。

【实验报告】 绘肾的冠状切面结构模式图，并标注出肾皮质、肾髓质、肾柱、肾锥体、肾乳头、肾小盏、肾大盏、肾盂等结构。

实验九 生殖系统

【实验目的】

1. 掌握男、女性生殖系统的组成及各器官的连接关系。

2. 熟悉男、女性生殖器官的位置和形态结构。

3. 了解男、女性生育结扎的常选部位。

【实验器材及材料】 多媒体电教系统，男、女性生殖系统概观标本或模型，女性盆腔标本或模型，男、女性盆腔正中矢状切面标本或模型，女性内生殖器解剖标本或模型，女阴标本。

【实验内容和方法】

1. 实验示教 利用多媒体电教系统，重点示教生殖系统的组成及各器官的位置、形态和结构特点。

2. 系统概观 在男、女性生殖系统概观标本或模型上，观察男、女性生殖系统的组成及各器官的连接关系。

3. 观察男性生殖器官 在男性盆腔正中矢状切面标本或模型上，观察各器官的位置、形态和相互关系，观察前列腺、尿道球腺的位置和形态，观察男性尿道的分部、两个弯曲和三个狭窄的位置，比较耻骨下弯和耻骨前弯的差别。明确男性输精管结扎的理想部位。

4. 观察女性生殖器官 在女性盆腔标本或模型上，观察各器官的位置、形态和相互关系。在女性盆腔正中矢状切面和女性内生殖器解剖标本或模型上，观察输卵管的分部和子宫的位置、毗邻、形态、分部及子宫腔的连通关系，阴道的位置及毗邻。注意阴道穹后部与直肠子宫陷凹的位置关系。注意观察子宫各韧带的位置、附着和作用。明确女性输卵管结扎的理想部位。

5. 观察女阴 在女阴标本上观察，了解阴阜、大小阴唇、阴蒂、阴道前庭，阴道前庭前内方的尿道外口，注意它们的位置关系。

【实验报告】 总结男、女性生殖系统器官的组成。

实验十 感觉器官

一、视器、位听器和皮肤的观察

【实验目的】

1. 掌握眼球壁各层的形态结构，耳的组成和分部。
2. 熟悉眼球内容物的组成及其形态，耳内鼓膜的位置和形态。
3. 了解眼副器的结构和鼓室的位置。
4. 了解皮肤的微细结构。

【实验器材及材料】 多媒体电教系统，眼球的整体和水平位切面标本或模型，眼副器大体结构标本或模型，耳大体结构标本或模型，听小骨标本或模型，显微镜，皮肤的组织切片。

【实验内容和方法】

1. 实验示教 利用多媒体电教系统，重点示教感觉器官的形态和结构特点。

2. 感觉器官大体观察

（1）观察眼球外形：在眼球的整体标本上观察眼球的外形。

（2）观察眼球壁和眼球内容物：在眼球水平切面标本或模型上观察眼球壁的三层结构、眼球内容物组成及位置和形态。

（3）观察眼副器：在眼副器大体结构标本或模型上观察各眼副器的构成，并观察其各自的形态和结构，了解其作用。

（4）观察耳：在耳大体结构标本或模型上观察耳的分部，即外耳、中耳和内耳的位置、形态和结构，观察外耳道的弯曲与鼓膜的位置。

（5）观察听小骨：在听小骨标本或模型上观察各听小骨的形态，并理解其作用。

3. 皮肤的微细结构观察 低倍镜下，在皮肤的横切面组织切片上，由浅入深依次观察表皮和真皮的结构特点。表皮中可见明显的角质层，真皮中可见毛囊和皮脂腺等。

【实验报告】 绘眼球水平切面结构模式图，并标注角膜、巩膜、虹膜、睫状体、脉络膜、视网膜、晶状体、玻璃体等结构。

二、感觉器官生理实验

（一）瞳孔对光反射和瞳孔近反射

【实验目的】 学会瞳孔对光反射和近反射的检查方法，观察强光照射和视近物时瞳孔的变化。

【实验原理】 眼受强光照射时瞳孔缩小的反应，称为瞳孔对光反射。眼睛看近物时瞳孔缩小的反应，称为瞳孔近反射。瞳孔对光反射和近反射的效应均是双侧性的。

【实验器材及材料】 多媒体电教系统，手电筒。

【实验内容和方法】

1. 实验示教 利用多媒体电教系统示范教学“瞳孔反射检查方法”。

2. 瞳孔直接对光反射 在光线较暗处，先观察受试者两眼瞳孔大小，然后用手电筒照射受试者一侧眼，立即观察被照射眼瞳孔的变化。停止光照后，再观察该瞳孔的变化。

3. 瞳孔间接对光反射 检查者用手掌遮挡在受试者两眼之间，用手电筒照射一侧眼，观察其另一眼瞳孔的变化。

4. 瞳孔近反射 受试者注视自己食指，并由远及近地缓慢移动，检查者观察其瞳孔的变化情况。

【实验结果记录及分析】

1. 实验结果记录内容 受试者的姓名、性别、年龄及检查结果(瞳孔缩小情况)。

2. 分析 瞳孔对光反射有什么生理意义？瞳孔对光反射消失说明什么？分析间接对光反射产生的原因。

【实验注意事项】

1. 受试者应注视远方，不可注视灯光，避免影响检查结果。
2. 手电筒照射时间不宜过长，观察到瞳孔缩小应立即移去光源。

（二）视力测定

【实验目的】 学会视力测定方法，了解测定原理。

【实验器材及材料】 多媒体电教系统，标准对数视力表，指示杆，遮眼板，米尺。

【实验内容和方法】

1. 实验示教 利用多媒体电教系统示范教学“视力测定方法”。

2. 视力测定方法

(1) 将视力表挂在光线均匀且充足的地方(或有光源的视力表)，让受试者在距离表5m远的地方测试。视力表上第10行(5.0)应与受试者眼睛在同一水平。

(2) 受试者用遮眼板遮盖住一只眼，另一只眼正看视力表，按检查者的指点从上到下依次识别，一直到看不清为止。受试者能看清的最后一行字母首端的数字为其该眼视力值。

(3) 用同法测定另一眼的视力。

【实验结果记录及分析】

1. 实验结果记录内容 受试者的姓名、左眼视力、右眼视力。

2. 分析 近视的原因，讨论保护视力的措施。

【实验注意事项】

1. 光线一定要充足，遮光板遮眼睛时勿按压眼球。
2. 受试者与视力表的距离要准确。

（三）色觉检查

【实验目的】 学会检查色觉及色觉异常的方法。

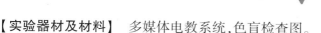

【实验器材及材料】 多媒体电教系统,色盲检查图。

【实验内容和方法】

1. 实验示教 利用多媒体电教系统示范教学“色觉检查方法”。

2. 色盲检查方法 在明亮而均匀的自然光线下,检查者逐页翻开色盲检查图,受试者应尽可能立即回答所见的数字或图形。注意受试者的回答是否正确,时间是否超过10秒。若有错误,查阅色盲检查图中的说明,以确认其为何种色盲(错认某种图形即对应某种色盲)。

【实验结果记录及分析】

1. 实验结果记录内容 受试者的姓名、性别、色觉是否正常、色盲类型。

2. 分析 色盲的原因。

【实验注意事项】

1. 检查环境的光线要自然、明亮,以免影响检查结果。
2. 色盲检查图应距离受试者眼睛30cm。

(四) 声波传导途径

【实验目的】 比较气导和骨导的不同效果,明确其临床意义。

【实验器材】 多媒体电教系统,音叉(频率为256次/秒或512次/秒),橡皮锤,棉球。

【实验内容和方法】

1. 实验示教 利用多媒体电教系统示范教学“声波传导途径检查方法”。

2. 林纳试验(同侧耳气导、骨导比较试验)

(1) 受试者在安静的环境中,闭目静坐。检查者用橡皮锤叩击音叉后,立即将振动着的音叉柄置于受试者的一侧颞骨乳突上,受试者即可听到音叉响声,声音逐渐减弱。当受试者刚刚听不到声音时,立即将音叉移至受试者同侧外耳道口,受试者又可听到音叉发出的声音。反之,先将音叉置于受试者外耳道口,当其刚听不到声音时,将音叉移到颞骨乳突上,此时受试者仍听不到声音。当气导时间>骨导时间时,即林纳试验阳性(+);气导时间<骨导时间时,即林纳试验阴性(-)。

(2) 用棉球塞住受试者一侧外耳道(模拟气导障碍),重复上述试验过程,观察检查结果。

3. 韦伯试验(双侧骨导偏向试验)

(1) 将振动着的音叉柄置于受试者前额正中发际处,比较其两耳所听到的声音强度是否相同,正常人两耳听到的声音强度是相同的。

(2) 用棉球塞住受试者一侧外耳道,重复上述试验,询问受试者所听到的声音是否偏向一侧?传导性耳聋者听到的声音偏向患侧;感音性耳聋者听到的声音偏向健侧。

【实验结果记录及分析】

1. 实验结果记录内容 受试者的姓名、性别及林纳试验、韦伯试验检测结果。

2. 分析 正常耳的林纳试验和韦伯试验的结果及其临床意义。

(张丽娟)

参考文献

白波,高明灿．2012. 生理学．第6版．北京:人民卫生出版社

柏树令,应大君．2013. 系统解剖学．第8版．北京:人民卫生出版社

傅文学,桂勤,胡小和．2013. 人体解剖学与组织胚胎学．北京:科学出版社

雷良蓉,刘江舟,饶凤英．2010. 正常人体结构．武汉:湖北科学技术出版社

刘东方,陈开润．2012. 解剖学基础．北京:科学出版社

牟兆新,夏广军．2014. 人体形态与结构．北京:人民卫生出版社

彭波．2001. 解剖生理学基础．北京:人民卫生出版社

邵晋萍．2013. 生理学．第2版．北京:科学出版社

王怀生．2005. 人体解剖学．北京:高等教育出版社

王怀生,李召．2008. 解剖学基础．第2版．北京．人民卫生出版社

王维智．2008. 解剖生理学基础．第2版．北京．人民卫生出版社

王之一,冯建疆．2012. 正常人体学基础．第3版．北京:科学出版社

王之一,王俊帜．2013. 解剖学基础．第2版．北京:科学出版社

邢贵庆．1997. 解剖学及组织胚胎学．第3版．北京:人民卫生出版社

杨建红．2010. 解剖生理学基础．北京:科学出版社

周光纪．2010. 生理学．第6版．北京:中国协和医科大学出版社

周裔春．2013. 生理学．北京:科学出版社

朱大年．2011. 生理学．第7版．北京:人民卫生出版社

朱大年,王庭槐．2013. 生理学．第8版．北京:人民卫生出版社

邹仲之,李继承．2013. 组织学与胚胎学．第8版．北京:人民卫生出版社

《解剖生理学基础》(第二版)教学大纲

一、 课程性质和任务

本课程是研究人体形态结构和生理功能活动规律的一门科学,是生物学的分支。解剖生理学基础是中等卫生职业学校药剂专业和医学相关专业的一门主干课程,其主要内容包括解剖学、组织胚胎学和生理学。其主要任务是阐明人体各组织器官的正常形态、结构及功能,为后续课程的学习奠定必要的形态功能学基础。

二、 课程教学目标

(一) 知识教学目标

1. 掌握正常人体九大系统主要器官的位置、形态结构及生理功能。
2. 理解正常人体组成及功能系统的划分和统一。
3. 了解人体解剖生理学的研究内容和方法。

(二) 能力培养目标

1. 能在模型和标本上辨认各器官的名称、位置及毗邻。
2. 具有规范地进行本课程的基本实践操作技能。
3. 具有运用基本知识分析、解释生活现象和解决临床问题的能力。

(三) 思想教育目标

1. 培养学生为具有技术应用型、实用型、市场需求型的人才。
2. 具有扎实的适应未来发展需要和岗位需要的基础理论知识和专业技能。
3. 培养良好的职业道德和沟通能力。

三、 教学内容和要求

教学内容要点	教学要求				
	理论认识			实践能力	
	了解	理解	掌握	掌握	熟练
一、绪论					
1. 概述		√			
2. 生命活动的基本特征		√			
3. 机体功能的调节			√		
二、细胞					
1. 细胞的基本结构和功能		√			
2. 细胞的基本功能			√		
3. 细胞的生物电现象		√			
三、基本组织					
1. 上皮组织		√			
2. 结缔组织		√			
3. 肌组织		√			
4. 神经组织		√			
5. 骨骼肌的收缩功能		√			

续表

教学内容要点	教学要求				
	理论认识			实践能力	
	了解	理解	掌握	掌握	熟练
四、运动系统					
1. 骨和骨连结	√				
2. 骨骼肌		√			
五、神经系统					
1. 概述		√			
2. 中枢神经系统		√			
3. 周围神经系统		√			
4. 神经系统的传导通路			√		
5. 神经系统的生理功能	√				
六、循环系统					
1. 心脏的结构			√		
2. 血管的结构		√			
3. 淋巴系统			√		
4. 心脏的生理功能			√		
5. 血管的生理功能			√		
6. 心血管活动的调节			√		
七、呼吸系统					
1. 呼吸系统的解剖结构		√			
2. 呼吸系统的生理功能			√		
八、消化系统					
1. 消化系统的解剖结构		√			
2. 消化与吸收			√		
九、能量代谢与体温					
1. 能量代谢		√			
2. 体温		√			
十、泌尿系统					
1. 泌尿系统的解剖结构		√			
2. 尿的生成过程			√		
3. 尿液的排放			√		
十一、生殖与胚胎					
1. 男性生殖系统的解剖结构		√			
2. 女性生殖系统的解剖结构			√		
3. 乳房和会阴	√				
4. 生殖系统的功能		√			
5. 胚胎学基础	√				
十二、感觉器官					
1. 视觉器官结构	√				
2. 位听觉器官结构		√			
3. 皮肤	√				
4. 感觉器官的生理功能	√				
十三、内分泌系统					
1. 概述		√			
2. 内分泌系统的解剖结构	√				
3. 内分泌系统的生理作用			√		
十四、实验指导					
1. 光学显微镜的构造与使用				√	
2. 细胞及基本组织				√	
3. 运动系统				√	
4. 神经系统					√
5. 循环系统				√	
6. 呼吸系统				√	
7. 消化系统				√	
8. 泌尿系统				√	
9. 生殖系统				√	
10. 感觉器官					√

四、 教学大纲说明

(一) 适用对象与参考学时

本教学大纲可供中等卫生职业学校药剂、医学相关专业使用，总学时为 90，其中理论教学 70 学时，实践教学 20 学时。

（二）教学要求

1. 本课程对理论教学部分要求有掌握、理解、了解三个层次。掌握是指对解剖生理学基础中所学的基本知识、基本理论具有深刻的认识，并能灵活地应用所学知识分析、解释生活现象和临床问题。理解是指能够解释、领会概念的基本含义并会应用所学技能。了解是指能够简单理解、记忆所学知识。

2. 本课程突出以培养能力为本位的教学理念，在实践技能方面分为掌握和熟练两个层次。掌握是指能够独立娴熟地进行正确的实践技能操作。熟练是指能够在教师指导下进行实践技能操作。

（三）教学建议

1. 在教学过程中要积极采用现代化教学手段、标本、模型、活体等，加强直观教学，充分发挥教师的主导作用和学生的主体作用。注重理论联系实际，并组织学生开展必要的临床案例分析讨论，以培养学生的分析问题和解决问题的能力，使学生加深对教学内容的理解和掌握。

2. 实践教学要充分利用教学资源，结合挂图、标本、模型、活体、多媒体等，采用理论讲授、标本模型演示、活体观察、案例分析讨论等教学形式，充分调动学生学习的积极性和主观能动性，强化学生的动手能力和专业实践技能操作。

3. 教学评价应通过课堂提问、布置作业、单元目标测试、案例分析讨论、实践考核、段考、期末考试等多种形式，对学生进行学习能力、实践能力和应用新知识能力的综合考核，以期达到教学目标提出的各项任务。

五、 学时分配建议（90学时）

内容	理论	实验	合计
一、绪论	2		2
二、细胞	4	4	8
三、基本组织	6	2	8
四、运动系统	8	2	10
五、神经系统	8	2	10
六、循环系统	10	4	14
七、呼吸系统	6	1	7
八、消化系统	6	1	7
九、能量代谢与体温	2		2
十、泌尿系统	6	1	7
十一、生殖与胚胎	4	1	5
十二、感觉器官	4	2	6
十三、内分泌系统	4		4
合计	70	20	90

自测题选择题参考答案

第 1 章

1. D　2. C　3. B　4. C　5. D　6. B　7. B　8. A

第 2 章

1. B　2. D　3. B　4. C　5. D　6. A　7. B　8. E　9. E　10. D　11. A　12. D　13. E　14. C　15. B　16. A　17. B　18. E　19. C　20. A

第 3 章

1. A　2. B　3. C　4. A　5. B　6. B　7. B　8. B　9. D　10. A　11. B　12. C　13. B　14. A　15. D　16. D　17. C　18. B　19. A

第 4 章

1. D　2. D　3. A　4. D　5. B　6. D　7. B　8. A　9. B　10. C　11. B　12. D　13. A　14. B　15. B　16. D　17. C　18. D　19. D　20. D

第 5 章

1. C　2. D　3. A　4. B　5. A　6. B　7. B　8. A　9. D　10. B　11. D　12. B　13. C　14. D　15. C　16. C　17. C　18. A　19. C　20. B　21. D　22. D　23. A　24. C　25. E　26. A

第 6 章

1. D　2. C　3. C　4. E　5. D　6. E　7. C　8. C　9. B　10. C　11. B　12. C　13. C　14. A　15. B　16. B　17. A　18. C　19. A　20. B　21. C

第 7 章

1. C　2. D　3. C　4. C　5. A　6. D　7. B　8. B　9. D　10. C　11. D　12. A　13. D　14. A　15. A　6. A　17. D

第 8 章

1. A　2. D　3. A　4. D　5. B　6. C　7. D　8. A　9. C　10. E　11. E　12. E　13. C　14. D　15. D　16. D　17. B　18. B

第 9 章

1. A　2. B　3. A　4. D　5. A　6. D　7. C　8. C　9. B　10. D　11. B　12. D　13. D　14. D

第 10 章

1. D　2. B　3. C　4. A　5. A　6. D　7. C　8. B　9. B　10. B　11. B　12. D　13. B　14. A　15. E　16. A

第 11 章

1. D　2. C　3. C　4. D　5. D　6. E　7. A　8. B　9. B　10. B　11. D　12. D　13. B　14. A　15. A　16. C

第 12 章

1. C　2. E　3. C　4. B　5. A　6. D　7. C　8. A　9. C　10. A　11. B　12. E　13. B　14. B　15. D　16. D　17. B　18. A　19. E　20. C

第 13 章

1. C　2. D　3. C　4. C　5. C　6. C　7. A　8. A　9. D　10. D　11. B